都广礼 张文凤 郭晶磊 主编

方剂学

（第2版）

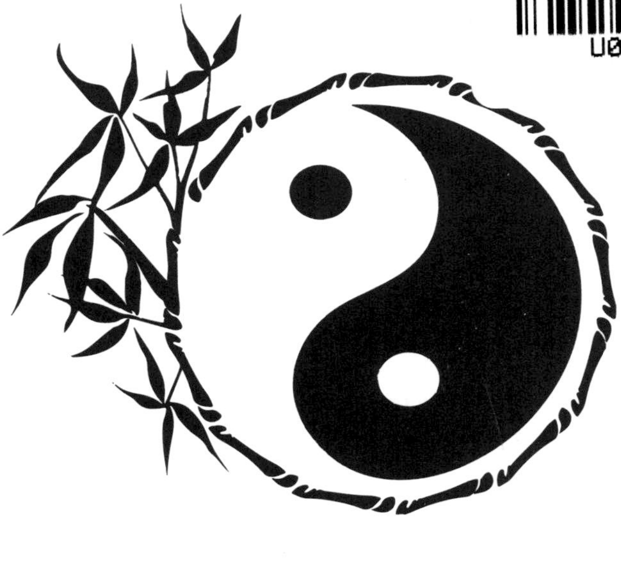

清華大學出版社
北 京

内容简介

在“传承精华，守正创新”原则指导下，立足于培养具有扎实中医药基础、面向世界和面向未来的创新型人才，结合第一版教材多年使用的经验，对部分内容进行了调整。教材突出“三基”（基本理论、基本知识、基本技能），同时也突出培养学生的批判性思维，在数字教材部分中专门增加了问难，以期抛砖引玉。

本书遵循以法统方的基本原则，将所收录的方剂分为解表、泻下、和解、清热、祛暑、温里、补益、固涩、安神、开窍、理气、理血、治风、治燥、祛湿、祛痰、消积、驱虫、涌吐、治疡剂，共20章，各章分若干小节，使之纲目条理清晰，便于学习和掌握。本书可供全国高等中医院校中医、中药、针灸推拿、中西医结合等专业的学生使用。

图书在版编目（CIP）数据

方剂学/都广礼，张文风，郭晶磊主编. —2版. —北京：清华大学出版社，2024. 4
ISBN 978-7-302-65272-4

Ⅰ. ①方… Ⅱ. ①都… ②张… ③郭… Ⅲ. ①方剂学－高等学校－教材 Ⅳ. ①R289

中国国家版本馆 CIP 数据核字（2024）第 034710 号

责任编辑： 罗 健
封面设计： 常雪影
责任校对： 李建庄
责任印制： 刘 菲

出版发行： 清华大学出版社
网 址： https://www.tup.com.cn，https://www.wqxuetang.com
地 址： 北京清华大学学研大厦 A 座 **邮 编：** 100084
社 总 机： 010-83470000 **邮 购：** 010-62786544
投稿与读者服务： 010-62776969，c-service@tup.tsinghua.edu.cn
质量反馈： 010-62772015，zhiliang@tup.tsinghua.edu.cn
印 装 者： 北京鑫海金澳胶印有限公司
经 销： 全国新华书店
开 本： 185mm×260mm **印 张：** 23 **字 数：** 576 千字
版 次： 2013 年 11 月第 1 版 2024 年 5 月第 2 版 **印 次：** 2024 年 5 月第 1 次印刷
定 价： 79.80 元

产品编号：097880-01

《方剂学》（第2版）编委会

主　　审　陈德兴（上海中医药大学）

　　　　　文小平（上海中医药大学）

主　　编　都广礼（上海中医药大学）

　　　　　张文凤（长春中医药大学）

　　　　　郭晶磊（上海中医药大学）

副 主 编　季旭明（浙江中医药大学）

　　　　　陈学习（福建中医药大学）

　　　　　王雨秾（上海中医药大学）

　　　　　于华芸（山东中医药大学）

　　　　　韩　娟（天津中医药大学）

编　　委（以姓氏笔画为序）

　　　　　于华芸（山东中医药大学）

　　　　　王　瑾（辽宁中医药大学）

　　　　　王雨秾（上海中医药大学）

　　　　　平　静（山东中医药大学）

　　　　　叶俏波（成都中医药大学）

　　　　　朱靓贤（上海中医药大学）

　　　　　刘宏艳（天津中医药大学）

　　　　　李维薇（上海中医药大学）

　　　　　张文凤（长春中医药大学）

　　　　　张慧卿（中国人民解放军海军军医大学）

　　　　　陈子珺（上海中医药大学）

　　　　　陈少丽（上海中医药大学）

　　　　　陈学习（福建中医药大学）

　　　　　沈凯凯（上海中医药大学）

　　　　　季旭明（浙江中医药大学）

　　　　　都广礼（上海中医药大学）

　　　　　郭晶磊（上海中医药大学）

　　　　　柴　毅（浙江中医药大学）

　　　　　徐小玉（浙江中医药大学）

韩　娟（天津中医药大学）
程少丹（上海光华医院）
魏　岩（长春中医药大学）
学术秘书　陈少丽（上海中医药大学）

前言

本书在“传承精华，守正创新”的基本原则指导下，立足于培养具有扎实中医药基础、面向世界和面向未来的创新型人才，结合第一版教材使用 10 年过程中的经验教训，对部分内容进行了调整。教材编写突出“三基”（基本理论、基本知识、基本技能），同时也突出培养学生的批判性思维，在数字化教材部分专门增加了“问难”，以期抛砖引玉。因为方剂学是联系基础与临床各科的桥梁课，所以，在编写过程中非常注重与相关课程前后知识结构的衔接和协调，突出方剂学在中医基本理论与临床各科之间承前启后的地位和作用。

本书编写符合全国高等中医药院校中医本科教学的培养目标，原则上以国家中医药本科教学大纲为指针，对标执业中医师、执业中药师考试大纲。在上述大纲框架内，兼顾国家中医医师和中药师资格考试，面向实践，秉持方剂基本理论体系，注重培养学生的处方分析、遣药组方和使用成方的能力。同时，密切关注学科发展动态并注意选取反映学科进展的已有定论的现代研究内容，将其纳入教材中，为教学和科研之间的互动提供一定的专业指导。

本书由来自全国 10 所高等中医院校 22 位教学一线的资深教师共同编写完成。教材编写过程中参考和汲取了历年各版《方剂学》教材的成功经验，分为总论和各论两部分。总论侧重介绍方剂的起源与方剂学发展简史，方剂在辨证论治中与病证、治法、中药的关系，方剂的分类，方剂的配伍，方剂的组成与变化，方剂的常用剂型，方剂的煎服法等方剂学的基本概念与基础核心理论知识，为各论方剂的学习奠定基础。方剂各论按临床治法分为 20 章，分别介绍了 20 类方剂的基本知识，为系统深入把握方剂学知识提供具体而细节的内容。“消积剂”增补现代临床较为常用的消结石、消瘿瘤与消癥积（肿瘤）方剂。全书正方 215 首，附方 206 首。规范了与方剂学相关的中医名词术语的表述（如中药名、主治病证和功效的中医表述），各章分概述、小节概说、正方和复习思考题四部分。概述包括导学、各章定义、立法、适应病证、常用配伍法则和使用注意事项；各章内小节概说包括主治及适应范围、功用、主要用药、配伍要点与主要配伍用药及代表方；正方内容包括方名、方源出处、组成、用法、功用、主治、证治、方解、运用（包括辨证要点、加减变化、现代研究与临床运用、使用注意等）、附方；各论各章后为学生设计的复习思考题，反映了方剂学的知识要点，学生可在课后进行练习。附篇包括古今度量衡参考、方剂的汉语拼音索引等，以便于学习中参考查阅。

本书编写分工如下：总论第一章至第七章由都广礼编写。各论第八章由王瑾编写；第九章由沈凯凯编写；第十章由季旭明、柴毅编写；第十一章由王雨秾编写；第十二章由陈子珺编写；第十三章由徐小玉编写；第十四章由陈少丽编写；第十五章由韩娟编写；第十六章由魏岩编写；第十七章由程少丹编写；第十八章由张文风编写；第十九章由陈学习编写；第二十章由刘宏艳编写；第二十一章由叶俏波编写；第二十二章由于华芸（1～3 节）、平静 （4～5 节）编写；第二十三章由郭晶磊编写；第二十四章由李维薇编写；第二十五章由平静编写；第二十六章由朱靓贤编写；第二十七章由张慧卿编写。

本书在编写过程中，承蒙各院校相关专家、教授及同仁们的帮助与支持。上海中医药大学陈德兴、文小平教授为本教材编写提供了指导，并对本书全部内容进行了审定，提出了不少宝贵的意见和建议，使本书更臻完善，在此特别致谢。

本书无论是在编写的指导原则、教材整体结构安排、方剂的选择和方歌厘定等方面，均作了适当的调整，以利于教与学。但由于水平所限，挂一漏万，编写中疏漏和欠妥之处在所难免，望各位读者及同仁提出宝贵意见，以便教材的进一步完善。

主编

2023 年 12 月

目 录

各　论

第十二章　祛暑剂 118

第十三章　温里剂 125

第十八章　理气剂　193

第十九章　理血剂　207

第二十二章　祛湿剂 248

第二十三章　祛痰剂 272

第二十四章　消积剂　287

绪　言

课件

方剂是中医在辨证明理、确立治法的基础上，根据组方结构选择合适的药物，酌定用量和剂型，妥善配伍而成的一种药物组成形式，是辨证论治的主要工具之一。

方剂学则是研究和阐明治法与方剂理论及其临床运用的一门学科，是中医学的主要基础学科之一，也是联系基础和临床的桥梁学科。

历代相传的方剂截至清末有方名的方剂已逾十万余首。从形式上看，方剂虽然只是中医临床使用中药治疗疾病的一种处方形式，然其意涵丰富，既是理法方药辨证论治的重要组成部分和中医运用药物治疗疾病的最终表达形式，也是历代医家学术思想的结晶和重要载体。所以，通过对一定数量的历代经典的代表性方剂的学习，掌握和理解方剂组成、证治、方解和运用及其衍变规律，举一反三，触类旁通，从方剂的角度加深学习者对历代中医学术思想的把握，能更有效地掌握中医处方用药的精髓。

学习方剂学首先要背诵和熟记一定数量的代表方剂及其组成、功用和主治。在此基础上，理解和掌握这些代表性方剂的组方原理、配伍规律和临床运用等。同时，对组成、功用或主治相似的方剂应注意予以鉴别，区分方剂的同质性和异质性，为临证正确选方提供依据。

学习方剂学的意义在于学者通过一定数量常用方剂的学习，掌握方剂的组方原理、配伍规律和临证运用，培养学习者分析方剂、运用方剂以及临证处方的能力，并为进一步学习中医临床各科奠定坚实的方剂学基础。方剂学是贯穿中医基础理论、中医诊断学、中药学和中医临床各学科的桥梁课，是综合性最强的学科，其重要性不言而喻。只有学好方剂学，才能将“理法方药”的中医治疗学思想一线贯穿，培养学习者辨证、立法、运用成方及临证组方的能力，为学习临床各科奠定坚实的方剂学基础。

总 论

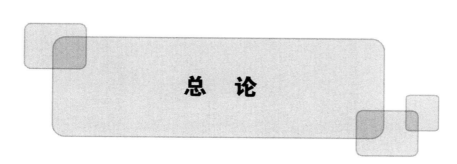

第一章

方剂的起源与方剂学发展简史

课件

第一节　方剂的起源

方剂的起源可以追溯到人类早期的医事活动，它与本草学的发生、发展同步谐振并相互促进。神农被尊为中华医药的始祖，《重修政和经史证类备急本草》引《淮南子》语云："神农尝百草之滋味，一日而七十毒，由是医方兴焉。"由此可以确定，单味药的方剂（单方）在神农时期已经出现。

在经历了早期使用单方治疗疾病的阶段后，随着医疗经验的积累和医学理论的逐渐发展，人们发现两味以上药物配伍可以起到减少毒副作用、增强疗效、扩大主治的作用，此即为复方。复方为新方的创制提供了无限可能的药物组成形式，由此方剂学进入了快速发展的新阶段。

由于方药之术，攸关性命，在远古乃至后世较长时期里，医方属于"禁方"而秘传私授，故彼时医方罕有传世。复方最早出现的年代至今尚难定论，据现有文献推断，至迟在夏商时代就有复方的出现。相传商汤时期伊尹是汤药的创始者，《史记·殷本纪》有"伊尹以滋味说汤"的记载，晋初皇甫谧在《甲乙经·序》中说："伊尹以亚圣之才，撰用《神农本草》，以为汤液。"这是最早有关"伊尹创制汤液"的记载。从药到方，从单味药到多味药配伍成复方运用，无疑是中医药学药物应用史上的一次巨大飞跃！

第二节　方剂学发展简史

中医药学源远流长，方剂学作为中医药学理论体系的重要组成部分，它所涵盖的内容极其丰富。纯粹以方书形式出现的方剂学著作已多达 1950 种，而与方剂学有关的医籍就更加浩瀚。因此，遍览历代方书及相关著作，"辨章学术，考镜源流"，梳理方剂学发展脉络尤为重要，才能"知其所来，明其所去"，践行"传承精华，守正创新"的理念。

一、先秦两汉时期——方剂学理论体系的奠基期（公元 220 年前）

与方剂学相关的先秦文献传世不多，目前被认为现存最古老的一部方书是 1973 年在湖南长沙马王堆三号汉墓出土的《五十二病方》，书中记载医方 283 首，病证 52 类，涉及内、外、妇、儿、五官等各科疾病。据考其抄录年代在战国末期至西汉文帝十二年之间，著作年代大都应早于其抄录年代。书中医方由两味以上药物组成者计 119 方。虽然其中方剂的药味简单，剂量粗略，亦无方名，但已有丸、散、汤、膏等多种剂型，外治方又有敷、熨、浴、熏等不同用法，并记录了随证加减，汤剂煎煮，服药时间、次数、禁忌等内容。同时出土的医方帛书还有《养生方》和《杂疗方》等，前者载方 79 首，后者载方 21 首，表明先秦时期复方已成为主要的药物使用形式。

成书于秦汉之际的中医经典之作《黄帝内经》是最早论述方剂理论的一部著作。《黄帝内经》记载的方剂虽然只有如生铁落饮、半夏秫米汤、鸡矢醴等 13 首方剂，但是开创了以主药来命名方剂的方法，创制了汤、丸、散、膏、丹、酒等多样化的方剂剂型，建立了大、小、缓、急、奇、偶、重的方剂分类方法，提出了指导遣药组方的治则治法理论，更重要的是提出了君、臣、佐、使的组方结构，为后世方剂学的发展初步奠定了理论基础。

西汉时期的《汉书·艺文志》将医学类书籍分为医经、经方、神仙和房中四类，其中经方是其重要的组成部分，可见当时方剂已成为中医理论体系的重要组成部分之一。

东汉时期，随着临床医学的发展，积累了丰富的组方用药经验。如《神农本草经》提出的“凡此七情，合和视之”配伍规则，“有毒无毒，斟酌其宜”的安全用药经验，“并随药性，不得违越”的剂型选择原则等，为方剂学的发展奠定了坚实的药学基础。

东汉末年张仲景“勤求古训，博采众方”所撰的《伤寒杂病论》的问世，标志着方剂作为药物治疗疾病表达形式的辨证论治体系的基本成熟。《伤寒杂病论》约成书于公元 200 年，总结了汉代三百多年的临床实践经验。后经王叔和和林亿等整理，分为《伤寒论》和《金匮要略》两部分，两书共载方 314 首。书中剂型非常丰富，内服有汤、丸、散、酒等；外用有洗剂、熏剂、滴耳剂、滴鼻剂、栓剂等，系统地总结了我国汉以前各种药剂制备上的成就。《伤寒杂病论》的方剂组方严谨，用药精当，疗效确切，创造性地将理、法、方、药融为一体，使方剂成为专门系统的临床用药学问，被后世誉为“方书之祖”，对后世方剂学产生了深远的影响。

《黄帝内经》《伤寒杂病论》《神农本草经》等代表性著作集汉以前医药学成就之大成，初步奠定了以方剂为最终表达形式的理法方药辨证论治体系，故这一时期可以称为方剂学的奠基期。

二、晋唐时期——方剂学理论体系的迅速发展（公元 220—907 年）

这个时期其实包含了三国、两晋、南北朝、隋和唐等朝代，这个阶段的特点是方剂学理论体系的迅速发展，表现为时方与方书的大量涌现。

这个时期方剂数量迅速增加，既有医家所创之时方，也包含了大量的民间验方，并以方书的形式承载下来。如晋·葛洪所著《玉函方》（一名《金匮药方》）多达一百卷，选录民间本草和验方而成。他所著的《肘后备急方》，原名《肘后救卒方》，是我国古代的临床急救方书。书中对内、外、妇、儿、眼科疾病，尤其是急性传染病的病因、病机、治疗、预防均有阐述。原书仅 3 卷，后经梁·陶弘景增补录入方剂 101 首，更名为《（补阙）肘后百一方》。此后又经金代杨用道摘取《证类本草》中的单方作为附方，名《附广肘后方》，即现存的《肘后备急方》。全书计收载药方 1060 首，所记载之剂型有硬膏、蜡丸、锭剂、条剂、灸剂、熨剂、饼剂等，所选方药大多具有简、便、廉、验的特点。作为“备急”，介绍了将干菖蒲捣碎制成如枣核大的药丸，置于患者舌下以急救昏迷，开舌下急救用药之先河。在制法上亦有许多宝贵经验，如羊肝丸，采用动物脏器羊肝配伍黄连治疗目疾；又如“用青蒿一握，以水二升渍，绞取汁，尽服之”治疗疟疾，此种用法为屠呦呦等分离提取青蒿素提供了重要启示。

晋末刘涓子撰、南齐龚庆宣整理的《刘涓子鬼遗方》为我国现存最早的一部治疗痈疽及金疮方面的外科学方书。此书共10卷，载方140余首，较全面地总结了晋以前的外科验方与外科学成就，代表着我国南北朝时期外科学方剂的发展水平。

隋代方书多佚。唐代是政治、经济和文化等繁荣时期，也极大地促进了医学的发展。此时期方剂学发展表现为大型方书的编纂，出现了集唐以前方剂之大成的医学类书，如孙思邈的《备急千金要方》与《千金翼方》、王焘的《外台秘要》等。

孙思邈鉴于当时医方本草书籍“部秩浩博，忽遇仓卒，求检至难”“痛夭枉之幽厄，惜堕学之昏愚，乃博采群经，删裁繁重，务在简易”，他认为“人命至重，有贵千金，一方济之，德逾于此”，故以“千金”名其书，撰成《备急千金要方》（简称《千金要方》）30卷，包含经方、验方共5300余首。孙思邈将唐以前医药文献结合个人经验编撰而成，内容涵盖临床各科病证、药物、针灸、食疗、预防和卫生保健等。林亿赞此书“辨论精博，囊括众家，高出于前辈”。孙思邈在《千金要方》灵活变通了张仲景的“经方”，有时数个经方合成一个“复方”，以增强疗效；有时一个经方拆方，以分别治疗某种疾病；亦有经方和时方的相合，以适应新的疾病，这是孙思邈对经方应用的重大变革。《千金翼方》是对《千金要方》的重要补充，共30卷，载方2000余首。这两部书收集了大量的医药资料，是唐代以前医药成就的系统总结，有着重要的参考价值；并为后世医学特别是方剂学的发展奠定了坚实的基础，其“用意之奇，用药之功，亦自成一家，有不可磨灭之处。”（清徐大椿《医学源流论》）。

王焘《外台秘要》40卷，共1104门，均先论后方，所收方剂有6900多首，汇集了初唐及唐以前的医学著作。王焘博采众家之长，不仅对《千金方》《肘后备急方》之类的著作收录研究，还对《小品方》《张文仲方》以及民间单方、验方等加以采摭收集，每首方剂都注明了出处和来源，许多散佚的医书在本部著作中得到保存。《外台秘要》为后人研究中医方剂学提供了极为宝贵的资料和文献依据。

此外，蔺道人所著《仙授理伤续断秘方》为外伤科方书，书中首载四物汤，此方现代不仅为外伤科所常用，亦被运用于妇科、内科，成为补血和血要方。孟诜《食疗本草》、昝殷《食医心鉴》，两书载有丰富的食疗方，使食疗方剂得到了进一步发展，并逐渐专门化。

综观晋唐时期，大型方书《备急千金要方》《千金翼方》和《外台秘要》的编撰，是中医方剂发展史上又一次系统总结。不仅收载了“古典经方”，还广泛搜集了汉以后医家的时方，包括民间流传的单方、验方以及一些海外传来的方剂，并保存了深师僧人、崔知悌、许仁则、张文仲等众医家方书的重要内容，使汉唐许多名家医方得以传世，是研究唐以前方剂的重要文献。这次系统总结不仅集唐以前方剂之大成，实现了方剂学知识在民间和专业人士间的互通，还为保存唐以前古医籍原貌、总结唐以前的医学成就作出了重要贡献。

三、宋金元时期——方剂学理论体系的完备（公元960—1368年）

宋代医药方书繁多，这与医方类书的编撰为朝廷所重视密切相关。政府主持编撰了《太平圣惠方》《神医普济方》《太平惠民和剂局方》《圣济总录》《庆历善救方》及《简要济众方》等方书。

《太平圣惠方》系北宋翰林医官院王怀隐等人依据医局所藏北宋以前各种方书、名家验方并宋太宗亲验医方，又广泛收集民间效方，集体编写而成。全书共1670门，方16834首。《太平圣惠方》内容广博，超过前朝诸书，是中国医学史上由政府组织编写的第一部官修方书。

《圣济总录》全书有200卷，66门，包括内、外、妇、儿、五官、针灸、养生、杂治等各科，每门之中又分若干病证，凡病因病机、方药、炮制、服法、禁忌等均有说明。全书共收载药方约2万首，乃征集当时民间及医家所献"奇方善术"和"内府"所藏秘方、验方汇编而成，内容丰富。本书较全面地反映了北宋时期医学发展的水平、成就和学术思想，在中医方剂发展史上，是继《太平圣惠方》之后的又一部集方剂之大成者。

《太平惠民和剂局方》一名《和剂局方》，是我国历史上第一部由政府药事机构编制及颁发的成药药典，初刊于1078年。本书是宋代大医局所属药局的一种成药处方配本，宋代曾多次增补修订刊行，而书名、卷次也有多次调整，最早曾名《太医局方》。徽宗崇宁间（1102—1106年），药局拟定制剂规范，称《和剂局方》。大观时（1107—1110年），医官陈承、裴宗元、陈师文曾加校正，成5卷21门，收279方。南渡后绍兴十八年（1148年）药局改名"太平惠民局"，《和剂局方》也改成《太平惠民和剂局方》。其后经陆续增补而为10卷，成为现存通行本。书中将成药方剂分为14门，788方，均系收录民间常用的有效中药方剂，记述了其主治、配伍及具体修制法。书中方剂一般来说都是行之有效、用之能验的名方，如牛黄清心丸、四君子汤、逍遥散、参苓白术散、霍香正气散等，沿用至今不衰。该书所载的方剂包括丸剂、散剂、粉剂、膏剂、饼剂、锭剂、砂熨剂，但多为丸、散剂型，便于保存以备随时取用，影响极大，"自宋迄今，官府守之以为法，医门传之以为业，病者恃之以立命，世人习之以成俗"（朱丹溪《局方发挥》）。宋政府通过本书颁行全国，统一了中成药制药规范，也使药品管理有章可循，有法可依。它不仅在宋代有权威性，而且一直到金元时期，仍然是官方进行药事管理必须遵守的药典。

宋代的方书，除了政府主持编著的《太平圣惠方》《圣济总录》《太平惠民和剂局方》等著作外，又有众多各具特色的名医个人著述，如严用和的《济生方》、陈无择的《三因极一病证方论》、杨士瀛的《仁斋直指方论》、许叔微的《普济本事方》、杨倓的《杨氏家藏方》、朱佐的《朱氏集验医方》、王璆的《是斋百一选方》等。这一时期专科方书亦发展迅速，如妇科方书有李师圣的《产育宝庆集方》、陈自明的《妇人大全良方》，儿科方书有董汲的《小儿斑疹备急方论》、钱乙的《小儿药证直诀》、阎孝忠的《阎氏小儿方论》、刘昉的《幼幼新书》等，外科方书有东轩居士的《卫济宝书》、陈自明的《外科精要》等。

金元时期，医学界流派相继崛起，各家名医辈出，创制了不少各具特色的方剂，促进了方剂的发展及应用，代表人物为金元四大家的刘完素、张从正、李东垣及朱丹溪。同时，宋代处于萌芽状态的医方义理探讨，至金元时期以专篇论述的形式予以完善。

金·成无己《伤寒明理论·药方论》用方论的形式阐明方中的君臣佐使和各个药物的功效主治及其相互关系，阐释了《伤寒论》中的20首方剂，开方论之先河。故清代汪昂言："方之有解，始于成无己。"方解理论的出现，是方剂学理论体系完善的重要标志，在方剂学发展中具有里程碑的意义，标志着方剂学理论体系的基本完备。

金元四大家亦各有代表著作及方剂，如刘完素善用寒凉，著有《伤寒直格》《素问病机气宜保命集》《黄帝素问宣明论方》等，代表方剂如益元散、防风通圣散、芍药汤等；张从正主用攻下，著有《儒门事亲》，对汗、吐、下三法及其方剂的临床应用独辟蹊径，代表方有木香槟榔丸、三圣散、导水丸、禹功散等，形成了攻邪治病的独特风格；李东垣擅于补脾，形成了独具一格的脾胃学说，著有《脾胃论》《内外伤辨惑论》《兰室秘藏》《东垣试效方》等，代表方剂有补中益气汤、清暑益气汤等；朱丹溪力倡滋阴，以"阳常有余，阴常不足"为论，著

《格致余论》《局方发挥》《丹溪心法》等书，代表方剂如大补阴丸、虎潜丸等。

值得一提的是许国祯编纂、刻于至元四年（公元 1267 年）的《御药院方》，全书共 20 卷，收载宫廷秘验良方计 1071 首，是我国第一部皇家的御用药方集，为现存最早的宫廷处方集。此外，葛可久的《十药神书》、危亦林的《世医得效方》、李仲南的《永类钤方》以及萨谦斋的《瑞竹堂经验方》等，均是元代较著名的方书，对于保存元代的方剂，有较高的价值。忽思慧著《饮膳正要》3 卷，此书既为营养学专著，亦是保健食疗方书，反映了元代蒙古医学与中医学的交流与结合，价值较高。在专科方书方面，元代出现了眼科方书《秘传眼科龙木论》《银海精微》《原机启微》等，为眼科疾病的治疗提供了有效方剂。

宋金元时期方论专篇的出现、学术流派的相继崛起，作为医家学术思想载体的新方剂大量涌现以及成药药典的颁行，无疑是方剂学发展史上的一次巨大飞跃！尤其是方论的出现，标志着方剂理论体系的基本形成。

四、明清时期——方剂学理论体系的成熟（公元 1368—1911 年）

这一时期的方剂学发展日臻成熟，方剂理论研究也有了进一步的发展。方论研究方面出现了许多重要的著作，如方剂发展史上第一部详析方剂理论专著《医方考》及一批考证和注解方剂专著的付梓，使得方剂学逐渐成为一门具有完整理论体系的学科。大型方剂工具书如我国古代现存最大的一部方书《普济方》问世。便于记忆方歌的出现，为方剂学的学习提供了重要的形式。方书也引入了按功用或按治法的分类法，尤其是以温病四大家为代表的温病学派兴起及温病治疗方剂的大量涌现，使得临床各科方剂基本完备，这些成就都标志着方剂学理论体系的成熟！

方论研究方面，吴崑的《医方考》重在释方训义，书中每方“考其方药，考其见证，考其名义，考其事迹，考其变通，考其得失，考其所以然之故，非徒苟然志方而已”。《医方考》是我国历史上第一部详细剖析方剂理论的专著。

《普济方》刊于明初永乐四年（公元 1406 年），由周定王朱橚主持，滕硕、刘醇等编著，全书共载方 61739 首，是我国古代规模宏广、采摭繁富、编次详析的方书巨著。内容广搜明初以前各种医籍中的方剂，兼收其他传记、杂说、道藏、佛书中的相关记载，是中医方剂发展史上划时代的收集整理，是一部大型的方剂工具书。明代《普济方》的刊行完成了中医方剂发展史上第四次大总结，使得方剂学研究在广度、深度及方剂数量上均超过了前代。

张介宾所著的《景岳全书》中有《古方八阵》九卷、《新方八阵》二卷，前者选辑前人古方 1516 首，后者载自拟创制的新方 186 首。《新方八阵》二卷，由“八略”与“八阵”两部分组成。其中“八略”专论治则治法，根据“八略”，分列“八阵”，各载方药主治，每方后都附辨证加减法及精辟议论，皆依补、和、攻、散、寒、热、固、因排列，寓治病用方如临阵用兵，对后世影响颇大。

《祖剂》为类方体例的代表作，施沛将明以前方剂以类相附，推其衍化，溯其源流，开方剂的类方分类的先河。这些方书的出现标志着明代中后期方剂数目巨增、方剂理论提高，方剂学研究已日臻成熟，逐步成为一个独立的学科领域。

此外，王肯堂的《证治准绳》、王纶的《明医杂著》、张时彻的《摄生众妙方》、许宏的《金镜内台方议》、陶华的《伤寒六书》、徐春圃的《古今医统大全》、孙一奎的《赤水玄珠》、楼英的《医学纲目》等，都是明代卷帙浩繁的医籍，可供后人查检。同时期的本草书《本草纲目》收载方剂 11096 首，蔚然可观，是明代方剂学的重要组成部分，丰富了明代方剂学的临床应用，也加强了方、药的结合与沟通。明代临床医学著作中的专科书籍，也有丰富的方剂学内容，如外科名著有陈实功的《外科正宗》，妇科有武之望的《济阴纲目》，儿科有鲁伯嗣的《婴童百问》、万全的《幼科发挥》，口齿科有薛己的《口齿类要》，眼科有傅仁宇的《审视瑶函》等。这些专科书籍将理、法、方、药融为一体，阐述各专科证治方药，留下了许多传世的方剂，是临床各科分科方剂学的重要参考著作。

继《医方考》之后，清代出现了一批考证和注解仲景方剂的经方学派专著，促进了制方理论、方剂释义研究的深入，如柯韵伯的《伤寒来苏集》和《伤寒论翼》；徐灵胎的《伤寒论类方》和《医学源流论》；张璐的《张氏医通》等关于方剂理论的阐释，见解独特，至今仍有重大的指导意义。清代医家潜心阐释前人方剂的方义，也蔚然成风，至今颇得同道称赞，流传颇广的是汪昂的《医方集解》。有鉴于成无己、吴鹤皋始作诠证释方以来，“著方者日益多”，而“注方者不再见”，时医但知有方而不知方解。汪氏为补当时方书之不足，选录“诸书所共取，人世所常用”的中正平和之剂，列正方 377 首，附方 488 首，共计 865 首。对每个主方均按方名、方源、主治、组成（包括剂量、制法、服用法、加减法）、方解以及附方等项条分缕析，无不备录。《医方集解》以方义解释为中心，萃集了历代医家辨证释方的名言卓识，结合汪氏潜心参悟，围绕方剂主治病证的证候、脉象与脏腑气血阴阳、病理病机、治法以及制方用药原理等进行释方。书中分类承前贤之学，集众家之长，首创了方剂在中医辨证论治理论指导下按功效划分的综合分类法。诸方分为补养、发表、涌吐、攻里、表里、和解、理气、理血、祛风、祛寒、清暑、利湿、润燥、泻火等 22 类剂，为方剂学分类开创了完整合理的体系，对后世的方书乃至现代方剂学著作与教材的方剂分类也产生了极大的影响。此外，罗美的《古今名医方论》、王子接的《绛雪园古方选注》、吴谦等的《医宗金鉴・删补名医方论》、吴仪洛的《成方切用》、费伯雄的《医方论》、张秉成的《成方便读》等，亦是对后世方论研究影响较大的方论著作。

《汤头歌诀》亦为汪昂所著，用简短精练的词句概括了方剂的药物组成、功用主治与随证加减，便于初学者背诵，是清代初学中医者必须背诵的医籍之一，此种形式至今盛行不衰，对中医药方剂知识的进一步普及与启蒙影响深远。《王旭高医书六种》《退思集类方歌注》《医方证治汇编歌括》《医方歌括》《医方歌诀》《时方歌括》《时方妙用》《长沙方歌括》《金匮方歌括》《成方便读》等，亦多已成为现代学习方剂学的参考用书。

明末吴又可著《瘟疫论》，经清代叶天士、吴鞠通、王孟英等研究开创了温病学派，创制了许多治疗时感温病的效验方药，如吴鞠通《温病条辨》化裁仲景炙甘草汤为复脉汤系列方，变化陶节庵黄龙汤为新加黄龙汤、万全牛黄清心丸为安宫牛黄丸等，并总结叶天士医案，创制桑菊饮、银翘散、清营汤等方。王士雄的《温热经纬》和《霍乱论》，创制了清暑益气汤、甘露消毒丹、连朴饮、神犀丹、行军散等名方，并重视温病食疗方剂的应用，有雪羹汤、青龙白虎汤等食疗方传世。亦有俞根初《通俗伤寒论》订加减葳蕤汤、蒿芩清胆汤，余师愚在《疫疹一得》创制的清瘟败毒饮等。

此外，王清任的《医林改错》、唐宗海的《血证论》、赵学敏的《串雅》等，均为清代重要的方书著作。清政府组织修撰的《古今图书集成・医部全录》与《医宗金鉴》，保存了大量的方剂文献资料，对后世方剂学产生很大的影响。临床各科的专科方书也大量涌现，如疡科方面有顾世澄的《疡医大全》、王洪绪的《外科全生集》。妇科方面有傅山的《傅青主女科》、沈金鳌的《妇科玉尺》、竹林寺僧的《竹林寺女科秘书》等。儿科方面有陈复正的《幼幼集成》，喉科方面有尤乘的《尤氏喉科秘书》、郑梅涧的《重楼玉钥》等，亦是方剂发展史上的璀璨明珠。

明清时期方剂学出现了一批考证和注解方剂的专著，尤其是温病学理论体系的成熟、温病治疗方剂的大量涌现，使得方剂学逐渐成熟为一门具有完整理论体系的学科。

五、中华民国至今——方剂学科的创建与方剂现代化（公元 1911 年以后）

中华民国至今已有百余年，随着学科分化，方剂学成为名实相符的学科，成为中医院校教育体系中的重要的二级学科。近年来，方剂学随着中医药事业的振兴而迅速发展，多学科交叉的现代化研究成为目前方剂学研究的主流，标志着方剂学发展已经进入现代化阶段。

随着西学东渐，中医学教育仿照现代教育制度，建立了民间自筹办学的中医专门学校，方剂学成为一个独立学科，并出现了相应的方剂学教材，如卢朋的《方剂学讲义》、蔡陆仙的《内经方剂学》、盛心如的《实用方剂学》、时逸人的《中国处方学讲义》等，这些方剂学教材为后来方剂学规划教材的编写奠定了基础，起到了非常重要的借鉴意义。

清末民初，受西医学的冲击，中医界变革图新的努力不断高涨，并在组方理论与方剂应用方面展开了中西汇通的尝试与探索。张锡纯的《医学衷中参西录》开创了以西医理论研究方剂学的先河，意在将西医诊断及药物应用于中医临床实践。陆渊雷的《伤寒论今释》明确提出要"取古书之事实，释之以科学之理解"，尝试以药理学方法诠释方剂的作用原理。叶橘泉的《近世内科国药处方集》、恽铁樵的《验方新按》、丁福保的《中西医方汇通》等著作，均体现了对方剂配伍研究思路与方法的探索与变革，成为现代中西医结合复方研究的先驱。

中华人民共和国成立后，方剂学随着中医的振兴而得到迅速发展，于 20 世纪 50 年代方剂学才逐渐地从中医药学中分化出来而成为一门独立的学科。近三十年来，方剂学的现代研究进展主要体现在：用现代数据挖掘技术对大量的方剂学文献资料进行发掘和整理，大大提高了方剂学文献研究的水平；编写和更新了中医药院校不同层次使用的方剂学教材、学习参考书及专著；点校、重印了许多方书，其中《中医方剂大辞典》的编撰具有划时代的意义，该大辞典（第一版）收录历代方剂 96592 首，汇集了古今方剂学研究的成果，是方剂发展史的一次全面、系统的集大成者。临床研究方面，创制了一批新方、研制了一批新药，在新药的生产工艺、药效、药理、毒理、质量标准和临床应用等方面，都取得了举世瞩目的成就！剂型研究也不断推进，新的剂型陆续出现，如片剂、颗粒剂、注射剂、气雾剂、滴丸、膜剂、胶囊剂等。方剂理论研究更加深入，传统方剂的应用范围不断扩大；在现代研究方面，采用现代实验研究手段揭示方剂的组方原理、配伍规律、作用机制等，取得了重要的研究进展。

综上所述，方剂学是历代医药学家在长期临床实践和生产实践中，广采博征，理论和实践相互促进，不断发展成熟的一门学科。方剂学的发展经历了 2000 多年的历史，随着中医学的全面发展，在众多科学工作者的努力下，多学科密切配合、交叉融合，在确定方剂的功效、阐释作用机制、阐明配伍规律、揭示量效关系以及明确物质基础等方面取得了诸多成果。展望未来，方剂学作为理法方药中医辨证论治体系中最重要的组成部分，其发展也必然采取多学科融合的发展模式，以中医理论指导的方剂现代化研究必将为人类的健康事业做出新的贡献！

复习思考题

复习思考题答案

（1）为什么说宋金元时期是方剂理论体系基本完备的时期？

（2）方剂学现代化体现在哪些方面？

第二章

方剂与辨证论治

课件

辨证论治是指在中医理论体系指导下，对疾病进行诊断与治疗。理法方药体现了辨证论治的全过程，“理法”就是辨明疾病的发病机制并在此基础上确立治法，即辨证和立法；“论治”就是在治法指导下遣药组方。

证是机体在疾病发生、发展过程的某一阶段病理机制的概括，反映了在体质基础上和病因的作用下所产生的疾病的病位、病性、病势等的机转，即病机。辨证包括收集临床表现与确定病机两个过程。前者指医生通过四诊方法，收集病人的症状、体征等临床资料；后者指运用体质辨证、病因辨证、病机辨证、八纲辨证、气血津液辨证、脏腑辨证、卫气营血辨证、三焦辨证、经络辨证等多种辨证方法分析这些资料，辨别疾病之证，即对疾病做出正确的病机诊断。论治是指治法的确立与治疗手段的选择，这个过程包括确立治法与选择治疗手段两个过程。治法是针对病机拟定的治疗策略及具体方法；治疗手段指依据治法有针对性的遣药组方、施针用灸、推拿正骨、外科手术等治疗手段的单用或合用。从临床实践来看，方剂是采用本草治疗疾病的重要手段或者是使用最多的手段。总而言之，在辨证论治整个过程中，辨证的目的在于辨明病机，即明理；论治的关键在于立法组方。所以方剂必须要对证，依证立法，依法遣药组方，体现理法方药一体化中医治疗学思想。因此，必须深刻理解证-法-药-方之间的关系，即方剂与病证、方剂与治法、方剂与药物之间的关系，这对于掌握中医辨证论治的内涵和方剂组方原理具有重要意义。

第一节　方剂与病证

方剂是中医理、法、方、药辨证论治体系中的重要组成部分，在辨证立法的基础上选择合适的药物配伍而成，从这个意义上看，方剂是中医辨证论治体系下采用药物治疗疾病的最终表达形式，也是临床对具体病证给予的有针对性的药物配伍形式。“病证”是采用体质理论、脏腑理论、经络理论和气血津液理论等对人体异常状态的描述，是这一异常状态不同时相下病理本质的高度概括。因此，方剂就是针对身体某一异常状态（病）的不同时相（证）下的药物配伍形式（方药）。任何一首方剂都含有药物组成和主治（病证）这两个必不可少的基本方面，这也是中医治疗学的特色，即方剂针对的不单纯是具体的病，还包括病所承载的、不同时相下的证，先辨病、再辨证，是辨“病证”论治。因此，方剂必须与病基础上的证形成某种契合性，这种契合性被称之为“方证相应”“方证相关”或“方证对应”等。方剂效应是检验这种相关性的主要依据，相关性越高则疗效愈佳，经典方剂的高效性是由其与主治病证之间有着高度的契合性所决定的。“方证相关”是临床用方取效的前提和条件，柯韵伯的《伤寒来苏集》说“合是证便用是方”，故学习前人方剂应首先明确其方证，才能做到“见此证，便与此方”。临证遣药组方或运用成方时应充分考虑所治病证与原方证是否相符，证同方同，证异方变。

由于临床实践中常存在同证异方的现象，即一个证可能有多方可以治疗（同证异治），虽然不同治方均可取得疗效，但其疗效其实是有差异的，只有那些用药配伍与特定病证相关性最好的方剂才可能取得最好的疗效。方与证的相关程度高，则治疗效果好，反之则治疗效果差。一个特定方剂总有其高度适应的病证，而一个特定的病证也应该有高度针对的方药治疗。追求方药与病证高度的对应关系是中医辨证论治的需要，也是一种理想化的状态。对方证相关性研究，也有助于深入理解“同证异方”现象的本质。

方剂是为病证而设的，病证是方剂创制或运用的目标，没有适应证的药物组成不能称为方剂，任何改变方剂要素的因素也必然会改变方剂的适应证，故方证丝毫不可分离。鉴于每首方剂内的药物及其复杂配伍关系与其所针对的病证之间具有高度的相关性这一基本特点，在临床运用成方时，要充分考虑目前病证与原方病证之间的相关程度，依此进行加减化裁时必须做到方证相关，方随证变，随证加减。正如唐容川所云：“用药之法，全凭乎证，添一证则添一药，易一证则易一药。”（《金匮要略浅注补正》）。

在学习和运用方剂时，首先要辨明病证，理解组方原理；其次，在临证运用成方时尤应充分把握当前病证与原方病证之间的差异而随之变化；最后，创制新方时更要力求药物配伍与其主治病证之间的高度契合性，这样才能组成有效的方剂。

第二节　方剂与治法

治法是在辨明病证之后采取的有针对性的治疗方法，是后于方药形成的一种理论。治法理论是在运用方剂治疗疾病的疗效反馈基础上，逐步总结而成的系统性治疗策略，包括治则和治法两个层次。治法成为理论之后，它就成为遣药组方和运用成方的指导原则，方剂则是体现和完成治法的主要手段。例如，对一个辨证为中焦虚寒证的胃痛患者，当以温中散寒法治之，选用理中丸成方治疗，即“以法遣方”；或自行选药组成温中散寒的方剂，即“以法组方”。由此可见，抽象的治法和具体的方药是密不可分的，二者之间的关系称为“方从法出”。

除上述“以法组方”和“以法用方”这两个主要方面以外，治法和方剂的关系，还体现在“以法类方”和“以法释方”两个方面。“以法遣方”“以法组方”“以法类方”“以法释方”四个方面体现了“以法统方”的全部内容。

治法的沿革源远流长，内容丰富。早在《内经》时期就记载了有关治法理论，并为其后续发展奠定了基础。如《素问・阴阳应象大论》谓：“形不足者，温之以气；精不足者，补之以味。其高者，因而越之；其下者，引而竭之；中满者，泻之于内。其有邪者，渍之以为汗；其在皮者，汗而发之。”《素问·至真要大论》谓：“寒者热之，热者寒之，微者逆之，甚者从之，坚者削之，客者除之，劳者温之，结者散之，留者攻之，燥者濡之，急者缓之，散者收之，损者益之，逸者行之，惊者平之，上之下之，摩之浴之，薄之劫之，开之发之。”这些都是治法理论的早期雏形。

通行教材中引用的“八法”为清代医家程钟龄根据历代医家对治法的认识归类总结而来，被认为是较为完备且概括性比较强的方剂分类方法。程氏在《医学心悟·医门八法》中说：“论病之源，以内伤外感四字括之。论病之情，则以寒、热、虚、实、表、里、阴、阳八字统之。而论治病之方，则又以汗、和、下、消、吐、清、温、补八法尽之。”现将八法内容简要介绍如下：

1. 汗法 通过开泄腠理、调畅营卫、宣发肺气等使在表的外感六淫之邪随汗而解的一种治法。汗法适用于外感六淫之邪所致的表证。汗法不以汗出为目的，而是以汗出为手段，即主要是通过汗出使腠理开、营卫和、肺气畅、血脉通，从而使邪气外出，正气安和。汗法不单纯用于外感六淫之表证，亦可用于痹证初起而邪在表、麻疹初起而疹出不畅、水肿初起而为阳水、疮疡初起红肿疼痛等但有恶寒发热等表证者。因病邪有寒热之异、体质有强弱之别、病情有兼杂之变，故汗法有辛温解表、辛凉解表、扶正解表等分类方法。

2. 和法 通过和解与调和作用使半表半里之邪，或脏腑、阴阳、表里失和之证得以解除的一种治法。和法是将两种以上治法集于一体的治疗方法，是两种以上治法单独使用难以实现的有综合性作用的治疗方法。广义上的和法内涵非常丰富，适应证亦非常广泛，诚如戴天章在《广瘟疫论》中总结为：“寒热并用之谓和，补泻合剂之谓和，表里双解之谓和，平其亢厉之谓和。”从狭义上看，和法主要针对“伤寒少阳病证”“肠胃不和病证”“肝脾不和病证”“表里不和证”四大类病证，故狭义上的和法可分为和解少阳、调和肝脾、调和肠胃和表里双解等四种具体治法。

3. 下法 通过泻下、荡涤、攻逐等作用，使停留于体内的宿食、燥屎、冷积、瘀血、痰饮、水湿等从下窍而出以祛除有形之邪的一种治法。下法适用于燥屎、冷积、宿食等有形之邪滞于肠胃所致的大便不通，以及痰饮、瘀血、水积等集聚于体内的里实之证。由于病情有寒热，正气有耗损，邪气有兼夹，所以下法常与其他治法结合运用，分寒下、温下、润下、逐水、攻补兼施五类。

4. 消法 通过消食导滞、行气活血、软坚散结、化痰利水、驱虫等使气、血、痰、食、水、虫等有形之邪渐消缓散的一种治法。消法适用于饮食停滞、气滞血瘀、癥瘕积聚、水湿内停、痰饮不化、疳积虫积、结石以及疮疡痈肿等病证。随着对消法研究的深入，针对不同病证，该法分为消食、行气、活血、祛湿、祛痰、驱虫、排石等诸法。消法与下法虽同是治疗有形实邪的治法，但各有特点。前者所治，主要是病在脏腑、经络、肌肉之间，邪坚病固而来势较缓，属渐积而成，且多虚实夹杂，尤其是气血积聚而成之癥瘕痞块、瘰疬痰核等，不能迅即消除，必须渐消缓散；而后者所治，大抵病势急迫，邪在脏腑，形证俱实，必须峻猛攻下使邪从下窍而出。

5. 吐法 通过诱发呕吐使停留在咽喉、胸膈、胃脘之痰涎、宿食或毒物从口中吐出的一种治法。吐法适用于痰壅之中风、宿食壅塞胃脘之食积、毒物尚在胃中之中毒、痰浊壅塞之喉痹、痰涎阻闭心窍之癫狂等。使用本法的基本条件是病位居上，病势急暴，内蓄实邪，体质壮实。

6. 清法 通过清热、泻火、解毒、凉血等使在里之热邪得以清除的一种治法。清法适用于里热之证。由于里热证有实热与虚热之分；实热又有热在气分、营分、血分、热壅成毒、热在某一脏腑，以及王冰所提出的“寒之不寒，是无水也”的阴虚发热之异，因此清法有清气分热、清营凉血、清热解毒、清脏腑热及清虚热之分。由于暑热并称，除了祛暑散寒解表外，祛暑清热法也属清热法。

7. 温法 通过温中、回阳、散寒通络等使在脏腑经络中的寒邪得以祛除的一种治法。温法适用于里寒证。里寒证的形成，或由寒邪直中于里，或因失治误治而人体阳气受损，或因素体阳气虚弱，以致寒从中生。里寒证因有部位在上、在中、在下、在脏、在腑及在经络血脉之不同，故温法又有温中祛寒、回阳救逆和温经散寒之分。由于里寒证形成和发展过程中，往往阳虚与寒邪并存，所以温法每与补法配合运用。

8. 补法 通过补益人体气血阴阳之不足使脏腑虚弱的状态复归于正常的一种治法。由于虚证以气血阴阳为纲，以五脏虚候为目，常用的补法以补气、补血、补阴、补阳为主，运用时结合虚损的五脏综合考虑。值得一提的是，在正虚不能祛邪外出时，也可以补法扶助正气，并配合其他治法，达到扶正祛邪兼顾的目的。运用补法虽可收到间接祛邪的效果，但一般是在无外邪时使用，以免“闭门留寇”。

上述八种治法适用于表里寒热虚实等不同的证候。对于多数疾病而言，病情往往是复杂的，不是单一治法所能解决，常需多种治法配合运用，方能治无遗邪，兼顾全面。正如程钟龄在《医学心悟》卷首中所说：“一法之中，八法备焉，八法之中，百法备焉。”因此，临证处方必须针对具体病证，灵活运用八法，或单用，或杂合，依法组方，依法用方，使之切中病情，方能收到满意的疗效。

第三节 方剂与中药

方剂是由药物组成的，即“方以药成”，是指方剂在辨证论治的基础上选择恰当的中药组成，利用药物之间相须、相使、相反、相成等关系，使药物配伍后组成一个有机整体，从而最大程度地发挥各具特色的药物综合性的治疗作用。概而言之，方不离药，药必合方，方药离合，方药共荣。

一、方药共荣

从历史发展过程来看，方剂和中药同源于本草，互相促进，共同繁荣。一方面，本草书籍所载中药品种的不断增加和中药药性理论的不断发展，极大地促进了方剂数量和种类的迅速增加；另一方面，伴随着方剂临床运用疗效的反馈，也促进了中药药性理论和配伍理论的发展。如黄芩安胎之功效，实源于《金匮要略》治疗胎动不安的当归散，即黄芩安胎作用是其与白术等药配伍后的效果，故《本草纲目》谓：“黄芩得白术，安胎。”方剂应用于临床后，在一定程度上也扩大了对中药功效的新认识。如柴胡升举清阳之功效，与李东垣的补中益气汤、升阳益胃汤、升阳除湿汤等诸方的应用有关。此外，本草专著收载方剂，亦是方药共荣的实例，如《本草纲目》收载药物 1892 种，同时收载附方 11000 多首，体现出方药并重、方药共荣。

二、方药离合

清代名医徐大椿在《医学源流论·方药离合论》中说："方之与药，似合而实离也。得天地之气，成一物之性，各有功能，可以变易气血，以除疾病，此药之力也。然草木之性，与人殊体，入人肠胃，何以能如之所欲，以致其效。圣人为之制方，以调剂之，或用以专攻，或用以兼治，或以相辅者，或以相反者，或以相用者，或以相制者。故方之既成，能使药各全其性，亦能使药各失其性。"

"方药离合"是从药物的性味效用角度对方药关系的一种概括，包括"方与药合"与"方与药离"两方面：

（1）方与药合。组方用药可使单味药的功效在方中得以体现，此时方中药物基本上保留或发挥其原有的性味效用而成为全方功效的一部分，表现出方与药在性味效用上的相辅相成。如主治三焦火毒证之黄连解毒汤，方中黄连、黄芩、黄柏、栀子皆有泻火解毒功效，四药各有所长，黄芩清上焦之火，黄连泻中焦之火，黄柏泻下焦之火，栀子清泻三焦之火，相须为用，全方泻火解毒之功颇著。又如白术、茯苓的配伍亦体现了方与药合，两药配伍始于《伤寒杂病论》，明代徐春甫用以专治湿泻，命名为白术茯苓汤而载入《古今医统大全》。白术苦温善燥湿，茯苓甘淡善渗湿，合而用之，一燥一渗，健脾除湿，相辅相成，尤能兼顾脾主运化，喜燥恶湿的生理特点，成为古今治疗脾胃气虚、脾虚夹湿、湿邪停滞及脾虚肝郁证的常用药对，著名方剂如四君子汤、参苓白术散、五苓散、逍遥散等名方皆含有该配伍。

（2）方与药离。方剂功效不是方中各单味药物功效的简单相加，而是方中诸药的配伍后作用，即药物的多种功效不能在同一首方中得到全部体现，且药物通过配伍方剂又可产生新的功效。如桂枝汤，用桂枝解肌发表，白芍益阴和营，生姜解表止呕，大枣益气补中，甘草调和药性，合用而呈解肌发表、调和营卫之功。另如由柴胡、黄芩、人参、甘草、半夏、生姜、大枣组成的小柴胡汤，通过七味药之外透内清，胆胃并治，邪正兼顾，遂使本方具有和解少阳之功效。

从中医药学发展而言，中药与方剂关系密切，历代方与药的发展虽有源同流异之变，如本草书籍与方书的分离、医方与中药的别类、方剂学与中药学的学科区分等，然方剂是在更高角度上认识和运用中药防治疾病的主要形式，是医理和药理的统一。随着方剂学与中药学的学科分化，二者之间内在的联系可能被弱化，出现了有方无药、有药无方，甚至是无药也无方的尴尬境地，这都是淡化中医理论作为方剂或中药的根本性指导作用导致中医学术的异化现象，片面追求单味中药或中药有效组分的作用而忽视药物的配伍，以致重药轻方、废医存药，或只重视方剂整体效用而忽视其单味药的关键性作用。

总之，方之与药，不是分久必合、合久必分的关系，而应该是方药之间似合实离、似离实合之"方药离合"基础上的方药共荣。

复习思考题

复习思考题答案

（1）方剂和治法的关系如何？

（2）方剂和中药的关系如何？

第三章

方剂的分类

课件

“分”即鉴定、描述和命名，“类”即归类，按一定秩序排列类群，也就是系统演化。分类是指按照种类、等级或性质分别归类的系统演化。方剂的分类就是按照组成、功效、主治病证、临床运用等对方剂进行划分的系统演化。纵观古今方剂，浩如烟海，庞杂繁多，因此对其进行分类尤显必要。现存最早的方书《五十二病方》已经开始对方剂进行病证分类，后经后世医家的不断发展，方剂的分类方法日趋成熟，有效地指导了方剂的教学、科研和临床等。本书主要介绍病证分类、组成分类、功用分类等方剂分类方法。

第一节　病证分类法

病证分类法即按所主病证对方剂进行分类，是最古老的方剂分类方法。首见于《五十二病方》，该书记载了283首方剂，分别归类于52种病证，涉及内、外、妇、儿、五官科等临床科目，每一病证少则一二方，多则数十方。后世很多方书都用这种方法分类，如汉·张仲景的《伤寒杂病论》、晋·葛洪的《肘后备急方》、唐·王焘的《外台秘要》、宋·王怀隐等的《太平圣惠方》、明·朱橚的《普济方》、明·王肯堂的《证治准绳·杂病证治类方》以及清·徐大椿的《兰台轨范》等，其优点是便于临床医生乃至病家按病索方。

方剂另有按脏腑分类或病因分类者，虽各以脏腑或病因来附列方剂，但均下设病证，后列附方，其实质仍然属于病证分类。按脏腑列方，如唐·孙思邈的《备急千金要方》、清·蒋廷锡的《古今图书集成医部全录》中的“脏腑身形”等，按病因为纲而分列诸证列方者，如宋·陈言的《三因极一病证方论》和清·张璐的《张氏医通》等。

第二节　组成分类法

按方剂药物组成进行分类的方法，可以追溯到“七方”说。“七方”之说，源自《黄帝内经》，在《素问·至真要大论》：“君一臣二，制之小也；君一臣三佐五，制之中也；君一臣三佐九，制之大也。”“君一臣二，奇之制也；君二臣四，偶之制也；君二臣三，奇之制也；君二臣六，偶之制也。”“补上治上，制以缓；补下治下，制以急；急则气味厚，缓则气味薄。”“以及奇之不去则偶之，是谓重方。”在宋·许叔微《伤寒九十论》中已有“七方十剂”之说，金·成无已在《伤寒明理论·药方论》中明确提出：“制方之用，大、小、缓、急、奇、偶、复七方是也。”他将《内经》的“重”方改为“复”方。历代医家对于“七方”的含义有各种不同的解读，但一般认为，所谓大方是药味多而用量大，以治邪甚气盛的重剂；小方是指药味少或用量小，以治病浅邪微的轻剂；缓方是指药性缓和，气味较薄，以治病势缓慢需长期服用的方剂；急方是指药性峻猛，气味较厚，以治病势重急而急于取效的方剂；奇方是指由单数药味组成的方剂；偶方是指由双数药味组成的方剂；复方则是两方或数方合用以治疗较为复杂病证的方剂。由此可见，《内经》中的七方并非为方剂分类而设，不能称之为对方剂进行专门分类的一种方法，迄今也尚未见到按此分类的方书。“七方”的实质是以病邪的轻重、病位的上下、病势的缓急、病体的强弱作为制方的依据。“七方”理论中结合方药属性与证治病机来认识方剂的思路是合理的，是中医药早期对制方依据、方剂组方形式的一种规定，但其临床操作性较差。

确切按方剂组成进行分类的当推明·施沛的《祖剂》，该书“首冠素灵二方，次载伊尹汤液一方以为宗，而后悉以仲景之方为祖，其《局方》二陈、四物、四君子等汤以类附焉。”共载历代名方 800 余首，其中主方 75 首，附方 700 余首，其中附方则分别按组成类从主方(祖方)。清·张璐在《张氏医通》中，除按病因、病证列方外，另编一卷“祖方”，选古方 36 首为主，附衍化方 391 首。这种主方演化归类法反映了历代医家制方思路和类方变化的规律，体现了方剂组成变化与证治变化之间的紧密联系，为类方研究提供了重要途径。但该种分类方法要求对方剂出处年代和方剂源流关系有准确考定，如若将宋代《局方》的二陈汤为祖方，而将唐代《千金方》的温胆汤反作附方，《伤寒杂病论》的金匮肾气丸和《小儿药证直诀》的六味地黄丸亦属此类，虽年代上先后颠倒，仍反映了方剂衍变的内在基础配伍，具有重要学术价值。

第三节 功用分类法

方剂配伍以后针对某一病证的效应功用是治法的体现，其实就是具体的治法，也就是临证用方的主要依据，故以方剂功用或基本治法为依据进行方剂分类尤具实用性，是近代常用的方剂分类法。功用分类法，也称治法分类法，始于“十剂”说。“十剂”说原为本草的分类方法，唐·陈藏器在《本草拾遗》将中药分为“宣、通、补、泄、轻、重、涩、滑、燥、湿十种”，曰“宣可去壅”“通可去滞”“补可去弱”“泄可去闭”“轻可去实”“重可去怯”“滑可去著”“涩可去脱”“燥可去湿”“湿可去枯”。宋·赵佶于《圣济经》每种治法之后加一“剂”字，遂成为方剂的分类方法。明确提出方剂可分为“十剂”是金·成无已，他在《伤寒明理论·药方论序》中云：“制方之体，宣、通、补、泻、轻、重、涩、滑、燥、湿十剂是也。”由于“十剂”未能尽括临床常用方剂，故宋·寇宗奭的《本草衍义》在“十剂”外，又增“寒、热”之剂，使之成为“十二剂”，明·缪希雍《神农本草经疏》继增“升、降”二剂而成为“十四剂”。明·徐思鹤《医家全书》又补充了“调、和、解、利、寒、温、暑、火、平、夺、安、缓、淡、清”等成为“二十四剂”。除清·陈修园《时方歌括》按十二剂分类外，其余尚不多见。

明代医家张景岳师古不泥，另辟蹊径，首创方剂“八阵”分类法。《景岳全书》中，对所选集的古方 1516 首和自制新方 189 首，按“补、和、攻、散、寒、热、固、因”的“八阵”进行归类，并在《景岳全书·新方八略引》中释之为“补方之制，补其虚也”“和方之制，和其不和者也”“攻方之制，攻其实也”“用散者，表证也”“寒方之制，为清火也，为除热也”“热方之制，为除寒也”“固方之制，固其泄也”“因方之制，因其可因者也。凡病有相同者，皆可按证用之，是谓因方”。此外又列“妇人规”“小儿则”“痘疹诠”“外科钤”四门来罗列其他方剂。张氏八阵分类法虽然尚不能类属现有全部方剂，但该法是对方剂治法分类法的进一步完善和发展，体现了方剂与治法以及方剂与主治证高度相关性，在方剂分类方法演变过程中具有十分重要的意义。其后清·程钟龄在《医学心悟》提出的将方剂分为“汗、和、下、消、吐、清、温、补”八类，与清·汪昂在《医方集解》中提出的综合分类法等无不受其影响。

第四节　综合分类法

清·汪昂鉴于《医方考》中“凡七百药，然每证不过数方，嫌于方少，一方而二三见，又觉解多”，遂在《医方集解》中创立了以治法为主，结合方剂的功效、病因、病证，兼顾临床专科特点的综合分类法。该书“选正方三百有奇，附方之数过之”，将方剂分为补养、发表、涌吐、攻里、表里、和解、理气、理血、祛风、祛寒、清暑、利湿、润燥、泻火、除痰、消导、收涩、杀虫、明目、痈疡、经产及急救良方共 22 剂。汪昂在《医方集解》首创以功用为主的方剂综合分类法，为方剂学的分类建立了完整合理的体系，并对后世的方剂分类产生了极大的影响。其后的方书，直至现代大量的方剂学著作和教材，均遵循此法。如吴仪洛的《成方切用》、张秉成的《成方便读》等都仿其法而略加删减。

综合分类法体现了方剂功效和主治病证的统一，反映了“方证相关”的特性和方剂“以法类方”的类属规律，运用这种思路进行方剂分类，更切合方剂学的临床和教学的需要，成为方剂分类的常用方法并为历版《方剂学》教材所沿袭。

综上所述，方剂分类方法各有侧重，但总离不开方剂构成的三大要素，即围绕组成、功用和主治证诸方面对方剂进行归属分类。上述分类方法繁简不一，各有利弊，适用于不同的目的与需求。本《方剂学》教材遵循以法统方的原则，采用了体现方剂功效和主治病证的统一的综合分类法，将所辑之方分为解表剂、泻下剂、和解剂、清热剂、祛暑剂、温里剂、补益剂、固涩剂、安神剂、开窍剂、理气剂、理血剂、治风剂、治燥剂、祛湿剂、祛痰剂、消积剂、驱虫剂、涌吐剂、治痈疡剂，共计 20 章，每章分若干小节，使之纲目条理清晰，便于学习和掌握。

复习思考题

复习思考题答案

（1）方剂分类的意义是什么？

（2）方剂的分类方法有哪些？

第四章

方剂的配伍

课件

方剂是辨证审因确定治法之后，按照一定的规则（组方原则），选择合适的药物，并明确其用量，使之形成层次分明、切中病情的药物组合。方剂中的各个药物之间存在着复杂的配伍关系，单个药物要服从和服务于整首方剂，而方剂又不是单个药物药效的简单叠加。诚如清代医家徐大椿所云："药有个性之专长，方有合群之妙用。""故方之既成，能使药各全其性，亦能使药各失其性。"因此，配伍决定了方剂的功效，是方剂的核心和灵魂，是中医学的关键问题之一，亦是制约中医药现代化进程的关键瓶颈之一。因此，系统学习方剂的配伍理论，掌握配伍规律，对于临证合理遣药组方，正确运用成方，确保临床用药安全高效，具有重要的指导意义。

第一节　方剂配伍的概念

一、方剂配伍

中医临床使用中药治疗疾病多采用复方形式。要组织好一首有效的方剂，必须按照方剂组方原则的要求，选择合适的药物，妥善配伍。因此，配伍是中医临床用药的主要形式，也是方剂组成的基础。

方剂配伍，是指根据病情的需要和药物性能，有选择地将两味或两味以上的药物配合在一起使用。这种组合不是无序的药物组合，亦非简单药物的堆砌和药效的叠加，而是根据病证的需要，按照中医辨证论治的治疗学思想，有目的地按照一定规则、在治法指导下的用药方法。

二、方剂学配伍与中药学配伍的区别与联系

在中医药发展史上，中药和方剂在理论与实践上一脉相承、互相促进，即"方药共荣"。药物是组成方剂的基本要素，方剂是中医用药物配伍治疗疾病的一种形式，是中药"七情"配伍的进一步发展。方剂配伍与中药配伍既有区别又有联系，主要体现在配伍形式与适应证

两个方面。

中药的配伍是指在“七情”框架下单味药之间的配伍，多以“药-药配伍”形式出现。而方剂的配伍则形式多样、复杂多变，包括药味配伍和剂量配比两个方面，药味配伍既包括药对配伍，如麻黄、桂枝的配伍，也包括“药-方配伍”（药物与方剂的配伍，如理中汤配伍附子为附子理中汤，配伍黄连为连理汤）、“方-方配伍”（方剂与方剂间的配伍，如四君子汤与四物汤配伍为八珍汤，小柴胡汤配伍五苓散为柴苓汤）等。因此，方剂配伍形式复杂多变，中药配伍形式相对单一。

方剂学起源于本草学，其产生有其必然性和合理性。由于疾病治疗的需要，人们发现两个或两个以上药物的药对配伍优于单味药物的疗效，这就是方剂产生的最初状态。随着医学经验的积累和疾病的变化，药对这种简单的药物配伍已经不能适应复杂疾病治疗的需要，因而产生了复杂方剂的配伍形式，这种复杂性一方面是因为病证的复杂性，另一方面，表现为方剂的组成药物更多，所以徐大椿说：“药有个性之专长，方有合群之妙用。”因此，方剂配伍适应证复杂，中药配伍适应证相对简单。

三、方剂配伍的本质

“方从法出，法随证立，以法统方，方即是法。”治法是方剂配伍的依据，遣药组方的过程就是治法指导下的药物甄选过程。程钟龄在《医学心悟·医门八法》中说：“一法之中，八法备焉；八法之中，百法备焉。”针对复杂病证，需将两种乃至多种治法进行有机组合，将体现不同治法（即功效）的药物配伍组成方剂。从这个角度来讲，方剂配伍的本质是治法的配伍；方剂也可以看作是体现不同治法的药群（或基础方剂）配伍。这一概念下的方剂定义可以更好地体现以法统方的基本原则，在临床实践中也更有可操作性。

第二节　方剂配伍的目的

方剂是由药物调剂而成的，方剂亦有“调剂”之称，故《医学源流论》云：“圣人为之制方以调剂之，或用以专攻，或用以兼治，或用以相辅者，或用以相反者，或用以相用者，或用以相制者，故方之既成，能使药各全其性，亦能使药各失其性。操纵之法，有大权焉，以方之妙也。”中药的药性各有所偏，功用各有所长，大多一药多能，对于病体，既有其治疗作用的一面，也可因其药性偏胜导致不同程度毒副作用。这就要求医者通过合理的药物配伍，纠其偏性，制其毒性，调控一药多能的作用方向，使各具特性的群药组合成一个新的有机整体以适应病情的需要。

一、协同增效

当病情复杂或较重时，单用一味药物（单方）常恐药力不足，常需要两味乃至多味药物配伍使用，方能适合复杂病证的需要。如治疗少阴病之阳气衰微证时，以附子配伍干姜即干姜附子汤，可增强附子回阳救逆的作用；若素有咳喘感寒而呈现太阳表虚证时，则需桂枝汤配伍厚朴、杏仁即桂枝加厚朴杏子汤来治疗；若少阳病又兼有太阳病时，以小柴胡汤合桂枝汤来治疗。通过药物之间、药物与方剂之间或方剂与方剂之间的配伍以协同增效，这种协同增效作用，一方面是相辅相成，如四君子汤中党参、白术相须配伍健脾益气以治疗气虚证，另一方面是相反相成，如左金丸中黄连、吴茱萸寒热并用配伍疏肝和胃以治疗肝火犯胃证。

二、扩大主治

相对而言，单味中药的适用范围比较狭小，而药物经过配伍形成的方剂可以增强药物原有功效或形成新的功效，从而拓展药物的主治范围。方剂配伍不仅是为药效的增强，还表现为药性的配伍可改变原有的功效，实现去性存用。如大黄苦寒，单味使用仅适用于里热积滞证，但大黄与辛热之附子、细辛或干姜配伍，则其寒性被制约，变寒下为温下，可用于里寒积滞证。方剂形成后，还可通过随证配伍，进一步扩大成方的主治范围，以四君子汤为例，该方是治疗脾胃气虚证的基础方，若脾胃气虚兼夹气滞、痰湿、痰阻气滞，可随兼证配伍，化裁成异功散（四君子汤配伍陈皮）、六君子汤（四君子汤配伍陈皮、半夏）和香砂六君子汤（六君子汤配伍木香、砂仁）等。

三、纠偏制毒

明·张景岳之《类经》云："药以治病，因毒为能，所谓毒者，因气味之偏也。"药物具有偏性（毒性）是其内在属性，在具体的方剂中可通过合理配伍，使其中一药或多药的偏性（毒性）得到制约，降低或拮抗其毒副作用。方剂配伍减缓或消除药物的毒副作用，主要表现为三个方面：一是"七情"配伍关系中"相杀"和"相畏"的配伍，如生姜能减轻和消除半夏的毒性等。二是功用相近的多味药物的配合同用，如十枣汤中的甘遂、芫花、大戟三味各等分为末，大枣煎汤调服，大枣的健脾益气养血作用降低了三味峻猛逐水药物对脾胃之气耗损的副作用。三是通过性味配伍减缓药物的峻烈之性。如回阳救逆的四逆汤中以甘草配伍附子，即利用甘草甘缓之性缓和附子大热之性。需要指出的是，在具体的临床实践中，减缓或消除药物毒副作用的方法很多，还包含炮制工艺、用量规定、剂型选择以及煎服药方法等。

四、转化功用

单味中药大多具备多种功效，影响其发挥作用的因素是多方面的（如炮制、剂量、药用部位等），其中方剂配伍是决定中药功用取向最主要的形式，其目的是通过配伍实现药物功用的转化。如柴胡具有疏散退热、疏肝解郁、升举阳气等功效，柴胡配伍黄芪等可转化功用为补气升阳举陷（如补中益气汤），而柴胡配伍黄芩则转化功用为和解少阳清热。可见，方剂配伍可调控单味药物的作用取向，实现功用转化（或产生新的功用），从而适应临床复杂疾病的治疗。

第三节 方剂配伍的形式

"方药离合论"高度概括了方剂和中药的关系，就是要通过不同的方剂配伍形式，即在"药有个性之专长"的基础上，实现"方有合群之妙用"。

一、相辅相成配伍

就是通过药物或药物之间、药物与方剂之间以及方剂与方剂之间的协同作用，实现方剂功用增强基础上的优化。如生石膏与知母配伍转化为清热泻火滋阴功用，人参和四逆汤配伍（四逆加人参汤）转化为回阳救逆益气功用，桂枝汤和麻黄汤配伍（麻黄桂枝各半汤）转化为发寒解表、调和营卫的功用等。

二、相制相成配伍

就是通过药物或药物之间、药物与方剂之间以及方剂与方剂之间的制毒或制性配伍，从而最大限度地实现减毒纠偏、去性存用。制毒配伍如生半夏配伍生姜、乌头配白蜜可以消除半夏和乌头的毒性；制性配伍如治疗里寒积滞证的大黄附子汤中苦寒之大黄与辛热之附子、细辛配伍，则大黄寒性被制而其泻下积滞之用仍然保存，从而变寒下为温下法。

三、相反相成配伍

相反相成配伍又称“反成配伍”，是指药物性能相反但在治疗中又起相成作用的配伍形式。通常是以药性的寒热温凉、作用趋向的升降浮沉、效用的开阖补泻等性能相反的药物合理配伍，用以增强疗效或产生新效，或制约某种偏性，有别于“七情”配伍中的“相反”。如寒热并用、补泻兼施、升降相因、动静结合、散收同用、刚柔相济、润燥得宜等反成配伍。

寒热并用，是指针对热证或寒证，将寒凉药与温热药同用的配伍方法。例如，治疗肝郁化火犯胃所致胁痛吞酸，在主用黄连清泻肝胃之火的基础上，少佐吴茱萸，辛开肝郁，苦降胃逆，既可助黄连和胃降逆，又能使黄连泻火而无凉遏之弊。值得注意的是，针对寒热错杂证而设的寒凉药与温热药配伍同用，不属于反成配伍。

补泻兼施，是指针对虚证或实证，将补益药与祛邪药同用的配伍方法。例如，治疗肾阴不足之腰膝酸痛，主用熟地滋阴补肾、填精益髓，佐以泽泻降泄肾浊，并减熟地黄之滋腻，意在以泄助补。值得指出的是，针对虚实夹杂证而设的补益药与祛邪药配伍同用，不属于反成配伍。

升降相因，是指针对向上或向下病势趋向的病证，将升浮上行之药与沉降下行之药同用的配伍方法。各种病证常表现出不同的病势趋向：向上如呕吐、呃逆、喘息；向下如泄泻、痢疾、崩漏、脱肛等。在主用逆反病势趋向的药物基础上少佐顺应病势趋向的药物，有利于恢复气机的正常升降，所谓“高下相召，升降相因”（《素问·六微旨大论》）。例如，治疗大肠失传导之便秘，主用大黄、枳壳降泄下行，佐以升麻、桔梗升清上行、开提肺气，以助肠腑传导之力。

动静结合，是指针对虚证在滋腻味厚药中少佐辛香气薄药物而使补而不滞的配伍方法。《景岳全书》谓：“用纯气者，用其动而能行；用纯味者，用其静而能守；有气味兼用者，合和之妙，贵乎相成。”例如，治疗血虚证的四物汤，以滋腻味厚的熟地配辛香气薄的川芎，补中有行，俾补血而不滞血。

通涩并行，是指将通利之药与固涩药物同用的配伍方法。例如白头翁汤中以苦寒而入血分的白头翁配伍苦寒微涩的秦皮，清中有涩，涩不留邪，为热毒血痢的常用配伍。

散收同用，是指将辛散药与酸敛之品同用的配伍方法。例如定喘汤中宣发肺气的麻黄配敛肺定喘的白果，既加强麻黄宣肺平喘之力，又防麻黄辛散耗气之弊；苏合香丸中麝香、安息香等大队芳香开窍药中配伍诃子收涩敛气，可防辛香诸药走窜太过而耗散真气。

刚柔相济，是指将辛温刚燥药与滋腻柔润药同用的配伍方法。例如治疗肺胃阴虚气火上逆的麦门冬汤以麦门冬配半夏，麦门冬滋阴而不滞气，半夏苦燥而不伤阴。

以上从不同角度列举的配伍形式，反映了方剂配伍应用中相辅相成、相制相成、相反相成的基本原理。正是上述多种配伍方式的综合运用构成了丰富多彩的众多方剂，为中医临床辨证论治提供了有效的工具。

复习思考题

（1）方剂配伍的目的是什么？

（2）方剂的配伍形式有哪些？

复习思考题答案

第五章

方剂的组成与变化

课件

方剂是在辨证立法的基础上，选择合适药物组合而成的一种针对具体病证的药物配伍形式。鉴于“药有个性之专长，方有合群之妙用”，在遣药组方时，必须根据病情需要合理配伍用药以达减毒增效的目的；同时须按方剂“君、臣、佐、使”之基本结构配伍组方，并依据病势之缓急、病情之轻重、病程之长短等因素加减变化。如此方能主从有序，全面兼顾，方证相合，提高疗效。

第一节　方剂组成的基本结构

方剂是辨证论治的最终表达形式之一，多以复方形式出现，即方剂大多是由多味药配伍而成的有机整体，一首典型的方剂在结构上应包括“君、臣、佐、使”四个部分。“君、臣、佐、使”的概念最早见于《黄帝内经》，《素问·至真要大论》中提出：“方制君臣，何谓也？岐伯曰：主病之谓君，佐君之谓臣，应臣之谓使。”即通过借喻封建国家政体中君、臣、佐、使的等级设置，以说明药物在方中的主次地位与从属关系，是方剂中药物职能的体现。故李东垣在《脾胃论》中云：“有毒无毒，所治为主。主病者为君，佐君者为臣，应臣者为使……君药，分两最多，臣药次之，使药又次之，不可令臣过于君，君臣有序，相与宣摄，则可以御邪除病矣。”明·何柏斋在《医学管见》作了进一步的阐明：“大抵药之治病，各有所主。主治者，君也；辅治者，臣也；与君相反而相助者，佐也；引经及引治病之药至于病所者，使也。”君臣佐使的方剂组成的基本结构理论是对方剂制方理论的归纳与总结，是方剂组方配伍理论的重要基石。

经过历代医家对君、臣、佐、使内涵的不断补充和完善，方剂基本结构逐步系统、全面，今据各家论述将方剂基本结构的含义归纳如下。

君药：针对主病或主证起主要治疗作用的药物。君药是方剂中不可或缺的核心，一般具有药量较大或药力较强的特点。

臣药：有两种含义。一是辅助君药加强治疗主病或主证作用的药物；二是针对主要的兼病或兼证起治疗作用的药物。一般臣药药味数较君药为多，其药力或药量较君药为小。

佐药：有三种含义。一是佐助药，即配合君、臣药以加强治疗作用，或直接治疗次要兼证的药物；二是佐制药，即用以消除或减弱君、臣药的毒性，或能制约君、臣药峻烈之性的药物；三是反佐药，指病重邪甚，或拒药不受时，适当配伍与君药药性相反而在治疗中起相成作用的药物。但现代反佐药的含义较广，凡与君药的性能相反但在全方中有相成配伍效用的药物即为反佐药。佐药一般用药味数稍多，用量较小。

使药：有两种含义。一是引经药，即能引方中诸药到达病所的药物；二是调和药，即可以调和方中诸药作用的药物。通常使药用量偏小。

在上述方剂结构中，依据药物治疗所起作用的主次与药物的性能特点，确定该药在方中所处的君、臣、佐、使地位。君药是方剂中的核心部分，解决疾病主要矛盾或矛盾的主要方面；臣、佐、使药则是辅助君药，在增效、减毒以及全面兼顾病情等不同层次上的配伍部分。临床应依据病情需要遣药组方，不要拘泥于某种固定模式，即每一方剂组成中，君药是不可或缺的，臣、佐、使药则可以不必悉具，如某些方剂中只有君、臣药而无佐、使药，或只有君、佐药而无臣、使药；也可以一药多职，或多药一职。组成方剂的药味多少，以及君、臣、佐、使的结构是否齐备，全由具体病情的轻重、治疗要求的不同以及所选药物所决定。如方剂中某味药既是君药，同时又可兼有使药的职能，而同一味臣药或佐药，也可为佐药或使药。一般而言，组方基本结构要求君药在方中相对于臣、佐、使药而言，多为药味少、剂量大、效力强的药物。至于有些药味繁多的大方，或多个基础方剂组合而成的“复方”，分析其方义时则可以按照其所含基础方剂在治疗中起作用的主次轻重进行功能划分，不宜人为地割裂基础方剂作为一个功能模块的完整性，即遵循仲景“合证合方”的基本原则。

为进一步说明君、臣、佐、使的涵义及其具体运用，兹以麻黄汤为例，结合主治病证，分析如下：麻黄汤为《伤寒论》中治疗太阳伤寒表实证之方，证见恶寒发热、头痛身疼、无汗而喘、舌苔薄白、脉浮紧等，据此辨其病机为外感风寒，肺气不宣，治当辛温发汗，宣肺平喘。其组方基本结构解析如下：

君药：麻黄辛温，发汗解表以散风寒；宣发肺气以平喘逆。

臣药：桂枝辛甘温，发汗解肌以助麻黄发汗透表；温经和营以解头身疼痛。

佐助药：杏仁苦温，降利肺气助麻黄平喘。

使药：炙甘草甘温，调和诸药。

方中以麻黄为君，既可发汗散寒解表，又可宣肺平喘而止咳，针对主病、主证起主要治疗作用。以桂枝为臣，既辅助麻黄以加强发汗解表之力，又兼顾寒凝经脉以解头身疼痛。以苦温的杏仁为佐助，合麻黄宣降肺气，助其平喘止咳之功。炙甘草为使，以调和麻、杏之宣降，缓和麻、桂之峻烈。从上述分析看，君臣佐使的组方结构强调辨证论治基础上的组方完整性与严谨性。遣药组方时首先要在中医药理论指导下，辨证立法，以法组方，方药相合，主从有序，全面兼顾，切中病情，发挥综合性的整体调节作用。

第二节 方剂的变化

方剂疗效卓著与否，有赖于处方者对理法方药的贯通融合。方之既成，全在乎用，或原方使用，或依据病情加减变化，或方方相合，运用之法，全在医者之灵动。《医学源流论》曰：“用方之妙，莫如加减，用方之难，亦莫如加减。”所谓加减，就是对成方运用的知常达变，就是成方运用过程中药味加减的变化、药量增减的变化、剂型更换的变化，甚或给药途径的变化。制方有定规，用方有法度，盖因如此，历代医家都十分注重用方的变化。

临证使用成方时必须先审病者所患之证与所选之方是否相合，然后施用。若方证相应程度不高，则应根据病患禀赋强弱、性别年龄、四时气候、地域差异，以及病情变化，灵活加减，无可加减，则另择一方或另外组方。做到“师其法而不泥其方，师其方而不泥其药”，即在运用方剂时不可囿于成方，应当随证变化。方剂的运用变化主要有以下形式：

一、药味加减的变化

方剂是由药物组成的，药物配伍是决定方剂功用的主要因素。当方剂中的药物增加或减少时，必然对方剂的功用产生影响或发生改变。这种药味加减变化主要用于临床选用成方，其目的是使选用的方剂更加适合变化了的病情需要。诚如清代医家徐灵胎之《医学源流论·古方加减论》所言：“能识病情与古方合者，则全用之；有别症，则据古法加减之；如不尽合，则依古方之法，将古方所用之药，而去取损益之，必使无一药之不对症，自然不悖于古人之法，而所投必有神效矣。”药味加减的变化，即临床常用的成方“随证加减”运用法，是指在主病、主证以及君药不变的前提下，改变方中的次要药物，以适应变化了的病情需要。

例如《伤寒论》中的桂枝汤，由桂枝、芍药、生姜、大枣、甘草五味药组成，具有解肌发表、调和营卫之功，主治外感风寒表虚证，见有头痛发热、汗出恶风、脉浮缓或浮弱、舌苔薄白等症。若在此证候基础上，兼有喘息，则可加入厚朴以下气除满，加杏仁以降逆平喘（即桂枝加厚朴杏子汤）；若在桂枝汤证基础上，因风寒阻滞太阳经脉以致津液不能敷布，筋脉失去濡养，而见项背强几几者，可加葛根解肌舒筋（桂枝加葛根汤）；又如桂枝汤证因误下而兼见胸满，此时桂枝汤证仍在者，因方中芍药之酸收，不利于胸阳舒展，则当减去芍药，以专于解肌散邪（桂枝去芍药汤）。

桂枝汤、桂枝加厚朴杏子汤、桂枝加葛根汤以及桂枝去芍药汤之间的加减变化（见表 5-1），都是在主病（太阳中风）、主症（恶风、发热、自汗）、君药（桂枝）不变的前提下，改变方中的次要药物（臣、佐等），以适合兼证变化的需要。由此可见，在选用成方加减时，一定要注意所治病证的病机、主证都与原方基本相符，否则是不相宜的。

表 5-1　桂枝汤类方加减变化表

方　名	主病主证	兼证	药物组成	加减变化
桂枝汤	太阳中风。见有头痛发热、汗出恶风、脉浮缓或浮弱、舌苔薄白等症		桂枝 芍药 生姜 大枣 甘草	
桂枝加厚朴杏子汤		兼有宿疾喘息		加厚朴以下气除满，加杏仁以降逆平喘
桂枝加葛根汤		兼见项背强几几者		加葛根解肌舒筋
桂枝去芍药汤		因误下而兼见胸满		去酸收之芍药以利于胸阳之舒展

二、药量增减的变化

由于药物的剂量直接决定药效强度，所以即使组成方剂的药物不变，只是药量发生改变，也会改变方剂中药物的配伍关系，从而使该方功用和主治证候发生改变。例如《伤寒论》中的四逆汤与通脉四逆汤，两方均由附子、干姜、炙甘草三药组成。但前者干姜、附子用量比较小，有回阳救逆的功用，主治阳微寒盛而致四肢厥逆、恶寒蜷卧、下利、脉微细或沉迟而弱；后者将干姜、附子剂量增加且配比变化加大，有破阴回阳、通脉救逆的功用，主治阴寒极盛格阳于外而致四肢厥逆、身反不恶寒、下利清谷、脉微欲绝的证候（表 5-2）。再如《伤寒论》中的小承气汤与厚朴三物汤，两方均由大黄、枳实、厚朴三药组成。但小承气汤主治阳明腑实轻证，病机是实热结于胃肠，治当轻下热结，方中大黄四两为君、枳实三枚为臣、厚朴二两为佐，大黄与厚朴的比例为 2∶1；而厚朴三物汤主治大便秘结、腹满而痛，病机侧重于气闭不通，治当下气通便，方中厚朴八两为君、枳实五枚为臣、大黄四两为佐，此时大黄与厚朴的比例为 1∶2。两方相比，大黄用量虽同，厚朴用量增加了 4 倍，可见，由于剂量改变使方中配伍关系发生了改变，致使两方在功用和主治的侧重也发生了改变（表 5-3）。

表 5-2 四逆汤和通脉四逆汤鉴别表

方剂名称	组成药物			主治证候	备注
	生附子	干姜	炙甘草		
四逆汤	一枚	一两五钱	二两	下利清谷，呕吐，恶寒，四肢厥逆，身体疼痛，脉微细或沉迟细弱	四逆汤证是由阳衰寒盛所致，故以干姜、附子回阳救逆
通脉四逆汤	一枚（大者）	三两	二两	下利清谷，四肢厥逆，身反不恶寒	通脉四逆汤证是阴寒极盛格阳于外所致，故加重干姜、附子用量以破阴回阳、通脉救逆

表 5-3 小承气汤与厚朴三物汤鉴别表

方剂名称	方药组成配伍			主治证候	备注
	君	臣	佐/使		
小承气汤	大黄四两	枳实三枚	厚朴二两	阳明腑实证（热结）：潮热谵语，大便秘结，腹痛拒按	分二服
厚朴三物汤	厚朴八两	枳实五枚	大黄四两	气滞便秘（气闭）：脘腹满痛不减，大便秘结	分三服

四逆汤和通脉四逆汤二方药物运用虽有剂量变化，但配伍关系基本不变，故两方的主治证候和病机也基本相同，只是病情有轻重差异，故方名也接近。而小承气汤和厚朴三物汤则随着药量增减的变化，使方剂组成的配伍关系也发生了改变，所以主治证候和病机也有了差异，方名也改变了。由此可知，药量的增加或减少，可以单纯引起药效强度的改变，也可以随着组成配伍关系的改变而使方剂功用、主治发生改变。

三、剂型更换的变化

方剂的剂型繁多，各有特点。由于剂型的选择常决定于病情的需要和药物的特点，所以剂型变化可影响方剂的功用和适应证。如李东垣曰："汤者荡也，去大病用之。""丸者缓也，舒缓而治之也。"（《汤液本草·东垣用药心法》）此论明确指出古时汤剂、丸剂在治疗疾病运用中有轻重缓急之别。一般仍认为汤剂作用快而力峻，丸、散剂作用缓而持久。如《伤寒论》中的理中丸和人参汤，两方组成与用量完全相同，但每日实际服用剂量不同，前方研末炼蜜为丸，治疗脾胃虚寒，脘腹疼痛，纳差便溏，虚寒较轻，病势较缓者，取丸以缓治；后方水煎作汤内服，主治中上二焦虚寒之胸痹，症见心胸痞闷，自觉气从胁下上逆，虚寒较重，病势较急者，取汤以速治（见表 5-4）。

此外，《伤寒论》中的抵当汤与抵当丸（表 5-5）的方药相同，但剂量与剂型不同，故其功用有别，这也是因证情轻重缓急不同而决定的。这种汤剂与丸剂的互换方式，在古方运用中极为普遍。

表 5-4 理中丸与人参汤的鉴别

方剂名称	组成药物				主治病证	备注
	人参	干姜	白术	炙甘草		
理中丸	三两	三两	三两	三两	中焦虚寒，脘腹疼痛，自利不渴，病后喜唾	蜜丸如鸡子黄大，服一丸
人参汤	三两	三两	三两	三两	中上二焦虚寒，心胸痞闷，气从胁下上逆抢心	煎汤分三次服

表 5-5 抵挡汤与抵挡丸的区别

方剂名称	组成药物				主治病证	备注
	水蛭	虻虫	大黄	桃仁		
抵挡汤	三十条	三十只	三两	二十个	伤寒蓄血证。少腹硬满急结，身黄，发狂或如狂，脉微沉或沉结	上四味，为末，以水五升，煮取三升，去滓，温服一升
抵挡丸	二十条	二十只	三两	二十五个	同抵当汤证。但无发狂或如狂，且诸症较轻	上四味，捣分四丸，以水一升，煮一丸，取七合，服之。晬时当下血，若不下者更服

综上所述，方剂的药味、药量、剂型等的变化形式，可以根据临证需要，或单独运用，或合并运用。只有很好地理解原方制方之旨，厘清方中君臣佐使的配伍关系，掌握方剂变化运用的规律，才能知常达变，圆机活法，随心化裁，以应多变之病情，获最佳之疗效。

复习思考题

（1）方剂组成的基本结构是什么？

（2）举例说明方剂的变化形式有哪些？

复习思考题答案

第六章

方剂的剂型

课件

方剂组成以后，还要根据病情与药物的特点制成一定的形态，称为剂型。方剂剂型的历史悠久，早在《黄帝内经》中就有汤、丸、散、膏、酒、丹等剂型，后世历代医家在此基础上又有很多发展，如明代李时珍的《本草纲目》中记载了40余种剂型。随着时代的进步、制药工业的发展，在保留传统内容的基础上，又研制了许多新的剂型。方剂的剂型，从给药途径来分，分为外用剂型与内服剂型；从剂型形态来分，分为液体剂型、固体剂型与半固体剂型等；从研发的年代来分，分为传统剂型与现代剂型。

第一节　传统剂型

一、汤剂

汤剂古称汤液，是指将药材饮片或粗粒加水、黄酒、清酒等溶媒浸泡，再煎煮一定时间，去渣取汁，制成的液体剂型。汤剂是我国应用最早、最广泛的一种剂型。主要供内服使用，如小青龙汤、小柴胡汤等；也可供外用，一般多作洗浴、熏蒸及含漱使用。汤剂的特点是制备简单易行，吸收快，能迅速发挥药效，而且可以根据病情的变化随证加减，比较灵活，可以做到因人、因时、因地而异，有利于满足辨证论治的需要，适用于病证较重或病情不稳定的患者。诚如李东垣所云："汤者，荡也，去大病用之。"汤剂的不足之处是服用量大，某些药的有效成分不易煎出或易挥发散失导致药材浪费，不适合大生产，亦不便于随身携带。

二、散剂

散剂是指药材或药材提取物经粉碎、均匀混合制成的粉末状制剂，分为内服散剂和外用散剂。内服散剂一般研成细粉，临用以温开水冲服，量小者亦可直接吞服，如七厘散、碧玉散；亦可制成粗末者，临用以水煎，取汁服，称为煮散，如银翘散、败毒散。散剂的特点是制作简便，吸收较快，节省药材，便于服用及携带。李东垣云：“散者，散也，去急病用之。”外用散剂一般研成细末作外敷使用，直接掺散疮面或患病部位，如金黄散、生肌散；亦有研成极细粉末，作点眼、吹喉等用，如八宝眼药、冰硼散等。

三、丸剂

丸剂是将药物研成细粉或使用药材提取物，加适宜的黏合剂制成球形的固体剂型。与汤剂相比，丸剂的特点是吸收较慢，药效持久，节省药材，便于服用与携带，适用于慢性、虚弱性疾病，如六味地黄丸等。李东垣云：“丸者，缓也，不能速去之，其用药之舒缓而治之意也。”但也有丸剂的药性比较峻猛，其中多为芳香开窍类药物或含毒性较大的药物，不宜作汤剂煎服，如安宫牛黄丸、三物备急丸等。因赋形剂和制作方法的不同，常用的丸剂又分为蜜丸、水丸、水蜜丸、糊丸、浓缩丸等不同种类。

（一）蜜丸

蜜丸是将药物细粉用炼制的蜂蜜为黏合剂制成的丸剂，有大蜜丸和小蜜丸之分。蜜丸性质柔润，作用缓和持久，并有补益和矫味作用，常用于治疗慢性病和虚弱性疾病，如归脾丸、十全大补丸等。

（二）水丸

水丸俗称水泛丸，是将药物细粉用水（冷开水或蒸馏水）或酒、醋、蜜水、药汁等为黏合剂制成的小丸。水丸较蜜丸、糊丸等易于崩解，溶散速度快，吸收、起效也快，并易于吞服，适用于多种疾病，如金锁固精丸、保和丸、越鞠丸、六神丸等。

（三）水蜜丸

水蜜丸系指药材细粉用蜂蜜和水按适当比例混匀为黏合剂制成的丸剂。水蜜丸的特点与蜜丸相似，作用缓慢、持久，因制成后经过干燥，故含水量低、易保存和服用，如补中益气丸。

（四）糊丸

糊丸是将药物细粉用米糊、面糊、曲糊等为黏合剂制成的小丸。糊丸黏合力强，质地坚硬，崩解、溶散速度比水丸、蜜丸迟缓，起效缓慢，内服可延长药效，可以减轻药物的毒性、不良反应及对胃肠的刺激。对于方剂中含有毒性，或易于引起不良反应，或对胃肠有刺激作用的药物，可制成糊丸应用，如十枣丸、三物备急丸等。

（五）浓缩丸

浓缩丸是将药物或方中部分药物煎汁浓缩成膏，再与其他药物细粉混合干燥、粉碎，用水或蜂蜜或药汁制成的丸剂。因其体积小，有效成分含量高，服用剂量小，易于服用，贮运方便，可用于治疗多种疾病。根据所用黏合剂的不同，分为浓缩水丸、浓缩蜜丸和浓缩水蜜丸，如六味地黄丸、安神补心丸等。

其他尚有蜡丸、微丸、滴丸等。

四、膏剂

膏剂是将药物用水或植物油煎熬去渣而制成的剂型，有内服和外用两种。内服膏剂有流浸膏、浸膏、煎膏三种；外用膏剂有软膏、硬膏两种。其中流浸膏与浸膏多数用于调配其他制剂使用，如合剂、糖浆剂、冲剂、片剂等。现将煎膏与外用膏剂分述如下：

（一）煎膏

煎膏又称膏滋，系指药材加水多次煎煮，去渣取汁浓缩后，加炼蜜或炼糖制成的半流体制剂。其特点是体积小，含药量高，口味甘甜，便于服用，有滋补调养作用，多适用于慢性病和虚弱性患者，如琼玉膏、八珍益母膏等。

（二）软膏

软膏又称药膏，是将药物细粉与适宜的基质制成具有适当稠度的半固体外用制剂。其中用乳剂型基质的亦称乳膏剂，多用于皮肤、黏膜或疮面。软膏具有一定的黏稠性，外涂后渐渐软化或熔化，使药物透过皮肤、黏膜等被缓慢吸收，持久发挥疗效，适用于疮疡肿痛、烧伤烫伤等，如金黄膏等。

（三）硬膏

硬膏又称膏药，古称薄贴，是将药材以植物油煎至一定程度，去渣，煎至滴水成珠，加入黄丹等搅匀，冷却制成。使用时需加温摊涂在布或纸上，待其软化后贴于患处或穴位上，治疗局部疾病和全身性疾病，如疮疡肿毒、跌打损伤、风湿痹证以及腰痛、腹痛等，如狗皮膏、暖脐膏等。

五、酒剂

酒剂又称药酒，古称酒醴，系将药材用白酒或黄酒浸泡，或加温隔水炖煮，去渣取液，供内服或外用。酒有活血通络、助药性行散的特性，可助药力畅达周身，故多适用于风湿痹证、跌打损伤、虚弱性疾病，如风湿药酒、参茸药酒等。外用酒剂尚可祛风活血、止痛消肿，常用于跌打损伤、风湿痹痛等。

六、丹剂

丹剂分内服和外用两种。内服丹剂没有固定剂型，有丸剂，也有散剂，每以药品贵重或药效显著而名之曰丹，如至宝丹、活络丹等。外用丹剂亦称丹药，是以某些矿物类药经高温烧炼制成的不同结晶形状的制品，常研粉涂撒疮面，治疗疮疡痈疽，亦可制成药条、药线和外用膏剂应用，如红升丹、白降丹等。

七、茶剂

茶剂是将药材经粉碎加工而制成的粗末状制品，或加入适宜黏合剂制成一定形状的固体制剂。用时以沸水泡汁或煎汁，代茶饮用。大多用于治疗感冒、食积、腹泻等。因其制法简单，服用方便，并具有一定的疗效，故易于被人们接受、采用。近年来又出现许多保健、减肥的新产品，如午时茶、三花减肥茶等。

八、露剂

露剂亦称药露，多用新鲜含有挥发性成分的药物，用蒸馏法制成的水溶液。其气味清淡、芳香，洁净无色，便于口服。一般作为饮料及清凉解暑剂，如金银花露、青蒿露等。

九、锭剂

锭剂是将药材研成细粉，或加适当的黏合剂制成规定形状的固体剂型，有纺锤形、圆柱形、条形等，可供内服与外用。内服，研末调服或磨汁服；外用，则磨汁涂患处，如紫金锭、万应锭等。

十、条剂

条剂亦称药捻、纸捻，是将药物细粉用桑皮纸黏附后搓捻成细条，或将桑皮纸捻成细条再黏着药粉而成。用时插入疮口或瘘管内，能化腐拔毒、生肌收口，是中医外科常用的剂型，如红升丹药条等。

十一、线剂

线剂亦称药线，是将丝线或棉线置药液中浸泡、煎煮，经干燥制成的外用制剂。用于治疗瘘管、痔疮或赘生物，通过所含药物的轻度腐蚀作用和药线的机械紧扎作用，使其引流通畅，或萎缩、脱落。

十二、栓剂

栓剂古称坐药或塞药，是将药物细粉与基质混合制成一定形状的固体制剂，用于腔道并在其间融化或溶解而释放药物，具有杀虫止痒、润滑、收敛等作用。可用以治疗全身性疾病。它的特点是通过直肠或阴道黏膜吸收，有50%～70%的药物不经过肝脏而直接进入大循环，一方面减少药物在肝脏中的“首过效应”，减轻药物对肝脏的毒性和副作用；另一方面还可避免胃肠液对药物的影响及药物对胃黏膜的刺激作用。婴幼儿直肠给药尤为方便，如小儿解热栓、消痔栓等。

第二节　现代剂型

一、颗粒剂

颗粒剂原称冲剂，是将药材提取物加适量赋形剂或部分药物细粉制成的干燥颗粒状或块状制剂，溶解性能多为水溶性，用时以开水冲泡服用。颗粒剂具有作用迅速、体积较小、味道可口、服用方便等特点，深受患者欢迎，如感冒退热颗粒、板蓝根颗粒、小柴胡颗粒等。

二、片剂

片剂是指将药物细粉或药材提取物与辅料混合压制而成的片状制剂。片剂的特点是用量准确，体积小，生产成本低，便于贮存携带等。味苦或恶臭的药物压片后可再包糖衣，使之易于服用；如需在肠道吸收的药物，可包肠溶衣，使其在肠道中崩解；如复方丹参片、银翘解毒片等。此外，还有含片、泡腾片等剂型。

三、滴丸剂

滴丸剂是指药材经适宜的方法提取、纯化后与适宜的基质加热熔融混匀，滴入不相混溶的冷却剂中制成的球形或类球形制剂。滴丸易服用，在体内溶化快，奏效迅速，可以含化或吞服。如复方丹参滴丸、清咽滴丸等。

四、糖浆剂

糖浆剂是指将药物煎煮、去渣取汁、浓缩后，加入适量蔗糖溶解制成的浓蔗糖水溶液。糖浆剂具有味甜量小、服用方便、吸收较快等特点，尤其适用于儿童服用，如止咳糖浆、小儿健胃糖浆等。

五、口服液或合剂

口服液或合剂是指将药物用水或其他溶剂提取，经精制而成的内服液体制剂。具有剂量较少、吸收较快、服用方便、口感适宜等优点，可谓集汤剂、糖浆剂特色于一身，适用于多种疾病，如血府逐瘀口服液、小青龙合剂、四物合剂、独活寄生合剂等。近年来保健与滋补性口服液日益增多，如人参蜂王浆口服液、杞菊地黄口服液等。

六、胶囊剂

胶囊剂是指将药物粉末、提取物或加适当辅料后填充于空胶囊或密封于软质胶囊中制成的剂型，多供口服应用。胶囊剂的特点是易于服用，节省药材，可掩盖药物不良气味，可提高药物稳定性、生物利用率，可以定时、定位释放药物及便于携带等，可分为硬胶囊、软胶囊和肠溶胶囊等。

（一）硬胶囊剂

硬胶囊剂是指将一定量的药材提取物与药粉或辅料制成均匀的粉末或颗粒，充填于空心胶囊制成；或将药物粉末直接分装于空心胶囊中制成。硬胶囊适于直接填装药物或提取物的粉末或颗粒，制作相对简单，便于生产，易于口服，如牛黄解毒胶囊、血府逐瘀胶囊、全天麻胶囊等。

（二）软胶囊剂

软胶囊剂亦称胶丸，系将一定量的药材提取物密封于球形或椭圆型的软质囊材中，用滴制法或压制法制备。软胶囊适于充填油性液体药料，其外观整洁，易于服用，可以掩盖药物的不良气味，提高药物稳定性及生物利用度等。有的尚能定时、定位释放药物，如艾叶油胶丸、藿香正气软胶囊等。

（三）肠溶胶囊剂

肠溶胶囊剂是指硬胶囊或软胶囊经药用高分子材料处理或用其他适宜方法加工而成的胶囊剂。其特点是囊壳不溶于胃液，而溶于肠液，能在肠道中崩解并释放活性成分，发挥疗效，如复方丹参肠溶胶囊、消栓肠溶胶囊等。

七、气雾剂

气雾剂是指将药物与抛射剂一同封装于具有特制阀门系统的耐压容器中，使用时借助抛射剂产生的压力将药物呈雾状物喷出的制剂。气雾剂的特点是高效、速效，并能避免感染，减少给药部位的局部疼痛，提高药物稳定性等。最早应用于气管炎、喘息等呼吸系统病证，目前扩大应用于冠心病、烧伤及皮肤科疾病等。按用途与性质，分为吸入性气雾剂、表面气雾剂、空间气雾剂三类，目前以吸入性气雾剂应用最多，如复方细辛气雾剂、云南白药气雾剂等。

八、注射液

注射液亦称针剂，系将药材经过提取、精制、配制等制成的灭菌溶液、无菌混悬液或供配制成液体的无菌粉末，供皮下、肌内、静脉等注射的一种制剂。注射剂具有剂量准确，药效迅速，适于急救，不受消化系统影响等特点，对于神志昏迷、难于口服用药的患者尤为适宜，如清开灵注射液、生脉注射液等。

以上剂型各有特点，临证应根据病情与方剂中药材特点酌情选用。此外，目前中成药剂型已达 60 种左右，尚有灸剂、熨剂、灌肠剂、搽剂、海绵剂、油剂、霜剂、膜剂、凝胶剂、涂膜剂等，临床中都在广泛应用，而且新剂型还在不断研制，进一步服务广大患者，以提高临床药效。

复习思考题

（1）方剂的传统剂型有哪些？

（2）方剂的现代剂型有哪些？

复习思考题答案

第七章

方剂的煎服法

课件

方剂煎药法与服药法亦是运用方剂的一个重要环节，若辨证准确，用方切中病机，药物配伍与剂型的选择也与病情相合，方必有效，但煎药和服药方法不当，则亦有可能影响方剂疗效。

第一节　煎药法

这里主要讨论汤剂的制备。汤剂是方剂在临床最为常用的剂型，制备汤剂时应根据药物的性质及病情的特点采取适当的煎煮方法，否则就有可能影响疗效的发挥。诚如徐灵胎在《医学源流论》中云："煎药之法，最宜深讲，药之效不效，全在乎此。"

一、煎药用具

以瓦罐、砂锅为好，因其化学性质稳定，不易与药物的成分发生化学反应，受热均匀，保温性能好。搪瓷器具或铝制品亦可，忌用铁器、铜器及镀锡的容器煎药，因为有些药物与铜、铁、锡一起加热之后，会发生化学变化，或降低溶解度。煎药器皿的容量宜稍大，以利于药物沸腾翻滚，并可避免药液外溢。煎药时，器皿须加盖，以防药液蒸发过快，而使药物的有效成分溶出不全。

二、煎药用水

以用水纯净为原则，如自来水、井水、蒸馏水等均可。前人常用流水、泉水、甘澜水（亦称劳水）、米泔水等。根据药物的特点和疾病的性质，也可用酒或水酒合煎。

三、煎药水量

每剂药一般宜煎煮 2 次，有时亦可煎煮 3 次。用水量应视药量、药物质地及煎药时间而定，第一煎水量可适当多些，一般以没过药面 3～5cm 为宜，第二、三煎则可略少，每次煎得量以 150ml 左右为宜。

四、煎药火候

煎药的火候有武火与文火之分。急火煎煮谓之武火，慢火煎煮谓之文火。一般先用武火沸腾，然后改用文火。并应根据药物性味及煎煮所需时间，酌定火候。解表剂、部分泻下剂及含挥发性成分的方剂，宜用武火急煎，加水量亦应少些，避免有效成分丧失；补益剂及有效成分不易煎出的方剂，宜用文火久煎，加水量亦应多些，使其有效成分尽量溶出。如不慎将药煎煮焦枯，则应弃之不用，以防发生不良反应。

五、煎药方法

煎药前，宜先将药物浸泡 20～30 分钟，以利于其有效成分的溶出。如果方剂中的药物以根或根茎、果实、种子类为主，则需浸泡 1 小时左右。药物的浸泡时间不宜过长，以免破坏药物的有效成分。对某些有特殊煎煮要求的药物，应在处方中加以注明。

（一）先煎

介壳与矿物类药物，因质地坚实，药力难于煎出，应打碎先煎，煮沸后 20 分钟左右，再下其他药，如龟版、鳖甲、石决明、生牡蛎、代赭石、生龙骨、生石膏、磁石等；某些泥沙多的药物如灶心土、糯稻根等，以及质轻量大的植物药如芦根、夏枯草等，宜先煎取汁澄清，然后以其药汁代水煎其余药物；对于一些久煎可以降低其毒性的药物应该先煎 30～60 分钟，如附子、乌头、雷公藤等。

（二）后下

气味芳香而用其挥发油取效的药物，宜后下，煎 5 分钟左右即可，以防有效成分的散失，如薄荷、砂仁、草豆蔻等；用大黄取其攻下作用时，一般煎 10～15 分钟即可。所有后下药物，亦应浸泡后再煎。

（三）包煎

某些煎煮后可致药液混浊，或对咽喉有刺激作用，或易于粘锅的药物，宜用纱布袋包好，再放入锅内与其他药同煎，如滑石、车前子、旋覆花、蒲黄等。

（四）另炖（或另煎）

某些贵重药物，为了避免其有效成分同煎时被其他药物吸收，可另炖或另煎。如人参，应放入加盖碗内，隔水炖 1～2 小时，又如羚羊角等，应另煎 2 个小时取汁和服，亦可磨汁或锉成细粉调服。

（五）溶化（烊化）

胶质、黏性大而且容易溶解的药物，如阿胶、龟版胶、蜂蜜之类，应单独加温溶化，趁热加入去渣的药液中微煮或和匀服用，以免和其他药物同煎时黏附它药，或粘锅煮焦，影响疗效。

某些芳香或贵重不宜加热煎煮的药物，应研为细末，用药液或温开水冲服，如牛黄、麝香、琥珀等；散剂、药粉以及药物鲜品的自然汁亦需冲服，如七厘散、三七粉、生藕汁等。

此外，汤剂煎取药液后，应对药渣进行适当压榨，以收取部分存留药液，提高药材有效成分的浸出率。

第二节 服药法

方剂服用方法的恰当与否，对临床疗效也有一定影响。故徐大椿在《医学源流论》中强调："病人之愈不可愈，方虽中病，而服之不得法，则非特无功，反而有害，此不可不知也。"因此，对方剂的服用方法也应予以足够重视。其内容包括服药时间、服用方法、药后调护及服药食忌。

一、服药时间

应当根据病位、病情、药物类型以及病证特点来决定药物服用的时间。一般来说，宜在饭前 1 小时服药，以利于药物尽快吸收；但对胃肠道有刺激的方药，宜饭后服用，以防产生副作用；急性重病应不拘时服，慢性病则应定时服药；补益药与泻下药，宜空腹时服；安神类方药，宜临卧前服；治疟方药，宜在发作前 2 小时服。还有少数方剂的服药时间有特殊要求，如十枣汤应平旦时服，鸡鸣散应五更时服等。

二、服用方法

服用汤剂次数，一般是 1 日 1 剂，将 2 次或 3 次煎煮之药液合并，分 2～3 次温服。但特殊情况下，根据病情的需要，或顿服以使药力集中；或一日数服，或煎汤代茶时时饮用，以使药力持续；也可一日连服 2 剂，以加强疗效。服用丸、散、膏、酒等剂型时，根据病情和具体药物定量，一般日服 2～3 次。各种丸剂都可以直接用水送服，至于其他不同剂型，可参考制剂情况及方药功用酌情而定。

服用汤药，大多采取温服，但也有例外，如治疗热证可以寒药冷服，治疗寒证可以热药热服，意在辅助药力；若病情严重时，可能发生服药后呕吐的"拒药"反应，此时则应寒药热服，或热药冷服，以防格拒，亦可少佐姜汁服药。

服用峻烈药物或有毒性的药物时，对其剂量应审慎从事，宜从小量开始，逐渐加量，取效即止，慎勿过量，以免发生中毒反应或戕伤人体正气。此外，对于服汤药后出现恶心呕吐者，可在药液中加入少量姜汁，或先服少许姜汁，或用鲜生姜擦舌，或嚼少许陈皮，然后再服汤液，或采用冷服、小量频饮的方法。对于昏迷病人及吞咽困难者，现多用鼻饲法给药。

三、药后调护

药后施以合理的调护方法，有助于提高临床疗效和加速病体康复。例如服用发汗解表类汤剂，宜趁热服，药后还须温覆避风寒，使遍身漐漐微似有汗。若无汗或汗出不彻，可加服热粥、热水，或适当添加衣被等，以助取汗。凡发汗只宜遍体微汗，不可令病人大汗淋漓，否则可能出现汗出太过亡阳虚脱之象。又如服攻下逐水类方剂后，若泻下不止，在停药同时可服冷粥或饮冷开水止之；若服药后患者剧烈腹痛，泄泻不止或频繁呕吐，大汗淋漓，心悸气短等反应，表明气随津脱，应及时施以益气固脱之法。由于逐水、峻下方药极易损伤脾胃，故药后应注意调理脾胃，可给予米汤或清淡素食以养胃护脾。此外，药后注意告诫患者慎劳役、戒房事、节恚怒等，这些对其康复也是十分重要的。

四、服药食忌

服药期间，不适当的饮食可能会加重病情或变生他病，或降低方药疗效或诱发不良反应，因此注意饮食的宜忌，是确保临床用药有效安全的措施之一。服药时的饮食禁忌主要包括两方面：一是病证对饮食的禁忌，如水肿病宜少食盐，消渴病应忌糖，下利者慎油腻等。二是药物对饮食的禁忌，如服含地黄的方药应忌食萝卜，有土茯苓的方药应忌茶叶，服荆芥时宜忌河豚与无鳞鱼等。中医在服药食忌方面，积累有大量的经验，值得重视和加以研究。

附：古方药量考证

由于古代度量衡制度在各个历史时期的不同，所以古方用量和现在相差很大。古称以黍、铢、两、斤计量，而无分名。到了晋代，则以十黍为一铢、六铢为一分、四分为一两、十六两为一斤（即以铢、分、两、斤计量）。及至宋代，遂立两、钱、分、厘、毫之目，即十毫为一厘、十厘为一分、十分为一钱、十钱为一两，以十累计，积十六两为一斤。元、明以至清代，沿用宋制，很少变易，故宋、明、清之方，凡言分者，是分厘之分，不同于晋代二钱半为一分之分。清代之称量称为库平，后来通用市称。

古方容量，有斛、斗、升、合、勺之名，均以十进制，即十勺为一合，十合为一升，十升为一斗，十斗为一斛。但其大小，历代亦多变易，考证亦有差异。兹引《药剂学》（南京药学院编，1960 年版）历代衡量与秤的对照表，作为参考（见附表）。

古代量散药，有刀圭、方寸匕、钱匕、一字等名称。所谓方寸匕者，作匕正方一寸，抄散取不落为度；钱匕者，是以汉五铢钱抄取药末，亦以不落为度；半钱匕者，则为抄取一半；一字者，即以开元通宝钱币（币上有“开元通宝”四字）抄取药末，填去一字之量；至于刀圭者，乃十分方寸匕之一。其中一方寸匕药散约合五分，一钱匕药散约合三分，一字药散约合一分（草本药散要轻些）。此外，丸剂有以类比法作药用量的，如一鸡子黄＝一弹丸＝40 粒梧桐子＝80 粒大豆＝160 粒小豆＝480 粒大麻子＝1440 粒小麻子。

古今医家对古代方剂用量，虽曾作了很多考证，但至今仍未作出结论。但汉代和晋代的衡量肯定比现在为小，所以汉晋时代医方的剂量数字都较大。本教材对古方仍录其原来的用量，主要是为理解古方的配伍意义、结构特点、变化原因，以及供临证用药配伍比例作参考。在临床应用时，应当按《中华人民共和国药典》用量，并参考现代中药学和近代各家医案所用剂量，并随地区、年龄、体质、气候及病情需要而定。

根据我国国务院的指示，从 1979 年 1 月 1 日起，全国中医处方用药的计量单位一律采用以“g”为单位的国家标准。兹附十六进制与国家标准计量单位换算率如下：

1 斤（16 两）＝0.5kg＝500g

1 市两＝31.25g

1 市钱＝3.125g

1 市分＝0.3125g

1 市厘＝0.03125g

（注：换算尾数可以舍去）

附表：历代衡量与秤的对照表

时代	古代用量	折合市制	古代容量	折合市制
秦代	一两	0.5165 市两	一升	0.34 市升
西汉	一两	0.5165 市两	一升	0.34 市升
新莽	一两	0.4455 市两	一升	0.20 市升
东汉	一两	0.4455 市两	一升	0.20 市升
魏晋	一两	0.4455 市两	一升	0.21 市升
北周	一两	0.5011 市两	一升	0.21 市升
隋唐	一两	1.0075 市两	一升	0.58 市升
宋代	一两	1.1936 市两	一升	0.66 市升
明代	一两	1.1936 市两	一升	1.07 市升
清代	一两(库平)	1.194 市两	一升(营造)	1.0355 市升

附注：上表古今衡量和度量的比较，仅系近似值。

复习思考题

(1) 方剂的煎药方法有哪些注意事项？
(2) 方剂的服药方法有哪些注意事项？

复习思考题答案

各　论

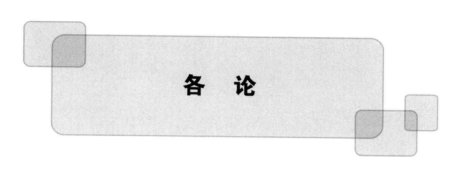

第八章

解 表 剂

方论选录

课件

问难

导学

学习目标

熟悉解表剂的概念、适应证、分类及注意事项。掌握解表剂1类方剂（麻黄汤、桂枝汤、九味羌活汤、小青龙汤、桑菊饮、银翘散、麻黄杏仁甘草石膏汤、败毒散）的组成、功用、主治、主要配伍关系及临证使用要点；熟悉2类方剂（柴葛解肌汤、参苏饮）的组成、功用、主治、主要配伍关系及临证使用要点；了解3类方剂（升麻葛根汤、再造散、加减葳蕤汤、葱白七味饮）的组成、功用、主治。

凡以解表药为主组成，具有发汗、解肌、透疹等作用，主治表证的方剂，称为解表剂。属于“八法”中的“汗法”。

表证系指外邪侵袭人体的肌表、肺卫所致，以恶寒，发热，头痛或身疼，苔白或黄，脉浮等为主症的病证。此乃外感病早期，病邪在表，病势尚浅，治宜及时，选用辛散轻宣的方药，使邪气从肌表发散外出，以防止传变。因此，《素问·阴阳应象大论》云：“其在皮者，汗而发之。”如果失时不治，或治疗不当，邪气不能及时外解，则易向内传变，转生它证。故《素问·阴阳应象大论》指出：“善治者，治皮毛，其次治肌肤，其次治筋脉，其次治六腑，其次治五脏，治五脏者，半死半生也。”由此可知，外感表证初起，及时使用解表剂治疗，使邪从外解，防止传变，早期治愈，防生变证。

由于袭表的外邪性质有寒热之分，外感患者体质亦有虚实之别，故表证有表寒证、表热证以及虚人外感证之分，因此本章方剂一般分为辛温解表、辛凉解表、扶正解表三类。

此外，解表剂不仅能发散表邪，且有发表透疹，消散疮疡，或宣肺利水，或透热解毒等多种功用，凡麻疹、疮疡、水肿、疟疾、痢疾等病初起而见表证者，亦可用解表剂加减治疗。

应用解表剂应注意以下几点：

（1）解表剂以辛散解表药为组方主体，由于外感病邪有偏寒、偏热之不同，患者体质有强羸之区别，因此解表剂又有各种不同的配伍方法，以适应临床治疗的需要。

（2）肺主宣发肃降，外合皮毛，凡感受外邪，腠理闭塞，邪气内舍于肺，必致肺失宣降，气机上逆，故可见咳嗽、咳痰、喘逆及胸满等症。因此，无论辛温解表，还是辛凉解表，常配伍宣肺平喘、止咳化痰之品。

（3）辛凉解表方剂在用疏散风热药同时，针对温热毒邪，多配伍清热之品。俞根初的《重订通俗伤寒论》指出："伤寒以发表为先，温热以清里为主。"此种与清热之品同用的配伍法则，同样也适用于风寒表证寒郁化热或兼有里热者。

（4）虚人受邪，不可徒发其汗，须兼顾正气而配伍益气、助阳、养血、滋阴等扶正之品。赵羽皇指出："盖补中兼发，邪气不致于流连；发中带补，真元不致于耗散。此古人制方之妙也。"（《古今名医方论》）正邪兼顾，方能切中肯綮，使表解而正不伤。

（5）由于四时皆有感冒，当因时制宜。疏散外风、祛暑解表、轻宣外燥、祛风胜湿等方剂，亦属解表剂范畴，学者当前后合参，方能窥其全貌。

（6）把握煎服方法，利于发汗祛邪。解表剂多用辛散轻扬之品组方，故不宜久煎，以免药性耗散，解表作用减弱。

（7）一般宜温服，服后宜避风寒，或增衣被，或辅之以热粥，以助汗出；禁食生冷、油腻之品，以免影响药物的吸收和药效的发挥。

（8）解表取汗标准以遍身微汗为佳。若汗出不彻则病邪不解，汗出太过则耗气伤津。

（9）若表邪未尽，而又见里证者，一般原则应先解表，后治里；表里并重者，则当表里双解。若外邪已入于里，麻疹已透，疮疡已溃，或虚证水肿，则不宜使用。

第一节 辛温解表剂

辛温解表剂，适用于风寒表证，症见恶寒发热，头身疼痛，无汗或有汗，鼻塞流涕，咳喘，苔薄白，脉浮紧或浮缓等。常以辛温解表药如麻黄、桂枝、羌活、紫苏、防风等为主组成方剂。因寒邪束表，每致营阴郁滞，肺失宣降，故此类方剂每配伍活血通脉的桂枝、川芎及宣降肺气的杏仁、桔梗等。代表方如麻黄汤、桂枝汤、九味羌活汤、小青龙汤等。

麻黄汤

《伤寒论》

【组成】 麻黄去节，三两（9g） 桂枝去皮二两（6g） 杏仁去皮尖，七十个（6g） 甘草炙，一两（3g）

【用法】 上四味，以水九升，先煮麻黄，减二升，去上沫，内诸药，煮取二升半，去滓，温服八合，覆取微似汗，不须啜粥，余如桂枝法将息（现代用法：水煎服）。

【功用】 发汗解表，宣肺平喘。

【主治】 外感风寒表实证。恶寒发热，头痛身疼，无汗而喘，舌苔薄白，脉浮紧。

【证治】 外感风寒侵袭肌表，卫阳必先受邪，卫阳被遏而腠理皮毛闭塞，营阴郁滞而经脉不通，故见恶寒、发热、头痛、身疼、无汗；肺主气，司呼吸，形寒饮冷伤肺，肺气不得宣降，则上逆而为喘；病初起而属寒，故舌苔薄白，脉浮紧。证属风寒袭肌表及肺，营卫郁滞，肺气失宣；治当发汗解表，宣肺平喘。

【方解】 方中麻黄苦辛性温，被誉为伤寒发表之第一药，善开腠理而发汗，祛在表之风寒，发卫分之郁滞；又擅宣肺平喘，开闭郁之肺气，故为君药。本方所治属营卫郁滞之证，故又用透营达卫的桂枝为臣药，解肌发表，温通经脉，与麻黄相须为用，既助麻黄辛温发汗解表，又畅行营阴，除头痛身疼。佐以杏仁降利肺气，与麻黄相伍，宣降同用，以复肺气之宣降，加强宣肺平喘之功。炙甘草既能调和麻黄、杏仁之宣降，又能缓和麻黄、桂枝合用之峻烈，使汗出不至于过猛而耗伤正气，是使药而兼佐药之用。四药配伍，共奏发汗解表、宣肺平喘之功。

本方配伍特点有二：其一是麻黄、桂枝相须为用，峻汗逐邪；麻黄发卫气之表，可开达皮毛，桂枝透营阴之郁，配伍同用，发汗之力加强，诚如柯琴所云："此为开表逐邪发汗之峻剂也。"其二是麻黄、杏仁相伍，宣降相因，既可止咳平喘，又可宣降肺气，故平喘之效更著。

【运用】

1. 辨证要点 本方主治外感风寒表实证，临床应用以恶寒发热，无汗而喘，脉浮紧为辨证要点。

2. 加减变化 若风寒不甚，胸闷喘急、咳嗽痰多者，可去桂枝，加苏子、半夏以化痰止咳平喘；若风寒夹湿，而见头身重痛或骨节酸痛者，加苍术、羌活以祛风除湿；风寒郁热，兼烦躁、口渴者，可加石膏、黄芩以清里热。

3. 现代研究与临床运用 药理研究表明，麻黄汤有解热、发汗及促进腺体分泌、抗炎、抗病毒、镇咳、祛痰、扩张支气管及平喘、舒张血管、促肾上腺素效应、促平滑肌收缩等作用，常用于感冒、流行性感冒、急性支气管炎、支气管哮喘等证属风寒表实者。

4. 使用注意 本方为辛温发汗之峻剂，不可用于外感表虚有汗之证。《伤寒论》指出"疮家""淋家""衄家""亡血家"，以及血虚而脉见"尺中迟"，误下而见"身重心悸"等，虽有伤寒表证，亦皆禁用。因方中含麻黄，高血压、心动过速者慎用。本方不宜久服，药后汗出，身热退时，当即停药，不必尽剂。

【附方】

1. 麻黄加术汤（《金匮要略》） 麻黄去节，三两（9g），桂枝去皮，二两（6g），甘草炙，一两（3g），杏仁去皮尖，七十个（12g），白术四两（12g）。上五味，以水九升，先煮麻黄，减二升，去上沫，内诸药，煮取二升半，去滓，温服八合，覆取微似汗。功用：发汗解表，散寒祛湿。主治：湿家身烦疼。

2. 麻杏苡甘汤（《金匮要略》） 麻黄去节，汤泡，半两，甘草炙，一两，薏苡仁半两，杏仁十个，去皮尖，炒，锉麻豆大，每服四钱匕，水一盏半，煮八分，去滓温服，取微汗，避风。功用：发寒解表，清热祛湿。主治：风湿一身尽疼，发热，日晡所剧者。

3. 三拗汤（《太平惠民和剂局方》） 麻黄不去根节，杏仁不去皮尖，甘草不炙，各等分，上为粗末，每服五钱（15g），水一盏半，姜五片，同煎至一盏，去滓，口服。以衣被盖覆睡，取微汗为度。功用：宣肺解表。主治：外感风寒，肺气不宣证。鼻塞声重，语音不出，咳嗽胸闷。

4. 华盖散（《博济方》） 紫苏子炒，麻黄去根节，杏仁去皮尖，陈皮去白，桑白皮，赤茯苓去皮，各一两（各 30g），甘草炙，半两（15g）。上药为粗末，每服二钱（6g），水一盏，煎至六分，食后温服。功用：宣肺解表，祛痰止咳。主治：肺感寒邪，咳嗽上气，胸膈烦满，项背拘急，声重鼻塞，头昏目眩，痰气不利，呀呷有声。

5. 大青龙汤（《伤寒论》） 麻黄去节，六两（12g），桂枝二两（6g），甘草炙，二两（6g），杏仁去皮尖，四十粒（6g），石膏如鸡子大，碎（18g），生姜三两（9g），大枣十二枚（6g）。上七味，以水九升，先煮麻黄，减二升，去上沫，内诸药，煮取三升，去滓，温服一升，取微似汗。汗出多者，温粉扑之。一服汗者，停后服。若复服，汗多亡阳，恶风烦躁，不得眠。功用：发汗解表，清热除烦。主治：外感风寒，热邪内郁，恶寒发热，头身疼痛，不汗出而烦躁。

麻黄加术汤、麻杏苡甘汤、三拗汤与华盖散均由麻黄汤加减而成，都是治疗外感风寒的方剂。麻黄加术汤、麻杏苡甘汤均治疗外感风寒夹湿，麻黄加术汤证的表寒及身疼较麻杏苡甘汤证为重，故用麻黄、桂枝与白术相配，虽发汗而不致太过，尽去表里之湿；麻杏苡甘汤证不仅表寒及身疼比较轻，且日晡发热剧增，有发热，故不用桂枝、白术，用薏苡仁渗利清化，方中用量较轻，亦为微汗之用。三拗汤、华盖散皆以麻黄汤去桂枝为基础，重在宣散肺中风寒，主治风寒犯肺之咳喘证，但三拗汤为宣肺解表的基础方，主治感寒较轻，以鼻塞声重、咳嗽胸闷为主证者；华盖散主治素体痰多而风寒袭肺证，故又加苏子、陈皮、桑白皮、赤茯苓，以加强降气、祛痰、止咳的作用。

大青龙汤由麻黄汤倍用麻黄、甘草，减轻杏仁用量，再加石膏、姜、枣组成，主治风寒表实重证，而兼里有郁热者。方中倍用麻黄，其发汗之力尤峻；烦躁为郁热在里，加石膏清热除烦；倍甘草，增姜、枣，既缓辛温峻散之力，又收甘寒生津之效，还可益气和中，调营卫，助汗源，使汗出表解，寒热烦躁并除。可见大青龙汤的发汗力量较麻黄汤更强，如龙之兴云致雨，故名大青龙汤。

桂枝汤

《伤寒论》

【组成】 桂枝去皮，三两（9g） 芍药三两（9g） 甘草炙，二两（6g） 生姜切，三两（9g） 大枣擘，十二枚（6g）

【用法】 上五味，㕮咀，以水七升，微火煮取三升，适寒温，服一升。服已须臾，啜热稀粥一升余，以助药力。温覆令一时许，遍身漐漐微似有汗者益佳，不可令如水流漓，病必不除。若一服汗出病瘥，停后服，不必尽剂；若不汗，更服如前法；又不汗，后服小促其间，半日许，令三服尽。若病重者，一日一夜服，周时观之，服一剂尽，病证犹在者，更作服；若汗不出，乃服至二三剂。禁生冷、黏滑、肉、面、五辛、酒酪、臭恶等物（现代用法：水煎服，温覆，取微汗）。

【功用】 解肌发表，调和营卫。

【主治】 外感风寒表虚证。头痛发热，汗出恶风，鼻鸣干呕，苔白不渴，脉浮缓或浮弱者。

【证治】 外感风邪，风性疏泄，卫气因之失于固护，致营阴不能内守而外泄，故恶风发热、汗出、头痛、脉浮缓等；邪气郁滞，肺胃失和，则鼻鸣干呕；风寒在表，应辛温发散以解表，但本方证属表虚，腠理不固，营卫失和，故当解肌发表，调和营卫，即祛邪调正兼顾。

【方解】 方中桂枝辛甘而温，温经助阳，解肌发表，祛在表之风邪，故以为君药；本方所治属营卫不和之证，故又用酸苦微寒的芍药为臣，益阴敛营，以固敛外泄之营阴。桂、芍等量合用，营卫同治，散中有收，汗中寓补，邪正兼顾，外可解肌发表，内可调和营卫、阴阳。生姜辛温，助桂枝辛散表邪，兼和胃止呕。大枣甘平，益气补中，滋脾生津。姜枣相配，为补脾和胃、调和营卫的常用组合，共为佐药。炙甘草调和药性，合桂枝辛甘化阳以实卫，合芍药酸甘化阴以和营，功兼佐使之用。综观本方，配伍结构严谨，发中有补，散中有收，邪正兼顾，阴阳并调，被赞“为仲景群方之冠，乃滋阴和阳，调和营卫，解肌发汗之总方也”（《伤寒来苏集·伤寒附翼》）。

本方配伍特点有二：其一为发散与酸收相配，使散中有收，汗不伤正；其二为助阳与益阴同用，以阴阳兼顾，营卫并调。

【运用】

1. 辨证要点 本方主治外感风寒表虚证，临床应用以发热，汗出恶风，脉浮缓为辨证要点。

2. 加减变化 若恶风寒较甚者，加防风、荆芥，以疏散风寒。卫气虚甚，漏汗不止者，加黄芪、人参，以益气固表，扶正祛邪。兼见咳喘者，加杏仁、苏子、桔梗，以止咳平喘。

3. 现代研究与临床运用 药理研究表明，桂枝汤有解热、抗炎、镇痛、抗菌、抗病毒、双向调节体温、促进汗腺分泌、降血压、保护心血管、降血糖、调节免疫功能、调节胃肠机能等作用。常用于感冒、流行性感冒、原因不明的低热、产后病后低热、妊娠呕吐、多形红斑、荨麻疹、冻疮等证属营卫不和者。

4. 使用注意 本方为解肌发表，调和营卫之剂，故不宜用于外感风寒表实无汗者；表寒里热，不汗出而烦躁，或温病初起，见发热口渴，咽痛脉数，以及胃肠湿热内蕴者，也不宜使用本方。服药期间，禁食生冷、黏腻、酒肉、臭恶等物。

【附方】

1. 桂枝加葛根汤（《伤寒论》） 葛根四两（12g） 桂枝去皮，二两（6g） 芍药二两（6g） 生姜切，三两（9g） 甘草炙，二两（6g） 大枣擘，十二枚（6g） 上六味，以水一斗，先煮葛根减二升，去上沫，内诸药，煮取三升，去滓，温服一升。覆取微似汗，不须啜粥，余如桂枝法将息及禁忌。功用：解肌发表，生津舒筋。主治：风寒客于太阳经输，营卫不和证。项背强几几，反汗出恶风者。

2. 桂枝加厚朴杏子汤（《伤寒论》） 桂枝去皮，三两（9g） 甘草炙，二两（6g） 生姜切，三两（9g） 芍药三两（9g） 大枣擘，十二枚（6g） 厚朴炙，去皮，二两（6g） 杏仁去皮尖，五十枚（6g） 上七味，以水七升，微火煮取三升，去滓，温服一升，覆取微似汗。功用：解肌发表，降气平喘。主治：宿有喘疾，复感风寒证。桂枝汤证并见咳喘者；或风寒表证误用下法，表证未解而微喘者。

3. 桂枝加桂汤（《伤寒论》） 桂枝去皮，五两（15g） 芍药三两（9g） 生姜切，三两（9g） 甘草炙，二两（6g） 大枣擘，十二枚（6g） 上五味，以水七升，煮取三升，去滓，温服一升。功用：温通心阳，平冲降逆。主治：太阳病误用温针或因发汗过多而发奔豚，气从少腹上冲心胸，起卧不安，有发作性者。

4. 桂枝加芍药汤（《伤寒论》） 桂枝去皮，三两（9g） 芍药六两（18g） 甘草炙，二两（6g） 大枣擘，十二枚（6g） 生姜切，三两（9g） 上五味，以水七升，煮取三升，去滓，温分三服。功用：温脾和中，缓急止痛。主治：太阳病误下伤中，邪陷太阴，腹满时痛者。

上述四方皆为桂枝汤类方，其证治病机多以营卫不和或气血阴阳失调为共性。桂枝加葛根汤、桂枝加厚朴杏子汤以桂枝汤为基础加味而成，桂枝加葛根汤主治风寒客于太阳经输，营卫不和，项背强几几，故加葛根以解肌发表，生津舒筋；桂枝加厚朴杏子汤主治风寒表虚证兼见肺失肃降之喘逆，故加厚朴、杏仁降气平喘。桂枝加桂汤、桂枝加芍药汤的组成在药味上虽与桂枝汤无变化，然其药量配比变化，已由治表之剂变为治里之方，桂枝加桂汤主治太阳病发汗太过，耗损心阳，心阳不能下蛰于肾，肾中寒水之气上犯凌心所致的奔豚病，故加桂枝二两，以加强温通心阳、平冲降逆的作用；桂枝加芍药汤主治太阳病误下伤中，邪陷太阴，土虚木乘之腹痛，故用桂枝汤通阳温脾，倍用芍药以柔肝缓急止痛。

九味羌活汤

《此事难知》

【组成】 羌活 防风 苍术各一钱半（9g） 细辛五分（3g） 川芎 白芷 生地黄 黄芩 甘草各一钱（6g）

【用法】 上九味，㕮咀，水煎服。若急汗，热服，以羹粥投之；若缓汗，温服，而不用汤投之（现代用法：水煎服）。

【功用】 发汗祛湿，兼清里热。

【主治】 外感风寒湿邪，内有蕴热证。恶寒发热，无汗，头痛项强，肢体酸楚疼痛，口苦微渴，舌苔白或微黄，脉浮。

【证治】 风寒湿邪侵犯肌表，郁遏卫阳，闭塞腠理，阻滞经络，气血运行不畅，故恶寒发热、肌表无汗、头痛项强、肢体酸楚疼痛；内有蕴热，故口苦微渴；苔白或微黄，脉浮是表证兼里热之佐证。证属外感风寒湿邪，内有蕴热；治当发散风寒湿邪为主，兼清里热为辅。

【方解】 方中羌活辛苦性温，散表寒，祛风湿，利关节，止痹痛，为治太阳风寒湿邪在表之要药，故为君药。防风辛甘性温，长于祛风除湿，散寒止痛；苍术辛苦温燥，功擅发汗除湿，祛风散寒，为祛太阴寒湿的要药。两药相合共为臣药，助羌活祛风散寒，除湿止痛。细辛、白芷、川芎祛风散寒，宣痹止痛，其中细辛善止少阴头痛、白芷擅解阳明头痛、川芎长于止少阳厥阴头痛，此三味与羌活、苍术合用，“分经论治”；生地、黄芩清泄里热，并防诸辛温燥烈之品伤津，以上五药俱为佐药。甘草调和诸药为使。九味合用，既能祛除肌表之风寒湿邪，又能兼顾内蕴之里热，共奏发汗祛湿，兼清里热之功。

本方配伍特点有二：其一是发散风寒湿邪的升散药和清泄里热的清热药配伍；其二是体现了“分经论治”的思想。本方药备六经，通治四时，开“分经论治”之先河，对后世颇有启迪。

【运用】

1. 辨证要点 本方主治外感风寒湿邪而兼有里热证。临床应用以恶寒发热，头痛无汗，肢体酸楚疼痛，口苦微渴为辨证要点。

2. 加减变化 若湿邪较甚，肢体酸楚、关节痛较剧者，倍羌活，加独活、威灵仙、姜黄以宣痹止痛。苔白腻、胸满闷者，可去生地黄，加枳壳、厚朴行气化湿宽胸。无口苦微渴者，当酌减生地、黄芩；里热甚而烦渴者，加石膏、知母以清热除烦止渴。

3. 现代研究与临床运用 药理研究表明，九味羌活汤有解热、镇痛及镇静、抑菌、抗炎、提高机体免疫功能等作用，常用于感冒、偏头痛、风湿性关节炎、腰肌劳损等属于外感风寒湿邪，兼有里热者。

4. 使用注意 本方为辛温燥烈之剂，故风热表证或阴虚内热者不宜使用。

【附方】

大羌活汤（《此事难知》） 防风　羌活　独活　防己　黄芩　黄连　苍术　甘草炙　白术　细辛各三钱（9g）　知母　川芎　地黄各一两（30g）　上㕮咀，每服半两（15g），水二盏，煎至一盏半，去滓，得清药一大盏，热饮之；不解，再服三四盏，解之亦可，病愈则止。若有余证，并依仲景随经法治之。功用：发散风寒，祛湿清热。主治：外感风寒湿邪兼有里热证。头痛身重，发热恶寒，口干烦满而渴，舌苔白腻，脉浮数。

九味羌活汤与大羌活汤均可治外感风寒湿邪兼有里热证。九味羌活汤系张元素方，比大羌活汤多白芷，发汗祛湿为主，兼清里热，主治外感风寒湿邪较重，而兼有里热证。大羌活汤系李东垣所制，比九味羌活汤少白芷，多黄连、知母、防己、独活、白术，故其清热祛湿之功较强，宜于外感风寒湿邪而里热较重者。

小青龙汤

《伤寒论》

【组成】 麻黄去节，三两（9g）　芍药三两（9g）　细辛三两（3g）　干姜三两（6g）　甘草炙，三两（6g）　桂枝去皮，三两（9g）　半夏洗，半升（9g）　五味子半升（6g）

【用法】 上八味，以水一斗，先煮麻黄，减二升，去上沫，内诸药，煮取三升，去滓，温服一升（现代用法：水煎服）。

【功用】 解表散寒，温肺化饮。

【主治】 外寒内饮证。恶寒发热，无汗，喘咳，痰多而稀，胸痞，或干呕，或痰饮喘咳，不得平卧，或身体疼重，头面四肢浮肿，舌苔白滑，脉浮。

【证治】 风寒束表，皮毛闭塞，卫阳被遏，营阴郁滞，故恶寒发热，无汗，身体疼痛；素有水饮之人，感受外邪，寒水相搏，致表寒引动内饮，水寒射肺，肺失宣降，则喘咳，痰多而稀；水停心下，阻滞气机，故胸痞；饮停于胃则胃气上逆，故干呕；水饮溢于肌肤，故身体疼重，头面四肢浮肿；舌苔白滑，脉浮为外寒内饮之征。证属表寒里饮；治当解表散寒，温肺化饮。

【方解】 方中麻黄、桂枝相须为君，发表散寒，麻黄宣发肺气而平喘咳，桂枝温通阳气以化里饮。干姜、细辛为臣，温肺化饮，兼助麻黄、桂枝解表祛邪。佐以五味子敛肺止咳，芍药和营养血，二药与辛散之品相配，一散一收，既可增强止咳平喘之功，又可制约诸药辛散温燥太过之弊；半夏燥湿化痰，和胃降逆，亦为佐药。炙甘草兼为佐使之药，既可益气和中，又能调和辛散酸收。药有八味，配伍严谨，散中有收，开中有合，共奏解表散寒、温肺化饮之功。

本方配伍特点有二：其一是麻黄、桂枝辛散解表与白芍酸敛和营相伍，则散中有收，不致发散太过；其二是干姜、细辛温肺化饮与五味子敛肺止咳相配，令开中有阖，使之散不伤正，收不留邪。

【运用】

1. 辨证要点 本方主治外感风寒，寒饮内停证。临床应用以恶寒发热，无汗，喘咳，痰多而稀，舌苔白滑，脉浮为辨证要点。

2. 加减变化 若喘甚者，加杏仁以降肺平喘；若鼻塞清涕者，加辛夷、苍耳子以宣通鼻窍；兼喉中痰鸣，加杏仁、射干、款冬花以化痰降气平喘；兼水肿者，加茯苓、猪苓以利水消肿。若化热而烦躁者，加生石膏、黄芩清化郁热。

3. 现代研究与临床运用 药理研究表明，小青龙汤有扩张支气管及平喘、抗氧化、抗炎、增强免疫功能、抗过敏、抑菌、解热、改善气道重塑等作用。常用于支气管炎、肺炎、支气管哮喘、百日咳、慢性阻塞性肺疾病、过敏性鼻炎、卡他性眼炎、卡他性中耳炎等证属外寒里饮者。

4. 使用注意 本方辛温发散之力较强，阴虚干咳无痰或咳痰黄稠，舌苔黄，口渴，脉数者不宜使用。

【附方】

1. 射干麻黄汤（《金匮要略》） 射干三两（6g） 麻黄四两（9g） 生姜四两（9g） 细辛三两（3g） 紫菀三两（6g） 款冬花三两（6g） 大枣七枚（3g） 半夏大者，洗，半升（9g） 五味子半升（3g） 上九味，以水一斗二升，先煮麻黄两沸，去上沫，内诸药，煮取三升，分温三服。功用：宣肺祛痰，下气止咳。主治：痰饮郁结，气逆喘咳证。咳而上气，喉中有水鸡声者。

2. 小青龙加石膏汤（《金匮要略》） 即小青龙汤加石膏二两（9g）。功用：解表蠲饮，清热除烦。主治：肺胀，心下有水气。咳而上气，烦躁而喘，脉浮者。

射干麻黄汤与小青龙汤均治喘咳证。射干麻黄汤证由痰饮郁结，肺气上逆所致，故用麻黄宣肺气，射干开痰结，生姜、细辛、半夏、紫菀、冬花除痰下气，五味子收肺气，大枣养脾胃，使痰去气顺，咳止而喉中水鸡声亦除。小青龙加石膏汤证，由外邪与内饮相搏所致，兼有郁热，故用小青龙汤解表蠲饮，加小量石膏清邪热而除烦躁。

第二节 辛凉解表剂

辛凉解表剂，适用于风热表证，症见发热，微恶风寒，头痛，咽痛，咳嗽，口渴，舌尖红，苔薄黄，脉浮数等。常以辛凉解表药如薄荷、牛蒡子、桑叶、菊花等为主组成方剂。因温邪袭人，具有发病急，传变快，易搏结气血，蕴而成毒，且多夹有秽浊之气等特点，加之温邪上受，首先犯肺，每致肺气失宣，故此类方剂多配伍清热解毒的银花、连翘，及宣降肺气的杏仁、桔梗等。代表方如桑菊饮、银翘散、麻黄杏仁甘草石膏汤、柴葛解肌汤、升麻葛根汤等。

桑菊饮

《温病条辨》

【组成】 桑叶二钱五分（7.5g） 菊花一钱（3g） 杏仁二钱（6g） 连翘一钱五分（5g） 薄荷八分（2.5g） 桔梗二钱（6g） 生甘草八分（2.5g） 苇根二钱（6g）

【用法】 水二杯，煮取一杯，日二服（现代用法：水煎温服）。

【功用】 疏风清热，宣肺止咳。

【主治】 风温初起，邪客肺络证。但咳，身热不甚，口微渴，脉浮数。

【证治】 温热病邪从口鼻而入，邪犯肺络，肺失清肃，故咳嗽；受邪轻浅，津伤不甚，故身不甚热，口渴亦微；脉浮数为风温初犯之象。证属风温邪在肺卫；治当疏风清热，宣肺止咳。

【方解】 方中桑叶味甘苦性凉，疏散上焦风热，善走肺络而肃肺，清宣肺热而止咳；菊花味辛甘性寒，长于疏散风热，又清利头目而肃肺；两药轻清灵动，直走上焦，善疏散肺中风热，共为君药。薄荷辛凉解表，助君药疏散上焦风热；杏仁苦温肃降肺气，桔梗辛散开宣肺气，一宣一降，以复肺气宣肃而止咳，三者共为臣药。连翘透邪解毒，芦根清热生津，共为佐药。甘草调和诸药为使。诸药相伍，共奏疏风清热、宣肺止咳之功。

本方配伍特点有二：其一以轻清宣散之品，疏散风热以清头目；其二以苦辛宣降之品，宣肃肺气以止咳嗽。全方从"辛凉微苦"立法，药力轻薄，吴鞠通称其为"辛凉轻剂"(《温病条辨》)。

【运用】

1. 辨证要点 本方主治外感风温初起，临床应用以咳嗽，发热不甚，口微渴，脉浮数为辨证要点。

2. 加减变化 若气分热盛，气粗似喘者，加石膏、知母以清气分热；若肺中热甚，咳嗽痰黄者，加黄芩、桑白皮以清肺止咳；若咳痰黄稠，咯吐不爽，加全瓜蒌、川贝母以清热化痰；兼咽喉红肿疼痛，加玄参、板蓝根清热利咽；若咳甚伤络，咳痰夹血者，加白茅根、藕节以凉血止血；若口渴甚者，加天花粉生津止渴。

3. 现代研究与临床运用 药理研究表明，桑菊饮有抗炎、解热、抑菌、调节免疫功能、抑制肠蠕动亢进、抗衰老等作用，常用于感冒、上呼吸道感染、急性支气管炎、肺炎、急性扁桃体炎、急性结膜炎、角膜炎等属风热犯肺或肝经风热者。

4. 使用注意 风寒咳嗽者则不宜使用。方中用药轻清宣透，性易挥发，故不宜久煎。

银翘散

《温病条辨》

【组成】 连翘一两（30g） 金银花一两（30g） 苦桔梗六钱（18g） 薄荷六钱（18g） 竹叶四钱（12g） 生甘草五钱（15g） 荆芥穗四钱（12g） 淡豆豉五钱（15g） 牛蒡子六钱（18g）

【用法】 共杵为散，每服六钱（18g），鲜苇根汤煎，香气大出，即取服，勿过煮。肺药取轻清，过煮则味厚入中焦矣。病重者，约二时一服，日三服，夜一服；轻者，三时一服，日二服，夜一服；病不解者，作再服（现代用法：作汤剂，水煎服，用量按原书比例酌情增减）。

【功用】 辛凉透表，清热解毒。

【主治】 温病初起。发热，微恶风寒，无汗或有汗不畅，头痛口渴，咳嗽咽痛，舌尖红，苔薄白或薄黄，脉浮数。

【证治】 温病初起，邪犯肺卫，卫气被郁，开合失司，故发热、微恶风寒、无汗或有汗不畅；温邪上犯于肺，肺气失宣，故咳嗽；风热蕴结成毒，侵袭肺系门户，故咽喉红肿疼痛；温邪伤津，故口渴；舌尖红，苔薄白或微黄，脉浮数均为温病初起，邪在卫表之征。证属温病初起，邪犯肺卫；治当辛凉透表，清热解毒。

【方解】 方中重用金银花、连翘为君，气味芳香，既能疏散风热，清热解毒，又可辟秽化浊，在透散卫分表邪的同时，兼顾温热病邪易蕴而成毒及多挟秽浊之气的特点。薄荷、牛蒡子味辛性凉，擅疏散上焦风热，清利头目，且可解毒利咽；荆芥穗、淡豆豉辛而微温，解表散邪，但二者辛而不烈，温而不燥，配入辛凉解表方中，增强辛散透表之力，是为去性取用之法，以上四药共为臣药。芦根、竹叶清热生津，桔梗宣肺利咽，同为佐药。生甘草伍桔梗利咽止咳，兼可调和药性，和胃安中，是为佐使之用。诸药配伍，共奏辛凉透表、清热解毒之功。

本方配伍特点有二：其一是辛凉之中少佐辛温之品，既利于透邪，又不悖辛凉之旨；其二是疏散风邪与清热解毒相配，构成疏清兼顾，以疏为主之剂。吴鞠通在《温病条辨》中称其为“辛凉平剂”。

【运用】

1. 辨证要点 本方主治温病初起，邪在肺卫之风热表证，临床应用以发热、微恶寒、咽痛、口渴、脉浮数为辨证要点。

2. 加减变化 若挟湿邪秽浊之气，胸膈满闷者，加藿香、郁金，以芳香化湿，辟秽化浊；若口渴甚者，加天花粉、芦根，以清热生津；若项肿咽痛者，加马勃、玄参，以清热解毒，利咽消肿；若咳甚者，加杏仁，以肃肺止咳。

3. 现代研究与临床运用 药理研究表明，银翘散有解热、抗炎、抗菌、抗病毒、抗过敏、镇痛、免疫调节等作用。常用于感冒、流行性感冒、急性扁桃体炎、上呼吸道感染、麻疹、乙型脑炎、流行性脑脊髓膜炎、流行性腮腺炎等属温病初起，邪在肺卫者。

4. 使用注意 外感风寒及湿热病初起者禁用。方中药物多为芳香轻宣之品，不宜久煎。

麻黄杏仁甘草石膏汤

《伤寒论》

【组成】 麻黄去节，四两（9g） 杏仁去皮尖，五十个（9g） 甘草炙，二两（6g） 石膏碎、绵裹，半斤（18g）

【用法】 上四味，以水七升，煮麻黄，减二升，去上沫，内诸药，煮取二升，去滓。温服一升（现代用法：水煎服）。

【功用】 辛凉疏表，清肺平喘。

【主治】 外感风邪、邪热壅肺证。身热不解，咳逆气急，甚则鼻煽，口渴，有汗或无汗，舌苔薄白或黄，脉浮而数者。

【证治】 风热袭表，表邪不解而入里，或风寒之邪郁而化热入里，邪热充斥内外，故见身热不解、汗出、口渴、苔黄、脉数；热壅于肺，肺失宣降，故咳逆气急，甚则鼻煽。若表邪未尽，卫气被郁，毛窍闭塞而无汗；苔薄白，脉浮亦是表证未尽之征。证属外感未尽，热邪壅肺，肺失宣降；治当辛凉透邪，清肺平喘。

【方解】 方中麻黄辛甘而温，解表散邪，宣肺平喘；石膏辛甘大寒，清泄肺热以生津，辛散解肌以透邪；两药相伍，宣肺、清肺合用，既辛散表邪而解表，又清热宣肺而平喘，故共为君药。石膏倍麻黄，解散表邪以成辛凉之剂；麻黄得石膏，宣肺平喘而不助热，石膏得麻黄，清泄肺热而不凉遏，又是相制为用。杏仁味苦，降肺气而平喘咳，与麻黄相配，则宣降相因，与石膏相伍则清肃协同，故为臣药。炙甘草石膏相合既能生津止渴，又防石膏寒凉伤中，且炙甘草能益气和中，又能调和诸药于寒温宣降之间，为佐使药。四药合用，共奏辛凉疏表、清肺平喘之功。

本方配伍特点有二：其一为解表与清肺并用，但以清为主；其二是宣肺与降气相伍，但以宣为主。药仅四味，然配伍严谨，汗、清、宣、降四法俱备，共奏辛凉宣泄之功。

【运用】

1. 辨证要点 本方主治外感风邪，邪热壅肺证，临床应用以发热，喘咳，苔薄黄，脉数为辨证要点。

2. 加减变化 若肺中热盛，壮热汗出者，可重用石膏，并酌加知母、黄芩，以清泄肺热；若无汗而恶寒者，石膏用量宜减轻，可酌加薄荷、桑叶，以助解表疏散之力；痰多气急，可加葶苈子、枇杷叶，以降气化痰；痰黄稠、胸痛者，宜加全瓜蒌、川贝母，以清热化痰。

3. 现代研究与临床运用 药理研究表明，麻黄杏仁甘草石膏汤（简称麻杏甘石汤）有解热、抗病毒、抗炎、止咳、平喘、抗氧化、抑菌、抗过敏、抗急性肺损伤、免疫调节等作用，常用于感冒、上呼吸道感染、急性支气管炎、支气管肺炎、大叶性肺炎、支气管哮喘、麻疹合并肺炎等属表证未尽，邪热壅肺者。

4. 使用注意 风寒咳喘或痰热壅盛者，均非所宜。

【附方】

越婢汤（《金匮要略》） 麻黄六两（18g） 石膏半斤（24g） 生姜三两（9g） 甘草吙，二两吙 大枣十五枚（5枚） 用法：上五味，以水六升，先煮麻黄，去上沫，内诸药，煮取三升，分温三服。功用：发汗利水。主治：风水夹热证。恶风，一身悉肿，脉浮不渴，续自汗出，无大热。

越婢汤与麻杏甘石汤皆用麻黄配石膏以宣肺疏表，清泄肺热。越婢汤主治风水，以一身悉肿为主，是水郁肌表之征，故增大麻黄用量，并配生姜以发泄肌表之水湿；佐以大枣、甘草益气健脾，意在培土制水。麻杏甘石汤主治外感风邪，邪热壅肺证，以咳喘为主，是肺失宣降之征，故用麻黄配杏仁、甘草宣降肺气，止咳平喘。

柴葛解肌汤

《伤寒六书》

【组成】 柴胡（6g） 干葛（9g） 甘草（3g） 黄芩（6g） 羌活（3g） 白芷（3g） 芍药（6g） 桔梗（3g）（原著本方未注明剂量）

【用法】 水二盅，姜三片，枣二枚，《杀车槌法》加石膏一钱（5g），煎之热服（现代用法：水煎服）。

【功用】 解肌清热。

【主治】 外感风寒，郁而化热证。恶寒渐轻，身热增盛，无汗头痛，目疼鼻干，心烦不眠，咽干耳聋，眼眶痛，舌苔薄黄，脉浮微洪。

【证治】 外感风寒，本应恶寒较甚，而此恶寒渐轻，身热增盛，是寒郁肌表逐渐化热入里所致。因表寒未解，故恶寒仍在，并见头痛、无汗；太阳表邪化热入里初犯阳明、少阳，故见目疼鼻干、眼眶痛、咽干、耳聋；热扰心神，故心烦不眠；脉浮而微洪是外有表邪，里有热邪之征。证属太阳风寒未解，化热初入阳明、少阳；治当辛凉解肌，兼清里热。

【方解】 方中葛根味辛性凉，主入阳明，外透肌热，内清郁热；柴胡味辛性寒，主入少阳，善于祛邪解表退热；二药相须，解肌清热之力著，共用为君。羌活、白芷助君药辛散发表，并止诸痛；黄芩、石膏清泄里热，四药俱为臣药。其中葛根配白芷、石膏，清透阳明邪热；柴胡配黄芩，透解少阳邪热；羌活善散太阳之风寒，如此配合，三阳兼治，以治阳明为主。桔梗宣利肺气，以助疏泄外邪；芍药、甘草酸甘化阴，防止疏散太过而伤阴；生姜、大枣调和营卫，并以和中，五味均为佐药。甘草又能调和诸药，兼为使药。诸药相配，共成解肌清热之剂。

本方的配伍特点有二：其一为温清并用，但侧重于辛凉清热；其二是主治虽属三阳合病，但以太阳、阳明之表证为主，故表里同治，但侧重于疏泄透散。

【运用】

1. 辨证要点 本方主治外感风寒，郁而化热证。以发热重，恶寒轻，头痛，眼眶痛，鼻干，脉浮微洪为辨证要点。

2. 加减变化 若无汗而恶寒甚者，可去黄芩，加麻黄以增强发散表寒之力（值夏秋可以苏叶代之）；若表寒不甚，无恶寒头痛者，则去羌活、白芷；若里热盛，津伤口渴者，加重石膏用量，或加知母、花粉以清热生津。

3. 现代研究与临床运用 药理研究表明，柴葛解肌汤有解热、抗菌、抗过敏、抗病毒、增强免疫功能等作用，常用于感冒、流行性感冒、牙龈炎、急性结膜炎等属外感风寒，邪郁化热者。

4. 使用注意 若太阳表邪未入里者，不宜使用本方，恐其引邪入里；若里热而见阳明腑实（大便秘结不通）者，亦不宜使用。

【附方】

程氏柴葛解肌汤（《医学心悟》） 柴胡一钱二分（6g） 葛根一钱五分（6g） 甘草五分（3g） 芍药一钱（6g） 黄芩一钱五分（6g） 知母一钱（5g） 生地二钱（9g） 丹皮一钱五分（3g） 贝母一钱（6g） 水煎服。心烦加淡竹叶十片（6g），谵语加石膏三钱（10g）。功用：解肌清热。主治：外感风热，里热亦盛证。不恶寒而口渴，舌苔黄，脉浮数。

柴葛解肌汤（又名陶氏柴葛解肌汤）（《伤寒六书》）与程氏柴葛解肌汤均由柴胡、葛根加味而成，以解肌清热。但柴葛解肌汤（《伤寒六书》）寒温并用，表里同治，侧重于辛凉清热、疏泄透散，适用于外感风寒，郁而化热，症见恶寒渐轻，身热增盛者；程氏柴葛解肌汤不用羌活、桔梗、白芷辛散解表，而加入芍药、生地、丹皮、贝母凉血滋阴，重在清泄里热，适用于外感风热，里热亦盛，不恶寒而口渴伤阴者。

升麻葛根汤

《太平惠民和剂局方》

【组成】 升麻 芍药 甘草炙，各十两（各300g） 葛根十五两（450g）

【用法】 上为粗末。每服三钱（9g），用水一盏半，煎取一中盏，去滓，稍热服，不拘时，一日二三次。以病气去，身清凉为度（现代用法：作汤剂，水煎服，按原书用量酌情增减）。

【功用】 解肌透疹。

【主治】 麻疹初起。疹发不出，身热头痛，咳嗽，目赤流泪，口渴，舌红，苔薄而干，脉浮数。

【证治】 麻疹多由肺胃蕴热，又感疹毒时疫之邪，外发于肌表所致。若麻疹初起，外邪袭表，疹毒内郁，不易透发，以致疹发不出，或疹出不透。疹毒犯肺，邪正相争，清肃失调，故身热头痛、咳嗽、脉浮数；风邪疹毒上攻头面，故目赤流泪；热灼津伤，故口渴，舌红，苔薄而干。证属邪郁肌表，肺胃热毒；治当解肌透疹。

【方解】 方中升麻味辛甘性寒，入肺、胃经，善解肌透疹，清热解毒为君药。葛根味辛甘性凉，入胃经，解肌透疹，生津除热为臣药。二药相配，轻扬升散，通行肌表内外，对疹毒欲透未透，病势向外者，能因势利导，故为透达疹毒的常用组合。芍药当用赤芍，味苦性寒而入血分，清热凉血之中兼能活血，用以解血分热毒，为佐药。炙甘草调和诸药，是为使药。四药配伍，共成解肌透疹之方。

【运用】

1. 辨证要点　本方主治麻疹初起，临床应用以麻疹初起，疹发不透，舌红，脉数为辨证要点。

2. 加减变化　若麻疹初起，疹出不透，宜加薄荷、蝉蜕、牛蒡子等，透疹清热；若风寒袭表，不能透发，宜加防风、荆芥、柽柳以发表透疹；若热盛口渴心烦者，可加竹叶、芦根以清热生津除烦；麻疹未透，色深红者，宜加紫草、丹皮、大青叶以凉血解毒。

3. 现代研究与临床运用　药理研究表明，升麻葛根汤有解热、抗炎、镇痛、抑菌等作用，常用于麻疹、带状疱疹、单纯性疱疹、水痘、急慢性肠炎等证属邪郁肌表，肺胃有热者。

4. 使用注意　疹出已透，或疹毒内陷而见气急喘咳者不宜使用。

【附方】

1. 竹叶柳蒡汤（《先醒斋医学广笔记》）　西河柳五钱（15g）　荆芥穗一钱（3g）　干葛一钱五分（4.5g）　蝉蜕一钱（3g）　薄荷一钱（3g）　鼠黏子炒，研，一钱五分（4.5g）　知母蜜炙，一钱（3g）　玄参二钱（6g）　甘草一钱（3g）　麦冬去心，三钱（9g）　淡竹叶三十片（3g）（甚者加石膏五钱冬米一撮）　水煎服。功用：透疹解表，清热生津。主治：痧疹初起，透发不出。喘嗽，鼻塞流涕，恶寒轻，发热重，烦闷躁乱，咽喉肿痛，唇干口渴，苔薄黄而干，脉浮数。

2. 宣毒发表汤（《痘疹仁端录》）　升麻（3g）　葛根（3g）　前胡（5g）　杏仁（6g）　桔梗（3g）　枳壳（3g）　荆芥（3g）　防风（3g）　薄荷叶（3g）　木通（3g）　连翘（5g）　牛蒡子（5g）　淡竹叶（2g）　生甘草（2g）　水煎服。功用：透疹解毒，宣肺清热。主治：麻疹初起，欲出不出，身热无汗，咳嗽咽痛，烦躁口渴，尿赤，舌苔薄白，脉浮数。

升麻葛根汤、竹叶柳蒡汤都有透疹清热之功而用治麻疹初起，透发不出，但升麻葛根汤专于解肌透疹，其透散清热之力不强，是治麻疹初起未发的基础方；竹叶柳蒡汤不仅透疹清热之力大，且兼生津止渴之功，适用于麻疹透发不出，热毒内蕴，兼津伤者。

第三节　扶正解表剂

扶正解表剂，适用于正虚外感之证。正虚外感者，若单纯发汗解表，不仅使已虚之正气再随汗泄而更虚，且因正虚不能抗邪外出而致邪恋不解，故治当扶正祛邪。正虚有气虚、血虚、阴虚、阳虚之异，故此类方剂常以解表药为主配伍益气温阳或滋阴养血等扶正药组方。代表方如败毒散、参苏饮、再造散、加减葳蕤汤、葱白七味饮等。

败毒散

《太平惠民和剂局方》

【组成】　柴胡去苗　前胡去苗，洗　川芎　枳壳去瓤，麸炒　羌活去苗　独活去苗　茯苓去皮　桔梗　人参去芦　甘草各三十两（900g）

【用法】　上为粗末。每服二钱（6g），水一盏，加生姜、薄荷各少许，同煎七分，去滓，不拘时服，寒多则热服，热多则温服（现代用法：作汤剂，水煎服，用量酌减）。

【功用】 散寒祛湿，益气解表。

【主治】 气虚外感风寒湿证。憎寒壮热，头项强痛，肢体酸痛，无汗，鼻塞声重，咳嗽有痰，胸膈痞满，舌苔白腻，脉浮而按之无力。

【证治】 风寒湿邪束于肌表，卫阳被遏，正邪交争，故见憎寒壮热、无汗；邪气客于肢体、骨节、经络，气血运行不畅，故见头项强痛、肢体酸痛；风寒犯肺，肺气郁而不宣，津液聚而不布，故咳嗽有痰、鼻塞声重、胸膈痞闷；舌苔白腻，脉浮按之无力，正是虚人外感风寒兼湿之征。证属正气素虚，又感风寒湿邪；治当散寒祛湿，益气解表。

【方解】 方中羌活、独活共用为君，发散风寒，除湿止痛，合用为通治一身风寒湿邪的常用组合。川芎行气活血，并能祛风；柴胡解肌透邪，且能行气；二药既可助君药解表逐邪，又可行气活血，加强宣痹止痛之力，俱为臣药。桔梗辛散，宣肺利膈；枳壳苦温，理气宽中，与桔梗相配，一升一降，是宣降肺气、宽胸利膈的常用组合；前胡化痰以止咳；茯苓渗湿以消痰，皆为佐药。生姜、薄荷为引，以助解表之力；甘草调和药性，兼以益气和中，共为佐使之品；佐用小量人参，一可扶正以祛邪外出，二可散中有补不伤正气，三可防止外邪复入。诸药相伍，共奏散寒祛湿，益气解表之功。

清代喻嘉言用本方治疗外邪陷里而成之痢疾，意在疏散表邪，表气疏通，里滞亦除，其痢自止。此种治法，称为“逆流挽舟”法。

本方配伍特点，主辛温以解表，辅宣肃以止咳，佐以益气扶正祛邪，且祛邪而不伤正。

【运用】

1. 辨证要点 本方主治气虚外感风寒湿邪证。以憎寒壮热，肢体酸痛，无汗，脉浮，按之无力为辨证要点。

2. 加减变化 若正气未虚，而表寒较甚者，去人参，加荆芥、防风以增强发散风寒之力；气虚明显者，重用人参，或加黄芪以益气补虚；肢体酸楚疼痛甚者，加威灵仙、秦艽等祛风除湿，通络止痛；咳甚痰多者，加杏仁、白前以止咳化痰；若疮疡初起者，去人参，加金银花、连翘以清热解毒，散结消肿。

3. 现代研究与临床运用 药理研究表明，败毒散有解热、抗病毒、抗菌、抗过敏、增强机体免疫力等作用，常用于感冒、流行性感冒、支气管炎、风湿性关节炎、痢疾、过敏性皮炎、荨麻疹、湿疹、皮肤瘙痒症等属外感风寒湿邪兼气虚者。

4. 使用注意 本方用药多辛温香燥之品，外感风热表证，阴虚外感，或下痢不爽、伴里急后重、大便脓血属湿热瘀毒者，均非本方所宜。

【附方】

1. 荆防败毒散（《摄生众妙方》） 羌活 柴胡 前胡 独活 枳壳 茯苓 荆芥 防风 桔梗 川芎各一钱五分（各 5g） 甘草五分（1.5g） 水煎服。功用：发汗解表，消疮止痛。主治：疮肿初起。红肿疼痛，恶寒发热，无汗不渴，舌苔薄白，脉浮数。

2. 仓廪散（《普济方》） 人参 茯苓 甘草 前胡 川芎 羌活 独活 桔梗 枳壳 柴胡 陈仓米各等份（各 9g） 罗匀，加生姜、薄荷煎，热服。功用：益气解表，祛湿和胃。主治：噤口痢，下痢，呕逆不食，食入则吐，恶寒发热，无汗，肢体酸痛，苔白腻，脉浮濡。

荆防败毒散、仓廪散均以败毒散为基础，祛风解表，散寒胜湿。荆防败毒散系败毒散去人参、生姜、薄荷，加荆芥、防风而成，开肌腠、祛风寒之功更强，宜于外感风寒湿邪而正气不虚之表证及疮疡、瘾疹。仓廪散系败毒散加陈仓米组成，兼具健脾和胃之功，适用于脾胃素弱而外感风寒湿邪之噤口痢。

参苏饮

《太平惠民和剂局方》

【组成】 人参 紫苏叶 干葛洗 半夏汤洗七次，姜汁制炒 前胡去苗 茯苓去皮，各三分（各6g） 枳壳去瓤，麸炒 桔梗去芦 木香 陈皮去白 甘草炙，各半两（各4g）

【用法】 上㕮咀，每服四钱（12g），水一盏半，姜七片，枣一个，煎六分，去滓，微热服，不拘时（现代用法：加生姜7片，大枣1枚，水煎温服）。

【功用】 益气解表，理气化痰。

【主治】 气虚外感风寒，内有痰湿证。恶寒发热，无汗，头痛，鼻塞，咳嗽痰白，胸脘满闷，倦怠无力，气短懒言，舌苔白，脉弱。

【证治】 风寒束表，正邪交争，卫阳郁遏，肺气郁闭，故见恶寒发热、无汗、头痛、鼻塞；风寒犯肺，痰湿内壅，气机不畅，故见咳嗽痰白、胸脘满闷；倦怠无力、气短懒言、舌苔白、脉弱是气虚外感之征。证属素体气虚，内有痰湿，又外感风寒而致；治当益气解表，理气化痰。

【方解】 方中苏叶辛温，功擅发散表邪，又能宣肺止咳，行气宽中，故为君药。臣以葛根解肌发表，人参益气健脾，苏叶、葛根得人参之助，则无发散伤正之虞。佐以半夏、前胡、桔梗宣降肺气，止咳化痰；木香、枳壳、陈皮理气宽胸，醒脾畅中；茯苓健脾渗湿以助消痰。化痰与理气兼顾，既寓“治痰先治气”之意，又使升降复常，有助于表邪之宣散、肺气之开合。甘草补气安中，调和诸药，为佐使药。煎服时少加姜、枣，益脾胃，助解表。诸药配伍，共奏益气解表、理气化痰之功。

本方配伍特点有二：其一为发散风寒药配伍益气健脾药，散补并行，则散不伤正，补不留邪；其二是化痰药与理气药同用，使气行痰消，津行气畅。

【运用】

1. 辨证要点 本方主治气虚外感风寒，内有痰湿证。以恶寒发热，无汗头痛，咳痰色白，胸脘满闷，倦怠乏力，苔白，脉弱为辨证要点。

2. 加减变化 若恶寒发热，无汗重者，宜加荆芥、防风发散风寒；头痛甚者，可加川芎、白芷、藁本以祛风止痛；胸闷轻者，可去木香以减行气之力。

3. 现代研究与临床运用 药理研究表明，参苏饮有清热、镇痛、抗炎、免疫增强、抗病毒、祛痰等作用，常用于感冒、上呼吸道感染等属气虚外感风寒兼有痰湿者。

4. 使用注意 无气短乏力、脉弱等气虚表现者不宜使用人参。

再造散

《伤寒六书》

【组成】 黄芪（6g） 人参（3g） 桂枝（3g） 甘草（1.5g） 熟附子（3g） 细辛（2g） 羌活（3g） 防风（3g） 川芎（3g） 煨生姜（3g）（原著本方未注明剂量）

【用法】 水二盅，加大枣二枚，煎至一盅。槌法再加炒白芍一撮，煎三沸，温服（现代用法：水煎服）。

【功用】 助阳益气，解表散寒。

【主治】 阳气虚弱，外感风寒证。恶寒发热，热轻寒重，无汗肢冷，倦怠嗜卧，面色苍白，语声低微，舌淡苔白，脉沉无力或浮大无力。

【证治】 外感风寒，邪在肌表，故见身热恶寒、无汗；素体阳气虚弱，复感风寒，故见热轻寒重、肢冷嗜卧；阳气衰微，故见倦怠、语言低微、面色苍白、舌淡苔白、脉沉无力或浮大无力。证属阳气虚弱，复感风寒；治当助阳益气，解表散寒。

【方解】 方中熟附子、黄芪、人参共用为君，补元气，固肌表，既助药势以鼓邪外出，又可预防阳随汗脱。桂枝、细辛，助阳散寒以解表邪，是为臣药。佐以羌活、川芎、防风加强解表散寒之力；炒白芍酸敛和营，合桂枝调和营卫，并制约熟附子、羌活、细辛诸药的辛热温燥之性；甘草甘缓，使汗出不猛而邪尽出，是佐助而又有佐制之意。煨姜温胃，大枣滋脾，合以升腾脾胃生发之气，调和营卫而助汗出，是佐使之品。诸药配伍，相辅相成，共奏助阳益气、解表散寒之功。

本方配伍特点有二：其一是发汗解表与助阳益气共用，汗中有补，标本兼顾，使发汗不伤正，助阳不留邪，从而达到助阳解表之功；其二是发表散寒药少佐酸敛之品，以制温燥辛散之性，散敛相合，散不伤正。

【运用】

1. 辨证要点 本方主治阳气虚弱，外感风寒证，临床以恶寒发热，热轻寒重，无汗，肢冷倦怠，舌淡苔白，脉沉无力为辨证要点。

2. 加减变化 若表证轻者，去羌活、防风，加炙甘草以防辛散太过；若阳虚明显者，加干姜、炙甘草以回阳救逆；夏月，加黄芩、石膏以清热。

3. 现代研究与临床运用 目前尚未查到现代研究资料。常用于感冒、风湿性关节炎等属阳气虚弱，外感风寒者。

4. 使用注意 血虚感寒或湿温初起均不可使用本方。

【附方】

1. 麻黄附子细辛汤（《伤寒论》） 麻黄去节，二两（6g） 附子炮，去皮，一枚，破八片（9g） 细辛二两（3g） 上三味，以水一斗，先煮麻黄，减二升，去上沫，内诸药，煮取三升，去滓，温服一升，日三服。功用：助阳解表。主治：少阴病，始得之，反发热，脉沉者。

2. 麻黄附子甘草汤（《伤寒论》） 麻黄去节，二两（6g） 甘草炙，二两（6g） 附子炮，去皮，一枚，破八片（9g） 上三味，以水七升，先煮麻黄一两沸，去上沫，内诸药，煮取三升，去滓，温服一升，日三服。功用：助阳益气，发汗利尿。主治：少阴阳虚，外感风寒。恶寒身疼，无汗，微发热，脉沉微者。

麻黄附子细辛汤与麻黄附子甘草汤均治阳虚外感风寒证。但前方证病重势急，外寒与里寒均较重，故以麻黄、附子配细辛，助阳发汗，使表里之邪速解；后方证病轻势缓，故用麻黄、附子配甘草，助阳益气而微发汗，使表里之邪缓解。此正是“病有轻重，治有缓急”之义。

加减葳蕤汤

《重订通俗伤寒论》

【组成】 生葳蕤二钱至三钱（9g） 生葱白二枚至三枚（6g） 桔梗一钱至钱半（5g） 东白薇五分至一钱（3g） 淡豆豉三钱至四钱（9g） 苏薄荷一钱至钱半（5g） 炙甘草五分（1.5g） 红枣二枚

【用法】 水煎，分温再服（现代用法：水煎服）。

【功用】 滋阴解表。

【主治】 阴虚外感风热证。头痛身热，微恶风寒，无汗或有汗不多，咳嗽，心烦，口渴，咽干，舌红，脉数。

【证治】 外感风热，故见头痛身热、微恶风寒、无汗或有汗不畅、咳嗽、口渴等症；阴虚之体，感受外邪，易于化热，且阴虚者亦生内热，故除上述邪袭肺卫的见症外，尚有咽干、心烦、舌红、脉数之症。证属素体阴虚，感受外邪；治当滋阴解表。

【方解】 方中葳蕤（即玉竹），甘平滋润，滋阴益液而资汗源，润肺燥；薄荷辛凉，疏散风热，清利咽喉；二药配伍，滋阴解表，共为君药。葱白、淡豆豉助薄荷发表散邪，是为臣药。白薇清热益阴，桔梗宣肺止咳，大枣甘润养血，均为佐药。使以甘草调和药性。诸药配伍，共奏滋阴解表之功。

本方的配伍特点是解表与滋阴相配，使汗不伤阴，滋不碍邪。

【运用】

1. 辨证要点 本方主治阴虚外感风热证，临床应用以身热微寒，咽干口燥，舌红，苔薄白，脉数为辨证要点。

2. 加减变化 若外感初起，尚有恶寒表证者，可加荆芥、防风以祛风解表；若外感风热较重者，可加银花、连翘以辛凉疏表；若咳嗽咽干，咯痰不爽者，加贝母、瓜蒌皮以利咽化痰；心烦口渴较甚，加竹叶、花粉以清热生津除烦。

3. 现代研究与临床运用 药理研究表明，加减葳蕤汤有解热、抗菌、抗病毒、增强机体免疫力等作用。常用于治疗老年人及产后感冒、急性扁桃体炎、咽炎等证属阴虚外感者。

4. 使用注意 若外感表证而无阴虚者，则不宜使用。

葱白七味饮

《外台秘要》

【组成】 葱白连根切，一升（9g） 干葛切，六合（9g） 新豉绵裹，一合（6g） 生姜切，二合（6g） 生麦门冬去心，六合（9g） 干地黄六合（9g） 劳水八升，以杓扬之一千过。

【用法】 上药用劳水煎之三分减二，去渣，分三次温服。相去行八九里，如觉欲汗，渐渐覆之（现代用法：水煎服）。

【功用】 养血解表。

【主治】 血虚外感风寒证。病后阴血亏虚，调摄不慎，感受外邪，或失血（吐血、便血、咳血、衄血）之后，复感风寒，致头痛身热、微寒无汗。

【证治】 风寒束表，邪正相争，卫阳被遏，故头痛身热、无汗，表寒不重则微寒。风寒表证，治当发汗散寒，然汗血同源，“夺血者无汗，夺汗者无血”（《灵枢·营卫生会篇》），仲景亦有“亡血忌汗”之论。证属血虚之人，复感风寒；只发表难以取汗，汗出又重伤阴血，治当养血解表。

【方解】 方中葱白、葛根解表散邪，共为君药。干地黄、麦冬，养血滋阴，同为臣药。豆豉、生姜助君药发表，俱为佐药。原方用千扬劳水煎之，取劳水之味甘体轻以养脾胃。诸药合用，邪正兼顾，养血解表。

本方配伍特点是发散解表与滋阴养血合用，邪正兼顾，汗不伤血。

【运用】

1. 辨证要点 本方主治血虚外感风寒证，临床应用以头痛身热，恶寒无汗兼见血虚或有失血病史为辨证要点。

2. 加减变化 若身热较盛者，可加金银花、连翘、黄芩；若恶寒较重，加苏叶、荆芥；若出血未止，则加阿胶、白茅根、藕节、白及；若胃纳不佳，可加陈皮、神曲。

3. 现代研究与临床运用 药理研究表明，葱白七味饮有解热、抗菌、抗病毒、增强机体免疫力等作用，常用于治疗感冒、流行性感冒等阴血两亏者。

4. 使用注意 服法中有药后“相去行八九里，如觉欲汗，渐渐覆之”，意为不可温覆过早，以免汗出过多。

小 结

解表剂主要用于外感六淫所致的表证。共选正方 14 首，附方 20 首。

1. 辛温解表剂 本类方剂适用于风寒表证。其中麻黄汤为发汗峻剂，适用于外感风寒，恶寒发热，无汗而喘之表实证。桂枝汤调和营卫，为表虚证的代表方，适用于外感风寒，发热汗出恶风之表虚证及内伤杂病中见营卫不和者。九味羌活汤解表清里，分经论治，适用于外感风寒挟湿，兼有口苦微渴等里热证者。小青龙汤外散表寒，内化痰饮，适用于素有寒饮复感风寒，喘咳痰多而稀者。

2. 辛凉解表剂 本类方剂适用于风热表证。其中桑菊饮适用于风热较轻，邪在肺络，以咳嗽为主者，为辛凉轻剂；银翘散适用于风热犯卫之热重寒轻，咽痛口渴者，为辛凉平剂。麻黄杏仁甘草石膏汤辛凉宣肺，清热平喘，适用于外邪入里化热所致的邪热壅肺之咳喘证。柴葛解肌汤解肌清热，适用于风寒入里化热，初犯阳明，或三阳合病；升麻葛根汤解肌透疹，适用于麻疹未发或发而不畅者。

3. 扶正解表剂 本类方剂适用于正虚外感之证。其中败毒散为气虚外感的代表方，用于气虚而外感风寒湿邪之表证。参苏饮能益气解表，且长于理肺化痰，适用于气虚外感风寒，兼有痰阻气滞证。再造散为益气助阳解表之常用方，能助阳益气，扶正达邪，且汗不伤正，补不碍邪。加减葳蕤汤补阴药与辛凉解表药合用，为阴虚外感风热证之代表方；葱白七味饮补血药与辛温解表药并用，为血虚外感风寒证之代表方。

复习思考题

（1）解表剂用于治疗表证时，其常用配伍法则有哪些？

（2）麻黄汤、桂枝汤均治外感风寒证，其组成、功用、主治、配伍特点有何不同？

（3）九味羌活汤主治什么病证？它的配伍特色是什么？为什么配伍生地、黄芩？

复习思考题答案

（4）小青龙汤主治外寒里饮之咳喘，为何配伍收敛之五味子、白芍？

（5）银翘散、桑菊饮为何不宜久煎？两方在组成、功用、主治、配伍特点上有何异同？

（6）败毒散中配伍人参的意义何在？败毒散“逆流挽舟”的原理是什么？

第九章

泻 下 剂

方论选录　　课件　　问难

导学

学习目标

熟悉泻下剂的概念、适应证、分类及注意事项。掌握泻下剂1类方剂（大承气汤、温脾汤、麻子仁丸、十枣汤）的组成、功用、主治、主要配伍关系及临证使用要点，熟悉2类方剂（大陷胸汤、大黄附子汤、济川煎、舟车丸、疏凿饮子）的组成、功用、主治、主要配伍关系及临证使用要点，了解3类方剂（三物备急丸、黄龙汤、增液承气汤）的组成、功用、主治。

凡以泻下药为主组成，具有通便、攻积、泻热、逐水等作用，主治里实证的方剂，统称泻下剂。本类方剂属于“八法”中的“下法”。《素问·阴阳应象大论》所云“因其重而减之，……其下者，引而竭之；中满者，泻之于内，……其实者，散而泻之”，为泻下剂立论根据。

里实证是指里证与实证兼有的一类病证，涉及范围较为广泛，包括燥屎内结、血瘀、痰饮、食积、虫积等。本章主要介绍实邪郁结、腑气不通之便秘腹痛，以及水饮壅盛之胸水腹水等治法与方剂，余证治剂参见其他章节。

里实证形成的原因有寒、热、燥及水之不同，加之人体素质又有强弱，治法亦因之有别。热而结者，治当寒下；寒而结者，治当温下；燥而结者，治当润下；水饮盛者，治当逐水；邪实正虚者，又应当攻补兼施。因此，泻下剂相应地分为寒下剂、温下剂、润下剂、逐水剂和攻补兼施剂五类。

应用泻下剂应注意以下几点：

（1）由于里实证成因有寒、热、燥及水的不同，当以针对性的泻下药为主组方，并依据里实证的病变特点，宜配伍相应药物以适应临床治疗的需要。

（2）有形实邪结于胃肠，阻碍气机升降通顺者，宜配伍行气之品，既可增强泻下作用，又利于腑气的通降。正如柯琴所言：“夫诸病皆因于气，秽物之不去，由于气之不顺，故攻

积之剂必用行气药以主之。”（《伤寒来苏集·伤寒附翼》）

（3）肺与大肠相表里，适当配伍宣降肺气之药，使腑气通降，以助泻下通便之功。

（4）正气不足，配伍益气、温阳、养血、滋阴等扶正之品。吴有性指出：“大虚不补，虚何由以回，大实不泻，邪何由以去。”（《温疫论》）可见，祛邪为主结合扶正之攻补兼施，方为两全之策。

（5）泻下剂是为里实证而设。如表证未解，里实已成，应权衡表证与里实证之轻重缓急，或先解表后攻里，或表里双解，方能切合病情。

（6）泻下剂大都易伤胃气，使用时应得效即止，慎勿过剂。服药期间应注意调理饮食，少食或忌食油腻或不消化食物，以免损伤胃气；产后血虚、正值经期、病后正虚、年老体弱者和孕妇应慎用或禁用泻下剂。

第一节 寒下剂

寒下剂，适用于里热积滞实证。症见大便秘结，脘腹胀满疼痛，甚或潮热，苔黄厚，脉实等。常用寒下药以大黄、芒硝等为主组成。实热积滞，结于胃肠，易致气机阻滞，甚则血行瘀滞，故每配伍行气之厚朴、枳实、木香，以及活血祛瘀药之桃仁、丹皮等。对于水热互结证，宜配伍攻逐水饮药如甘遂之类。代表方剂，如大承气汤、大陷胸汤。

大承气汤

《伤寒论》

【组成】 大黄酒洗，四两（12g） 厚朴去皮，炙，半斤（24g） 枳实炙，五枚（12g） 芒硝三合（6g）

【用法】 上四味，以水一斗，先煮二物，取五升，去滓，内大黄，更煮取二升，去滓，内芒硝，更上微火一二沸，分温再服。得下，余勿服（现代用法：水煎，先煮厚朴、枳实，大黄后下，芒硝溶服）。

【功用】 峻下热结。

【主治】

（1）阳明腑实证。大便秘结不通，脘腹痞满，腹痛拒按，按之则硬，日晡潮热甚或谵语，手足濈然汗出，舌苔黄燥起刺，或焦黑燥裂，脉沉实有力。

（2）热结旁流。下利清水，色纯青，气臭秽，脐腹疼痛，按之坚硬有块，口干舌燥，脉滑实。

（3）里热实证之热厥、痉病或发狂等。

【证治】 本方为治阳明腑实证的代表方。其证系热邪蕴于胃肠，热盛灼津，燥屎乃成，热与肠中燥屎互结成实所致。热与燥屎，内结胃肠，阻滞气机，腑气不通，故大便秘结不通、频转矢气、脘腹痞满胀痛、腹痛拒按；里热炽盛，上扰神明，故谵语；郁蒸于外，故潮热、手足濈然汗出；热盛津伤，燥实内结，则舌苔黄燥，或焦黑燥裂，脉沉实。前人以“痞、满、燥、实”四字概括本方证的证候特点。“痞”指自觉胸脘闷塞不通，有压重感；“满”指脘腹胀满，按之有抵抗感；“燥”指肠中燥屎干结不下；“实”指腹痛拒按，大便不通等。“热结旁流”，乃燥屎坚结于里，胃肠欲排除而不能，逼迫粪水从旁而下所致。热厥为实热积滞内阻，阳气受遏，不能外达于四肢；痉病为热盛津伤，筋脉失养；发狂为胃肠浊热上扰心神。上述证候表现虽异，然其病机则同，即里热结实，津液耗伤之重证。法当峻下热结。

【方解】 方中大黄苦寒，泻热通便，荡涤胃肠，为君药。芒硝咸寒，泻热通便，软坚润燥，为臣药。二药配伍，相须为用，峻下热结之力甚强。燥屎内结，腑气不通，积滞实热难以速下，故佐厚朴、枳实行气散结，消痞除满，并助芒硝、大黄推荡积滞以加速热结之排泄，共为佐使。四药相伍，共奏峻下热结之功。热结旁流和热厥证治以大承气汤，属“通因通用”和“寒因寒用”之法；热盛津伤，治以大承气汤，属“急下存阴”之法。本方峻下热结，承顺胃气之下行，故名“大承气”。正如吴瑭所说：“承气者，承胃气也……曰大承气者，合四药而观之，可谓无坚不破，无微不入，故曰大也。”（《温病条辨·中焦篇》）

本方配伍特点有二：一是大黄、芒硝相须，荡涤实热，软坚润燥，则泻热通便之功著；二是泻下与行气同用，速下热结，通畅腑气，则峻下之功彰。

【运用】

1. 辨证要点 本方主治阳明腑实证，临床应用以痞、满、燥、实及舌红苔黄，脉沉实为辨证要点。

2. 加减法 若阴津不足而口干唇燥重者，加玄参、麦冬、生地黄等以滋阴润燥；兼气虚之神疲乏力者，加人参以补气。

3. 现代研究与临床运用 药理研究表明，大承气汤有促进胃肠运动、抗炎、保护多脏器、清除氧自由基、减轻脂质过氧化反应、抗内毒素、促进脑血肿吸收等作用。常用于治疗急性单纯性肠梗阻、肠道疾病术后肠粘连、粘连性肠梗阻、急性胆囊炎、急性胰腺炎、急性阑尾炎、严重感染者以及某些热性病中伴有高热、神昏、谵语、惊厥属于阳明腑实证者。

4. 使用注意 本方为泻下峻剂，凡表证未解、气虚阴亏、燥结不甚者，以及年老、体弱等均应慎用；孕妇禁用。

【附方】

1. 小承气汤（《伤寒论》） 大黄酒洗，四两（12g） 厚朴去皮，炙，二两（6g） 枳实炙，三枚大者（9g） 上三味，以水四升，煮取一升二合，去滓，分温二服。初服汤当更衣，不尔者，尽饮之。若更衣者，勿服之。功用：轻下热结。主治：阳明腑实轻证。大便秘结，脘腹痞满，潮热谵语，舌苔老黄，脉滑而疾；痢疾初起者，腹胀疼痛，里急后重者。

2. 调胃承气汤（《伤寒论》） 大黄去皮，清酒洗，四两（12g） 甘草炙，二两（6g） 芒硝半升（9g） 以水三升，煮二物至一升，去滓，内芒硝，更上微火一二沸，温顿服之，以调胃气。功用：缓下热结。主治：阳明病胃肠燥热证。大便秘结，心烦口渴，蒸蒸发热，或腹胀满，或谵语，舌苔正黄，脉滑数；或胃肠热盛致吐衄发斑，口齿、咽喉肿痛等。

3. 复方大承气汤（《中西医结合治疗急腹症》） 厚朴（15～25g） 炒莱菔子（15～30g） 枳壳（15g） 桃仁（9g） 赤芍（15g） 大黄后下（9～15g） 芒硝冲服（9～15g） 水煎服。最好以胃管先注入，2～3 小时后，再用本方灌肠，可加强攻下之力，有利于梗阻解除。功用：通里攻下，行气活血。主治：单纯性肠梗阻，证属阳明腑实而以气胀较为明显者。

上述三方均为大承气汤类方。四个承气汤皆以大黄荡涤胃肠实热积滞，主治阳明腑实证。大承气汤芒硝、大黄并用，先煎枳实、厚朴，后下大黄，则攻下之力颇峻，为“峻下剂”，主治痞、满、燥、实四症俱全之阳明腑实重证；小承气汤不配芒硝，且三味同煎，枳实、厚朴用量亦减，则攻下之力减弱，称为“轻下剂”，主治痞、满、实而燥不明显之阳明腑实轻证；调胃承气汤不配枳实、厚朴，虽纳芒硝，但大黄与甘草同煎，则泻下之力较前二方缓和，称为“缓下剂”，主治燥、实而无痞、满之阳明燥热内结证；复方大承气汤由大承气汤（枳壳易枳实）加炒莱菔子、赤芍、桃仁而成，故行气导滞、清热活血作用增强，适用于单纯性肠梗阻而气胀较重者，并可预防梗阻导致局部气滞血瘀引起的组织坏死。

大陷胸汤

《伤寒论》

【组成】 大黄去皮，六两（18g） 芒硝一升（10g） 甘遂一钱匕（1g）

【用法】 上三味，以水六升，先煮大黄，取二升，去滓，内芒硝，煮一二沸，内甘遂末，温服一升。得快利，止后服（现代用法：水煎，溶芒硝，冲甘遂末服）。

【功用】 泻热逐水。

【主治】 水热互结之结胸证。心下疼痛，或从心下至少腹硬满疼痛，手不可近，大便秘结，或短气躁烦，日晡小有潮热，舌上燥而渴，舌红，苔黄腻，脉沉紧或沉迟，按之有力。

【证治】 本方为治疗大结胸证的代表方。大结胸证由水热互结，壅塞不通，气机不畅所致，轻则心下硬满而痛，重则从心下至少腹硬满而痛不可近；腑气不通，故大便秘结；津液不布，故口渴舌燥；水热累及阳明，故日晡潮热；舌红，苔黄腻，脉沉紧有力，是水热互结，正气不虚之征。本方证病机乃水热结于胸下，津液不行，腑气不通。根据《金匮要略·水气病脉证并治》中“诸有水者可下之”的原则，治当泻热逐水。

【方解】 方中以甘遂苦寒性降，攻逐水饮，泄热散结，故用为君药。大黄苦寒，用量虽较大，因先煮而行迟，故意不在速下，旨在荡涤里热，为臣药；芒硝咸苦，润燥软坚，泻热通便，为佐药。二药合用，共助君药泻热逐水。正如《伤寒寻源》言：“本方虽用硝黄，关键全在甘遂一味，使下陷阳明之邪，上格之水邪，从膈间分解，而硝、黄始得成其下夺之攻。”综观全方，药简量大，力专效宏，为泻热逐水之峻剂。

本方配伍特点：逐水与泻热并施，使水热之邪从二便速去。

本方与大承气汤虽同属寒下峻剂，且都用芒硝、大黄攻下泻热，但二方因主治证的病因、病位不同，其配伍、用法则有差异。“大陷胸与大承气，其用有心下、胃中之分。以愚观之，仲景所云心下者，正胃之谓，所云胃中者，正大小肠之谓也。胃为都会，水谷并居，清浊未分，邪气入之，夹痰杂食，相结不解，则成结胸。大小肠者，精华已去，糟粕独居，邪气入之，但与秽物结成燥粪而已。大承气专主肠中燥粪，大陷胸并主心下水食；燥粪在肠，必借推逐之力，故须枳、朴；水饮在胃，必兼破饮之长，故用甘遂。且大承气先煮枳、朴，而后内大黄，大陷胸先煮大黄而后内诸药。夫治上者制宜缓，治下者制宜急，而大黄生则行速，熟则行迟，盖即一物，而其用又不同如此。”（《伤寒贯珠集》）

【运用】

1. 辨证要点 本方为泻热逐水散结之峻剂，主治大结胸证。临床运用以心下硬满，疼痛拒按，大便秘结，烦躁，口舌干燥，舌红，苔黄腻，脉沉紧，按之有力为辨证要点。

2. 现代研究与临床运用 药理研究表明，大陷胸汤有增强肠蠕动、促进利尿、保护肾功能、调节免疫、抗炎等作用，常用于治疗急性胰腺炎、胸腔积液、结核性渗出性胸膜炎、流行性出血热、肾功能衰竭、急性阑尾炎等属水热互结证者。

3. 使用注意　得利即止，不可过服；老人、孕妇、体虚之人禁用；甘遂不入煎剂，宜冲服。

【附方】

大陷胸丸（《伤寒论》）　大黄半斤（250g）　葶苈子半升，熬（175g）　芒硝半升（175g）　杏仁半升，去皮尖，熬黑（175g）　上四味，捣筛二味，内杏仁、芒硝合研如脂，和散，取如弹丸一枚，别捣甘遂末一钱匕，白蜜二合，水二升，煮取一升，温顿服之，一宿乃下。如不下，更服，取下为效（现代用法：上药为末，再入甘遂 30g　白蜜 250g，为丸，每服 5～10g，温开水送服）。功用：泻热逐水。主治：结胸证。胸中硬满而痛，项强如柔痉状者。

本方即大陷胸汤加葶苈子、杏仁、白蜜而成，虽与大陷胸汤同属泻热逐水之剂，均治水热互结之结胸实证。但大陷胸汤证以从心下至少腹硬满而痛不可近，大便秘结为主，以急泻其实为用；大陷胸丸证则以胸中硬满而痛，项强如柔痉状为主，且方内有葶苈、杏仁以泻肺，又有白蜜之甘缓，制丸煮服，是以峻药缓攻为用。

第二节　温下剂

温下剂，适用于里寒积滞实证，症见大便秘结，腹痛，四肢不温，甚或厥冷，舌淡苔白，脉沉紧。寒邪非温不去，积滞非下不除，故本类方剂常以大黄、巴豆等泻下药与附子、干姜、细辛等温里祛寒药组成。若寒积为脾阳不足所致，尚宜配伍补气健脾药如人参、炙甘草等。代表方剂，如大黄附子汤、温脾汤。

大黄附子汤

《金匮要略》

【组成】　大黄三两（9g）　附子炮，三枚（12g）　细辛二两（6g）

【用法】　以水五升，煮取二升，分温三服。若强人煮取二升半，分温三服。服后如人行四五里，进一服（现代用法：水煎服）。

【功用】　温里散寒，通便止痛。

【主治】　寒积里实证。腹痛便秘，或胁下偏痛，发热，手足厥冷，舌淡苔白腻，脉弦紧。

【证治】　本方为治疗寒积里实证的常用方。阳气不足，脾胃虚寒，运化失健，久而成寒积，腑气不通，故为腹痛，大便秘结。若虚寒之气从下上逆，则为胁下偏痛。阳气不能达于四肢，故手足厥冷。积滞在肠胃，故可见发热。舌苔白腻，脉弦紧，是寒实之征。治当温阳祛寒以散结，通便行滞以除积。

【方解】　方以大黄、附子共为君药，大黄苦寒，泻下通便，荡涤积滞；重用辛甘热之附子，温里祛寒，止腹胁疼痛。臣以细辛辛温宣通，散寒止痛。大黄性味虽属苦寒，但与附子、细辛相配，则寒性被制而泻下之功犹存，乃去性取用之法。三药协力，寒积兼顾，合成温下之功。

本方配伍特点为泻下、温里、疏散三法兼备，寓温散于攻下之中，使攻下不伤正。

【运用】

1. 辨证要点 本方主治寒积里实证，临床应用以腹痛，便秘，四肢不温，舌苔白腻，脉弦紧为辨证要点。

2. 加减法 若腹痛甚，喜温喜按，加肉桂、乌药以温里祛寒止痛；若腹胀甚，加厚朴、枳实以行气导滞；素体虚弱者，可用制大黄，以缓大黄泻下之势；体虚较弱甚，加党参、黄芪、白术、当归以益气养血。

3. 现代研究与临床运用 药理研究表明，大黄附子汤有增强肠蠕动、镇痛、抗炎、抗缺氧等作用，常用于急性阑尾炎、急性肠梗阻、急腹症、急性胰腺炎、胆绞痛、慢性肾功能衰竭、尿毒症等属寒积里实者。

4. 使用注意 临床运用本方时，大黄用量一般不宜超过附子。

温脾汤

《备急千金要方》

【组成】 大黄五两（15g） 当归 干姜各三两（各 9g） 附子 人参 芒硝 甘草各二两（各 6g）

【用法】 上七味，㕮咀，以水七升，煮取三升，分服，一日三次（现代用法：水煎服）。

【功用】 攻下寒积，温补脾阳。

【主治】 脾阳不足，寒积内停证。腹痛，便秘，脐下绞结，绕脐不止，手足不温，苔白不渴，脉沉迟。

【证治】 本方为治疗脾阳不足，寒积内停证的常用方。脾阳不足，大肠传导乏力，糟粕不得下行而内停，加之阳虚生内寒，寒邪凝聚，糟粕不化，遂成寒积。寒积阻于肠间，致腑气不通，故便秘腹痛，绕脐不止；脾阳不足，四肢失于温煦，故手足不温；苔白不渴，脉沉迟皆为脾阳不足，寒积内停之征。本方证属虚中夹实，治疗若只温补脾阳，则积滞难去；单纯攻下，则阳气更虚，惟攻逐寒积与温补脾阳并用，是为两全。

【方解】 方中大黄苦寒，泻下积滞；附子辛甘热，温暖脾阳，并止腹痛，共为君药。芒硝泻下软坚，助大黄通便之功；干姜温中祛寒，协附子温阳之力，为臣药。干姜、附子并用，尚可制约芒硝、大黄寒凉之性。脾阳不足，气血亦虚，故佐以甘温之人参益气健脾，当归滋养营血，既兼顾正虚，又使下之不伤正。甘草助人参益气健脾，又能调和诸药为使。全方配伍，使脾阳复，寒邪去，积滞通，则诸症悉愈。

本方配伍特点为攻下、温里、补益三法兼备，寓温补于攻下之中，使攻下不伤正。

温脾汤与大黄附子汤皆治寒积之便秘腹痛，俱以附子配大黄构成温下之基本结构。但大黄附子汤以附子配细辛，则散寒止痛之功较强，宜于寒积里实，正气不虚之证；温脾汤以干姜易细辛，则温中助阳之力较强，更加人参、甘草、当归益气养血，宜于脾胃虚寒，冷积停滞之虚中夹实证。

【运用】

1. 辨证要点 本方主治脾阳不足，寒积内停证。临床应用以腹痛，便秘，四肢不温，苔白，脉沉迟为辨证要点。

2. 加减法 若腹中胀痛者，酌加厚朴、枳实、木香以行气止痛；腹部冷痛者，酌加肉桂、乌药、小茴香以温中止痛。

3. 现代研究与临床运用 药理研究表明，温脾汤具有改善肾功能、降脂等作用。常用于急性单纯性肠梗阻、慢性肾功能不全、慢性结肠炎、单纯性动力不全性肠梗阻属脾阳不足，冷积内停证者。

4. 使用注意 热结里实和津液亏虚之便秘者，禁用本方。

三物备急丸

《金匮要略》

【组成】 大黄一两（30g） 干姜一两（80g） 巴豆一两，去皮心，熬，外研如脂（30g）

【用法】 先捣大黄、干姜为末，研巴豆内中，合治一千杵，用为散，蜜和丸亦佳，密器中贮之，勿令泄。用时以暖水，苦酒服大豆许三四丸，或不下，捧头起，灌令下咽，须臾当差；如未差，更与三丸，当腹中鸣，即吐下便差；若口噤，亦须折齿灌之（现代用法：上药共为散，成人每服0.6～1.5g，小儿酌减，用米汤或温开水送下；若口噤不开者，可用鼻饲法给药）。

【功用】 攻逐寒积。

【主治】 寒实冷积。卒然心腹胀痛，痛如锥刺，气急口噤，大便不通。

【证治】 本方为寒实冷积，暴急发病的代表方。冷食积滞阻结肠胃，致使气机痞塞，则心腹胀痛，或痛如锥刺，大便不通。甚则气机逆乱冲上，可见脘腹胀满高起，气急面青口噤，或昏仆不省人事等危急证候，故苔白，脉沉紧。证属寒凝气滞，里实寒积，发病暴急所致；治当攻逐寒积。

【方解】 巴豆辛热峻下，入胃、大肠经，开结通闭，为君药；干姜辛温，助巴豆以祛寒开结，并顾脾阳，为臣药；大黄苦寒，荡涤肠胃，推陈致新，且能监制巴豆辛热之毒，为佐使药。三药配合，力猛效捷，为急下寒积之峻剂。

方名之意，是因虽三药制为丸剂，但力猛效捷，可备寒实急证之用，故名三物备急丸。如汪昂所说："三药峻厉，非急莫施，故曰备急。"

【运用】

1. 辨证要点 本方专为里实寒积，暴急发病而设。临床以卒然心腹胀痛，大便不通，暴厥而无热证者为辨证要点。

2. 现代研究与临床运用 药理研究表明，三物备急丸有促进胃肠动力、抗粘连和抗菌等作用。常用于食物中毒、急性单纯性肠梗阻、急性胰腺炎、急性阑尾炎等属里实寒积、体质壮实而病势危急者。

3. 使用注意 （1）方中巴豆的毒性较剧烈，对胃肠的刺激性较强，须根据病情的轻重，适当掌握用量，严密观察，慎重使用。（2）孕妇、年老体弱者，以及温暑热邪所致的暴急腹痛之证，均当忌用。（3）服本方后泻下不止者，可食冷粥以止之。

第三节 润下剂

润下剂，适用于肠燥津亏，大便秘结证。症见大便干结，小便短赤，舌苔黄燥，脉滑实；或大便秘结，小便清长，面色青白，腰膝酸软，手足不温，舌淡苔白，脉迟。前者属热邪伤津，肠燥失润所致，常用润下药以麻子仁、郁李仁之类为主，配伍大黄、芒硝之寒下药以及白芍、当归等滋阴养血药组成方剂。后者为肾阳不足，肠道失润所致，常用温肾益精，养血润肠药以肉苁蓉、牛膝、当归之类为主，配伍行气药如枳壳、陈皮等组成方剂。代表方剂，如麻子仁丸、济川煎。

麻子仁丸

《伤寒论》

【组成】 麻子仁二升（500g） 白芍半斤（250g） 枳实炙，半斤（250g） 大黄去皮，一斤（500g） 厚朴炙，去皮，一尺（250g） 杏仁去皮尖，熬，别作脂，一升（250g）

【用法】 上六味，蜜和丸，如梧桐子大，饮服十丸，日三服，渐加，以知为度（现代用法：上药为末，炼蜜为丸，每次9g，每日1～2次，温开水送服。亦可作汤剂，用量按原方比例酌减）。

【功用】 润肠泄热，行气通便。

【主治】 脾约便秘。大便干结，腹微满，口干欲饮，舌苔微黄，脉细涩。

【证治】 本方治证乃胃有燥热，脾津不足所致。脾主为胃行其津液，今胃中燥热，脾受约束，津液不得四布，但输膀胱，而致小便频数，肠失濡润，故见大便干结。燥结停于肠中，气机不畅，故腹微满；口干欲饮，舌苔微黄，脉细涩皆为肠燥津亏之征。证属肠胃燥热，肠道失润，治当以润肠通便为主，兼以泄热行气。

【方解】 方中麻子仁性味甘平，质润多脂，功能润肠通便，为君药。杏仁既润肠通便，又肃降肺气；白芍滋阴养血，共为臣药。大黄泻热通便；枳实、厚朴行气除满，此三味即小承气汤，以轻下热结，除肠胃燥热为佐。蜂蜜甘润，助麻仁润肠，并缓大黄攻下之力，为佐使。诸药合以为丸，使肠热得清，肠燥得润，则大便得行。每服10小丸，依次渐增，旨在缓缓润下以通便。本方《伤寒论》主治“脾约”便秘，故又名脾约麻仁丸、脾约丸。

本方配伍特点有二：一是润肠通便药与行气导滞药相伍，则润而不腻；二是泻热通便药与滋阴养血药相配，则下不伤正。全方攻润相合，使燥热去，阴液复，而大便自调。

【运用】

1. 辨证要点 本方主治脾约便秘。临床应用以大便干结，腹微满，舌苔微黄，脉细涩为辨证要点。

2. 加减法 燥热伤津者，加生地黄、玄参、麦冬以增液通便；痔疮出血属胃肠燥热者，加槐花、地榆、牡丹皮以凉血止血。

3. 现代研究与临床运用 药理研究表明，麻子仁丸有促进肠蠕动、降低血糖、血脂等作用。常用于虚人及老人肠燥便秘、顽固性便秘、习惯性便秘、肛门术后便秘、产后便秘等属胃肠燥热，肠失濡润证者。

4. 使用注意 年老体虚、血少津亏便秘者不宜常服，孕妇慎用。

【附方】

1. 五仁丸（《世医得效方》） 桃仁 杏仁麸炒，去皮尖，各一两（各30g） 松子仁一钱二分半（4g） 柏子仁半两（15g） 郁李仁一钱（3g） 陈皮另研末，四两（120g） 将五仁别研为膏，入陈皮末同研匀，炼蜜为丸，如梧桐子大。每服五十丸（9g），食前米饮下。功用：润肠通便。主治：津枯肠燥证。大便艰难，干涩难下，以及年老和产后血虚便秘，舌燥少津，脉细涩。

2. 润肠丸（《脾胃论》） 大黄（去皮） 当归梢 羌活（以上各五钱）各15g 桃仁（汤浸，去皮尖，一两） 麻子仁（去皮取仁，一两二钱五分）各37.5g 上除桃仁、麻仁另研如泥外，捣罗为细末，炼蜜为丸，如梧桐子大。每服五十丸，空心用白汤送下。功用：疏风活血，润燥通便。主治：治饮食劳倦，大便秘涩，或干燥，闭塞不通，全不思食，及风结、血秘，皆能闭塞也。润燥和血疏风，自然通利也。

麻子仁丸、五仁丸、润肠丸皆能润肠通便而治燥结证。麻子仁丸以麻子仁、杏仁、白芍、白蜜益阴润肠为主，兼配小承气汤泻热通便，主治肠胃燥热较明显之燥结；五仁丸以富含油脂的果仁组方，配陈皮理气导滞，主治津枯肠燥之便秘；润肠丸以养血滋阴药当归、生地、麻子仁、桃仁养血润肠为主，配枳壳行气导滞，主治血虚肠燥之便秘。

济川煎

《景岳全书》

【组成】 当归三至五钱（9～15g） 牛膝二钱（6g） 肉苁蓉酒洗去咸，二至三钱（6～9g） 泽泻一钱半（4.5g） 升麻五分至七分或一钱（1.5～3g） 枳壳一钱（3g）

【用法】 水一盅半，煎七分，食前服（现代用法：作汤剂，水煎服）。

【功用】 温肾益精，润肠通便。

【主治】 肾阳不足，肾精亏虚证。大便秘结，小便清长，腰膝酸软，头晕目眩，舌淡苔白，脉沉迟。

【证治】 本方为治疗肾阳不足，精亏便秘的常用方。肾主五液，司开阖而主二便。肾阳不足，气化无力，津液不布，且精血不足，肠失濡润，传导不利，故大便秘结；固摄无权，故小便清长；肾虚精亏，形体失养，故腰膝酸软，头目眩晕；舌淡苔白，脉象沉迟为肾阳不足之征。治当温肾益精，润肠通便。

【方解】 方中肉苁蓉咸温润降，既温肾益精，又润肠通便，为治肾虚便秘之要药，用以为君。当归补血润燥，润肠通便；牛膝性善下行，功能补肝肾，强腰膝，二药资君药补肾润肠以通便，为臣药。枳壳行气导滞；泽泻利湿泄浊；升麻升发清阳，清阳升则浊阴自降，相反相成，以助通便之效，以上共为佐药。诸药合用，使肾阳得充，气化得复，津液得布，肠得濡润而便秘渐愈。方名"济川"，意在资助河川以行舟车。

本方配伍特点：重在温润结合，补中有泻并施，升降兼顾，具有"寓通于补，寄降于升"之意。

【运用】

1. 辨证要点 本方主治肾虚便秘证。临床应用以大便秘结，小便清长，腰膝酸软，舌淡苔白，脉沉迟为辨证要点。

2. 加减法 肾虚精亏严重者，加菟丝子、山茱萸、熟地黄；大便干结难下者，加麻子仁、麦冬、杏仁润肠通便；腰膝酸软严重者，加杜仲、制首乌、续断补益肝肾。

3. 现代研究与临床运用 药理研究表明，济川煎有增强胃肠蠕动、抗衰老等作用。常用于老年性便秘、习惯性便秘、顽固性便秘等证属肾虚便秘者。

4. 使用注意 凡燥热内盛及阴虚便秘者忌用。

【附方】

半硫丸（《太平惠民和剂局方》） 半夏汤浸七次，焙干，为细末 硫黄明净好者，研令极细，用柳木槌子杀过 上等分 以生姜自然汁同熬，入干蒸饼末搅和匀，入臼内杵数百下，丸如梧桐子大。每服空心，温酒或生姜汤下十五丸至二十丸（2～3g），妇人醋汤下。功用：温肾祛寒，温阳泄浊。主治：老年虚冷便秘，或阳虚久泄，腹部冷痛，四肢不温，小便清长，面青白，舌淡苔白，脉沉迟。

济川煎和半硫丸皆可治疗阳虚便秘，但济川煎主治肾阳不足，肾精亏虚之证，其症以大便秘结伴腰膝酸软为特点；半硫丸主治肾阳虚损较重，症以便秘伴有腹部冷痛，四肢不温，面青白为特点。

第四节 逐水剂

逐水剂，适用于水饮壅盛于里的实证，症见胸胁引痛，水肿，腹胀，二便不利，脉沉有力等。常用峻下逐水之品，以大戟、芫花、甘遂、牵牛子等为主组成。水饮内停，易阻气机，常配以行气药如青皮、槟榔等；峻下逐水药药力峻猛，且有一定的毒性，故宜配伍益气扶正之药如大枣等。代表方剂，十枣汤。

十枣汤

《伤寒论》

【组成】 芫花 甘遂 大戟各等分

【用法】 三味等分，各别捣为散。以水一升半，先煮大枣肥者十枚，取八合，去滓，内药末。强人服一钱匕，羸人服半钱，温服之，平旦服。若下后病不除者，明日更服，加半钱，得快下利后，糜粥自养（现代用法：三味等分为末，或装入胶囊，每服 0.5～1g，每日1次，以大枣十枚煎汤送服，清晨空腹服用。得快下利后，糜粥自养）。

【功用】 攻逐水饮。

【主治】

（1）悬饮。咳唾胸胁疼痛，心下痞硬，干呕短气，头痛目眩，胸背掣痛不得息，舌苔滑，脉沉弦。

（2）实水。一身悉肿，尤以身半以下为甚，腹胀喘满，二便不利。

【证治】 本方为治疗悬饮、阳水实证的常用方。本方所治悬饮、实水与其证系水饮壅盛，内外泛溢所致。饮停胸胁，气机受阻，肺气不利，故咳唾胸胁疼痛，甚至胸背掣痛不得息，短气。水饮随气流动，饮留于心，气结于中，故心下痞硬；饮邪犯胃，胃失和降，故干呕短气；饮遏清阳，清阳不升，故头痛目眩；饮邪内蕴脏腑，三焦水道运行受阻，故腹胀喘满、二便不利；水饮外溢肌肤，故全身悉肿；舌苔滑，脉沉弦，俱为水饮之征。本方证为水饮壅盛之实证，治宜攻逐水饮，使水邪速下。

【方解】 方中甘遂、大戟、芫花皆为逐水之峻药，其中甘遂苦寒，善消经隧水湿，为君药。大戟苦辛寒，善泄脏腑之水湿；芫花辛苦温，善消胸胁之伏饮，共为臣药。三药配伍，各有专攻，合而用之，则经隧脏腑胸胁积水皆能兼顾，且逐水之力尤著。然三药为峻泻有毒之品，易伤正气，故佐大枣益气护胃，并缓和诸药峻烈之性及毒性。

本方配伍特点：逐水峻品与大枣相配，既培土制水，相须增效，又邪正兼顾，制毒缓峻，使祛邪而不伤正。

【运用】

1. 辨证要点 本方主治悬饮及阳水实证，临床应用以咳唾胸胁引痛，或腹胀水肿，二便不利，舌苔滑，脉沉弦为辨证要点。

2. 现代研究与临床运用 药理研究表明，十枣汤具有抗肿瘤作用。常用于渗出性胸膜炎、结核性胸膜炎、恶性胸腔积液、肝硬化腹水、慢性肾炎所致水肿、晚期血吸虫病所致的腹水等属水饮内停里实证者。

3. 使用注意 本方药力峻猛，服法尤当重视：（1）三药等分为末，或装入胶囊，大枣煎汤送服。（2）从小量开始，每日 1 次，清晨空腹服；原方记载“强人服一钱匕，羸人服半钱”，示本方用药应随体质不同而调整剂量。（3）若泻后精神胃纳尚好，而水饮未尽者，可再投本方；若泻后精神疲乏，食欲不佳，则宜暂停攻逐，并以糜粥护胃气。此外逐水之力峻猛，只可暂用，不可久服；年老体弱者慎用，孕妇忌服；忌与甘草配伍。

【附方】

控涎丹（《三因极一病证方论》） 甘遂去心 紫大戟去皮 白芥子各等分 上为末，煮糊丸如梧桐子大，晒干。食后，临卧，淡姜汤，或熟水下，五七丸至十丸（1～3g），如痰猛气实，加数丸不妨，其效如神。功用：祛痰逐饮。主治：痰涎内伏证。胸背、手脚、颈项、腰胯突然痛不可忍，内连筋骨，牵引灼痛，坐卧不宁，或头痛不可举，或昏倦多睡，口味不佳，痰唾质稠黏，夜间喉中多痰，及四肢沉重，腿冷痹麻等。现常用于治疗颈淋巴结核、淋巴结炎、胸腔积液、腹水、精神病、关节痛及慢性支气管炎、哮喘等属痰涎水饮内停胸膈者。

本方与十枣汤均有攻逐水饮之功，用于水饮内停之证。但本方乃十枣汤去芫花、大枣，易白芥子而成。白芥子辛温，擅逐胸膈皮里膜外之痰饮，与大戟、甘遂合用，以糊为丸，则攻逐之力逊，长于祛痰逐饮，宜于痰涎水饮停于胸膈之胸胁隐痛、舌苔黏腻、脉弦滑等；十枣汤药性峻猛，重在泻水逐饮，主治水饮停于胸腹之胸胁疼痛、水肿腹胀、二便不利、舌苔白滑、脉沉弦等。

舟车丸

《景岳全书》

【组成】 黑丑研末，四两（120g） 甘遂面裹煨 芫花 大戟俱醋炒，各一两（各 30g） 大黄二两（60g） 青皮 陈皮 木香 槟榔各五钱（各 15g） 轻粉一钱（3g）

【用法】 共为末，水糊丸如小豆大，空心温水下，初服五丸，日三服，以快利为度（现代用法：研末为丸，每服 3～6g，每日一次，清晨空腹温开水送下）。

【功用】 行气逐水。

【主治】 水热内壅，气机阻滞。水肿水胀，口渴，气粗，腹坚，大小便秘，脉沉数有力。

【证治】本方治水热内壅，气机阻滞之水肿水胀的常用方剂。水湿内停，郁久化热，壅积于脘腹经隧，肠胃气阻，故水肿水胀，二便俱闭；水热湿浊之邪无从走泄，内壅益甚，气逆不下，津液不布，故见胀满而口渴，气粗，腹部按之坚。脉沉数有力，是水热壅积于里，而正气不虚。此时邪盛势急，形气俱实，当急予攻逐峻剂，使水去肿消。证属水热内壅，气机阻滞，不得宣通所致；治当行气逐水。

【方解】甘遂苦寒有毒、芫花辛苦温有毒、大戟苦辛寒有毒，共攻逐胸胁脘腹经隧之水，为君药；大黄、黑丑荡涤胃肠，泻水泄热，为臣药；君臣药相辅相成，使水热之邪从二便分消而去。但水停气亦阻，气机不行，又可致水湿不去，故以青皮舒肝气而破结，陈皮行肺脾之气而畅胸膈，槟榔下气利水而破坚，木香疏利三焦而导滞，使气畅水行则肿胀可消；更加轻粉，取其走而不守，逐水通便，协助诸药，分消下泄，均为佐使药。诸药合用，共成峻下逐水、行气破结之功。

本方是在十枣汤的基础上加味而成，攻逐水饮之力极峻，能使水热壅实之邪，从二便畅行而出，犹如顺水之舟、下坡之车，故名舟车丸。

【运用】

1. 辨证要点 本方为治水热内壅、形气俱实之水肿水胀的逐水峻剂。临床应用以水肿水胀，二便秘涩，腹坚，脉沉数有力为辨证要点。

2. 现代研究与临床运用 目前尚未查到现代研究资料。常用于肝硬化腹水、胸腔积液等证属水热内壅，形气俱实者，可予本方加减用之。

3. 使用注意 体虚及孕妇禁用本方，非形气俱实者亦不可轻投。服药后水肿胀满未尽，病人体质强壮者，次日或隔日按原量，或稍减量再服，但方中轻粉、芫花、大戟、甘遂等药毒性剧烈，须注意用量，不宜久服。忌与甘草同用。

疏凿饮子

《济生方》

【组成】泽泻（12g） 赤小豆炒（15g） 商陆（6g） 羌活（9g） 大腹皮（15g） 椒目（9g） 木通（12g） 秦艽去芦（9g） 槟榔（9g） 茯苓皮（30g）

【用法】等分，㕮咀，每服四钱，水一盏半，生姜五片，煎至七分，去滓，温服，不拘时候（现代用法：按证酌量，改汤剂，加姜五片，水煎服）。

【功用】泻下逐水，疏风发表。

【主治】水湿壅盛证。遍身水肿，喘呼口渴，二便不利。

【证治】本方治证乃水湿泛溢表里所致，故见遍身皆肿。水壅于里，三焦气机闭阻，故见二便不通；上迫于肺，肺气不利，则为喘呼气粗。水壅气结，津液不布，故见口渴。治宜表里分消之法。

【方解】方中用商陆苦寒有毒，泻下逐水，通利二便，为君药；茯苓皮、木通、泽泻、椒目、赤小豆利水祛湿，使在里之水从二便而去，共为臣药。羌活、秦艽、生姜善走皮肤，疏泄发表，开泄腠理，使在表之水，从肌肤而泄；湿为阴邪，最易阻遏气机，故伍以大腹皮、槟榔行气利水，使气化则湿亦化，共为佐药。诸药合用，上下内外，分消其势，以消其水；有如疏江凿河，使壅盛于表里之水迅速分消，故得疏凿之名。

【运用】

1. 辨证要点 本方主治阳水实证，临床应用以遍身水肿，气喘，口渴，二便不利，脉沉实为辨证要点。

2. 现代研究与临床运用　药理研究表明，疏凿饮子有利尿、抗炎等作用，常用于急性肾炎水肿、颅内压增高等属水湿壅盛，表里俱实者。

3. 使用注意　本方为攻逐之剂，用治水肿形气实而无明显寒热见证者，对阴水证及孕妇忌用。

第五节　攻补兼施剂

攻补兼施剂，适用于里实正虚之大便秘结证，症见脘腹胀满，大便秘结，下之不能，神疲少气，口舌干燥，脉沉细等。此证，若仅予攻下则正气更虚，单纯补益则邪实愈壅，惟有攻补兼施，邪正兼顾，方能两全。常用大黄、芒硝等泻下药与人参、生地黄、玄参、麦冬等补气养阴药配伍组成方剂。代表方剂，如黄龙汤、增液承气汤。

黄龙汤

《伤寒六书》

【组成】大黄（9g）　芒硝（9g）　枳实（6g）　厚朴（3g）　当归（9g）　人参（6g）　甘草（3g）　（原书未著用量）

【用法】水二盅，姜三片，枣子二枚，煎之后，再入桔梗一撮，热沸为度（现代用法：上药加桔梗 3g、生姜 3 片、大枣 2 枚，水煎，芒硝溶服）。

【功用】泻热通便，补气养血。

【主治】阳明腑实，气血不足证。自利清水，或大便秘结，脘腹胀满，腹痛拒按，口渴身热，神疲少气，谵语，甚则循衣摸床，神昏肢厥，舌苔焦黄或焦黑，脉虚。

【证治】本方为治疗阳明腑实，气血不足证的常用方。本证之形成，或因素体气血不足，复感外邪，邪气入里化热与燥屎内结所致；或温热病邪，热邪传里，耗伤气血，热与积滞相结而成。热结于肠，腑气不通，故大便秘结、脘腹胀满、疼痛拒按；或热结旁流、自利清水、色纯青；邪热内炽，热扰神明，加之正气欲脱，故神昏谵语、肢厥、循衣撮空；气血不足，故神疲少气、脉虚；里热炽盛，故口渴身热、舌苔焦黄或焦黑。本方证属邪实而正虚，邪实宜攻，正虚宜补，故宜泻热通便，补气养血。

【方解】方中大黄、芒硝、枳实、厚朴（即大承气汤）泻热攻下，荡涤肠胃实热积滞。人参补气；当归养血，二药之扶正，既利祛邪，又防下伤正气。桔梗宣畅肺气，生姜和胃降逆，皆可助腑气下行。大枣、甘草合参，当归补益气血，甘草调和诸药。九药合用，泻热结，补气血，为邪正合治之良方。

本方配伍特点有二：一为泻热通便药与益气补血药相配，攻补兼施，重在攻下；二为泻下通便药与开宣肺气药、和胃药并用，则肺肠同治，胃肠并调，协同增效。

【运用】

1. 辨证要点　本方主治阳明腑实，气血不足证。临床应用以大便秘结，或自利清水，腹痛拒按，身热口渴，神倦少气，舌苔焦黄，脉虚为辨证要点。

2. 加减法　原注云“老年气血虚者，去芒硝”，以缓泻下之力，或适当增加人参、当归用量以加强补虚扶正之力；若身热口渴甚者，加玄参、麦门冬生津止渴。

3. 现代研究与临床运用 药理研究表明，黄龙汤有促进正常小鼠肠蠕动及对肠肌的双向调节等作用，主要用于流行性脑脊髓膜炎、乙型脑炎、伤寒、副伤寒、老年性肠梗阻等属阳明腑实，气血不足证者。

4. 使用注意 虽为攻补兼施之剂，但配用大承气汤，其攻下之力较强，故当中病即止。孕妇忌用。

【附方】

新加黄龙汤（《温病条辨》） 细生地五钱（15g） 生甘草二钱（6g） 人参另煎，一钱五分（4.5g） 生大黄三钱（9g） 芒硝一钱（3g） 玄参五钱（15g） 麦门冬连心，五钱（15g） 当归一钱五分（4.5g） 海参洗，二条（2条） 姜汁六匙（6匙） 以水八杯，煮取三杯。先用一杯，冲参汁五分，姜汁二匙，顿服之。如腹中有响声，或转矢气者，为欲便也，候一二时不便，再如前法服一杯；候二十四刻不便，再服第三杯。如服一杯，即得便，止后服。酌服益胃汤（沙参、麦门冬、冰糖、细生地、玉竹）一剂。余参或可加入。功效：泄热通便，滋阴益气。主治：热结里实，气阴不足证。大便秘结，腹胀满，神倦少气，口舌咽燥，唇裂舌焦，苔焦黄或焦黑燥裂。

本方与黄龙汤皆为攻补兼施之剂，均以苦寒泻下药配合补益气血药。本方以调胃承气汤缓下热结，并重用生地黄、玄参、麦门冬、海参养阴增液，增水行舟，人参、甘草、当归益气养血，主治热结较轻而正气不足，阴液亏耗较重者。黄龙汤以大承气汤峻下热结，佐以人参、当归等益气养血，故主治热结里实较重而兼气血不足之证。

增液承气汤

《温病条辨》

【组成】 玄参一两（30g） 麦门冬八钱，连心（24g） 细生地（24g） 大黄三钱（9g） 芒硝一钱五分（4.5g）

【用法】 水八杯，煮取三杯，先服一杯，不知，再服（现代用法：水煎，芒硝溶服）。

【功用】 滋阴增液，泻热通便。

【主治】 阳明温病，热结阴亏证。大便秘结，脘腹胀满，下之不通，口舌干燥，苔黄，脉细数。

【证治】 本方为治疗阳明温病，热结阴亏证的常用方。证属阳明温病，热结阴亏。温热邪气，最易伤津耗液，热邪入里蕴肠，津液受灼，肠腑失润，传导失常，腑气不通，故大便秘结、脘腹胀满；阴液不足而燥屎内结，即所谓"无水舟停"，故虽下之而不通；热盛阴伤，故口舌干燥，苔黄，脉细数。本方证属热结阴亏，治宜增液滋阴，泻热通便。

【方解】 方中重用苦甘咸寒之玄参，滋阴清热，润燥通便，为君药。麦门冬、生地甘寒，滋阴生津，清热润燥。三药质润多汁，"增水"以"行舟"。但单纯滋阴而不攻下，燥屎仍难速下，故用大黄、芒硝滋阴润燥，泻热通下。诸药配伍，使阴液得充，燥屎得下，诸症得除。本方系增液汤与调胃承气汤去甘草合方而成，故名"增液承气汤"。

本方配伍特点：滋阴药配泻下药同用，旨在增水推舟，滋阴通便。

【运用】

1. 辨证要点 本方主治阳明温病，热结阴亏证，临床应用以便秘，口舌干燥，苔黄，脉细数为辨证要点。

2. 加减法 若腹胀明显者，加木香、枳实、厚朴等以行气通便；若身热口渴甚者，加乌梅、玉竹以生津止渴。

3. 现代研究与临床运用 药理研究表明，增液承气汤有改善2型糖尿病动脉粥样硬化及颈动脉内膜及其肌肉中层厚度和降低血脂作用，主要用于急性热病引起的便秘、粘连性肠梗阻、习惯性便秘、药物性便秘、痔疮便秘、流行性出血热后期等属阳明温病，热结阴虚证之便秘者。

4. 使用注意 本方滋阴增液效用强，适用于热结阴亏证，阳虚便秘者不宜使用。

【附方】

承气养营汤（《温疫论》） 知母9g 当归6g 生地黄12g 大黄12g 枳实9g 厚朴9g 白芍15g（原书未著用量）水煎服。功用：泄热通便，滋阴润燥。主治：数下亡阴。唇燥口裂，咽干渴饮，身热不解，腹硬满而痛，大便不通者。

本方与增液承气汤均能滋阴泻结，泄热通便。但本方乃小承气汤合四物汤，去川芎之辛燥，加知母之苦寒滋阴而成，是攻下兼以滋阴养血之剂；增液承气汤则由调胃承气汤去甘草合增液汤而成，滋阴增液之力尤强。二方各有特点，宜区别运用。

小　结

泻下剂共选正方12首，附方9首。按其功用分为寒下剂、温下剂、润下剂、逐水剂和攻补兼施剂五类。

1. 寒下剂 适用于里热积滞实证。症以大便秘结、腹部或胀满或痛，舌红，苔黄厚，脉实有力为特点，其代表方为大承气汤、大陷胸汤。两方均能泻下热结，但大承气汤以大黄生用后下为君，并配伍芒硝、厚朴、枳实，故为峻下热结之剂，主治阳明腑实而痞、满、燥、实四症俱全之证；大陷胸汤则以大黄与甘遂相配为主，泻热逐水，主治水热互结于心下所致大结胸证。

2. 温下剂 适用于里寒积滞实证。症以大便秘结，脘腹冷痛喜温喜按，四肢不温，舌苔白滑，脉沉紧为特点，其代表方为大黄附子汤、温脾汤。两方皆可泻下寒积，均以附子、大黄相配，以温里祛寒，泻下通便。但大黄附子汤配细辛，主治寒实内结所致便秘；温脾汤配干姜、人参等，主治脾阳不足，寒积内停之便秘。

3. 润下剂 适用于肠燥津亏，大便秘结之证。症以大便秘结，艰涩难出，或大便秘结，小便清长，腰膝酸软，手足不温等为特点，其代表方为麻子仁丸、济川煎。两方皆能润肠通便，其中麻子仁丸是以润肠之麻子仁、白蜜、杏仁、芍药配小承气汤组成，为攻润相合之剂，主治肠胃燥热、津液不足的便秘证；济川煎以温肾益精、润肠通便的肉苁蓉为君，配当归、牛膝等，主治肾虚精亏之便秘证。

4. 逐水剂 适用于水饮壅盛于里的实证。症以胸胁引痛，水肿，腹胀，二便不利等为特点，其代表方为十枣汤。本方以攻逐水饮之峻药配伍益脾护中的大枣组方，逐水中兼能培土扶正，主治悬饮或水肿实证。

5. 攻补兼施剂 适用于里实正虚而大便秘结之证。症以脘腹胀满，大便秘结，下之不能，神疲少气等为特点，其代表方黄龙汤和增液承气汤。黄龙汤以攻下热结的大承气汤加益气养血之品而成攻补兼施之剂，主治阳明腑实重证而兼气血不足者。增液承气汤以滋阴药与泻下药配伍，邪正兼顾，重在滋养阴液以扶正，主治阳明温病，热结阴虚证。

复习思考题

（1）导致便秘的原因有哪些？临证组方应如何构思？
（2）试比较三承气汤在组成、用法、用量、煎服法方面的异同。
（3）大承气汤主治哪些病证？其论治的机制是什么？体现了中医什么治疗原则？
（4）简述温下剂的组方思路。
（5）试述大枣在十枣汤中的配伍意义，并说明本方的用法要点。
（6）试分析麻子仁丸配伍杏仁、黄龙汤配伍桔梗的意义。

复习思考题答案

第十章

和 解 剂

方论选录　　课件　　问难

导学

学习目标

熟悉和解剂的概念、适应证、分类及注意事项。掌握和解剂1类方剂（小柴胡汤、蒿芩清胆汤、四逆散、逍遥散、半夏泻心汤、大柴胡汤）的组成、功用、主治、主要配伍关系及临证使用要点；熟悉2类方剂（痛泻要方、防风通圣散、葛根黄芩黄连汤）的组成、功用、主治、主要配伍关系及临证使用要点；了解3类方剂（柴胡达原饮、石膏汤、五积散）的组成、功用、主治。

凡具有和解少阳、调和肝脾、调和肠胃、表里双解等作用，治疗伤寒邪在少阳、肝脾不和、肠胃不和、表里不和的方剂，统称和解剂。属于“八法”中的“和法”。

和解剂原为治疗伤寒邪入少阳而设，位于半表半里，既不宜发汗，又不宜吐下，唯有和解最为适当。然胆附于肝，互为表里，胆经发病可影响及肝，肝经有病也可影响及胆，且肝胆疾病又可累及脾胃，导致肝脾不和；若中气虚弱，升降反作，寒热错杂，又可导致肠胃不和。故和解剂除和解少阳以治少阳病证外，还包括调和肝脾以治肝郁脾虚，调和肠胃以治寒热错杂，肠胃不和。若表里同病，单用解表，则里邪不去；仅治其里，则外邪不解。惟有表里同治，内外分解，才可使病邪得以表里分消，此法亦属和解之范畴。故本章方剂可分为和解少阳剂、调和肝脾剂、调和肠胃剂、表里双解剂四类。

和解剂组方配伍较为独特。《景岳全书·新方八略引》云：“和方之制，和其不和者也。故凡病兼虚者，补而和之；兼滞者，行而和之；兼寒者，温而和之；兼热者，凉而和之。”兼表者，散而和之；兼里者，攻而和之。

应用和解剂应注意以下几点：

（1）凡邪在肌表，未入少阳，或邪已入里，阳明热盛者，皆不宜使用和解剂。

（2）和解之剂，总以祛邪为主，兼顾正气。故劳倦内伤、气血虚弱等属纯虚证者，亦非本类方剂所宜。

（3）前人以“疟不离少阳”，然疟疾亦有多种证型，只有属于少阳证者方可使用和解少阳法治疗。

第一节 和解少阳剂

和解少阳剂，适用于伤寒邪在少阳的病证。症见往来寒热，胸胁苦满，默默不欲饮食，心烦喜呕，以及口苦，咽干，目眩，脉弦等。常用柴胡或青蒿与黄芩相配为主组方，兼有气虚者，佐以益气扶正之品，并防邪陷入里；兼有湿邪者，佐以通利湿浊之品，导邪下泄。代表方如小柴胡汤、蒿芩清胆汤等。

小柴胡汤

《伤寒论》

【组成】 柴胡半斤（25g） 黄芩三两（9g） 人参三两（9g） 甘草三两，炙（9g） 半夏半升，洗（9g） 生姜三两，切（9g） 大枣十二枚，擘（4枚）

【用法】 上七味，以水一斗二升，煮取六升，去滓，再煎，取三升，温服一升，日三服（现代用法：水煎服）。

【功用】 和解少阳。

【主治】

（1）伤寒少阳证。往来寒热，胸胁苦满，默默不欲饮食，心烦喜呕，口苦，咽干，目眩，舌苔薄白，脉弦。

（2）妇人中风，热入血室。经水适断，寒热发作有时。

（3）疟疾、黄疸等病而见少阳证者。

【证治】 少阳经脉循胸布胁，伤寒邪犯少阳，病在半表半里，邪正相争，邪胜欲入里并于阴，正胜欲拒邪出于表，故往来寒热。足少阳之脉起于目锐眦，其支者，下胸中，贯膈，络肝，属胆，循胁里。邪在少阳，经气不利，郁而化热，胆火上炎，而致胸胁苦满、心烦、口苦、咽干、目眩。胆热犯胃，胃失和降，气逆于上，故默默不欲饮食而喜呕。若妇人经期，感受风邪，邪热内传，热与血结，血热瘀滞，疏泄失常，故经水不当断而断、寒热发作有时。疟疾、黄疸等病亦可见往来寒热、胸胁胀满、食欲不振、心烦呕恶等症。邪在表者，当从汗解；邪入里者，则当吐下；今邪既不在表，又不在里，而在表里之间，则非汗、吐、下所宜，故治唯宜和解少阳。

【方解】 方中柴胡苦平，入肝胆经，透解少阳之邪，并能疏泄气机之郁滞，使少阳半表之邪得以疏散，为君药。黄芩苦寒，清泄少阳半里之热，为臣药。柴胡之升散，得黄芩之降泄，两者配伍，达到和解少阳之目的。胆气犯胃，胃失和降，佐以半夏、生姜和胃降逆止呕；邪从太阳传入少阳，缘于正气本虚，故又佐以人参、大枣益气健脾，一者取其扶正以祛邪，一者取其益气以御邪内传，俾正气旺盛，则邪无内向之机。炙甘草助人参、大枣扶正，且能调和诸药，为使药。诸药合用，以和解少阳为主，兼和胃气，使邪气得解，枢机得利，胃气调和，则诸证自除。原方“去滓再煎”，使药性更为醇和，药汤之量更少，减少汤液对胃的刺激。

小柴胡汤为和解剂，一般服药后不经汗出而病解，但也有药后得汗而愈者，这是正复邪却，胃气调和所致。正如《伤寒论》所说："上焦得通，津液得下，胃气因和，身濈然汗出而解。"若少阳病证经误治损伤正气，或患者素体正气不足，服用本方，亦可见到先寒战后发热而汗出的"战汗"现象，属正胜邪却之征。

本方配伍特点有二：其一是以祛邪为主，兼顾正气；其二是以和解少阳为主，兼和胃气。如此可使邪气得解，枢机得利，胆胃调和，则诸症自除。正如柯琴在《伤寒来苏集·伤寒附翼》中所说，此为"少阳枢机之剂，和解表里之总方也"。

【运用】

1. 辨证要点 本方为治疗少阳病证的基础方，又是和解少阳法的代表方。临床应用以往来寒热，胸胁苦满，默默不欲饮食，心烦喜呕，口苦，咽干，苔白，脉弦为辨证要点。

2. 加减变化 若胸中烦而不呕，为热聚于胸，去半夏、人参，加瓜蒌清热理气宽胸；渴者，是热伤津液，去半夏，加人参、天花粉止渴生津；腹中痛，是肝气乘脾，宜去黄芩，加芍药柔肝缓急止痛；胁下痞硬，是气滞痰凝，去大枣，加牡蛎软坚散结；心下悸，小便不利，是水气凌心，宜去黄芩，加茯苓利水宁心；不渴，外有微热，是表邪仍在，宜去人参，加桂枝解表；咳者，是素有肺寒留饮，宜去人参、大枣、生姜，加五味子、干姜温肺止咳。

3. 现代研究与临床应用 药理研究表明，小柴胡汤具有解热、抗炎、抑制大肠杆菌、抗病毒、增强特异性体液免疫、纠正氨基酸代谢紊乱、利胆等作用，常用于感冒、流行性感冒、疟疾、慢性肝炎、肝硬化、急慢性胆囊炎、胆结石、急性胰腺炎、胸膜炎、淋巴腺炎、中耳炎、产褥热、急性乳腺炎、睾丸炎、胆汁反流性胃炎、胃溃疡等属少阳证者。

4. 使用注意 方中柴胡升散，黄芩、半夏性燥，易伤阴血，故阴虚血少者忌用。

【附方】

柴胡枳桔汤（《重订通俗伤寒论》） 川柴胡一钱至一钱半（3～4.5g） 枳壳钱半（4.5g） 姜半夏钱半（4.5g） 鲜生姜一钱（3g） 青子芩一钱至钱半（3～4.5g） 桔梗一钱（3g） 新会皮钱半（4.5g） 雨前茶一钱（3g） 功效：和解透表，畅利胸膈。主治：少阳经证偏于半表者。往来寒热，两头角痛，耳聋目眩，胸胁满痛，舌苔白滑，脉右弦滑，左弦而浮大。

本方即小柴胡汤去人参、甘草、大枣，加枳壳、桔梗、雨前茶、陈皮组成。原书谓本证系"邪郁腠理，逆于上焦，少阳经病偏于半表证也，法当和解兼表，柴胡枳桔汤主之"。证既偏于表，治当促邪外透为宜，故加枳壳、桔梗、陈皮畅胸膈之气，开发上焦。去枣留姜，亦是用其辛散之功，助柴胡透邪。雨前茶（绿茶）清热降火、利水去痰，助黄芩清泄邪热。如此配伍，使少阳经证偏于半表者，得外透而解，升降复而三焦畅，自然诸证悉除。故本方乃"和解表里法轻剂"。

蒿芩清胆汤

《通俗伤寒论》

【组成】 青蒿脑钱半至二钱（4.5～6g） 淡竹茹三钱（9g） 仙半夏钱半（4.5g） 赤茯苓三钱（9g） 青子芩钱半至三钱（4.5g～9g） 生枳壳钱半（4.5g） 陈广皮钱半（4.5g） 碧玉散（滑石、甘草、青黛）包，三钱（9g）

【用法】 原方未著用法（现代用法：水煎服）。

【功用】 清胆利湿，和胃化痰。

【主治】 少阳湿热痰浊证。寒热如疟，寒轻热重，口苦膈闷，吐酸苦水，或呕黄涎而黏，甚则干呕呃逆，胸胁胀痛，小便黄少，舌红苔白腻，间现杂色，脉数而右滑左弦者。

【证治】 本方为治少阳胆热偏重，兼有湿热痰浊内阻之证。湿遏热郁，阻于少阳胆与三焦。三焦之气机不畅，胆中之相火乃炽，以致少阳枢机不利。胆经郁热偏重，故寒热如疟、寒轻热重、口苦膈闷、胸胁胀痛。胆热犯胃，液郁为痰，胃气上逆，故吐酸苦水，或呕黄涎而黏，甚则干呕呃逆。湿阻三焦，水道不畅，以致小便短少，其色黄赤。治宜清胆利湿，和胃化痰。

【方解】 方中青蒿苦寒芳香，既清透少阳邪热，又辟秽化浊；黄芩苦寒，善清胆热，并能燥湿，两药相合，既可内清少阳湿热，又能透邪外出，共为君药。竹茹善清胆胃之热，化痰止呕；枳壳行气宽中；半夏燥湿化痰，和胃降逆；陈皮理气化痰，宽胸畅膈，四药相伍，使热清湿化痰除，共为臣药。赤茯苓、碧玉散清热利湿，导邪从小便而去，为佐使药。综合全方，可使胆热清，痰湿化，气机畅，胃气和，则诸症均解。

本方配伍特点有二：一是芳香清透以畅少阳之枢机；二是苦燥降利以化湿郁之痰浊。

蒿芩清胆汤与小柴胡汤均能和解少阳，用于邪在少阳，往来寒热，胸胁不适者。但小柴胡汤以柴胡、黄芩配人参、大枣、炙甘草，和解中兼有益气扶正之功，宜于胆胃不和，胃虚气逆者；蒿芩清胆汤以青蒿、黄芩配赤茯苓、碧玉散，于和解之中兼清热利湿、理气化痰之效，宜于少阳胆热偏重，兼有湿热痰浊者。

【运用】

1. 辨证要点 本方为治疗少阳湿热证的常用方。临床运用以寒热如疟，寒轻热重，胸胁胀痛，吐酸苦水，舌红苔腻，脉弦滑数为辨证要点。

2. 加减变化 若呕多，加黄连、苏叶清热止呕；湿重，加藿香、薏苡仁、白蔻仁以化湿浊；小便不利，加车前子、泽泻、通草以利小便。

3. 现代研究与临床运用 药理研究表明，蒿芩清胆汤具有抗金黄色葡萄球菌、抗大肠埃希菌、抗内毒素损伤、抗流感病毒、解热、利胆、利尿、提高非特异性与特异性免疫能力等作用，常用于肠伤寒、急性胆囊炎、急性黄疸型肝炎、胆汁反流性胃炎、肾盂肾炎、疟疾、盆腔炎、钩端螺旋体病属少阳胆与三焦湿遏热郁者。

4. 注意事项 本方药性寒凉，素体阳虚者慎用。

柴胡达原饮

《重订通俗伤寒论》

【组成】 柴胡一钱半（4.5g） 生枳壳一钱半（4.5g） 川朴一钱半（4.5g） 青皮一钱半（4.5g） 炙甘草七分（2.1g） 黄芩一钱半（4.5g） 苦桔梗一钱（3g） 草果六分（1.8g） 槟榔二钱（6g） 荷叶梗五寸（10～15g）

【用法】 水煎服。

【功用】 透达膜原，祛湿化痰。

【主治】 温疫痰湿阻于膜原证。间日发疟，胸膈痞满，心烦懊憹，头眩口腻，咯痰不爽，苔白粗如积粉，扪之糙涩，脉弦而滑。

【证治】 膜原外通肌腠，内近肠胃，为三焦之门户，居一身半表半里之位。温疫之邪，从口鼻而入。邪在半表半里，出入营卫之间，正邪相争之时，则疟疾发作，发有定时；邪阻膜原，则三焦气机失畅，积湿酿痰，故见胸膈痞满；气机被郁化热，湿郁热伏于里，内扰心神则见心烦懊憹，内阻清阳则头眩；痰湿内郁于肺则咯痰不爽；苔白粗如积粉，扪之糙涩，脉弦而滑者，均为痰湿阻于膜原之征。治当透达膜原，祛湿化痰。

【方解】 本方以柴胡、黄芩为君，透表解热以疏达膜原气机，且黄芩清热泻火以降泄膜原郁热，两者是和解半表半里之邪的基本配伍。枳壳、厚朴、草果行气燥湿，消痞除满，草果尚能截疟祛痰，以宽畅中焦，均为臣药。佐以青皮、槟榔下气散结，以疏利下焦。桔梗宣肺化痰，荷梗升清透邪，二药合用，以开宣上焦，亦为佐药。炙甘草调药补中，是使药。

本方的配伍特点是宣达膜原，透表清里，和解三焦，则邪祛热清，湿化痰消，疟自缓解。

达原饮是指方药直达膜原，并有“如胁痛、耳聋、寒热、呕而口苦”等症，辨证为“此邪热溢于少阳经也，本方加柴胡一钱”（《瘟疫论》卷上），故名之柴胡达原饮。

【运用】

1. 辨证要点 本方是治疗邪伏膜原、湿遏热伏而湿重于热的常用方剂，以寒热往来、胸膈痞满、苔白粗如积粉、脉弦滑为辨证要点。

2. 现代研究与临床运用 药理研究表明，柴胡达原饮具有解热、抗炎等作用，常用于疟疾、流感及不明原因的发热、慢性肝炎而症见寒热往来、胸膈痞满、苔白粗如积粉、脉弦滑者。

3. 使用注意 湿郁热伏、热重于湿者不宜使用本方。原书云：“若湿已开，热已透，相火炽盛，再投此剂，反助相火愈炽，适劫胆汁而烁肝阴，酿成火旺生风，痉厥兼臻之变矣。”用此方者宜慎之。

【附方】

1. 达原饮（《瘟疫论》） 槟榔二钱（6g）　厚朴一钱（3g）　草果仁五分（1.5g）　知母一钱（3g）　芍药一钱（3g）　黄芩一钱（3g）　甘草五分（1.5g）　上用水二盅，煎八分，午后温服。功效：开达膜原，辟秽化浊。主治：温疫初起，邪伏膜原。憎寒壮热，或一日三次，或一日一次，发无定时，胸闷呕恶，头痛烦躁，脉弦数，舌边深红，舌苔垢腻。

2. 清脾饮（《济生方》） 青皮去白　厚朴姜制，炒　白术　草果仁　柴胡去芦　茯苓去皮　半夏汤泡七次　黄芩　甘草炙，各等分　上㕮咀。每服四钱，水一盏半，姜五片，煎至七分，去渣温服，不拘时候。功效：和解清热，燥湿化痰，行气运脾。主治：疟疾痰湿化热证。寒热往来，热多寒少，膈满心烦，不思饮食，口苦舌干，小便黄赤，大便不利，舌苔黄腻，脉弦数。

达原饮中槟榔能消能磨，除伏邪，为疏利之药，又除瘴气；厚朴破戾气所结；草果辛烈气雄，除伏邪盘踞。三药协力，直达病所，使邪气溃败，速离膜原，是以为达原也。热伤津液，加知母以滋阴；热伤营气，加白芍以和营；黄芩清燥热之余；甘草为和中之用。柴胡达原饮与达原饮两方在组成上均有黄芩、厚朴、草果、槟榔、甘草，然前者还有疏达气机的柴胡，理气行滞的枳壳、桔梗、青皮及荷梗；后者尚有滋阴和血的知母和芍药。两方均有辟秽化浊、透达膜原之功，然前者于化痰浊之中透邪行气、通畅三焦之功尤捷，后者在祛痰湿之中又兼清热滋阴防燥之功。两方均治温疟邪伏膜原之证，然前者较适宜于痰湿气滞较重者，故见胸膈痞满、苔白粗如积粉等症，后者适用于温疫初起或疟疾邪伏膜原者。

清脾饮所治疟疾，是由脾失健运，停湿生痰，痰郁化热，少阳不和所致。病位在少阳、脾胃，病性属痰、湿、热，病证以热多寒少为特点，因此治以和解清热，燥湿化痰，行气运脾之法。方中柴胡、黄芩和解少阳，透邪清热。草果截疟，半夏散结消痞，青皮、厚朴行气除满燥湿。更用白术、茯苓、甘草健脾益气祛湿，既杜生湿之源，又除已成之湿。全方扶正与祛邪并举，以祛邪为主；少阳和脾胃同治，重在治脾。

第二节 调和肝脾剂

调和肝脾剂，适用于肝脾不和的病证。其证多由肝气郁结，横犯脾土，或因脾虚，营血不足，肝失疏泄，而致脘腹胸胁胀痛，神疲食少，月经不调，腹痛泄泻，手足不温。常用疏肝理气药如柴胡、枳壳、陈皮等，与健脾药如白术、茯苓、甘草等配伍组方。代表方如四逆散、逍遥散、痛泻要方。

四逆散

《伤寒论》

【组成】 甘草炙 枳实破，水渍，炙干 柴胡 芍药各十分（各 6g）

【用法】 上四味，各十分，捣筛，白饮和，服方寸匕，日三服（现代用法：水煎服）。

【功用】 透邪解郁，疏肝理脾。

【主治】

（1）阳郁厥逆证。手足不温，或腹痛，或泄利下重，脉弦。

（2）肝脾不和证。胁肋胀痛，脘腹疼痛，脉弦等。

【证治】 本方原在《伤寒论》中，治“少阴病，四逆”。四逆者，乃手足不温也。其证缘于外邪传经入里，气机为之郁遏，不得疏泄，导致阳气内郁，不能达于四末，而见手足不温。此种“四逆”与阳衰阴盛的四肢厥逆有本质区别。正如李中梓云：“此证虽云四逆，必不甚冷，或指头微温，或脉不沉微，乃阴中涵阳之证，唯气不宣通，是为逆冷。”（《伤寒括要》）肝气郁结，疏泄失常，木来乘土，故见脘腹疼痛，或见泄利下重等症。故治宜透邪解郁，调畅气机为法。

【方解】 方中取柴胡入肝胆经，升发阳气，疏肝解郁，透邪外出，为君药。白芍敛阴养血柔肝为臣，与柴胡合用，以补养肝血，条达肝气，可使柴胡升散而无耗伤阴血之弊。佐以枳实理气解郁，泄热破结，与柴胡为伍，一升一降，增舒畅气机之功，并奏升清降浊之效；与白芍相配，又能理气和血，使气血调和。使以甘草，调和诸药，益脾和中。综合四药，共奏透邪解郁、疏肝理脾之效，使邪去郁解，气血调畅，清阳得伸，四逆自愈。原方用白饮（米汤）和服，亦取中气和则阴阳之气自相顺接之意。

本方配伍特点有二：其一是疏柔结合，气血同调；其二是肝脾并调，散收并用。

本方与小柴胡汤同为和解剂，同用柴胡、甘草。但小柴胡汤用柴胡配黄芩，和解清热作用较强；四逆散则柴胡配白芍，疏肝理脾作用较著，故小柴胡汤为和解少阳的代表方，四逆散则为调和肝脾的基础方。

【运用】

1. 辨证要点 本方原治阳郁厥逆证，后世多用作疏肝理脾的基础方。临床运用以手足不温，或胁肋、脘腹疼痛，脉弦为辨证要点。

2. 加减变化 若咳者，加五味子、干姜以温肺散寒止咳；悸者，加桂枝以温心阳；小便不利者，加茯苓以利小便；腹中痛者，加炮附子以散里寒；泄利下重者，加薤白以除下重；气郁甚者，加香附、郁金以理气解郁；有热者，加栀子以清内热。

3. 现代研究与临床运用　药理研究表明，四逆散有保肝、利胆、抗乙型肝炎病毒、抗抑郁、调节免疫等作用；常用于慢性肝炎、胆囊炎、胆石症、胆道蛔虫症、肋间神经痛、胃溃疡、胃炎、胃肠神经官能症、附件炎、输卵管阻塞、急性乳腺炎等属肝胆气郁、肝脾（或胆胃）不和者。

4. 使用注意　阴虚气郁所致的脘腹、胁肋疼痛，忌用本方。

【附方】

1. 枳实芍药散（《金匮要略》）　枳实烧令黑，勿太过　芍药各等分　上二味，杵为散。每服方寸匕，日三服，以麦粥下之。功效：行气和血，缓急止痛。主治：产后腹痛，烦满不得卧者。并主痈脓。

2. 柴胡疏肝散（《证治准绳》引《医学统旨》方）　柴胡　陈皮醋炒，各二钱（各6g）　川芎　香附　枳壳麸炒　芍药各一钱半（各4.5g）　甘草炙，五分（1.5g）　水二盅，煎八分，食前服。功效：疏肝解郁，行气止痛。主治：肝气郁滞症。胁肋疼痛，寒热往来，或胃脘胀满，攻痛连胁，嗳气频繁。

枳实芍药散所治产后腹痛，烦满不得卧，是气滞血凝，郁而生热所致。气血郁滞成实，法当行气和血，然产后正虚，破泄不可过猛，故用枳实烧令黑，使破气不致太过，再合芍药以补血养阴，缓急止痛，则气滞散而血亦行，郁即解而热亦消，腹痛烦满自除。其又主痈脓者，亦是取其行气破滞、和血止痛之功。更以麦粥送服，取其益气和胃安中，兼能凉血，既护产后之虚，又助枳实、芍药消散痈肿。

柴胡疏肝散证是肝气郁结，不得疏泄，气郁导致血滞，故胁肋疼痛，寒热往来。方用四逆散去枳实，加陈皮、枳壳、川芎、香附，增疏肝理气、活血止痛之效，故服后肝气条达，血脉通畅，营卫自和，痛止而寒热亦除。

逍遥散

《太平惠民和剂局方》

【组成】 甘草微炙赤，半两（4.5g）　当归去苗，锉，微炒　茯苓去皮，白者　芍药白　白术　柴胡去苗，各一两（各9g）

【用法】 上为粗末，每服二钱（6g），水一大盏，烧生姜一块切破，薄荷少许，同煎至七分，去渣热服，不拘时候（现代用法：加生姜三片，薄荷6g，水煎服。亦有丸剂，每服6～9g，日服二次）。

【功用】 疏肝解郁，养血健脾。

【主治】 肝郁血虚脾弱证。两胁作痛，头痛目眩，口燥咽干，神疲食少，或往来寒热，或月经不调，乳房胀痛，脉弦而虚者。

【证治】 肝性喜条达，恶抑郁，为藏血之脏，体阴而用阳。若情志不畅，肝木不能条达，则肝体失于柔和，以致肝郁血虚。足厥阴肝经“布胁肋，循喉咙之后，上入颃颡，连目系，上出额，与督脉会于巅”，肝郁血虚则两胁作痛，头痛目眩；郁而化火，故口燥咽干。肝木为病易于传脾，脾胃虚弱故神疲食少。脾为营之本，胃为卫之源，脾胃虚弱则营卫受损，不能调和而致往来寒热。肝藏血，主疏泄，肝郁血虚脾弱，在妇女多见月经不调，乳房胀痛。治宜疏肝解郁、养血健脾之法。

【方解】 方中以柴胡疏肝解郁，使肝气得以条达为君药。当归甘辛苦温，养血和血，且其味辛散，乃血中气药；白芍酸苦微寒，养血敛阴，柔肝缓急；当归、芍药与柴胡同用，补肝体而助肝用，使血和则肝和，血充则肝柔，共为臣药。木郁则土衰，肝病易传脾，故以白术、茯苓、甘草健脾益气，非但实土以御木侮，且使营血生化有源，共为佐药。用法中加薄荷少许，疏散郁遏之气，透达肝经郁热；烧生姜降逆和中，且能辛散达郁，亦为佐药。柴胡引药入肝，甘草调和药性，二者兼使药之用。和而成方，深合《素问·藏气法时论》所谓“肝苦急，急食甘以缓之”“脾欲缓，急食甘以缓之”“肝欲散，急食辛以散之”之旨，可使肝郁得疏，血虚得养，脾弱得复，气血兼顾，肝脾同调，立法周全，组方严谨，故为调肝养血之名方。

本方的配伍特点有二：其一是肝脾同调，体用兼顾；其二是疏中寓养，气血兼顾。

【运用】

1. 辨证要点 本方为疏肝养血的代表方，又是妇科调经的常用方。临床运用以两胁作痛，神疲食少，月经不调，脉弦而虚为辨证要点。

2. 加减变化 肝郁气滞较甚，加香附、郁金、陈皮以疏肝解郁；血虚甚者，加熟地以养血；肝郁化火者，加牡丹皮、栀子以清热凉血。

3. 现代研究与临床运用 药理研究表明，逍遥散有抗抑郁、抗肝纤维化、提高老年痴呆模型小鼠学习记忆能力及抗氧化能力，缓解肠痉挛、镇静、镇痛、抗惊厥、调节内分泌、调节免疫、抗肿瘤等作用，常用于慢性肝炎、肝硬化、胆石症、胃及十二指肠溃疡、慢性胃炎、胃肠神经官能症、经前期紧张症、乳腺小叶增生、更年期综合征、盆腔炎、不孕症、子宫肌瘤等属肝郁血虚脾弱者。

4. 使用注意 肝郁多由情志不遂所致，治疗时须嘱患者心情达观，方能获效；否则，药“逍遥”而人不逍遥，终无济也。

【附方】

1. 加味逍遥散（《内科摘要》） 当归 芍药 茯苓 白术炒 柴胡各一钱（各6g） 牡丹皮 山栀炒 甘草炙，各五分（各3g） 水煎服。功效：养血健脾，疏肝清热。主治：肝郁血虚内热证。烦躁易怒，或自汗盗汗，或头痛目涩，或颊赤口干，或月经不调，少腹胀痛，或小便涩痛，舌红苔薄黄，脉弦虚数。

2. 黑逍遥散（《医宗己任篇》） 逍遥散加熟地黄，水煎，去滓，微微温服。功效：疏肝健脾，养血调经。主治：肝胆两经郁火，以致胁痛头眩，或胃脘当心而痛，或肩胛痛，或时眼赤痛，连太阳，无论六经伤寒，但见阳证；妇人郁怒，致血妄行，赤白淫闭，沙淋崩浊等症。

加味逍遥散是在逍遥散的基础上加牡丹皮、栀子而成，故又名丹栀逍遥散、八味逍遥散。因肝郁血虚日久，则生热化火，此时逍遥散已不足以平其火热，故加牡丹皮以清血中之伏火，炒山栀善清肝热，并导热下行。临床尤多用于肝郁血虚有热所致的月经不调，经量过多，日久不止，以及经期吐衄等。

黑逍遥散是在逍遥散的基础上加熟地黄，治逍遥散证而血虚较甚者。若血虚而有内热者，则熟地黄应易为生地黄。

痛泻要方

《丹溪心法》

【组成】 白术炒，二两（6g） 白芍药炒，二两（6g） 陈皮炒，一两五钱（4.5g） 防风一两（3g）

【用法】 上细切，分作八服，水煎或丸服（现代用法：水煎服）。

【功用】 补脾柔肝，祛湿止泻。

【主治】 痛泻。肠鸣腹痛，大便泄泻，泻必腹痛，泻后痛缓，舌苔薄白，脉两关不调，左弦而右缓者。

【证治】 痛泻之证，系由土虚木乘，肝脾不和，脾运失常所致。《医方考》说：“泻责之脾，痛责之肝；肝责之实，脾责之虚，脾虚肝实，故令痛泻。”其特点是泻必腹痛，泻后痛缓。治宜补脾抑肝，祛湿止泻。

【方解】 方中白术苦甘而温，补脾燥湿以治土虚，为君药。白芍酸寒，柔肝缓急止痛，与白术相配，于土中泻木，为臣药。陈皮辛苦而温，理气燥湿，醒脾和胃，为佐药。配伍少量防风，具升散之性，与白术、芍药相伍，辛能散肝郁，香能舒脾气，且有升清燥湿以助止泻之功，又为脾经引经之药，故兼具佐使之用。四药相合，可以补脾胜湿而止泻，柔肝理气而止痛，使脾健肝柔，痛泻自止。

本方的配伍特点是补脾柔肝，寓疏于补，扶土抑木。

【运用】

1. 辨证要点 本方为治痛泻的常用方。临床运用以肠鸣腹痛，大便泄泻，泻必腹痛，泻后痛缓，左关脉弦而右关脉缓为辨证要点。

2. 加减变化 久泻者，加炒升麻以升阳止泻；舌苔黄腻者，加黄连、煨木香以清热燥湿，理气止泻。

3. 现代研究与临床运用 药理研究表明，痛泻要方有抗结肠溃疡、抗肿瘤、镇痛等作用，常用于急性肠炎、慢性结肠炎、肠易激综合征等属肝木乘脾者。

4. 使用注意 宜与伤食痛泻相鉴别，若伤食痛泻者，不宜使用本方。

第三节 调和肠胃剂

调和肠胃剂，适用于邪在肠胃，升降失常，寒热错杂，而致心下痞满，恶心呕吐，肠鸣下利等证。常以辛温药与苦寒药如干姜、生姜、半夏、黄连、黄芩等为主组成方剂。代表方如半夏泻心汤。

半夏泻心汤

《伤寒论》

【组成】 半夏半升，洗（12g） 黄芩 干姜 人参各三两（各9g） 黄连一两（3g） 大枣十二枚，擘（4枚） 甘草三两，炙（9g）

【用法】 上七味，以水一斗，煮取六升，去滓，再煎，取三升，温服一升，日三服（现代用法：水煎服）。

【功用】 寒热平调，散结除痞。

【主治】 寒热互结之痞证。心下痞，但满而不痛，或呕吐，肠鸣下利，舌苔腻而微黄。

【证治】 此方所治之痞，原系小柴胡汤证误行泻下，损伤中阳，少阳邪热乘虚内陷，以致寒热互结，而成心下痞。痞者，痞塞不通，上下不能交泰之谓。心下即是胃脘，属脾胃病变。脾胃居中焦，为气机升降之枢纽，今中气虚弱，寒热互结，遂成痞证。脾为阴脏，其气主升，胃为阳腑，其气主降，中气既伤，升降失常，故上见呕吐，下则肠鸣下利。上下交病治其中，法宜调其寒热，益气和胃，散结除痞。

【方解】 方中以辛温之半夏为君，散结除痞，又善降逆止呕。臣以干姜之辛热以温中散寒，黄芩、黄连之苦寒以泄热开痞。以上四味相伍，具有寒热平调、辛开苦降之用。然寒热互结，又缘于中虚失运，升降失常，故方中又以人参、大枣甘温益气，以补脾虚，为佐药。使以甘草补脾和中而调和药性。诸药共用，使寒去热清，升降复常，则痞满可除，呕利自愈。

本方配伍特点有三：其一是寒热互用以和其阴阳；其二是苦辛并进以调其升降；其三是补泻兼施以顾其虚实。

本方即小柴胡汤去柴胡、生姜，加黄连、干姜而成。因无半表证，故去解表之柴胡、生姜，痞因寒热错杂而成，故加寒热平调之黄连、干姜，一变和解少阳之剂，而为调和肠胃之方。后世师其法，随证加减，广泛应用于中焦寒热互结，升降失调诸证。

【运用】

1. 辨证要点 本方为治疗中气虚弱，寒热互结，升降失常而致肠胃不和的基础方，又是寒热平调、散结除痞的代表方。临床运用以心下痞满，呕吐泻利，苔腻微黄为其辨证要点。

2. 加减变化 湿热蕴积中焦，呕甚而痞，中气不虚，或舌苔厚腻者，可去人参、甘草、大枣、干姜，加枳实、生姜以下气消痞止呕。

3. 现代研究与临床运用 药理研究表明，半夏泻心汤有修复胃黏膜、双向调节胃肠动力、抑制幽门螺杆菌等作用，常用于急慢性胃肠炎、慢性结肠炎、慢性肝炎、早期肝硬化等属中气虚弱、寒热互结者。

4. 使用注意 因气滞或食积所致的心下痞满，不宜应用。

【附方】

1. 甘草泻心汤（《伤寒论》） 甘草四两，炙（12g） 黄芩 人参 干姜各三两（各9g） 黄连一两（3g） 大枣十二枚，擘（4枚） 半夏半升，洗（9g） 上七味，以水一斗，煮取六升，去滓，再煎，温服一升，日三服。功效：和胃补中，降逆消痞。主治：胃气虚弱痞证。下利日数十行，谷不化，腹中雷鸣，心下痞硬而满，干呕，心烦不得安。

2. 生姜泻心汤（《伤寒论》） 生姜四两，切（12g） 甘草三两，炙（9g） 人参三两（9g） 干姜一两（3g） 黄芩三两（9g） 半夏半升，洗（9g） 黄连一两（3g） 大枣十二枚，擘（4枚） 上八味，以水一斗，煮取六升，去滓，再煎，取三升，温服一升，日三服。功效：和胃消痞，宣散水气。主治：水热互结痞证。心下痞硬，干噫食臭，胁下有水气，腹中雷鸣，下利者。

3. 黄连汤（《伤寒论》） 黄连 甘草炙 干姜 桂枝去皮，各三两（各9g） 人参二两（6g） 半夏半升，洗（9g） 大枣十二枚，擘（4枚） 上七味，以水一斗，煮取六升，去滓，温服一升，日三服，夜二服。功效：寒热并调，和胃降逆。主治：上热下寒证。胸中有热，胃中有邪气，腹中痛，欲呕吐者。

生姜泻心汤即半夏泻心汤减干姜二两，加生姜四两而成。方中重用生姜，取其和胃降逆，宣散水气而消痞满，配合辛开苦降、补益脾胃之品，故能用治水热互结于中焦，脾胃升降失常所致的痞证。甘草泻心汤即半夏泻心汤加重炙甘草用量而成，方中重用炙甘草调中补虚，配合辛开苦降之品，故能用治胃气虚弱、寒热互结所致的痞证。黄连汤即半夏泻心汤加黄连二两，并以黄芩易桂枝而成，本方证为上热下寒，上热则欲呕，下寒则腹痛，故用黄连清上热，干姜、桂枝温下寒，配合半夏和胃降逆，人参、甘草、大枣补虚缓急，全方温清并用，补泻兼施，使寒散热清，上下调和，升降复常，腹痛、呕吐自愈。

综上诸方，或一二味之差，或药量有异，虽辛开苦降，寒热并调之旨不变，而其主治却各有侧重。正如王旭高所说："半夏泻心汤治寒热交结之痞，故苦辛平等；生姜泻心汤治水与热结之痞，故重用生姜以散水气；甘草泻心汤治胃虚气结之痞，故加重甘草以补中气而痞自除。"至于黄连汤寒热并调，和胃降逆，则治上热下寒，腹痛欲呕之证。由此可见，方随法变，药因证异，遣药组方必先谨守病机，方能应手取效。

第四节　表里双解剂

表里双解剂适用于表证未解，又见里证，或原有宿疾，复感表邪，出现表证与里证同时并见的证候。对于表证兼里热证，当用解表药配伍清热药；表证兼里寒证，当用解表药配伍温里药；表证兼里实证，当用解表药配伍泻下药。代表方如大柴胡汤、葛根黄芩黄连汤等。

大柴胡汤

《金匮要略》

【组成】 柴胡半斤（25g）　黄芩三两（9g）　芍药三两（9g）　半夏半升，洗（9g）　生姜五两，切（15g）　枳实四枚，炙（9g）　大枣十二枚，擘（4枚）　大黄二两（6g）

【用法】 上八味，以水一斗二升，煮取六升，去滓，再煎，温服一升，日三服（现代用法：水煎服）。

【功用】 和解少阳，内泻热结。

【主治】 少阳阳明合病。往来寒热，胸胁苦满，呕不止，郁郁微烦，心下痞硬，或心下满痛，大便不解或下利，舌苔黄，脉弦数有力者。

【证治】 本方主治少阳阳明合病，仍以少阳为主。证见往来寒热，胸胁苦满，病变部位仍未离少阳；呕不止与郁郁微烦，则较小柴胡汤证之心烦喜呕为重，再与心下痞硬或满痛，便秘，舌苔黄，脉弦数有力等合参，示病邪已入阳明，有化热成实的热结之象。若阳明积热下迫，大肠传导失司，又可见协热下利。病在少阳，本当禁用下法，但与阳明腑实合病，须表里兼顾。《医方集解》说："少阳固不可下，然兼阳明腑实则当下。"

【方解】 本方系小柴胡汤与小承气汤合方加减合成，是和解为主与泻下并用的方剂。小柴胡汤为治伤寒少阳病的主方，因兼阳明胃家实，故去补益胃气之人参、甘草，加大黄、枳实、芍药以治疗阳明热结之证。方中重用柴胡为君药，配臣药黄芩和解清热，以除少阳之邪。轻用大黄配枳实以内泻阳明热结，行气消痞，亦为臣药。芍药柔肝缓急止痛，与大黄相配治腹中实痛，与枳实相伍理气和血，以除心中急痛；半夏和胃降逆，配伍大量生姜，以治呕逆不止，共为佐药。大枣与生姜相配，能和营卫而行津液，并调和诸药，为使药。本方既不悖于少阳禁下的原则，又可和解少阳，内泻热结，使少阳与阳明并病得以双解。正如《医宗金鉴·删补名医方论》所说："斯方也，柴胡得生姜之倍，解半表之攻捷；枳实、芍药得大黄之少，攻半里之效徐，虽云下之，亦下中之和剂也。"然较小柴胡汤专于和解少阳一经者力量为大，故名之曰“大柴胡汤”。

本方配伍特点是和解与泻下并用，主以和解少阳，辅以内泻热结，佐以缓急止痛。

【运用】

1. 辨证要点 本方为治疗少阳阳明合病的代表方，临床运用以往来寒热，胸胁苦满，心下满痛，呕吐，便秘，苔黄，脉弦数有力为辨证要点。

2. 加减变化 兼黄疸者，可加茵陈、栀子以清热利湿退黄；胁痛剧烈者，可加川楝子、延胡索以行气活血止痛；胆结石者，可加金钱草、海金砂、郁金、鸡内金以化石。

3. 现代研究与临床应用 药理研究表明，大柴胡汤有修复溃疡面、保肝等作用，常用于急性胰腺炎、急性胆囊炎、胆石症、胃及十二指肠溃疡等属少阳阳明合病者。

4. 使用注意 单纯少阳证或阳明证非本方所宜。使用时尚需根据少阳证与阳明热结的轻重，斟酌方中药量的比例。

【附方】

厚朴七物汤（《金匮要略》） 厚朴半斤（15g） 甘草 大黄各三两（9g） 大枣十枚（4枚） 枳实五枚（9g） 桂枝二两（6g） 生姜五两（12g） 上七味，以水一斗，煮取四升，温服八合，日三服。功效：解肌发表，行气通便。主治：外感表证未罢，里实已成。腹满发热，大便不通，脉浮而数。

大柴胡汤与厚朴七物汤均为和解攻里之方。但大柴胡汤主治少阳与阳明合病而以少阳证为主者，故法取小柴胡汤之义以和解少阳之邪重，法取小承气汤之义以泻下阳明之邪轻。而厚朴七物汤则治太阳与阳明合病而以阳明证为重者，故重用厚朴，配伍枳实以行气除满，大黄泻热通便，取厚朴三物汤之义以攻下阳明热结；轻用桂枝，佐以生姜、大枣、甘草以解肌散寒，调和营卫，共成发表攻里之剂。

大柴胡汤与小柴胡汤均有柴胡、黄芩、半夏、大枣，具和解少阳之功。小柴胡汤专治少阳病，大柴胡汤则治少阳阳明合病。大柴胡汤所治之证呕逆较小柴胡汤为重，故重用生姜以增止呕之力，且生姜协柴胡可助散邪之功。大柴胡汤去小柴胡汤中人参、甘草，是因少阳之邪渐次传里，阳明实热已结，且见“呕不止”，故不用人参、甘草；加大黄、枳实，意在泻热除结，用芍药旨在加强缓急止痛之功。

防风通圣散

《黄帝素问宣明论方》

【组成】 防风 川芎 当归 芍药 大黄 薄荷叶 麻黄 连翘 芒硝各半两（各6g） 石膏 黄芩 桔梗各一两（各12g） 滑石三两（20g） 甘草二两（10g） 荆芥 白术 栀子各一分（各3g）

【用法】 上为末，每服二钱（6g），水一大盏，生姜三片，煎至六分，温服（现代用法：作水丸，每服6g，加生姜3片，煎汤送服，日2次；亦可作汤剂，水煎服）。

【功用】 疏风解表，泻热通便。

【主治】 风热壅盛，表里俱实证。憎寒壮热，头目昏眩，目赤睛痛，口苦而干，咽喉不利，胸膈痞闷，咳呕喘满，涕唾稠黏，大便秘结，小便赤涩，舌苔黄腻，脉数有力。并治疮疡肿毒，肠风痔漏，鼻赤，瘾疹等。

【证治】 本方为外感风邪，内有蕴热，表里俱实之证而设。风热之邪在表，正邪相争，以致憎寒壮热；风热上攻，则头目昏眩、目赤睛痛、咽喉不利；邪犯肺胃，故见胸膈痞闷、咳呕喘满、涕唾稠黏；内有蕴热，则口苦口干、便秘溲赤。至于疮疡肿毒、肠风痔漏、鼻赤、瘾疹等证，亦为风热壅盛、气血怫郁所致。治当疏风散热以解表邪，泻热攻下以除里实。

【方解】 方中麻黄、防风、荆芥、薄荷发汗散邪，疏风解表，使表邪从汗而解。黄芩、石膏清泄肺胃；连翘、桔梗清宣上焦，解毒利咽。栀子、滑石清热利湿，引热自小便出；芒硝、大黄泻热通腑，使结热从大便出，四药相伍，使里热从二便分消。火热之邪，易灼血耗气，汗下并用，亦易伤正，故用当归、芍药、川芎养血和血，白术、甘草健脾和中，并兼制苦寒之品以免伤胃。煎加生姜和胃助运。诸药配伍，共奏疏风解表、泻热通便之功。正如《王旭高医书六种·退思集类方歌注》所云："此为表里、气血、三焦通治之剂。""汗不伤表，下不伤里，名曰通圣，极言其用之效耳。"

本方的配伍特点是汗下清利四法并用，上、中、下三焦分消表里邪热，养血益气扶正。

【运用】

1. 辨证要点 本方为治疗风热壅盛、表里俱实证之代表方。以憎寒壮热，口苦咽干，二便秘涩，苔黄，脉数为辨证要点。

2. 加减法 涎嗽者，加姜、半夏理气化痰；无憎寒者，去麻黄；内热不盛者，去石膏；无便秘者去大黄、芒硝；体质壮实者，去当归、芍药、白术等扶正之品。

3. 现代研究与临床运用 药理研究表明，防风通圣散有降血脂作用，常用于感冒、高血压、偏头痛、肥胖、高脂血症、习惯性便秘、急性结膜炎、多发性麦粒肿、老年性瘙痒、面部蝴蝶斑、斑秃等属风热壅盛，表里俱实者。

4. 使用注意 因本方有汗、下之功，故虚人及孕妇慎用。

石膏汤

《深师方》，录自《外台秘要》

【组成】 石膏（30g） 黄连 黄柏 黄芩各二两（各6g） 香豉一升，绵裹（9g） 栀子十枚，擘（9g） 麻黄三两，去节（9g）

【用法】 上七味，切，以水一斗，煮取三升，分为三服，一日并服，出汗。初服一剂，小汗；其后更合一剂，分二日服。常令微汗出，拘挛烦愦即差，得数行利，心开令语，毒折也。忌猪肉冷水（现代用法：水煎服）。

【功用】 清热解毒，发汗解表。

【主治】 伤寒表证未解，里热已炽证。壮热无汗，身体沉重拘急，鼻干口渴，烦躁不眠，神昏谵语，脉滑数或发斑。

【证治】 本方为伤寒表证未解，邪热传里，三焦热盛之证而设。表有实邪，卫气闭郁，正邪相争，故壮热无汗，身体拘急；邪郁营卫，虽未内传肠胃而成腑实之证，但三焦俱热，毒火内炽，故见鼻干口渴，烦躁不眠，神昏谵语；若邪热迫血妄行，则吐衄、发斑皆可出现；里热炽盛，故见滑数之脉。此时如仅治其里，则表不能解；但发其表，则里证又急。因此，治宜解表与清里兼顾。

【方解】 方中石膏辛甘大寒，辛可解肌，寒能清热，为清热除烦之要药，又不碍解表药之发散，用以为君，并以之命名。配伍麻黄、豆豉辛温而散，发汗解表，为臣药，使在表之邪从外而解；君臣相协，而成表里同治之功。黄连、黄芩、黄柏、栀子（即黄连解毒汤）皆大苦大寒之品，长于泻火解毒，其中黄芩善清上焦心肺之火，黄连善清中焦胃火，黄柏善清下焦肾火，栀子通泄三焦之火，四药与石膏相伍，使三焦之火毒从里而泄，共为佐药。诸药配伍，麻黄、豆豉得石膏、三黄、栀子，则发表而不助里热；三黄、石膏、栀子得麻黄、豆豉，则清里而不碍表邪。如此表里分消，内外同治，而具清热解毒、发汗解表之功，为解表清里之良剂。

本方配伍特点是辛温发表与苦寒清热并用，解表不助里热，清里不碍发表。

【运用】

1. 辨证要点 本方证为外邪郁表，肌腠闭塞，里热壅盛，弥漫三焦所致。使用本方应以壮热无汗，鼻干口渴，烦躁脉数为辨证要点。

2. 加减法 若表有汗，方中麻黄减半，桂枝倍加，以防伤表；若大便微溏，则减去石膏，加葛根以升脾胃之清阳；若见高热烦躁、神昏谵语，可配合安宫牛黄丸以清心开窍。

3. 现代研究与临床运用 药理研究表明，石膏汤有抗炎、调节免疫等作用，常用于急性热病而见表邪未解、里热已炽者。

4. 使用注意 方中清热之品皆大苦大寒，久服易伤脾胃，非火盛者不宜使用，虚人慎用。

葛根黄芩黄连汤

《伤寒论》

【组成】 葛根半斤（15g） 甘草炙，二两（6g） 黄芩三两（9g） 黄连三两（9g）

【用法】 上四味，以水八升，先煮葛根，减二升，内诸药，煮取二升，去滓，分温再服（现代用法：水煎服）。

【功用】 解表清里。

【主治】 表证未解，邪热入里证。身热，下利臭秽，胸脘烦热，口干作渴，或喘而汗出，舌红苔黄，脉数或促。

【证治】 外感表证，邪在太阳，法当解表，倘误用攻下，伤及正气，脾气不升，以致表邪内陷阳明而现“协热下利”。此时表邪未解，而里热已炽，表里俱热，故身热、胸脘烦热、口渴、舌红、苔黄、脉数；热邪内迫，清阳不升，大肠传化失司，故下利臭秽；肺与大肠相表里，阳明里热上蒸于肺，肺气不利则喘，外蒸于肌表则汗出。治当外解肌表之邪，内清胃肠之热。

【方解】 方中重用葛根为君，辛甘而凉，主入阳明经，外解肌表之邪，内清阳明之热，又升发脾胃清阳而止泻升津，使表解里和，汪昂赞其“能升阳明清气，又为治泻圣药”。先煎葛根而后纳诸药，则“解肌之力优而清中之气锐”（《伤寒来苏集》）。臣以黄芩、黄连苦寒清热，厚肠止利。甘草甘缓和中，调和诸药，为佐使药。四药合用，使表解里和，身热下利自愈。

本方配伍特点为辛凉升散与苦寒清降共施，而成“清热升阳止利”之法，外疏内清，表里同治。

【运用】

1. 辨证要点 本方为治疗表证未解，邪热入里，协热下利证之基础方。以身热下利，苔黄，脉数为辨证要点。

2. 加减法 腹痛者，加炒白芍以缓急止痛；里急后重者，加木香、槟榔以行气而除后重；便脓血者，加白头翁、秦皮以凉血止痢；兼呕吐者，加半夏、竹茹以降逆止呕；挟食滞者，加焦山楂、焦神曲以消食。

3. 现代研究与临床运用 药理研究表明，葛根黄芩黄连汤有解热、解痉、抗心律失常、抗缺氧等作用。急性肠炎、细菌性痢疾、肠伤寒、小儿秋季腹泻、胃肠型感冒等属表证未解，里热又甚者，均可采用本方加减治之。

4. 使用注意 下利而不发热，脉沉迟或微弱，病属虚寒者，不宜应用本方。

五积散

《仙授理伤续断秘方》

【组成】 苍术 桔梗各二十两（各15g） 枳壳 陈皮各六两（各9g） 芍药 白芷 川芎 川归 甘草 肉桂 茯苓各三两（各5g） 半夏汤泡，三两（5g） 厚朴 干姜各四两（各6g） 麻黄去根、节，六两（6g）

【用法】 上除枳壳、肉桂两件外，余细锉，用慢火炒令色变，摊冷，入枳壳、肉桂令匀。每服三钱（9g），水一盏，姜三片，煎至中盏热服（现代用法：上药为散，每服9g，生姜3片，水煎服；亦可作汤剂，水煎服）。

【功用】 发表温里，顺气化痰，活血消积。

【主治】 外感风寒，内伤生冷证。身热无汗，头痛身疼，项背拘急，胸满恶食，呕吐腹痛，以及妇女血气不和，心腹疼痛，月经不调。

【证治】 本方证系寒、湿、气、血、痰五积所致。外感风寒，郁于肌表，腠理闭塞，故见发热恶寒、无汗、头痛身疼、项背拘急等表实证。内伤生冷，或宿有积冷，中阳受损，脾胃运化失常，停湿生痰，阻滞气机，气血不和，故胸满恶食、呕吐腹痛。妇人以血为本，寒凝气滞，气血不和，可见月经不调、心腹疼痛。寒为五积之始，故治疗应以解表散寒、温里祛寒为主，兼以行气活血、祛湿化痰。

【方解】 方中重用辛苦而温之苍术，既解表又燥湿，配厚朴，合陈皮、甘草，法取平胃散，功擅燥湿健脾，以祛湿积；陈皮、半夏、茯苓、甘草相伍，法取二陈汤，行气燥湿化痰，以消痰积；麻黄、白芷辛温发汗解表以散外寒，干姜、肉桂辛热温里以祛内寒，合而用之，以散寒积；当归、芍药、川芎活血化瘀止痛，以化血积；桔梗、枳壳升降气机，与厚朴、陈皮为伍，以行气积，并可助化痰除湿；炙甘草健脾和中，调和药性。诸药相伍，共收表里同治、散寒温里、气血痰湿并行之功，使脾运复健，气机通畅，痰消湿化，血脉调和，诸症得解。

本方配伍特点为消、温、汗补四法并用，表里同治，主以温、消。

本方能温里散寒，行气活血，故对妇女血气不调、寒凝气滞所致的心腹疼痛、月经不调等亦可治之。

【运用】

1. 辨证要点 本方为治疗外感风寒，内伤生冷所致寒、湿、气、血、痰五积证之代表方。以身热无汗，胸腹胀满或疼痛，苔白腻，脉沉迟为辨证要点。

2. 加减法 本方药味众多，临床应用可根据表里证之轻重、五积之主次而加减变化。

如表寒证重者，以桂枝易肉桂，加强解表之力；表寒证轻者，去麻黄、白芷，以减轻发汗之力；里寒证偏盛，加制附片以温里散寒；胃痛、呕吐清水者，加吴茱萸以温中散寒，降逆止呕；气虚者，加人参、黄芪、白术以益气扶正；无血瘀者，去川芎、当归；痛经者，加延胡索、炒艾叶、乌药温经止痛。

3. 现代研究与临床运用 药理研究表明，五积散有改善胰岛素抵抗、调节性激素水平等作用，常用于坐骨神经痛、腰痛、喘咳、胃痛、痛经、闭经、慢性盆腔炎等属寒邪患者，对妇女寒湿带下及风寒湿所致的鹤膝风、流注等，亦有一定疗效。

4. 使用注意 素体阴虚，或湿热为患者，不宜使用本方。

【附方】

柴胡桂枝干姜汤（《伤寒论》） 柴胡半斤（24g） 桂枝去皮，三两（9g） 干姜二两（6g） 栝蒌根四两（12g） 黄芩三两（9g） 牡蛎熬，二两（6g） 甘草炙，二两（6g） 上七味，以水一斗二升，煮取六升，去滓，再煎，取三升，温服一升，日三服。初服微烦，复服，汗出便愈。功效：和解少阳，温化水饮。主治：伤寒，胸胁满微结，小便不利，渴而不呕，但头汗出，往来寒热，心烦；亦治疟疾寒多微有热，或但寒不热。

本方是小柴胡汤去人参、半夏、生姜、大枣，加桂枝、牡蛎、栝蒌根、干姜而成。方中柴胡、黄芩同用，能和解少阳；栝蒌根、牡蛎并用，能逐饮散结；桂枝、干姜、炙甘草合用，能振奋中阳，温化寒饮。因不呕，故去半夏、生姜；因水饮内结，故去人参、大枣之甘温壅补。此方是和解少阳，疏利枢机，化寒饮之剂，初服正邪相争而见微烦，复服则阳气通，表里和，故汗出便愈。本方与五积散均为解表温里之剂，用于表证兼里寒证。其中五积散用于风寒束表、五积内停之证，故以麻黄、白芷配伍温里散寒、燥湿化痰、调气和血之品；而柴胡桂枝干姜汤用于邪郁少阳、寒饮内结之证，故以柴胡、黄芩配伍温阳化饮之品。两方所治表证的部位、里证的性质均有所不同。

小 结

和解剂共选正方 12 首，附方 12 首，按功用分为和解少阳剂、调和肝脾剂、调和肠胃剂、表里双解剂四类。

1. 和解少阳剂 小柴胡汤为和解少阳主方，主治邪犯少阳，而致寒热往来，胸胁苦满，心烦喜呕，默默不欲饮食等症。蒿芩清胆汤清胆利湿，和胃化痰，主治湿热之邪郁阻少阳证，症见寒热如疟，寒轻热重，口苦膈闷，吐酸苦水，舌红苔白腻等。

2. 调和肝脾剂 四逆散有透邪解郁、疏肝理脾之功，主治阳气内郁而致手足不温，以及肝脾不和所致的胁肋脘腹疼痛等症。逍遥散治证由肝郁血虚以及脾弱所致，而以肝郁血虚为主，其功疏肝解郁，养血健脾，主治两胁作痛，头痛目眩，神疲食少，月经不调等。痛泻要方补脾柔肝，而以治脾为主，主治脾虚肝旺所致的痛泻。

3. 调和肠胃剂 半夏泻心汤寒热平调，消痞散结，主治中气虚弱，寒热错杂于中焦而致的痞、呕、利。

4. 表里双解剂 大柴胡汤与防风通圣散同属解表攻里之剂。大柴胡汤功能和解少阳，内泻热结，主治少阳阳明合病，以往来寒热，心下满痛或痞硬，便秘或胁热下利，苔黄脉弦为辨证要点。防风通圣散是解表与清热、攻下合用的方剂，主治风热壅盛、表里俱实之证。

葛根黄芩黄连汤与石膏汤同为解表清里之剂。前者清热止利，外解表邪，主治泄利、痢疾属里热为主，而表证未解者；后者清热解毒，发汗解表，主治表实无汗，三焦热盛之候。五积散属解表温里之剂，有发表温里、顺气化痰、活血消积之功，是为寒、湿、气、血、痰五积而设，主治外感风寒、内伤生冷之证。

复习思考题

（1）小柴胡汤与大柴胡汤均能和解少阳，两方在组成、功效、主治方面有何不同？
（2）蒿芩清胆汤主治何证？试分析其配伍意义。
（3）逍遥散与痛泻要方均为调和肝脾之剂，其配伍特点有何不同？怎样区别应用？
（4）试分析半夏泻心汤主治证的病机及配伍意义。

复习思考题答案

第十一章

清热剂

方论选录　　课件　　问难

导学

学习目标

熟悉清热剂的概念、适应证、分类及注意事项。掌握清热剂 1 类方剂（白虎汤、清营汤、犀角地黄汤、黄连解毒汤、普济消毒饮、导赤散、龙胆泻肝汤、泻白散、清胃散、芍药汤、白头翁汤、青蒿鳖甲汤）的组成、功用、主治、主要配伍关系及临证使用要点；熟悉 2 类方剂（竹叶石膏汤、凉膈散、玉女煎）的组成、功用、主治、主要配伍关系及临证使用要点；了解 3 类方剂（清瘟败毒散、左金丸、清骨散、当归六黄汤）的组成、功用、主治。

凡以清热药为主组成，具有清热、凉血、泻火、解毒等作用，主治里热证的方剂，统称清热剂。属于“八法”中的“清法”。

温、热、火三者同一属性，温为热之渐，火为热之极，只是程度不同而已，其属性则一，故此三者统属里热证。里热证系指外感六淫之邪、疫疠之气，入里化热化火；或五志过极，脏腑偏盛，化热化火；或嗜食炙煿温热之品，或过服或误用温补方药，化热生火；或阴虚水亏，虚热内生等，致使脏腑、气血积热，以身热，口渴，心烦口苦，小便短赤，舌红脉数等为主症的病证。《素问·至真要大论》所云“热者寒之”“温者清之”“热淫于内，治以咸寒，佐以苦甘”，皆为清热剂的立论依据。病属邪热在里，故不可表散；热虽在里，尚未结实，也不宜攻下，当用清里之法以泄热降火解毒。俞根初在《重订通俗伤寒论》中指出：“伤寒以发表为先，温热以清里为主。”

由于里热证有在气分、血分、脏腑之殊，其证情又有虚、实之别，因此本章方剂分为清气分热、清营凉血、清热解毒、气血两清、清脏腑热、清虚热六类。

清热剂应在表证已解而热已入里，里热虽盛但尚未结实的情况下使用。若邪热在表，当先解表；里热成实，则须寒凉攻下；表邪未解而热已入里者，又当表里双解。热在气而治血，则将引邪深入；热在血而治气，则血热难平。

应用清热剂应注意以下几点：

（1）辨别里热所在部位，是在脏还是在腑，热证阶段是在气分还是在营、在血，或是气血两燔，以选择恰当的方剂。

（2）分清里热的虚实，辨明寒热真假，对于真热假寒，切不可误用温里剂，反之则不可误投寒凉。

（3）热为阳邪，最易伤阴耗液。热邪在里，每致阴液受伤，可见口渴喜饮，或口咽干燥，小便短赤等症。因此，无论热证属实、属虚，病在气血、脏腑，常须配伍养阴生津之品，以兼顾阴液之虚，然滋阴过剂，则易碍胃，需适当配伍醒胃之品。

（4）感温热病中，胃气的存亡至关重要，所谓“有胃气则生，无胃气则亡”。而清热泻火多用寒凉抑或苦寒、质重之品，易伤胃气。因此，清热方剂在用清热药以清气凉血泻热的同时，多配伍和中护胃之品，以使清热而无伐胃之虑。此种与益气护胃之品同用的配伍法则，同样也用于内伤郁热者。

（5）对于屡用清热泻火之剂而热仍不退者，乃真阴不足之虚火证，即王冰所说的“寒之不寒是无水也”，切忌再用苦寒，治当滋阴壮水，使阴复而热自退。

（6）邪热内盛，寒药入口即吐，此为阳盛拒阴，时可寒药热服，或寒凉剂中少佐姜汁等，此为“热因热用”，或称“寒因热用”的反佐法，加用热药，只是为了消除寒热格拒的现象，不是以热治热，故用量宜轻、宜少。

第一节 清气分热剂

清气分热剂，适用于热在气分之证。气分热盛者，因热而耗津、伤气，症见壮热、烦渴、大汗、脉洪大；热病后期，气分余热未清，气津两伤，症见身热多汗、心胸烦闷，口干舌红等。常以甘寒清热药如石膏、竹叶等为主组成。热在气分，最易伤津耗液，常配以滋阴生津药芦根、天花粉、麦门冬等；既伤津且耗气者，宜配伍益气生津药如人参、西洋参、麦门冬等。代表方剂，如白虎汤、竹叶石膏汤等。

白虎汤

《伤寒论》

【组成】 石膏一斤，碎（30g） 知母六两（18g） 甘草二两，炙（6g） 粳米六合（9g）

【用法】 上四味，以水一斗，煮米熟汤成，去滓，温服一升，日三服（现代用法：水煎至米熟汤成，取汤温服）。

【功用】 清热生津。

【主治】 阳明气分热盛证。壮热面赤，烦渴引饮，汗出恶热，脉洪大有力，或滑数。

【证治】《伤寒论》中本方证治，一是伤寒失于表散，入里化热；或伤寒化热传阳明之经，后世温病学家辨证使用于气分热盛之证。热邪内传，里热炽盛，故壮热面赤；里热外蒸，迫津外泄，故大汗出；热灼津伤，加之汗泄液耗，故烦渴引饮；阳明为多气、多血之府，热盛于经，气血动于脉，故脉洪大有力。证属阳明气分热盛，津液受伤所致。邪既离表入里，故不可发汗；虽里热炽盛但尚未至腑实便秘，又不宜攻下。当选用大寒清热之品以清之。然热盛伤津，若用苦寒直折，则恐伤津化燥，其阴越伤。故当以甘寒滋润、清热生津而立法治之。

【方解】 方中石膏为君，辛甘大寒，外解肌肤之热，内清肺胃之火，又可除烦生津以止渴。知母为臣，苦寒质润，清热泻火，兼以滋阴。君臣合用，清热生津之力更强。佐以甘草、粳米益胃护津，以免大寒伤中。甘草调和诸药，兼作使药。诸药配伍，共成清热生津、止渴除烦之剂，使其热清烦除，津生渴止，邪热内盛之证自解。

本方的配伍特点：一是取辛甘大寒之石膏配伍苦寒质润之知母，相济相助，使清热生津之力倍增；二是寒凉清泄之中，配伍益胃顾津的甘草、粳米，以防寒凉伤胃，使清热而不伐胃。

【运用】

1. 辨证要点 本方主治阳明气分热盛证，临床应用以大热、汗大出，大烦渴，脉洪大有力为辨证要点。

2. 加减法 兼见烦渴不止，汗多而脉浮大无力，以及夏日中暑，身热而渴，汗多，背微恶寒，脉大而无力，属气津两伤者，加人参益气生津。温热病，气血两燔，见高热烦渴，神昏谵语，抽搐等证，加羚羊角、水牛角以清热凉血，熄风止痉。若高热，口渴，汗出，神昏谵语，大便秘结，小便赤涩，属阳明经腑同病者，加大黄、芒硝以泻热攻积、软坚润燥。若邪虽入里化热而表寒未解，或温病内发、风寒外束之证，加葱白、豆豉、细辛，以发散风寒。治消渴烦渴引饮，证属胃热者，加天花粉、芦根、麦门冬以增清热生津之力。

3. 现代研究与临床运用 药理研究表明，白虎汤有抑制白细胞介素-1，降低尿酸、血脂、血糖，减轻胰岛素抵抗，解热降温，抗菌、抗炎等功效，常用于流行性乙型脑炎、流行性脑脊髓膜炎、大叶性肺炎、夏季热、糖尿病、老年口腔干燥症、急性虹膜睫状体炎、变应性亚败血症、风湿性心肌炎、小儿疱疹性口腔炎、登革热、风湿性关节炎、不明原因性高热等属于热在气分者。

4. 使用注意 本方使用时，张仲景提出："伤寒发热无汗，其表不解，不可与白虎汤。"吴鞠通提出"四禁"："白虎本为达热出表，若其人脉浮弦而细者不可与也；脉沉者不可与也；不渴者不可与也；汗不出者不可与也。"（《温病条辨》）这些可供临床辨证参考。

【附方】

1. 白虎加人参汤(《伤寒论》) 知母六两（18g） 石膏一斤，碎，绵裹（30g） 甘草二两，炙（6g） 粳米六合（9g） 人参三两（10g） 上五味，以水一斗，煮米熟汤成，去滓，温服一升，日三服。功用：清热益气生津。主治：①白虎汤证，但汗多而脉大无力，具有津气皆伤之证；②暑病见有津气两伤，症见汗出背微恶寒，身热而渴等。

2. 白虎加桂枝汤(《金匮要略》) 知母六两（18g） 甘草二两，炙（6g） 石膏一斤（30g） 粳米二合（6g） 桂枝三两，去皮（5～9g） 上为粗末，每用五钱，水一盏半，煎至八分，去滓温服，汗出愈。功用：清热通络和营卫。主治：温疟，其脉如平，身无寒但热，骨节疼烦，时呕。风湿热痹，症见壮热，气粗烦躁，关节肿痛，口渴苔白，脉弦数。

3. 白虎加苍术汤(《类证活人书》) 知母六两（18g） 甘草二两，炙（6g） 石膏一斤（30g） 苍术 粳米各三两（各 9g） 上锉如麻豆大，每服五钱，水一盏半，煎至八九分，去滓，取六分清汁，温服。功用：清热祛湿。主治：湿温病。身热胸痞，汗多，舌红苔白腻等。

白虎加人参汤、白虎加桂枝汤、白虎加苍术汤均由白虎汤加味而成，所治均有阳明热盛之症。其中，白虎加人参汤是清热与益气生津并用，主治气津两伤的热盛证，辨证要点为汗多身热，烦渴喜饮，脉大无力，故加人参益气生津，扶正以助祛邪，也治气津两伤的暑温病。白虎加桂枝汤是以清热、和营、通络立法，用治温疟，或风湿热痹证，以无寒但热，骨节疼烦为特点，故加桂枝以和营通络。白虎加苍术汤是清热与燥湿并用之方，用于热重于湿的湿温病，症状特点是多汗烦渴，胸痞身重，舌红苔白腻，故加苍术以燥湿；也可用治风湿热痹、关节红肿等。

竹叶石膏汤

《伤寒论》

【组成】 竹叶二把（6g）　石膏一斤（30g）　麦门冬一升，去心（18g）　半夏半升，洗（9g）　人参二两（6g）　甘草二两（6g）　粳米半升（9g）

【用法】 上七味，以水一斗，煮取六升，去滓，内粳米，煮米熟，汤成去米，温服一升，日三服（现代用法：水煎至米熟汤成，取汤温服）。

【功用】 清热生津，益气和胃。

【主治】 伤寒、温病、暑病之后，余热未清，气津两伤。身热多汗，心胸烦闷，气逆欲呕，口干喜饮，或虚烦不寐，舌红苔少，脉虚数。

【证治】 本方原书主治伤寒“解后”的余热未清证，亦见于温病、暑病等热病后期。余热未尽，留恋气分，故症见身热有汗不解，心胸烦闷；热伤气津，故口干喜饮，舌红少苔，脉虚数；余热内扰，胃气不和，故气逆欲吐；热扰心神，故虚烦不寐。证属气分余热未清，气津两伤。当此之时，若只清热则气津难复；若仅益气生津则恐邪热复萌。故宜清解余热与益气生津两顾，兼以和胃气。

【方解】 方中石膏辛甘大寒，清热生津，除烦止渴为君。淡竹叶甘淡性寒，清热除烦；人参、麦门冬益气养阴以生津，共为臣药。佐以半夏和胃降逆以平气逆欲呕，性虽温燥，但用量较小，又配入清热生津药中，则温燥之性去，而降逆之功存，且有助于胃气之转输，使补而不滞；甘草、粳米固护胃气，以防寒凉重伤胃气。甘草调和诸药兼为使药。诸药相伍，清中有补，邪正兼顾，补虚不留邪，清热不伤胃，共收清热生津、益气和胃之功。

本方配伍特点：清热与益气养阴并用，清补之中辅以和胃降逆，祛邪与扶正两顾，清而不寒，补而不滞。

本方系白虎汤衍化而来。白虎汤证属正实邪盛，故用石膏与知母相须为用，大寒清热；本方治证热势已衰，余热未清而气津两伤，故去知母之苦寒泄热，以甘淡性寒之竹叶除虚烦，生津液，人参、麦门冬益气阴，半夏和胃气，是清补两顾之法，对病后余热未清、气津皆伤的实中夹虚之症，可谓善于配伍应变之方。正如《医宗金鉴》所言：“是方也，即白虎汤去知母，加人参、麦门冬、半夏、竹叶也。以大寒之剂易为清补之方，此仲景白虎汤变方也。”

【运用】

1. 辨证要点　本方主治余热未清，气津两伤证，临床应用以身热多汗，气逆欲呕，烦渴喜饮，口干，舌红少津，脉虚数为要点。

2. 加减法　若胃阴不足，胃火上逆，口舌糜烂，舌红而干，可加石斛、天花粉以清热养阴；若胃火炽盛，消谷善饥，舌红脉数者，可加知母、天花粉等以加强清热生津的作用。

3. 现代研究与临床运用　药理研究表明，竹叶石膏汤可通过免疫调节机制起到抑菌作用，常用于流行性乙型脑炎、流行性脑脊髓膜炎、肺炎后期、中暑、糖尿病、小儿夏季热、胆道术后呕吐等属气阴两伤者。

4. 使用注意　热病正盛邪实，大热未衰；或湿阻身热，胸闷干呕，苔黄腻者，均应忌用。

第二节 清营凉血剂

清营凉血剂，具有清营透热、凉血散瘀、清热解毒的作用，适用于热入营血之证。邪热初入营分，多见身热夜甚、神烦少寐、时有谵语、斑疹隐隐、舌绛而干、脉数等；热毒深入血分，则见出血、发斑、如狂、谵语、舌绛起刺等。其组方常用犀角（水牛角）、生地等清营凉血。营分有热，多由气分传变而来，叶天士有“入营犹可透热转气”（《温热论》）之论，故常配伍金银花、连翘、竹叶等，促其透热转气。邪热入血，每多迫血妄行而致出血发斑，络伤血溢每易留瘀，热与血结亦可成瘀，故配以丹皮、赤芍药等，使凉血瘀散，止血不留瘀。代表方剂，如清营汤、犀角地黄汤等。

清营汤

《温病条辨》

【组成】 犀角三钱（现用水牛角代）（30g） 生地黄五钱（15g） 元参三钱（9g） 竹叶心一钱（3g） 麦门冬三钱（9g） 丹参二钱（6g） 黄连一钱五分（5g） 银花三钱（9g） 连翘连心用，二钱（6g）

【用法】 水八杯，煮取三杯，日三服（现代用法：水煎服）。

【功用】 清营解毒，透热养阴。

【主治】 邪热传营。身热夜甚，神烦少寐，时有谵语，目常喜开或喜闭，口渴或不渴，或斑疹隐隐，脉数，舌绛而干。

【证治】 本方所治为邪热初入营阴之证。邪热由气入营，由阳入阴，故身热夜甚，脉数；营气通于心，热扰心营，神明欲乱，故时有谵语；邪初传营，气分热邪尚未尽除，可见口渴，如尽入营分，则邪热蒸腾营阴上承，亦可见口渴不甚，或口反不渴；波及血分，故见斑疹隐隐、舌绛。即叶天士所谓“斑疹皆为邪气外露之象，发出宜神情清爽，为外解里和之意，如斑疹出而神昏者，正不胜邪，内陷为患”（《温热论》）。证属邪热由气初传营分，灼伤营阴，波及血分，热扰心营所致。宗《素问·至真要大论》“热淫于内，治以咸寒，佐以甘苦”及《温热论》“入营犹可透热转气”之旨，以清营解毒与透热养阴立法。

【方解】 方中犀角咸寒（水牛角苦咸寒），其气清灵透发，寒而不遏，清营凉血热毒，且能散瘀，为君药。生地甘寒，清营凉血滋阴，麦门冬甘寒，清热养阴生津，玄参咸寒，滋阴清热解毒，三药共助君药清营凉血，滋阴解毒，为臣药。银花、连翘清热解毒，且芳香透达，轻宣透邪，可透热于外，使初入营分邪热转出气分而解，此即“入营犹可透热转气”之意；竹叶心清心经之热，亦具轻清透达之性，协银花、连翘以透热向外；黄连清心泄火解毒，丹参凉血活血消瘀，以防热与血结，为佐药。诸药合用，共奏清营解毒、透热养阴之功。

本方配伍特点有三：其一是清营分热毒；其二是滋养热伤之阴；其三是透热转气，使初入营分之邪热透出气分而解。

【运用】

1. 辨证要点 本方主治邪热初入营分之证，临床应用以身热夜甚，神烦少寐，斑疹隐隐，舌绛而干，脉细数为辨证要点。

2. 加减法 若寸脉细数，舌干较甚者，可去黄连，以免苦燥伤阴；若神昏谵语较重者，可与安宫牛黄丸或紫雪合用。

3. 现代研究与临床运用 药理研究表明，清营汤有解热、抑菌、抗炎、抗凝、抗氧化、维持血清电解质稳定等作用，常用于治疗乙型脑炎、流行性脑脊髓膜炎、流行性出血热、败血症、血小板减少性紫癜、过敏性紫癜证属热入营分者。

4. 使用注意 吴瑭提出“舌白滑者，不可与也。”“舌苔白滑，不惟热重，湿亦重矣，湿重忌用柔润药。”（《温病条辨》）

【附方】

清宫汤(《温病条辨》) 元参心三钱（9g） 莲子心五分（2g） 竹叶卷心二钱（6g） 连翘心二钱（6g） 犀角尖二钱 磨冲（2～5g）（水牛角尖代）（30g） 连心麦门冬三钱（9g） 水煎服。功用：清心解毒，养阴生津。主治温病误汗，耗伤心液，热陷心包，症见发热、神昏谵语等。

本方与清营汤均可用于温病热扰心营之身热、谵语等症。清营汤重在清营解毒，兼以透热转气，主治邪热由气转营，气分邪热未尽而又波及血分之证，故方中伍以银花、连翘、竹叶以“透热转气”，使初入营之邪热透出气分而解；而清宫汤侧重于清“心包”之热毒，并能养阴辟秽，主治热入心营、逆传心包之证，神昏谵语较著而发热略轻，方中诸药皆用“心”，以入心而通心窍、清心热、散心中秽浊结气。

犀角地黄汤

《备急千金要方》

【组成】 犀角一两（水牛角代 30g） 生地黄八两（30g） 芍药三两（12g） 牡丹皮二两（9g）

【用法】 上药四味㕮咀，以水九升，煮取三升，分三服（现代用法：水煎服，水牛角镑片先煎，余药后下。或水牛角浓缩粉用药汁冲服，每次 1.5～3g）。

【功用】 清热解毒，凉血散瘀。

【主治】

1. 热入血分证 神昏谵语，斑色紫黑，舌绛起刺，脉细数，或善忘如狂，漱水不欲咽，胸中烦痛，自觉腹满，大便色黑易解。

2. 热伤血络证 吐血、衄血、便血、尿血等，舌红绛，脉数。

【证治】 心主血，又主神明，热入血分：一则上扰心神，而致神昏谵语，烦乱不安；二则热盛迫血妄行，阳络伤则血从上而溢，而见吐血，或衄血；阴络伤则血从下而溢，可见便血，或尿血；外溢于肌肤，可见发斑成片，热甚则斑色紫黑；热与血结，离经之血不散，皆可蓄血留瘀，故漱水不欲咽，心胸烦闷；舌质红绛，脉数，均为血分热盛之象。证属热毒深陷血分，灼伤血络，热与血结所致。正如叶天士在《外感温热篇》中所说：“入血就恐耗血动血，直须凉血散血。”故治以清热解毒、凉血散瘀为法。

【方解】 方中犀角（现代水牛角代）咸寒，归心肝二经，直入血分，清心凉血解毒，使热清血自宁，为君药。生地甘苦性凉，入心肝血分，清热凉血，养阴生津，既可助犀角清血分之热，又可补已耗伤之阴血，且兼有止血作用，为臣药。赤芍药既能活血祛瘀，又能助生地凉血和营泄热；丹皮苦辛微寒，清热凉血，活血散瘀，共为佐药。四药合用，共奏清热解毒、凉血散瘀之功。

本方配伍特点有二：其一是清热之中兼以养阴，热清血宁而无耗血之虑；其二是凉血之中佐以散瘀，凉血止血而无留瘀之虞。

本方与清营汤两方均以犀角（水牛角）、生地为主，以治热入营血证。但清营汤是在清热凉血解毒中配伍银花、连翘等透热清气之品，使入营之邪热转出气分而解，适用于邪热初入营分而尚未动血之证，邪留尚浅；本方则配伍赤芍、丹皮泄热散瘀，重在清热解毒，凉血散瘀，用治热毒深陷血分，而见耗血、动血之证，邪入亦深。

【运用】

1. 辨证要点 本方主治热入血分证，临床应用出血，斑色紫黑，神昏谵语，身热烦躁，舌质红绛为使用依据。

2. 加减法 若为蓄血，喜忘如狂，系热燔血分与瘀血互结者，可加大黄、黄芩；若郁怒而挟肝火者，可加柴胡、黄芩、栀子；若心火炽盛，可加黄连、黑栀子、莲子芯；若热盛神昏者，可同时送服紫雪丹或安宫牛黄丸；若吐血，可加侧柏叶、花蕊石；若衄血，可加黄芩、青蒿；若尿血，可加白茅根、小蓟；若便血，可加槐花、地榆；若发斑，可加紫草、青黛等。

3. 现代研究与临床运用 药理研究表明，犀角地黄汤有解热、增强免疫功能、抗过敏、改善微循环等作用，常用于急性重症肝炎、肝昏迷、弥散性血管内凝血、尿毒症、过敏性紫癜、急性白血病、流行性脑脊髓膜炎、败血症、斑疹伤寒、溃疡病出血及疔毒走黄等证属血分热盛者。

4. 使用注意 阳虚失血、气虚失血、阴斑者不宜使用；脾胃虚弱者慎用。

第三节 清热解毒剂

清热解毒剂，适用于温疫、温毒或疮疡疔毒等病证。症见烦热，错语，吐衄，发斑，或口舌生疮，便秘溲赤，以及疔毒痈疡，局部红肿热痛等。常以苦寒泻火解毒药如黄连、黄芩、黄柏、栀子等为主组成。若兼便秘溲赤者，可配伍大黄、芒硝等以导热下行，所谓“以泻代清”；热毒郁结于体表或头面者，可酌配防风、白芷、薄荷、牛蒡子之类以疏散透达，所谓“火郁发之”。代表方剂，如黄连解毒汤、普济消毒饮、凉膈散等。

黄连解毒汤

方出《肘后备急方》，名见《外台秘要》，录自《崔氏方》

【组成】 黄连三两（9g） 黄芩二两（6g） 黄柏二两（6g） 栀子十四枚，擘（9g）

【用法】 上四味切，以水六升，煮取二升，分二服（现代用法：水煎服）。

【功用】 泻火解毒。

【主治】 三焦火毒热盛证。大热烦躁，口燥咽干，错语不眠；或热病吐血、衄血；或热甚发斑，身热下利，湿热黄疸；外科痈疡疔毒，小便黄赤，舌红苔黄，脉数有力。

【证治】 火热毒盛，充斥三焦，表里皆热，内扰心神，故大热烦躁，错语不眠；热灼津伤，则口燥咽干；血为热迫，随火上逆，则吐血、衄血；热伤络脉，血溢肌肤故发斑；邪热熏蒸外越，则为黄疸；热壅肌腠，热盛肉腐，则发为痈疡疔毒；舌红苔黄，脉数有力皆为火毒炽盛之征。证属火热毒盛，充斥三焦，波及内外所致。治当苦寒直折亢火，以泻火解毒。

【方解】 方中黄连苦寒清心泻火，兼泻中焦火热，为君药。黄芩苦寒清泻肺热，善清上焦火热，为臣药。黄柏苦寒清泻肝肾，善泻下焦火热，为佐药。栀子苦寒清泻三焦之火，并能导热下行，使火热之邪，从小便而解，为使药。四药合用，苦寒直折，火邪去而热毒解，诸症可愈。

本方配伍特点是集苦寒降泄之品于一方，泻火并导热下行，以直折火热毒盛之势。

【运用】

1. 辨证要点 本方主治三焦火毒热盛证，临床应用以大热烦扰，口燥咽干，舌红苔黄，脉数有力为辨证要点。

2. 加减法 便秘者，加大黄以泻下焦实热；吐血、衄血、发斑者，加玄参、生地、丹皮以清热凉血；瘀热发黄者，加茵陈、大黄以清热祛湿退黄；痈肿疔毒者，加紫花地丁、蒲公英以加强清热解毒之力。

3. 现代研究与临床运用 药理研究表明，黄连解毒汤有解热、抗菌、抗感染、抗炎、抑制内毒素、治疗溃疡、降血糖、改善脑缺血和缺氧等作用，常用于败血症、脓毒血症、痢疾、泌尿系感染、流行性脑脊髓膜炎、乙型脑炎以及感染性炎症等证属热毒炽盛者。

4. 使用注意 本方为大苦大寒之剂，久服易伤脾胃，非火盛者不宜使用。

【附方】

泻心汤(《金匮要略》) 大黄二两（10g） 黄连一两（5g） 黄芩一两（5g） 上三味，以水三升，煮取一升，顿服之。功用：泻火解毒，燥湿泄热。主治：邪火内炽，迫血妄行，以致吐血、衄血等；或湿热内蕴而为黄疸，见胸痞烦热，舌苔黄腻；或积热上冲而致目赤肿痛，口舌生疮；或外科疮疡，见有心胸烦热、大便干结等。

黄连解毒汤与泻心汤同为泻火解毒之方，但黄连解毒汤长于通泻三焦火热，用治三焦热毒壅盛之证；泻心汤于泻火解毒之中并能通腑泄热，具“以泻代清”之意，既可泻热消痞，又能泻血分之热以凉血止血，用治热壅中焦、气机痞塞之心下痞、按之濡，以及积热上攻之吐血、衄血或目赤肿痛、口舌生疮等。

普济消毒饮

《东垣试效方》

【组成】 黄芩酒炒　黄连酒炒，各五钱（15g）　陈皮去白　甘草生用　玄参　柴胡　桔梗各二钱（各6g）　连翘　板蓝根　马勃　牛蒡子　薄荷各一钱（各3g）　僵蚕　升麻各七分（各2g）

【用法】 上药为末，汤调，时时服之，或蜜拌为丸，噙化（现代用法：水煎服）。

【功用】 清热解毒，疏风散邪。

【主治】 大头瘟。风热疫毒之邪，壅于上焦，发于头面，恶寒发热，头面红肿焮痛，目不能开，咽喉不利，舌燥口渴，舌红苔白兼黄，脉浮数有力。

【证治】 大头瘟又名大头天行。风热疫毒之邪自口鼻而入，壅于上焦，上攻头面，故见头面红肿焮痛，开合不利；热毒郁于肌表，故见恶寒发热；发于肺胃，故咽喉不利甚则肿痛；邪热内盛，故口渴舌燥，舌红苔黄，脉浮数。证属风热疫毒壅于上焦，发于头面所致。病位在上，故治当疏散上焦风热，清解上焦疫毒。

【方解】 方中酒炒黄芩、黄连并用，清降上焦热毒，共为君药；牛蒡子、连翘、薄荷、僵蚕辛凉疏散上焦头面风热，共为臣药。玄参、马勃、板蓝根清热解毒，利咽散结；桔梗、甘草、玄参清利咽喉，玄参并有防止伤阴的作用；陈皮理气疏壅，散邪热郁结，共为佐药。柴胡、升麻疏散风热，有“火郁发之”之意，并能引诸药上达头面，为使药。芩连得升柴之引，直达病所，以清头面热毒；升柴得芩连之苦降又不致于发散太过。全方降中有升，清中寓散，共奏清热解毒、疏风散邪之功。

本方的配伍特点是降中有升，清中寓散，清散兼施而以清热解毒为主，疏散风热中有“火郁发之”之意。

【运用】

1. 辨证要点 本方主治风热疫毒上攻头面之大头瘟，临床应用以头面红肿焮痛，恶寒发热，舌红苔黄，脉浮数有力为辨证要点。

2. 加减法 若大便秘结，可加大黄、芒硝以泻热通便；腮腺炎并发睾丸炎者，可加川楝子、龙胆草以泻肝经湿热。

3. 现代研究与临床运用 药理研究表明，普济消毒饮有抗菌、增强免疫功能等作用，常用于治疗头面丹毒、流行性腮腺炎、急性扁桃体炎、蜂窝组织炎等证属风热毒邪者。

4. 使用注意 本方出自《东垣试效方》，录自《普济方》，原方名普济消毒饮子，简称普济消毒饮，方中原有人参，后世《医方集解》等均去人参而改用薄荷，意在疏散上焦之风热，且清利咽喉。

凉膈散

《太平惠民和剂局方》

【组成】 川大黄 芒硝 甘草爁，各二十两（各 600g） 山栀子仁 薄荷去梗 黄芩各十两（300g） 连翘二斤半（1.25kg）

【用法】 上药为粗末，每服二钱（6g），水一盏，入竹叶七片，蜜少许，煎至七分，去滓，食后温服。小儿可服半钱，更随岁数加减服之。得利下，住服（现代用法：上药共为粗末，每服 6～12g，加竹叶 3g，蜜少许，水煎服，亦可作汤剂煎服）。

【功用】 泻火通便，清上泄下。

【主治】 上中二焦火热证。烦躁口渴，面赤唇焦，胸膈烦热，口舌生疮，或咽痛吐衄，便秘溲赤，或大便不畅，舌红苔黄，脉滑数。

【证治】 脏腑积热，聚于胸膈，以上中二焦为主，则胸膈烦热；火热上冲，故面赤唇焦，口舌生疮，咽痛，吐血、衄血；热灼津液，故见口渴；燥热内结，不从下泄，则便秘溲赤；火热炽盛，则舌红苔黄，脉数。证属上中二焦热盛，火毒内结所致。上有无形邪热，非清不去；中有有形燥结，非下不除，故治以泻火通便，清上泻下。

【方解】 方中重用连翘清热解毒，轻清透散上焦郁热，为君药。黄芩清胸膈郁热，栀子通泻三焦，引火下行；大黄、芒硝泻火通便，以荡涤中焦燥热内结，导热下行，所谓“以泻代清”，四药共为臣药。君臣药合用，以清上泻下。薄荷、竹叶轻清疏散，以解热于上，有“火郁发之”之意，为佐药。甘草、蜂蜜缓和大黄、芒硝峻泻之力，又能存胃津，润燥结，且能调和诸药，为佐使药。全方配伍，共奏泻火通便、清上泄下之功。

全方既有连翘、黄芩、栀子、薄荷、竹叶，疏解清泄胸膈邪热于上；更有调味承气汤合白蜜，通便导滞，荡热于中，使上焦之热得以清解，中焦之实由下而去。清上与泻下并行，其泻下以助清胸膈郁热，所谓“以泻代清”，其意在此。

【运用】

1. 辨证要点 本方主治上、中二焦火热炽盛证，临床应用以胸膈烦热，面赤唇焦，烦躁口渴，舌红苔黄，脉滑数为辨证要点。

2. 加减法 若热毒壅阻上焦，症见壮热、口渴、烦躁、咽喉红肿、大便不燥者，可去芒硝，加石膏、桔梗以增清热凉膈之功；若口渴较甚者，可加天花粉、芦根清热生津；若大便燥结重者，芒硝、大黄用量可适当增加；若吐血、衄血甚者，可加白茅根、侧柏叶、鲜藕汁以凉血止血；若咽喉肿痛，可加板蓝根、牛蒡子、山豆根等解毒利咽。

3. 现代研究与临床运用 药理研究表明，凉膈散有解热、减轻内毒素引起的炎症反应和保护肝、肺组织等作用，常用于咽炎、急性扁桃体炎、胆道感染、急性黄疸性肝炎等上、中二焦火热者。

4. 使用注意 本方虽有通腑之力，但其用重在胸膈之热，而不在大便之秘，即使大便不秘，而胸膈灼热如焚者，亦应施用。体虚及孕妇患本证者，芒硝、大黄宜少用或不用。

第四节 气血两清剂

气血两清剂，适用于温疫热毒充斥内外、气血两燔之证。其临床表现既有大热烦渴为主的气分热盛，又有吐衄、发斑为主的血热妄行，还有神昏谵语的热毒内陷。常用清气分热药石膏、知母，清营凉血药犀角、生地，清热解毒药黄连、黄芩等配伍组方。代表方如清瘟败毒饮。

清瘟败毒饮

《疫疹一得》

【组成】 生石膏大剂六两至八两（180～240g），中剂二两至四两（60～120g），小剂八钱至一两二钱（24～36g） 小生地黄大剂六钱至一两（18～30g），中剂三钱至五钱（9～15g），小剂二钱至四钱（6～12g） 水牛角大剂六两至八两（180～240g），中剂三两至五两（90～150g），小剂二两至四两（60～120g） 真川连大剂四钱至六钱（12～18g），中剂二钱至四钱（6～12g），小剂一钱至一钱半（3～4.5g） 栀子 桔梗 黄芩 知母 赤芍 玄参 连翘 鲜竹叶 甘草 丹皮（以上十味原书无用量）

【用法】 先煎石膏数十沸，后下诸药（现代用法：先煎石膏、水牛角，后下诸药）。

【功用】 清热解毒，凉血泻火。

【主治】 温热疫毒，气血两燔证。大热渴饮，头痛如劈，干呕狂躁，谵语神昏，或发斑，或吐衄，四肢或抽搐，或厥逆，脉沉细而数，或沉数，或浮大而数，舌绛唇焦。

【证治】 温病热毒充斥化火，盛于气分，灼伤津液，故见大热烦渴，舌绛唇焦；热毒上攻清窍，内扰神明，可见头痛如劈，谵语神昏；热迫血燔，故有发斑、吐衄；若热陷厥阴，引动肝风，可见抽搐；热深厥亦深，发为肢厥。脉沉细而数，或沉数，或浮大而数，分别示病情重、中、轻之不同。证属温疫热毒充斥内外，气血两燔所致，此温疫热毒炽盛之重证，非大剂寒凉难当重任，故治疗当以大寒解毒之品，以清热解毒、气血两清。

【方解】 本方由白虎汤、黄连解毒汤、犀角地黄汤三方相合加减而成。方中重用石膏配知母、竹叶、甘草，乃取法白虎汤之义，以清热生津；黄连、黄芩、栀子、连翘共用，是仿黄连解毒汤方义，苦寒直折，意在通泻三焦火热；水牛角、生地、丹皮、赤芍、玄参相配，即犀角地黄汤加味，以清热解毒、凉血散瘀，与清气法合用以治气血两燔；桔梗"载药上行"，甘草兼以调药和中。"此大寒解毒之剂，故重用石膏，先平甚者，而诸经之火，自无不安矣。"（《疫疹一得》）可知本方虽由三方加减而成，但取辛甘大寒之白虎汤方义，以清阳明气分热盛为主，辅以泻火、解毒、凉血、散瘀，共奏气血两清、清瘟败毒之功。

【运用】

1. 辨证要点 本方主治瘟疫热毒、气血两燔证，临床应用以大热渴饮，头痛如劈，谵语神昏，或发斑吐衄，舌绛唇焦，脉数为辨证要点。

2. 加减法 原书加减法："如斑一出，即加大青叶，并少佐升麻四五分，引毒外出透，此内化外解，浊降清升之法。"若热闭心包、神昏谵语者，宜兼用安宫牛黄丸或紫雪丹；热毒内逼肝经，动风抽搐者，加羚羊角、僵蚕、钩藤、龙胆草等以凉肝熄风。

3. 现代研究与临床运用 药理研究表明，清瘟败毒饮有解热、抗炎、抗凝血、抗内毒素、调节免疫作用，常用于乙型脑炎、流行性脑脊髓膜炎、败血症、脓毒血症、流行性出血热、重症肝炎等证属热毒炽盛、气血两燔者。

4. 使用注意 方中生石膏、小生地、水牛角、真川连的剂量有大、中、小之别，运用应视病情之轻重，酌情使用。《疫疹一得》曰："六脉沉细而数，即用大剂；沉而数者，即用中剂；浮大而数者，用小剂。"此外，本方为大寒解毒、气血两清之剂，素体阳虚或脾胃虚弱者忌用。

【附方】

1. 化斑汤(《温病条辨》) 石膏一两（30g） 知母四钱（12g） 生甘草三钱（9g） 玄参三钱（9g） 水牛角（60g） 白粳米一合（9g） 水八杯，煮取三杯，日三服。滓再煮一盅，夜一服。功用：清气凉血。主治：温病气血两燔之发斑。发热，或身热夜甚，外透斑疹，色赤，口渴或不渴，脉数等。

2. 神犀丹(《医效秘传》) 水牛角磨汁 石菖蒲 黄芩各六两（180g） 真怀生地绞汁 银花各一斤（500g） 金汁 连翘各十两（300g） 板蓝根九两（270g） 香豆豉八两（240g） 玄参七两（210g） 花粉 紫草各四两（120g） 各生晒研细，以水牛角、地黄汁、金汁和捣为丸，每重一钱（3g），凉开水化服，日服二次，小儿减半。功用：清热开窍，凉血解毒。主治温热暑疫，热毒深重，耗液伤营，热入心包。症见高热，神昏谵语，斑疹色紫，口咽糜烂，目赤烦躁，舌色紫绛等。

清瘟败毒饮与神犀丹、化斑汤均有清热解毒凉血之功，同治温病热盛之证。清瘟败毒饮以大剂辛寒清泄气分热盛为主，并配伍泻火、解毒、凉血、散瘀之品以使气血两清，用治热毒充斥，气血两燔之证；神犀丹以清热解毒为主，配伍凉血、开窍、清心、护阴之品，以使毒解神清，用治邪入营血，热陷心包，热深毒重之证；化斑汤以清气凉血为主，较之清瘟败毒饮在清气凉血解毒方面力有不足，宜于温病热入气血，发热、发斑之证。

第五节 清脏腑热剂

清脏腑热剂，适用于热邪偏盛于某一脏腑所形成的火热证候。按所属脏腑火热证候的不同，分别以相应的清热药为主组方。如心经热盛，常用黄连、栀子、木通、莲子心等以清心泻火；肝胆实火，常用龙胆草、夏枯草、青黛等清泻胆肝之火；肺中有热，每用桑白皮、黄芩、石膏、知母等清肺泻热；热在脾胃，多用石膏、黄连、升麻、防风等升散积热；热在肠腑，则用黄连、黄柏、白头翁等清肠中热毒。此外，还需根据病证兼夹适当配伍，如热盛伤阴耗血，可配伍生地、当归、麦冬、玄参、阿胶等以滋阴养血；气滞血瘀者，配当归、芍药、木香、槟榔等以行气和血；夹湿者，宜酌配泽泻、车前子、木通、竹叶等以清利湿热；若属火热内郁，当遵“火郁发之”之理，可配伍升麻、防风、藿香、吴茱萸等以发散郁火。代表方如导赤散、龙胆泻肝汤、左金丸、泻白散、清胃散、玉女煎、芍药汤、白头翁汤等。

导赤散

《小儿药证直诀》

【组成】 生地黄 木通 生甘草梢各等分

【用法】 上药为末，每服三钱（9g），水一盏，入竹叶同煎至五分，食后温服（现代用法：水煎服）。

【功用】 清心养阴，利水通淋。

【主治】 心经热盛证。心胸烦热，口渴面赤，意欲饮冷，以及口舌生疮；或心热下移小肠，小便赤涩刺痛，舌红，脉细数。

【证治】 本方主治心经火热或心热移于小肠之热。心经热炽，扰乱神明，故见烦躁，心胸烦热；心热熏蒸于上，灼伤阴津，故见面赤，口渴意欲饮冷；舌为心之苗，心火循经上炎，故见口糜舌疮。心与小肠相表里，心热移于小肠，则见小便赤涩刺痛等。证属心经蕴热或心热移于小肠所致，治宜清心热，利小便，导热下行，使蕴热从小便而解。

【方解】 方中生地黄入心肾经，甘凉而润，凉血滋阴以制心火；木通苦寒，入心与小肠，上清心经之火，下导小肠之热，共为君药，滋阴利水，滋阴以制心火，利水而不损阴。竹叶既能清心除烦，又可淡渗利窍，导心热移于小肠之热下行，具上清下彻之效，为臣药。生甘草梢清热解毒，直达茎中止淋痛，并能调和诸药，为佐使药。诸药合用，共成清心养阴、利水通淋之功。

本方的配伍特点是清热与养阴之品配伍，利水不伤阴，泻火不伐胃，滋阴不恋邪。

本方主治诸症，在《小儿药证直诀》原治“小儿心热”，未言及“心移热于小肠”，至《奇效良方》扩大了运用范围，用治小便赤涩淋痛等。《删补名医方论》说：“赤色属心，导赤者，导心经之热从小肠而出……”故名“导赤散”。

【运用】

1. 辨证要点 本方主治心经热盛或心热移于小肠证，临床应用以心胸烦热，口渴，口舌生疮或小便赤涩，舌红脉数为辨证要点。

2. 加减变化 若心火较盛，可加黄连以清心泻火；若心热移于小肠，小便不通，可加车前子、赤茯苓等以增清热利水之功；若血淋者，可加白茅根、小蓟、藕节等凉血、止血；若阴伤较甚者，加麦门冬以清心护阴。

3. 现代研究与临床运用 药理研究表明，导赤散有抗单纯疱疹病毒的作用，常用于治疗口腔炎、小儿鹅口疮、小儿夜啼等心经有热者及急性泌尿系感染等心经有热移于小肠者。

【附方】

清心莲子饮（《太平惠民和剂局方》） 黄芩 麦门冬去心 地骨皮 车前子 甘草炙，各半两（各15g） 石莲肉去心 白茯苓 黄芪蜜炙 人参各七钱半（各22g） 挫末，每服三钱（10g）水一盏半，煎取八分，去滓，水中沉冷，空心食前服（现代用法：亦可作煎剂服，用量按原方比例酌减）。功用：益气阴，清心火，止淋浊。主治：心火偏旺，气阴两虚，湿热下注。症见遗精淋浊，血崩带下，遇劳则发；或肾阴不足，口舌干燥，烦躁发热。

龙胆泻肝汤

录自《医方集解》

【组成】 龙胆草酒炒（6g） 黄芩炒（9g） 栀子酒炒（9g） 泽泻（12g） 木通（9g） 车前子（9g） 当归酒洗（3g） 生地黄酒炒（9g） 柴胡（6g） 生甘草（6g）（原书未著用量）

【用法】 水煎服；亦可制成水丸，每服6～9g，每日2次，温开水送下。

【功用】 清泻肝胆实火，清利肝经湿热。

【主治】

1. 肝胆实火上扰证 头痛目赤，胁痛，口苦，耳聋，耳肿，舌红苔黄，脉弦数有力。

2. 肝经湿热下注证 阴肿，阴痒，阴痿，阴汗，小便淋浊，妇女带下黄臭，舌红苔黄腻，脉弦数有力。

【证治】 足厥阴肝经，布胁肋，连目系，上出额，会于巅顶；足少阳胆经，起于目锐眦，上抵头角，下耳后，入耳中，出走耳前。肝胆实火循经上炎，则见头痛连及巅顶，目赤，呕苦，耳聋等；肝火盛易使肝之疏泄不利，气机不畅，故可见胁痛；肝脉上抵小腹，下络阴器。肝经湿热循经下注，则为阴痒、阴肿、阴痛、阴汗等，在妇女可见带下黄臭；《素问·生气通天论》指出："湿热不攘，大筋软短，小筋弛长，软短为拘，弛长为痿。"故肝经湿热，在男子可见阴痿；湿热下注膀胱，则为淋痛等。见症虽多，皆为肝胆经实火、湿热所致。治宜清泻肝胆实火、清利肝经湿热。

【方解】 方中龙胆草大苦大寒，入肝胆经，专泻肝胆实火，善清下焦湿热，泻火、除湿两擅其功，用为君药。黄芩、山栀清上导下，苦寒泻火燥湿，为臣药。湿热壅滞下焦，故用泽泻、木通、车前子清热利湿，导湿热从水道排除，使邪有出路。肝体阴而用阳，肝藏血，肝为实火所伤，阴血亦随之消耗，加之方用苦寒、渗利之品又伤其阴，故配以当归、生地，养血滋阴以为佐药，使邪去而阴血不伤；火郁易使肝气不舒，苦寒降泄又恐折伤肝升发之机，故用柴胡疏肝调气，以顺遂肝木条达、升发之性，且能"引诸药归于肝经"。甘草协调诸药，以缓肝急，又甘缓和中，防止苦寒太过伤脾败胃，二药共为佐使。诸药配伍，共奏清泻肝胆实火、清利下焦湿热之功。

本方配伍特点：泻中有补，利中有滋，降中寓升，祛邪不伤正，泻火不伐胃。

【运用】

1. 辨证要点 本方主治肝胆实火湿热证，临床应用以口苦尿赤，舌苔黄，脉弦数有力为辨证要点。

2. 加减法 若肝胆实火较盛，可去木通、车前子，加黄连以助泻火之力；若湿盛热轻，可去黄芩、生地，加滑石、薏苡仁以增利湿之功；若玉茎生疮，或便毒悬痈及阴囊红肿痛热者，加连翘、大黄、黄连以泻火解毒；若肝胆湿热，带下色红者，可加莲须、赤芍等以清热燥湿、凉血止带；若肝火上炎致头痛眩晕，目赤多眵，口苦易怒，可加菊花、桑叶、草决明等清肝明目；若湿热下注，而见黄疸，可加茵陈利湿退黄。

3. 现代研究与临床运用 药理研究表明，龙胆泻肝汤有抗炎、镇痛、抗病毒、抑菌、抗过敏、保肝、利胆、利尿、改善血液循环和免疫调节等作用，常用于高血压病、传染性肝炎、急性胆囊炎、急性乳腺炎、急性结膜炎、角膜溃疡、外耳道疖肿、化脓性中耳炎、突发性耳聋、顽固性偏头痛、带状疱疹等属肝经实火者及泌尿生殖系统炎症如急性尿道炎、急性膀胱炎、急性肾盂肾炎、外阴炎、急性睾丸炎、急性盆腔炎、腹股沟淋巴腺炎、淋病等属肝经湿热下注者。

4. 使用注意 本方药物多为苦寒性味为主，易伤脾胃，故只适用于火热实证，且应中病即止，久服反会导致脾胃两伤，中阳不振；脾胃虚寒，肝阳上亢者，不宜使用。

【附方】

1. 泻青丸（《小儿药证直诀》） 当归去芦头，切，秤 龙脑（即龙胆草）焙，秤 川芎 山栀子仁 川大黄湿纸裹煨 羌活 防风去芦头，切、焙，秤 上药等分为末，炼蜜和丸，鸡头大，每服半丸至一丸，煎竹叶汤，同砂糖，温水化下（现代用法：上药研成药粉，用冷开水制水丸，每服6g，日服两次，温开水送服，或竹叶汤送下，小儿酌减。亦可改为汤剂，用药剂量按一般用量酌情加减）。功用：清肝泻火。主治：肝经郁火。目赤肿痛，烦躁易怒，不能安卧，尿赤便秘，脉洪实及小儿急惊，热盛抽搐等。

2. 当归龙荟丸（原名龙脑丸，《黄帝素问宣明论方》） 当归焙一两（30g） 龙胆草半两（15g） 大栀子 黄连 黄柏 黄芩各一两（30g）大黄 芦荟 青黛各半两（15g） 木香一钱半（4.5g） 麝香半钱（1.5g）上药为末，炼蜜和丸，如小豆大，小儿如麻子大。生姜汤下，每服二十丸，忌发热诸物，兼服防风通圣散（现代用法：上药为末，水泛为丸，每服6g开水送下，日服两次）。主治：肝胆实火证。头晕目眩，神志不宁，谵语发狂，或大便秘结，小便赤涩。

龙胆泻肝汤、泻青丸、当归龙荟丸均属清泻肝经实火之剂，龙胆泻肝汤泻肝胆实火并能清利湿热，且兼养阴血、疏肝气之功，用治肝胆实火上炎，肝经湿热下注之证；泻青丸泻肝火并能疏散肝胆郁火，宜于肝火内郁之证；当归龙荟丸大苦大寒，攻滞降泻，着重于泻实火，使肝经实火从二便分消，宜于肝经实火而有大便秘结、烦躁不宁者。

左金丸

《丹溪心法》

【组成】 黄连六两（180g） 吴茱萸一两或半两（15～30g）

【用法】 上为末，水丸或蒸饼丸，白汤下五十丸（现代用法：为末，水泛为丸，每服2～3g，温开水送服；亦可作汤剂，水煎服，用量按原方比例酌定）。

【功用】 清肝泻火，降逆止呕。

【主治】 肝火犯胃证。胁肋胀痛，嘈杂吞酸，呕吐口苦，脘痞嗳气，舌红苔黄，脉弦数。

【证治】 肝经挟胃络胆，布胁肋。肝郁而经气不畅，故胁肋胀痛；气郁化火，肝火犯胃，胃失和降，故见嘈杂吞酸，甚则上逆而呕吐；肝火上炎，则口苦；舌红苔黄，脉弦数皆为肝经郁火之象。证属肝郁化火，横逆犯胃，肝有火，胃有热，治宜清肝泻火，降逆止呕。

【方解】 方中重用苦寒之黄连为君，清热泻火。肝火郁结，若纯用苦寒降泻，恐郁结难开，故伍以小量辛苦性温热之吴茱萸，一者辛散开泄，疏达肝气，以顺遂肝木条达之性；二者反佐以制黄连之苦寒，使泻火而无凉遏之弊；三者取其下气之用，降逆和胃止呕，又可防黄连苦寒伤中；四则可引黄连入肝经，为佐药。二药合用，辛开苦降，肝胃同治，使肝火得清，胃气得降，则诸症可愈。

本方配伍特点有二：其一是苦降辛开，泻中寓散；其二是寒热并用，泻火而不凉遏，散降而不助火，相反相成。前人对本方配伍特点，从五行“母子”关系中“实则泻其子”解释，即肝木火旺，用黄连泻心火以平肝木，于理亦通。

【运用】

1. 辨证要点 本方主治肝火犯胃证，临床应用以胁肋胀痛，嘈杂吞酸，呕吐口苦，脘痞嗳气，舌红苔黄，脉弦数等为依据。

2. 加减法 若吞酸严重，加乌贼骨、煅瓦楞以制酸止痛；若肝郁而胁肋胀痛，神疲食少者，当合四逆散加减，以加强疏肝理脾之效；若胁肋痛甚者，可合用金铃子散，以加强行气止痛之效。

3. 现代研究与临床运用 药理研究表明，左金丸散剂、水煎剂及生物碱在不同程度上都有保护胃黏膜、抗溃疡、抗肿瘤、镇痛、抑制小肠推进运动和胃液分泌、对抗乙酰胆碱和抗组胺的作用，常用于急、慢性胃炎，胃及十指肠溃疡，食道炎等证属肝火犯胃者。

4. 使用注意 吐酸证属胃寒者忌用。

【附方】

戊己丸(《太平惠民和剂局方》) 黄连去须 吴茱萸去梗炒 白芍药各五两（各150g） 上药为细末，面糊为丸，如梧桐子大。每服二十丸（6g），浓煎米饮下，空心，日三服。功用：疏肝理脾，清热和胃。主治：肝脾不和证。胃痛吞酸，腹痛泄泻。

左金丸、戊己丸同具寒温并用、辛开苦降的配伍方法。左金丸以清肝泻火、和胃降逆为主，主治肝郁化火、肝火犯胃而致肝胃不和之胁肋胀痛、呕吐吞酸的胃病。戊己丸清肝泻火，缓急止痛，主治肝脾不和的胃痛吞酸、腹痛泄泻。

泻白散（又名泻肺散）

《小儿药证直诀》

【组成】 地骨皮 桑白皮炒，各一两（30g） 甘草炙，一钱（3g）

【用法】 上锉散，入粳米一撮，水二小盏，煎七分，食前服（现代用法：共为粗末，每用9g，加粳米一撮（3g），水煎，食前服；或作汤剂，水煎服）。

【功用】 泻肺清热，止咳平喘。

【主治】 肺热喘咳证。气喘咳嗽，皮肤蒸热，日晡尤甚，舌红苔黄，脉细数。

【证治】 肺有伏火郁热，失其清肃，气逆不降，则咳喘气急；肺合皮毛，肺中伏火郁蒸，故见皮肤蒸热；伏热伤于阴分，故其发热以日晡为甚。舌红、脉细数，皆为肺热伤阴之象。证属肺经伏火郁热所致，治当泻肺清热，平喘止咳。

【方解】 方中桑白皮甘寒入肺，清肺泻热，止咳平喘，虽泻肺而不伤肺，故为君药。地骨皮甘淡性寒，清泄肺中伏火，且有退虚热之功，为臣药。《难经·十四难》指出：“损其肺者益其气。”故以炙甘草、粳米养胃和中，培土生金以扶肺气，且甘缓和中使寒不伤胃，并能调和诸药，共为佐使药。诸药合用，共奏泻肺清热、止咳平喘之功。

本方配伍特点是清中兼润，泻中寓补。对小儿“稚阴”体质具有标本兼顾之功。

【运用】

1. 辨证要点　本方主治肺热喘咳证，临床应用以喘咳气急，皮肤蒸热，舌红苔黄，脉细数为辨证要点。

2. 加减法　若肺经热重者，加知母、黄芩清泄肺热；若燥热咳嗽者，加瓜蒌、川贝母以润肺止咳；若有表热证明显可与银翘散加减；若阴虚内热者，加银柴胡、鳖甲滋阴退热。

3. 现代研究与临床运用　药理研究表明，泻白散有祛痰、抗炎作用，常用于支气管炎、肺炎初期及恢复期、百日咳、小儿麻疹初期等证属肺有伏火者。

4. 使用注意　风寒咳嗽或肺虚喘咳者，不宜使用。

【附方】

1. 黄芩泻白散(《伤寒大白》)　黄芩　桑白皮　地骨皮　甘草（各 6g）（原书未著剂量）功用：清肺泻热。主治：右胁痛胀满甚，咳嗽气逆，汗出，脉沉数。

2. 葶苈大枣泻肺汤(《金匮要略》)　葶苈子熬令色黄，捣丸如弹子大（9g）大枣十二枚（4 枚）上药先以水三升煮枣，取二升，去枣，内葶苈，煮取一升，顿服。功用：泻肺行水，下气平喘。主治：痰涎壅盛，咳喘胸满。

泻白散、黄芩泻白散、葶苈大枣泻肺汤均有泻肺之功，但泻白散泻肺中伏火郁热，主治肺中伏火喘咳证；黄芩泻白散清肺制肝，主治肺热及肝之右胁胀痛；葶苈大枣泻肺汤泻肺中痰水，主治痰涎壅盛之咳喘。

清胃散

《脾胃论》

【组成】　当归身　真生地黄酒制各三分（各 6g）　牡丹皮五分（9g）　升麻一钱（9g）　黄连拣净，六分，如黄连不好，更加二分，如夏月倍之，大抵黄连临时增减无定（6g）

【用法】　上为细末，都作一服，水一盏半，煎至七分，去渣，放冷服之（现代用法：水煎服）。

【功用】　清胃凉血。

【主治】　胃中积热证。牙痛牵引头脑，面颊发热，其齿恶热喜冷，或牙龈溃烂，或牙宣出血，或唇舌颊腮肿痛，或口气热臭，口舌干燥，舌红苔黄，脉滑大而数。

【证治】　足阳明胃经循鼻入上齿，挟口环唇，循颐下膈，属胃络脾。胃中热盛，循经上攻，故牙龈红肿热痛，甚则唇舌腮颊肿痛，乃至牙龈溃烂，口气热臭等，皆是热盛上攻。足阳明经循发际，至额颅，故由牙痛而及额颅、面颊发热剧痛等，皆缘胃中热盛；胃为多气多血之腑，胃热常易动及血络，症见牙宣出血；胃热而气血鼓动则脉多滑大兼数，舌红苔黄，口干舌燥等俱为胃热津伤之候。证属胃中实火循经上攻所致，据《素问・至真要大论》“热者寒之”、《素问・六元正纪大论》“火郁发之”的治疗法则，治当清胃凉血，发散郁火。

【方解】　方中黄连苦寒泻火，清胃中积热，是为君药。升麻甘寒，清热解毒，升而能散，可宣达郁火，有“火郁发之”之意，为臣药。二药相配，苦寒清热与升散郁火并进，有清热不凉遏，升散不助热之妙，使上炎之火与内郁之热随升降并投而火降热消。生地凉血以清血中之热，养阴以补灼伤之津；牡丹皮凉血以泻血中伏热，亦为臣药。当归养血和血，以助消肿止痛，为佐药。升麻引药入胃经，兼为使药。诸药合用，共奏清胃凉血之功。

本方配伍特点：以苦寒清胃为主，辅以升阳散火，苦寒而不凉遏，升散而不助热。

原著方中升麻、黄连的用量，应随主治配伍、因时等的不同，当有所区别，强调不能凭一种用量，而用于多变之病。清胃散除见于《脾胃论》外，《医宗金鉴》亦载本方，方较《脾胃论》载方多石膏一味，主治、功用亦相似，然清胃泻火之力更胜。

【运用】

1. 辨证要点 本方主治胃中积热证，临床应用以牙痛牵引头痛，口气热臭，舌红苔黄，脉滑数为辨证要点。

2. 加减运用 若肠燥便秘者，可加大黄以导热下行；若口渴饮冷者，加石斛、玄参、天花粉，以清热生津；若齿衄出血，可加牛膝以导热引血下行。

3. 现代研究与临床运用 药理研究表明，清胃散有保护胃黏膜、促进胃肠动力、抗氧化、镇痛、抗炎、调节免疫功能等作用，常用于口腔炎、牙周炎、舌炎、三叉神经痛等证属胃火上攻者。

4. 使用注意 凡属风冷牙痛或肾虚火炎所致的牙龈肿痛、牙宣出血者，均不宜使用。

【附方】

泻黄散（又名泻脾散，《小儿药证直诀》） 藿香叶七钱（21g） 山栀子仁一钱（3g） 石膏五钱（15g） 甘草三两（90g） 防风四两（120g） 上药锉，同蜜、酒微炒香，为细末。每服一钱至二钱（3～6g），水一盏，煎至五分，温服清汁，无时。功用：泻脾胃伏火。主治：脾胃伏火证。口疮口臭，烦渴易饥，口燥唇干，舌红脉数，以及脾热弄舌等。

本方与清胃散同有清中焦之热的作用。泻黄散清泻脾胃伏火，用药清泻与升发并用，兼顾脾胃，主治脾热弄舌、口疮、口臭等；清胃散清胃凉血，用药以清热凉血为主，兼以升散解毒，主治胃热牙痛，或牙宣出血、颊腮肿痛者。

玉女煎

《景岳全书》

【组成】 生石膏三至五钱（15～30g） 熟地三至五钱或一两（9～30g） 麦门冬二钱（6g） 知母 牛膝各一钱半（各4.5g）

【用法】 水一盅半，煎七分，温服或冷服（现代用法：水煎服）。

【功用】 清胃滋阴。

【主治】 胃热阴虚证。烦热干渴，头痛，牙痛，牙龈出血，舌红苔黄且干。亦治消渴、消谷善饥等。

【证治】 本方原书所治“少阴不足，阳明有余”，可见由胃热阴伤所致。足阳明胃经起于鼻，入上齿，挟口环唇，阳明有余，胃热循经上攻，故见头痛、牙痛；热伤血络，以致牙龈出血，热耗阴津，少阴不足，故见烦热口干、牙齿松动、舌红苔黄。胃热炽盛，腐熟水谷之力强盛，则见消谷善饥。证属胃火盛与肾水亏相因为病，而以胃热为主，治宜清胃热，滋肾阴。

【方解】 方中石膏辛甘大寒，清阳明胃火有余为君。熟地甘而微温，滋肾水不足为臣，合用则有清火滋水、阴阳兼顾之效。知母苦寒质润，助石膏清胃泻火，润燥生津；麦门冬甘寒滋阴生津，助熟地滋肾养阴，又兼清胃火，共为佐药。牛膝导热引血下行，且能滋补肝肾，为佐使药。诸药配伍，共奏清胃滋肾之功。胃中火热得清，肾阴得养，则消渴之消谷善饥、烦渴口燥等症可除。

本方配伍特点：标本兼顾，使热彻阴存，但以治实为主，胃热得清，肾阴得补。

【运用】

1. 辨证要点　本方主治胃热阴虚证，临床应用以牙痛齿松，烦热干渴，舌红苔黄而干为辨证要点。

2. 加减法　若火之盛极者，加栀子、地骨皮以清热泻火；若血分热盛，齿衄出血量多者，去熟地黄，加生地黄、玄参以增强清热凉血；若多汗多渴者，加北五味十四粒；若小便不利或火不能降者，加泽泻、茯苓利水泻火；若金水俱亏，因精损气者，加人参益气补精。

3. 现代研究与临床运用　药理研究表明，玉女煎有降血糖作用，常用于治疗急慢性口腔炎、舌炎、三叉神经痛、糖尿病、病毒性心肌炎等证属胃热阴虚者。

4. 使用注意　大便溏泻者，不宜使用本方。

芍药汤

《素问病机气宜保命集》

【组成】　芍药一两（30g）　当归　黄连各半两（15g）　槟榔　木香　甘草炒各二钱（各6g）　大黄三钱（9g）　黄芩半两（15g）　官桂二钱半（5g）

【用法】　上药㕮咀，每服半两，水二盏，煎至一盏，食后温服（现代用法：水煎服）。

【功用】　清热燥湿，调气和血。

【主治】　湿热痢疾。腹痛便脓血，赤白相兼，里急后重，肛门灼热，小便短赤，舌苔黄腻，脉弦数。

【证治】　湿热疫毒蕴结大肠，气滞失调，故见腹痛，里急后重；湿热熏灼，伤及血络，气血与湿热相搏，化为脓血，故见便脓血，赤白相兼；疫毒下迫，故见肛门灼热，小便短赤；舌苔黄腻，脉弦数均为湿热内蕴之征。证属湿热壅滞肠中，气血失调，治宜清热燥湿，调和气血。

【方解】　方中黄连、黄芩苦寒燥湿，清热解毒，乃治湿热壅滞成痢的必用之品，为君药。重用芍药，和营调血，缓急止痛，《本草纲目》谓其善“止下痢腹痛后重”；当归养血活血，即“行血则便脓自愈”；配木香、槟榔行气导滞，即“调气则后重自除”，四药合用，调气和血，共为臣药。大黄，苦寒泻热，攻积导滞，兼破瘀活血，使邪有出路，所谓“通因通用”，为佐药。少量肉桂温而行之，入血助当归、芍药行血、活血之力，又制黄连、黄芩之苦寒，使无凉遏滞邪之弊，是为反佐。甘草调和诸药，合芍药缓急止痛，为使药。诸药合用，共奏清热解毒、调气和血之功。

本方配伍特点：以清热解毒为主，兼以气血并调，结合“通因通用”之法，标本兼顾，与一般纯用苦寒治痢之方不同。

【运用】

1. 辨证要点　本方主治湿热痢疾，临床应用以痢下赤白，腹痛里急后重，苔腻微黄为辨证要点。

2. 加减法　原方后有“如血痢，渐加大黄；汗后脓毒，加黄柏半两”。此外，若苔黄而干，热甚伤津者，可去温燥之肉桂；苔腻脉滑，兼有食滞者，可去甘草，加焦山楂、神曲、麦芽以消食化滞；痢下赤多白少，或纯下赤冻者，当归改归尾，并加丹皮、地榆等以凉血止血。

3. 现代研究与临床运用 药理研究表明，芍药汤具有抗菌、抗炎的作用，常用于细菌性痢疾、阿米巴痢疾、急性肠炎、过敏性肠炎等证属湿热蕴结者。

4. 使用注意 痢疾初起有表证者，不宜使用本方。久痢及虚寒痢亦不宜使用。阴虚内热者不宜使用。

【附方】

1. 黄芩汤(《伤寒论》) 黄芩三两（9g） 芍药三两（9g） 甘草炙，二两（6g） 大枣擘，十二枚（4枚） 上四味，以水一斗，煮取三升，去滓，温服一升，日再，夜一服（现代用法：水煎服）。功用：清热止利，和中止痛。主治：太阳与少阳合病，自下利者。

2. 香连丸 （原名大香连丸，《太平惠民和剂局方》） 黄连去须，二十两（600g），吴茱萸十两（300g）同炒令赤，去茱萸不用 木香不见火，四两八钱八分（130g） 上药为末，醋糊为丸，如梧桐子大。每服二十丸，饭饮吞下。功用：清热化湿，行气止痢。主治：丈夫妇人肠胃虚弱，冷热不调，泄泻烦渴，米谷不化，腹胀肠鸣，胸膈痞闷，胁肋胀满，或赤白痢下，腹痛里急后重。

黄芩汤与芍药汤、香连丸均可用于热利。黄芩汤所治热利属于太阳少阳合病，见有口苦，下利臭秽，舌红苔黄等热象，尤以少阳清里热为主。芍药汤主治湿热痢疾，表现为便脓血赤白相兼，且腹痛，里急后重较甚，有清热燥湿、调和气血之功，兼能通滞下行，行气止痢。香连丸黄连、吴茱萸同炒，意在清热燥湿，加木香行气化滞，用治湿热痢疾、下痢赤白相兼、腹痛、里急后重者。

白头翁汤

《伤寒论》

【组成】 白头翁二两（15g） 黄柏三两（12g） 黄连三两（6g） 秦皮三两（12g）

【用法】 上药四味，以水七升，煮取二升，去滓，温服一升。不愈再服一升（现代用法：水煎服）。

【功用】 清热解毒，凉血止痢。

【主治】 热毒痢疾。腹痛，里急后重，肛门灼热，泻下脓血，赤多白少，渴欲饮水，舌红苔黄，脉弦数。

【证治】 热毒熏灼肠胃气血，酿为脓血，故见泻下脓血，赤多白少；热毒蕴积肠中，腑气不行，则腹痛，里急后重；热毒下迫大肠，则肛门灼热；热伤津液，故渴欲饮水；舌红苔黄，脉弦数，均为里热炽盛之象。证属疫毒邪热，蕴积肠中，深陷血分所致，治当重在清热解毒凉血而止痢。

【方解】 方中白头翁苦寒，专入大肠，长于清热解毒，凉血治痢，尤善清胃肠湿热和血分热毒，是治疗热毒血痢之要药，为君药。黄连苦寒，泻火解毒，燥湿厚肠，亦为治痢之主药；黄柏泻下焦湿热，共助君药清热解毒治痢，为臣药。秦皮苦涩而寒，入大肠经，一药两用，既能助上药清热解毒，又具有收涩止痢之功，为佐使药。本方集苦寒清热解毒药于一方，共奏清热解毒、凉血止痢之功。

本方的配伍特点有二：其一是重在清热解毒，兼以凉血止痢；其二是清解中兼以涩止，以清解为主。

本方与芍药汤均为治疗痢疾之方。本方主治热毒深陷血分而致之热毒痢疾，以腹痛，便脓血，赤多白少，里急后重，渴欲饮水，舌红苔黄等为主要见症，治以清热解毒凉血为主，兼收涩止痢后重自除；而芍药汤主治湿热阻滞肠腑、气血不和之湿热痢疾，以腹痛，便脓血，赤白相兼，里急后重，舌苔黄腻等为主要见症，故治宜调和气血与清热解毒并进，取“通因通用”为主，以使“行血则便脓自愈，调气则后重自除”，清热燥湿与行血调气并用。

【运用】

1. 辨证要点　本方主治热毒痢疾，临床应用以下痢脓血，赤多白少，腹痛，里急后重，舌红苔黄，脉弦数为辨证要点。

2. 加减法　若兼恶寒发热，表邪未解而里热又炽盛者，可加葛根、金银花、连翘以增强解肌清热之力；若腹痛里急明显者，可加木香、槟榔、白芍以行气导滞止痛；若腹痛拒按，苔厚腻，挟食滞者，可加枳实、山楂以消食导滞；若赤痢偏多，可加丹皮、赤芍、地榆以凉血活血；若发病急骤，下痢鲜紫脓血，壮热口渴，烦躁舌绛属疫毒痢者，可再加生地、金银花、穿心莲以加强清热凉血之功。

3. 现代研究与临床运用　药理研究表明，白头翁汤有抑菌、抗炎、抑制溃疡、调节免疫、抗氧化、抗内毒素损伤、止泻的作用，常用于细菌性痢疾、阿米巴痢疾证属热毒较盛者。

4. 使用注意　素体脾胃虚弱者当慎用，以免更伤脾胃。

【附方】

白头翁加甘草阿胶汤(《金匮要略》)　白头翁二两（15g）　甘草　阿胶各二两（6g）　秦皮　黄连　黄柏各三两（各9g）　上药六味，以水七升，煮取二升半，内胶令消尽，分温三服。功用：清热解毒，养血和中。主治：产后血虚热痢。此方非独产后热痢宜用，凡阴血不足病热痢者，皆可适用。

本方与白头翁汤均有清热解毒、凉血止痢之功，主治热痢。白头翁汤属苦寒清燥之剂，本方加入阿胶、甘草，清燥之中，又寓养血和中之功，适用于妇人产后或阴血不足而证属热痢者。

第六节　清虚热剂

清虚热剂，适用于热病后期，余邪未尽，阴液已伤，热留阴分，症见暮热朝凉，舌红少苔，脉细数；或由肝肾阴虚，虚火内扰，见骨蒸潮热，久热不退，盗汗面赤等。常以滋阴清热的鳖甲、知母、生地与清透伏热的青蒿、秦艽、银柴胡、地骨皮、柴胡等组方。代表方如青蒿鳖甲汤、清骨散、当归六黄汤等。

青蒿鳖甲汤

《温病条辨》

【组成】　青蒿二钱（6g）　鳖甲五钱（15g）　细生地四钱（12g）　知母二钱（6g）　牡丹皮三钱（9g）

【用法】 水五杯，煮取二杯，日再服（现代用法：水煎服）。

【功用】 养阴透热。

【主治】 温病后期，阴液耗伤，邪伏阴分证。夜热早凉，热退无汗，舌红苔少，脉细数。

【证治】 温病后期，阴液已伤，邪热未尽，深伏阴分。夜则卫阳入里，阴分与邪气相争则热；昼则卫阳行表，正邪不争而热退。阴津益耗，无源作汗，且邪不外解，仍归阴分，故见热退无汗，舌红少苔，脉象细数，皆为阴虚有热之征。对此阴虚邪伏之证，吴氏指出："邪气深伏阴分，混处气血之中，不能纯用养阴；又非壮火，更不得任用苦燥。"（《温病条辨》）。故治宜养阴透热。

【方解】 方中鳖甲咸寒，直入阴分，既可滋补阴液，又善清深伏阴分之热，故吴氏言其能入络搜邪；青蒿味苦微辛而性寒，气味芳香，为清热透邪之要药。二药相伍，鳖甲专入阴分滋阴，青蒿可出阳分透热，使养阴而不恋邪，透热而不伤正，有相得益彰之妙，故共为君药。即如吴瑭所释："此方有先入后出之妙，青蒿不能直入阴分，有鳖甲领之入也；鳖甲不能独出阳分，有青蒿领之出也。"（《温病条辨》卷三）生地甘凉，知母苦寒质润，二药均可滋阴清热降火，协鳖甲养阴退虚热，为臣药。丹皮辛苦而凉，可"治血中伏火，除烦热"（《本草纲目》），以助除青蒿透泄阴分之伏热，为佐药。五药合用，滋阴、清热、透邪并进，标本兼顾，共奏养阴透热之功。

本方配伍特点是养阴与透热并行，祛邪与扶正兼顾，使养阴不恋邪，祛邪不伤正。

【运用】

1. 辨证要点 本方主治温病后期，阴虚邪伏证，临床应用以夜热早凉，热退无汗，舌红少苔，脉细数为辨证要点。

2. 加减法 若汗解渴饮，可去生地，加天花粉以清热生津止渴；若肺痨骨蒸，阴虚火旺者，可加北沙参、麦门冬、旱莲草以养阴清肺；若小儿夏季证属阴虚有热者，可酌加白薇、荷梗等以解暑退热。

3. 现代研究与临床运用 药理研究表明，青蒿鳖甲汤有调节免疫、抗肿瘤、抗狼疮肾炎等作用，常用于慢性肾盂肾炎、肾结核、麻疹后肺炎、不明原因之久热等属于阴虚邪伏者。

4. 使用注意 方中青蒿不耐高温，可用沸水泡服，余药煎服。阴虚欲做动风者不宜用。

清骨散

《证治准绳》

【组成】 银柴胡一钱五分（5g） 胡黄连 秦艽 鳖甲醋炙 地骨皮 青蒿 知母各一钱（各3g） 甘草五分（2g）

【用法】 水二钟，煎八分，食远服（现代用法：水煎服）。

【功用】 清虚热，退骨蒸。

【主治】 阴虚内热，虚劳骨蒸。午后或夜间潮热，肢蒸心烦，嗌干盗汗，舌红少苔，脉象细数。

【证治】 阴虚邪伏，水亏火炎，阴虚不能制阳，虚火内扰，故见骨蒸潮热，心烦嗌干；虚火迫津外泄，故夜寐盗汗；舌红少苔，脉象细数，均为阴虚内热之征。证属肝肾阴虚，真阴渐耗，虚火内扰所致。故本方以大队善清虚热退骨蒸之药为主，伍以滋阴之品，使热退而阴复。

【方解】 方中银柴胡甘苦而凉，善退虚劳骨蒸之热而无苦泄之弊，为君药。胡黄连、知母、地骨皮，入阴退虚火，以清骨蒸劳热；青蒿、秦艽均为辛凉之品，善透伏热使其外解，以上皆为臣药。佐以鳖甲之咸寒，滋阴潜阳，与知母相合，养阴之力益彰，并能引药入阴。使以甘草，以调和诸药。本方集大队退热除蒸之品于一方，重在清透伏热以治标，兼以滋养阴津以治本，共收退热除蒸之效。原书云本方“专退骨蒸劳热”，故名“清骨散”。

【运用】

1. 辨证要点 本方主治阴虚骨蒸劳热，临床应用以骨蒸潮热，唇红颧赤，盗汗，舌红少苔，脉细数为辨证要点。

2. 加减法 若血虚甚者，可加当归、芍药、生地以养阴补血；若嗽多者，加阿胶、麦门冬、五味子以滋阴润肺止咳；若气虚者，加黄芪、党参以益气补虚；若食欲不佳，大便溏薄等脾胃虚弱者，宜去秦艽、胡黄连、知母等苦寒之品，加扁豆、山药等以健脾和胃益阴。

3. 现代研究与临床运用 常用于结核病、再生障碍性贫血或其他慢性消耗性疾病的低热不退证属阴虚内热者。

4. 使用注意 脾虚便溏者不宜服用。

【附方】

秦艽鳖甲散(《卫生宝鉴》) 柴胡 鳖甲去裙，酥炙，用九肋者 地骨皮各一两（各 30g） 秦艽 知母 当归各半两（各 15g） 上六味为粗末，每服五钱（15g），水一盏，青蒿五叶，乌梅一个，煎至七分，去滓，空心，临卧温服。功用：滋阴养血，清热除蒸。主治：风痨病。骨蒸盗汗，肌肉消瘦，唇红颊赤，口干咽燥，午后潮热，困倦，咳嗽，舌红少苔，脉细数。

本方与青蒿鳖甲汤、清骨散同治阴虚发热。青蒿鳖甲汤以青蒿、鳖甲为君药，配伍生地、知母养阴与透邪并进，治热病伤阴，邪伏阴分证；清骨散以一派清虚热之品组方，治阴虚内热之骨蒸潮热；秦艽鳖甲散重用柴胡、鳖甲、地骨皮，以养阴清热与和解祛风并进，治风痨病之骨蒸潮热。

当归六黄汤

《兰室秘藏》

【组成】 当归 生地黄 熟地黄 黄芩 黄柏 黄连各等分（各 6g） 黄芪加一倍（12g）

【用法】 上为粗末，每服五钱（15g），水二盏，煎至一盏，食前服，小儿减半服之（现代用法：水煎服）。

【功用】 滋阴泻火，固表止汗。

【主治】 阴虚火旺之盗汗证。发热盗汗，面赤心烦，口干唇燥，大便干结，小便短赤，舌红脉数。

【证治】 肾为水火之脏，肾阴亏虚，水不制火，而成阴虚火旺之证。阴虚火扰，阴液不能内守，蒸越外出，故见发热盗汗；火旺上扰，则见面赤心烦；口干唇燥，大便干结，小便短赤，舌红脉数，皆为阴虚火扰、内耗阴津之象。证属阴液亏虚、火旺上扰所致，治当滋阴与泻火两顾，兼以固表止汗。

【方解】 方中生地、熟地、当归同用，入肝肾以滋阴养血，育阴制火，为君药。黄芩、黄连、黄柏合用以清热泻火除烦，并寓有坚阴止汗之意，为臣药。君臣相伍，育阴清热，使热清而火不内扰，阴坚而津不外泄。汗多伤卫，表气不固，故倍用黄芪益气实卫，固表止汗，且与当归、熟地相合益气养血，使气血充足则腠理固密，汗不易泄，为佐药。诸药合用，共奏滋阴泄火、固表止汗之效。

本方配伍特点：滋阴壮水与清热泻火并进，使阴固而水能制火，热清而耗阴无由；益气固表与育阴泻火兼行，以使营阴内守、卫外固密。

【运用】

1. 辨证要点 本方主治阴虚火旺之盗汗，临床应用以盗汗面赤，心烦口干，便干溲赤，舌红脉数为辨证要点。

2. 加减法 若阴虚而实火较轻者，可去黄芩、黄连，加知母以使泻火而不伤阴；若盗汗甚者，可加麻黄根、浮小麦、五味子、山茱萸以收敛止汗；若潮热咽干，尺脉有力，为肾火偏旺者，可加龟板、知母以增强滋阴清热之力。

3. 现代研究与临床运用 药理研究表明，当归六黄汤有抗菌、抗炎等作用，常用于结核病、甲状腺功能亢进等的发热盗汗证属阴虚火扰者。

4. 使用注意 本方养阴泻火力强，宜于阴虚火扰、中气未伤者。脾胃虚弱、纳呆便溏者不宜应用。

小 结

清热剂主要用于外感六淫入里化热，或内伤郁热，或阴虚生热等里热证，共选正方19首，附方20首。

1. 清气分热剂 本类方剂适用于热在气分之证。其中白虎汤为大寒之剂，长于清热生津，主治阳明气分热盛证，见有壮热、汗出、烦渴、脉洪大等症。竹叶石膏汤为清补之方，清热之力逊于白虎汤，但有补气生津之功，主治热病后期，气阴两伤，余热未尽，流连气分，症见身热多汗，心胸烦闷，气逆欲呕等。

2. 清营凉血剂 本类方剂适用于温病邪热内陷营血之证。其中清营汤功能清营解毒、透热养阴，是于清营凉血之中兼以清气，使初入营分之邪热转出气分而解，主治邪热传营，症见身热夜甚，神烦少寐，时有谵语，斑疹隐隐等；犀角地黄汤功能清热解毒，凉血散瘀，主治热入血分，迫血妄行而见吐衄、发斑，或热扰心营而见昏狂谵语等症。

3. 清热解毒剂 本类方剂适用于火热毒盛证。其中黄连解毒汤集大苦、大寒之品于一方，苦寒直折，泻火解毒，主治三焦火毒热盛诸证，见烦热、错语、吐衄、发斑，以及痈疽疔毒等。凉膈散清上泻下，泻火通便，主治上中二焦热盛，热聚胸膈，症见身热面赤，胸膈烦热，口舌生疮，便秘溲赤者。普济消毒饮功用是疏风散邪，清热解毒，并助以升阳散火，发散郁热，主治风热疫毒，壅于上焦，发于头面的大头瘟，症见头面红肿焮痛、咽喉不利等。

4. 气血两清剂 本类方剂适用于温病气血两燔证。清瘟败毒饮是由白虎汤、犀角地黄汤、黄连解毒汤三方相合加减而成，清气泄热、凉血散瘀、泻火解毒三法并进，气血两清，适用于瘟疫热毒，充斥内外，气血两燔之疫毒或热毒重证，症见大热渴饮，狂躁昏谵，或发斑，或吐衄等。

5. 清脏腑热剂 本类方剂主要针对不同脏腑邪热偏盛而产生的火热之证而设，故其功用、主治各有侧重。其中导赤散长于清心利水养阴，主治心经热盛、心火上炎之心胸烦热、口舌生疮，或心热下移小肠之小便赤涩淋痛。龙胆泻肝汤功可清泻肝胆实火，清利下焦湿热，主治肝胆实火上炎之头痛胁痛，口苦目赤，耳鸣耳聋，或肝经湿热下注之阴肿、阴痒、淋浊、带下等。左金丸清泻肝火，降逆止呕，主治肝火犯胃之胸脘胁痛、吞酸吐苦等。泻白散能泻肺清热，止咳平喘，主治肺中伏火郁热之咳逆气喘，皮肤蒸热，日晡尤甚等。清胃散功能清胃凉血，兼以升散解毒，宣达郁火，适用于胃火炽盛，循经上攻之牙痛，齿衄，牙宣出血及口舌生疮诸证。玉女煎以清胃热为主，兼以滋补肾阴，主治胃火炽盛而肾水不足的烦热、齿痛、牙衄、头痛等症。芍药汤与白头翁汤同具清热解毒治痢之功，但前者以祛湿解毒与调气行血并用，寒热共投，通因通用，适用于湿热痢疾见腹痛，下痢赤白，里急后重者；后者长于清热解毒，凉血止痢，适用于热毒痢疾见腹痛，便脓血，赤多白少，里急后重者。

6. 清虚热剂　本类方剂适用于阴虚内热之证。其中青蒿鳖甲汤滋阴与透邪并重，标本兼顾，主治热病后期，阴液耗伤，余热未清，深伏阴分之证，症见夜热早凉，热退无汗，舌红少苔等。清骨散以清虚热为主，兼以滋阴透热，主治虚劳发热，症见骨蒸潮热盗汗，唇红颧赤，舌红少苔，脉细数等。当归六黄汤功能滋阴泻火，固表止汗，主治肾阴亏虚，水不制火，虚火偏旺之证，症见发热、盗汗、面赤、心烦、舌红、脉数等。

复习思考题

复习思考题答案

（1）清热剂用于治疗里热证时，其常用配伍法则有哪些？

（2）竹叶石膏汤主治何证？是由何方化裁而成？方中配伍半夏有何意义？

（3）叶天士关于温热病的辨治纲领是什么？各病程阶段的代表方剂是什么？

（4）为何热入营分，而用药仍配伍清气分之清热泻火解毒药？如何理解叶氏“入营犹可透热转气”的论点？

（5）普济消毒饮中黄连、黄芩为何要用酒炒？配伍升麻、柴胡有何意义？

（6）清胃散与玉女煎均可治胃火上攻之牙痛齿衄，二方在主治病机、治法及药物配伍方面有何不同？

（7）普济消毒饮与清胃散的组成配伍均以“火郁发之”为原则，但在具体用药中又各不相同，其区别何在？为什么？

（8）泻白散与麻黄杏仁甘草石膏汤、麻黄汤、小青龙汤均可治疗咳喘，四方在组方配伍、功用、主治方面有何区别？

（9）试结合方证病机分析导赤散的配伍特点。

（10）龙胆泻肝汤主治何证？方中配伍生地、当归及柴胡有何意义？

（11）芍药汤与白头翁汤均可治疗痢疾，临床上如何区别应用？

（12）试分析凉膈散方中配伍大黄、芒硝的意义。

（13）左金丸主治何证？试分析方中配伍吴茱萸的意义。

（14）使用黄连解毒汤应注意哪些问题？为什么？

（15）试结合方证病机分析青蒿鳖甲汤的配伍特点。

（16）青蒿鳖甲汤、清骨散、当归六黄汤同为清虚热之方，三方在组方配伍、功效、主治方面有何区别？

第十二章

祛暑剂

方论选录

课件

问难

导学

学习目标

熟悉祛暑剂的概念、适应证、分类及注意事项。掌握祛暑剂1类方剂（清暑益气汤）的组成、功用、主治、主要配伍关系及临证使用要点；熟悉2类方剂（香薷散）的组成、功用、主治、主要配伍关系及临证使用要点；了解3类方剂（清络饮、六一散、桂苓甘露饮）的组成、功用、主治。

凡以祛暑药为主组成，具有祛除暑邪作用，用以治疗暑病的方剂，统称祛暑剂。属于"八法"中的"清法"。

暑邪为六淫之一，其致病有明显的季节性特点，故《素问·热论》云："先夏至日者为病温，后夏至日者为病暑。"凡夏天感受暑邪而发生的疾病，统称为暑病。因此，亦有"暑本夏月热病"之说。

暑为阳邪，其性炎热，故暑病多表现为身热，面赤，心烦，小便短赤，舌红脉数或洪大等阳热证候。此外，暑病常有多种兼证：暑性升散，最易伤津耗气，又常出现口渴喜饮，体倦少气等症；夏月暑热下迫，地湿上蒸，人处湿热交蒸之中，故暑病多挟湿邪，常兼胸闷、泛恶、苔白腻等湿阻气机证候；夏令贪凉露卧，不避风寒，加之腠理疏松，阳气外泄，为病亦易兼挟表寒。

祛暑剂以祛暑药为主组成，常用西瓜翠衣、荷梗、竹叶、黄连、金银花为基础药。然治暑之法，各有论述。张凤逵说："暑病首用辛凉，继用甘寒，终用甘酸敛津，不必用下。"(《临证指南医案》)王士雄指出："暑伤气阴，以清暑热而益元气，无不应手取效。"(《温热经纬·薛生白湿热病篇》)王纶认为："治暑之法，清心利小便最好。"(《明医杂著》)总之，暑为火热之邪，清解暑热是暑病最基本的治法，但由于暑病多兼挟表寒、湿邪、气阴两伤，故其治法又应随证配伍，以适应临床治疗的需要。暑邪挟湿，故多配伍祛湿之品；暑为阳邪，暑邪外犯，肺先受之，易伤肺而耗气伤阴，故多配伍益气养阴之品；夏季贪凉饮冷，卧居空调低温住所，亦易暑病挟风寒，故多配伍解暑散风寒之品。

应用祛暑剂应注意以下几点：

（1）运用祛暑剂，应注意辨别暑病的主证、兼证及主次轻重。

（2）暑病病情各异，兼证不同，治法用方差异甚大。

（3）如暑重湿轻者，则湿易从火化，祛湿之品不宜过于温燥，以免耗伤气津；若湿重暑轻，则暑为湿遏，甘寒之品又当慎用，以免阴柔碍湿。

第一节　祛暑清热剂

祛暑清热剂，适用于夏月感受暑热之病，症见身热心烦、汗多口渴等。常以祛暑清热药如西瓜翠衣、金银花、扁豆花等为主组成方剂。因暑热伤心，又易挟湿，故此类方剂每配伍清心利水的竹叶、滑石等。代表方如清络饮等。

清络饮

《温病条辨》

【组成】　鲜扁豆花一枝（6g）　鲜金银花二钱（6g）　鲜荷叶边二钱（6g）　西瓜翠衣二钱（6g）　丝瓜皮二钱（6g）　鲜竹叶心二钱（6g）

【用法】　以水二杯，煮取一杯，日二服（现代用法：水煎服）。

【功用】　祛暑清热。

【主治】　暑热伤肺，邪在气分之轻证。身热口渴不甚，头目不清，昏眩微胀，舌淡红，苔薄白。

【证治】　暑热邪在气分，故可身热；里热伤津，故口渴；因暑热邪浅病轻，故身热口渴不甚；暑多挟湿，上扰清窍，故头目不清，昏眩微胀；舌淡红，苔薄白，亦为邪浅病轻之象。暑邪伤津耗液，治疗本应甘寒清热生津，但微暑伤人，不必重剂，只以辛凉芳香轻药祛暑清热即可。

【方解】　方中鲜扁豆花为君，性平味甘无毒，归肺走气分，芳香清散，解暑清热中兼以化湿。臣以鲜金银花辛凉芳香，清解暑热；西瓜翠衣清热解暑，生津解渴；丝瓜络清肺透络；鲜荷叶边祛暑清热之中而有舒散之意。暑气通心，用鲜竹叶心清心而利水，为佐药。诸药合用，共建祛暑清热之功。

本方配伍特点有二：其一是清凉芳香，轻清走上，有清透肺络中暑热之效；其二是方中多用鲜者，取其气清芬芳，清解暑热之效更优。

【运用】

1. 辨证要点　本方主治暑热伤肺轻证，临床应用以身热口渴不甚，头目不清，舌苔薄白为辨证要点。

2. 加减变化　本方既可治暑伤肺络，也可煎汤代茶，以预防暑病。若暑温伤肺，咳而无痰，咳声高者，加杏仁、麦门冬、沙参以利肺气、养肺阴，或加桔梗、甘草以开提肺气，清肺热；若身热较甚，加石膏。

3. 现代研究与临床应用　常用于夏月中暑、小儿夏季热等属于暑伤气分轻证者。

4. 使用注意　本方为寒凉清暑轻剂，不可用于阳暑高热之重证、暑热耗气伤阴明显之烦热多汗，喘渴欲脱，脉象散大及暑挟寒湿之阴暑。

第二节 祛暑解表剂

祛暑解表剂，适用于夏季乘凉饮冷，感受寒湿，外有表气不宣，内有脾胃不和，症见头痛发热，恶寒无汗，腹痛吐泻，舌苔白腻等。常以祛暑解表药如香薷、藿香等为主组成方剂。因暑多挟湿，表气宜宣，故此类方剂每配伍苦温燥湿或健脾化湿的厚朴、扁豆及辛凉疏散的金银花、连翘等。代表方如香薷散等。

香薷散

《太平惠民和剂局方》

【组成】 香薷去土，一斤（500g） 白扁豆微炒 厚朴去粗皮姜制，各半斤（各 250g）

【用法】 上为粗末，每服三钱（9g），水一盏，入酒一分，煎七分，去滓，水中沉冷。连吃二服，不拘时候（现代用法：水煎服，或加酒少量同煎，用量按原方比例酌定）。

【功用】 祛暑解表，化湿和中。

【主治】 阴暑。恶寒发热，无汗头痛，头重身倦，腹痛吐泻，胸脘痞闷，舌苔白腻，脉浮。

【证治】 夏月人多喜于荫凉处憩息，每易感受寒湿邪气，寒湿外束，腠理闭塞，卫阳被郁，故恶寒发热而无汗；湿为阴邪，重浊黏滞，寒湿困束肌表，经络气血受阻，故头重身倦；胸腹为气机的主要通道，夏日饮食生冷，湿伤脾胃，气机受阻，故胸闷不舒，脘腹胀痛；湿困脾胃，升降失司，胃气上逆故呕吐，湿浊下注大肠故泄泻；舌苔白腻，乃寒湿之候。阴暑乃夏月乘凉饮冷，外感于寒，内伤于湿所致，治宜解暑祛邪，即外散肌表之寒湿，内化脾胃之湿滞。

【方解】 本方以香薷为君，辛温芳香，解表散寒，祛暑化湿，以祛在表之寒湿，是夏月辛温解表之要药，素有“夏月麻黄”之称。臣以厚朴辛香温燥，行畅气机以除胸闷腹痛，且苦温燥湿以消中焦之湿阻。佐以白扁豆甘平，健脾和中，渗湿祛暑，为夏天健脾祛湿之要药。入酒少许为使，温散以助药力。全方配伍，共奏祛暑解表，化湿和中之功。

本方配伍特点是解暑寓散寒解表之中，祛湿寓行气醒脾之义，实属夏月外寒内湿治疗之有效配伍。

【运用】

1. 辨证要点 本方主治外感风寒、内伤湿滞之阴暑，临床应用以恶寒发热，头重身痛，无汗，胸闷，苔白腻，脉浮为辨证要点。

2. 加减变化 若兼内热者，加黄连以清热；若湿盛于里者，加茯苓、甘草以利湿和中；若素体脾虚，中气不足者，可加人参、黄芪、白术、橘红，以益气健脾燥湿。

3. 现代研究与临床应用 常用于夏季感冒、急性胃肠炎等属外感风寒挟湿证者。

4. 使用注意 本方为治寒湿阴暑方，性属温燥，故阳暑发热汗出，心烦口渴者，则不宜使用。

【附方】

新加香薷饮（《温病条辨》） 香薷二钱（6g） 金银花三钱（9g） 鲜扁豆花三钱（9g） 厚朴

二钱（6g） 连翘二钱（6g） 水五杯，煮取二杯，先服一杯，得汗，止后服，不汗再服，服尽不汗，更作服。功用：祛暑解表，清热化湿。主治：暑温夹湿，复感于寒证。症见发热头痛，恶寒无汗，口渴面赤，胸闷不舒，舌苔白腻，脉浮而数者。

香薷散与本方同属祛暑方剂，两方均以辛温之香薷、厚朴祛暑解表，散寒化湿。但香薷散药性偏温，以散寒化湿见长，主治暑令感寒挟湿之证；而本方又加金银花、鲜扁豆花、连翘，则药性偏凉，兼能内清暑热，主治夏月感寒，暑温挟湿内蕴，虽亦恶寒无汗，但有口渴面赤，胸闷苔腻。

第三节 祛暑利湿剂

祛暑利湿剂，适用于感暑夹湿，症见身热烦渴，胸脘痞闷，呕恶泄泻，小便不利等。常以清热药如滑石、石膏和利湿药如茯苓、泽泻等为主组成方剂。因行水可温阳化气，清利而宜甘缓，故此类方剂每配伍温阳化气行水的桂枝等及甘缓和中的生甘草。代表方如六一散等。

六一散

《黄帝素问宣明论方》

【组成】 滑石六两（180g） 甘草一两（30g）

【用法】 为细末，每服三钱（9g），加蜜少许，温水调下，或无蜜亦可，每日三服。或欲冷饮者，新井泉调下亦得（现代用法：为细末，每服 9～18g，包煎，或温开水调下，日 2～3 服，亦常加入其它方药中煎服）。

【功用】 清暑利湿。

【主治】

（1）暑湿证。身热烦渴，小便不利，或泄泻。

（2）膀胱湿热所致之小便赤涩淋痛以及砂淋。

【证治】 暑热为阳邪，暑气通于心，感暑温者故见身热、心烦；暑热伤津，故口渴；暑病每多挟湿，湿阻于里，膀胱气化不利，故小便不利；湿走肠道，传导失司，故泄泻。治宜清暑利湿。

【方解】 方中滑石归心与膀胱经，甘淡性寒，体滑质重，淡能渗湿，寒能清热，滑能利窍，既可清解暑热，以治暑热烦渴，又可通利水道，使三焦湿热从小便而泄，以除暑湿所致的小便不利及泄泻，故以为君。生甘草甘平偏凉，能清热泻火，益气和中，与滑石相伍，一可甘寒生津，使利小便而津液不伤；二可防滑石之寒滑重坠以伐胃，是为臣药，亦为佐药。二药合用，清暑利湿，能使三焦暑湿之邪从下焦渗泄，则热、渴、淋、泻诸证自愈。

本方配伍特点是药性平和，清热而不留湿，利水而不伤阴，是为清暑利湿之名方。

本方原名益元散，一名天水散，后人通称为六一散，既取“天一生水，地六成之”之义，又说明方药用量比例，以示区别加辰砂之益元散。

【运用】

1. 辨证要点 本方主治暑湿证，临床应用以身热烦渴、小便不利为辨证要点。

2. 加减变化 若暑热较重，可酌加淡竹叶、西瓜翠衣以祛暑；若心火较旺而舌红心烦者，可加竹叶、灯芯草、黄连，以泻火除烦；若伤津而口渴舌红者，可加麦门冬、沙参、石斛等，以养阴生津止渴；若气津两伤可加西洋参、五味子等，以益气养阴；若小便涩痛或有砂石诸淋者，可选加白茅根、小蓟、车前草及海金沙、金钱草、鸡内金等，以利尿通淋。

3. 现代研究与临床应用 药理研究表明，六一散有抗菌、保护黏膜、利尿等作用。常用于中暑、小儿夏季热和急性肠炎等证属暑湿者；亦常用于各种泌尿系统感染和泌尿系统结石证属膀胱湿热者。

4. 使用注意 本方药少力薄，治疗暑湿轻证，较为适宜。阴虚津亏者及孕妇不宜。

【附方】

1. 益元散(《伤寒直格》) 即六一散加辰砂，灯心汤调服。功用：清心解暑，兼能安神。主治：暑湿证兼心悸怔忡，失眠多梦者。

2. 碧玉散(《伤寒直格》) 即六一散加青黛，令如浅碧色。功用：清解暑热。主治：暑湿证兼有肝胆郁热者。

3. 鸡苏散(《伤寒直格》) 即六一散加薄荷。功用：疏风解暑。主治：暑湿证兼微恶风寒，头痛头胀，咳嗽不爽者。

上述三方均能清热祛暑利湿，用治暑湿证，但益元散加朱砂，兼可宁心安神；碧玉散加青黛，兼可清泻肝胆；鸡苏散加薄荷，兼可疏风解表。同中有异，各有所长，运用应予区别。

桂苓甘露饮

《黄帝素问宣明论方》

【组成】 茯苓一两（30g） 甘草二两（60g） 白术炙，半两（15g） 泽泻一两（30g） 官桂去皮，半两（15g） 石膏二两（60g） 寒水石二两（60g） 滑石四两（120g） 猪苓半两（15g）

【用法】 上为末，每服三钱（9g），温汤调下，新汲水亦得，生姜汤尤良。小儿每服一钱（3g），用如上法（现代用法：水煎服）。

【功用】 清暑解热，化气利湿。

【主治】 暑湿证。症见发热头痛，烦渴引饮，小便不利。亦治霍乱吐泻。

【证治】 暑热伤人，先阻上焦气分，故发热头痛；暑气通于心，暑热伤津，故烦渴引饮；水湿内停，下阻膀胱，气化不利，故小便不利。暑湿内伤脾胃，致升降失司，清浊相干，故霍乱吐泻。治宜清暑解热，化气利湿。

【方解】 方中滑石甘寒滑利，既能清解暑热，又能利水除湿，故为君药。石膏、寒水石大寒质重，助滑石清解暑热，共为臣药。泽泻、猪苓、茯苓皆为甘淡之品，利水渗湿；白术益气健脾祛湿；官桂助下焦气化，温阳祛湿，且可制约君、臣药寒凉太过；共为佐药。甘草益气和中，助茯苓、白术健脾，又缓滑石、石膏、寒水石大寒重坠之弊，使清利而不伤正，调和诸药，为佐使药。

本方配伍特点是甘寒清热配合淡渗利水，清热利水同用，暑热得解，水湿得祛。

【运用】

1. 辨证要点 本方主治暑湿兼有水湿内停证情较重者，临床运用以发热头痛，烦渴引饮，小便不利为辨证要点。

2. 加减变化　若暑热亢盛，舌苔干燥者，可去肉桂；若湿盛者，加厚朴、扁豆等祛湿；若暑气伤于气者，可加人参等补气。

3. 现代研究与临床应用　常用于治疗夏季急性胃肠炎、霍乱、中暑等暑湿兼水湿内停证者。

4. 使用注意　本方对暑热挟湿，暑湿俱盛者尤宜；若湿重而暑热较轻，本方需慎用。

第四节　清暑益气剂

清暑益气剂，适用于暑热伤气，津液受灼，症见身热烦渴、倦怠少气、汗多脉虚者。常以清热祛暑药（如西瓜翠衣、荷梗等）配伍益气养阴药（如西洋参、石斛、麦门冬等）为主组方。代表方如清暑益气汤等。

清暑益气汤

《温热经纬》

【组成】　西洋参（5g）　石斛（15g）　麦门冬（9g）　黄连（3g）　竹叶（6g）　荷梗（15g）　知母（6g）　甘草（3g）　粳米（15g）　西瓜翠衣（30g）（原书未著用量）

【用法】　水煎服。

【功用】　清暑益气，养阴生津。

【主治】　暑热气津两伤证。身热汗多，口渴心烦，小便短赤，体倦少气，精神不振，脉象虚数。

【证治】　暑为阳邪，暑热伤人，阳盛则热，故身热；暑热炎上扰心，故心烦；暑性开泄，迫津外泄，故汗多；热伤津液，故口渴，尿少而黄；暑热耗气，故体倦少气，精神不振，脉虚。治宜清解暑热，益气生津。

【方解】　方中西瓜翠衣清热解暑，西洋参益气生津，养阴清热，二药针对暑热和耗伤气阴之主要病因、病机起主要治疗作用，故共为君药。荷梗助西瓜翠衣清热解暑；石斛、麦门冬助西洋参养阴生津，共为臣药。黄连苦寒泻火，以助清热祛暑之力；知母苦寒质润，泻火滋阴；竹叶甘淡，清热除烦，均为佐药。甘草、粳米益胃和中，为使药。诸药合用，具有清暑益气、养阴生津之功。

本方配伍特点是清补并举，外以清热解暑，内以养阴生津，使暑热得清，气津得复，诸证自除。正如王孟英所言："暑伤气阴，以清暑热而益元气，无不应手取效。"

【运用】

1. 辨证要点　本方主治暑热气阴两伤证。运用以身热心烦，体倦少气，口渴汗多，脉虚数为辨证要点。

2. 加减变化　若暑热较高，可加石膏以清热解暑；若暑热挟湿，苔白腻者，可去阴柔之麦门冬、石斛、知母，加藿香、六一散等，以增强祛湿之功；黄连味苦质燥，若暑热不盛者可去之；若用于小儿夏季发热者，可去黄连、知母，加白薇、地骨皮等。

3. 现代研究与临床应用　药理研究表明，清暑益气汤主要有平喘、调节免疫、解热等作用，常用于中暑、不明原因发热、热病恢复期、小儿夏季热及年老体弱证属气津不足者。

4. 使用注意 本方养阴生津力强，对暑病挟湿重者不宜使用。

【附方】

李东垣清暑益气汤(《脾胃论》) 黄芪汗少，减五分 苍术泔浸，去皮，以上各一钱五分（4.5g） 升麻一钱（3g） 人参去芦 泽泻 炒曲 橘皮 白术以上各五分（各 2g） 麦门冬去心 当归身 炙甘草以上各三分（各 2g） 青皮去白，二分半（1.5g） 黄柏酒洗，去皮，二分或三分（2g） 葛根二分（1.5g） 五味子九枚（2g） 水煎服。功用：清暑益气，除湿健脾。主治：平素气虚，又受暑湿。症见身热头痛，口渴自汗，四肢困倦，不思饮食，胸满身重，大便溏薄，小便短赤，苔腻，脉虚。

《温热经纬》清暑益气汤素称王氏清暑益气汤，《脾胃论》清暑益气汤素称李东垣清暑益气汤或李氏清暑益气汤，均有清暑益气作用，均主治暑病兼气虚之证。但王氏清暑益气汤重在养阴生津，宜于暑热伤津耗气之证；李氏清暑益气汤生津之力稍逊，但侧重健脾燥湿之功，用治元气本虚，伤于暑湿之证。

小 结

祛暑剂共选正方 5 首，附方 5 首，主要用于夏月暑病。

清络饮有清透暑热之功，用药清凉芳香，清轻走上，主治邪轻病浅之人，暑伤肺经气分证之身热口渴不甚，头目不清，昏眩微胀，舌淡红，苔薄白。香薷散药性偏温，以散寒化湿见长，主治夏令感寒挟湿证之恶寒发热，无汗头痛，头重身倦，腹痛吐泻，胸脘痞闷，舌苔白腻，脉浮。六一散具清暑利湿之功，主治暑温挟湿证。其药少力薄，只宜于暑湿轻证之身热烦渴，小便不利，或泄泻。桂苓甘露散具清暑解热、化气利湿之功，主治暑湿证之发热头痛，烦渴引饮，小便不利。清暑益气汤既清解暑热，又益气养阴，主治暑热内侵，耗伤气津证之身热汗多，口渴心烦，小便短赤，体倦少气，精神不振，脉象虚数。

复习思考题

（1）如何区别使用祛暑剂与清热剂？

（2）请比较香薷散、六一散、清暑益气汤组成、功效、主治之异同。

复习思考题答案

第十三章

温 里 剂

方论选录　　　　课件　　　　问难

导学

学习目标

熟悉温里剂的概念、适应证、分类及使用注意。掌握温里剂 1 类方剂（理中丸、小建中汤、四逆汤、当归四逆汤）的组成、功用、主治、主要配伍关系及临证使用要点；熟悉 2 类方剂（大建中汤、吴茱萸汤）的组成、功用、主治、主要配伍关系及临证使用要点；了解 3 类方剂（参附汤、回阳救急汤、黄芪桂枝五物汤）的组成、功用、主治。

凡以温热药为主组成，具有温里助阳、散寒通脉作用，主治里寒证的方剂，统称温里剂。本类方剂属于“八法”中的“温法”。《素问·至真要大论》所提“寒者热之”“治寒以热”是温里剂的立论根据。

里寒证系指寒邪在里之病证。里寒证的形成原因大致有三：一是素体阳虚，寒从中生；二是外寒直中三阴，深入脏腑；三是过食寒凉食物或药物，损伤阳气。里寒证大多表现为畏寒肢凉，喜温蜷卧，面色淡白，口淡不渴，小便清长，舌质淡，脉沉迟或缓等。

温里剂依据寒邪所在部位及病势轻重缓急之不同，一般分为温中祛寒剂、回阳救逆剂、温经散寒剂三类。

温里剂以温热药物为组方主体，但因寒邪所在的脏腑经络有所不同，患者的体质状态有所差异，因此温里剂又有多种不同的配伍方法。

寒为阴邪，易伤阳气，因此温里剂中多配甘温益气之品，温补并用，使气旺阳充，阴寒易散。尤其对于阴寒内盛、心肾阳衰的危重症候，单纯温里，恐药力不够，应急配大补元气、益气固脱的药物。

寒主收引凝滞，易使血脉运行不畅，《素问·调经论》云：“血气者，喜温而恶寒，寒则泣而不能流，温则消而去之。”因此温里剂又多配伍温通血脉药物，畅血行，驱寒邪。

临床使用温里剂须注意以下事项：

（1）须辨明寒热之真假，真热假寒证禁用。

(2) 温热药物易伤阴血，素体阴虚血少或失血之人也应慎用。

(3) 若阴寒太盛，或真寒假热，服药入口即吐者，可反佐少量寒凉药物或热药冷服，避免格拒。

(4) 本类方剂偏于温燥，不宜长期服用。

第一节 温中祛寒剂

温中祛寒剂适用于中焦脾胃虚寒证，症见脘腹冷痛，呕恶下利，不思饮食，肢体倦怠，手足不温，舌淡苔白，脉沉细或沉迟等。常以温中散寒药物干姜、生姜、吴茱萸、桂枝等为主组成。寒在中焦，多伤脾胃之气，脾胃气虚也易内生寒邪，故多配伍甘温益气之人参、党参、白术、饴糖等药；中焦虚寒又可以导致营卫气血化生不足，阴阳俱虚，故多配伍滋养阴血之当归、芍药等药。

代表方剂，如理中丸、小建中汤、大建中汤、吴茱萸汤等。

理中丸

《伤寒论》

【组成】 人参 干姜 甘草炙 白术各三两（各 9g）

【用法】 上四味，捣筛，蜜和为丸，如鸡子黄许大。以沸汤数合，和一丸，研碎，温服之。日三四，夜二服。腹中未热，益至三四丸，然不及汤。汤法：以四物依两数切，用水八升，煮取三升，去滓，温服一升，日三服。服汤后，如食顷，饮热粥一升许，微自温，勿发揭衣被（现代用法：上四药共研细末，炼蜜为丸，每丸重 9g，每次 1 丸，温开水送服，每日 2～3 次；或作汤剂，水煎服）。

【功用】 温中祛寒，补气健脾。

【主治】 中焦虚寒证。

(1) 脾胃虚寒，运化失司，症见脘腹疼痛，喜温喜按，恶心呕吐，不欲饮食，大便稀溏，畏寒肢冷，口不渴，舌淡苔白，脉沉细或沉迟无力。

(2) 中焦阳虚，失血出血，症见便血、衄血或崩漏等，血色暗淡或清稀。

(3) 中焦虚寒之胸痹、小儿慢惊、病后喜唾涎沫、霍乱等。

【证治】 中焦虚寒，阳失温煦，寒邪收引凝滞，故脘腹疼痛，喜温喜按；脾胃虚寒，运化失常，升降失司，故不欲饮食，呕吐下利；脾主四肢肌肉，脾阳不足，温煦失司，故畏寒肢冷；脾主统血，脾气虚寒，无力统摄血液，则出血；脾主摄津，脾气虚寒，不能摄津，则病涎唾增多；中气虚寒，土虚木不荣，虚风内动，则病慢惊风；中焦虚寒，宗气不足，胸阳不振，阴寒之邪上乘，则发为胸痹；口不渴，舌淡苔白，脉沉细或沉迟无力均为虚寒之象。理中丸证临床表现繁杂多样，但病机总以中焦脾胃虚寒为主。治疗当以温中祛寒、补气健脾为法。

【方解】 本方以干姜为君，性味辛热，主入中焦，温助脾阳，祛散寒邪，扶阳抑阴。以人参为臣，性味甘温，补益脾气。干姜与人参相配，一温一补，温补并用，以温为主，正合脾胃虚寒之病机。脾为湿土之脏，喜燥而恶湿，中阳不足，湿浊内生，故佐以苦温性燥之白术，燥湿浊，健脾气。干姜与白术相配，一温一燥，温脾阳，化湿浊。炙甘草用量与诸药相等，是佐使药，其用有四：一是助人参、白术补脾益气；二是与干姜相配，辛甘化阳，以增强温阳散寒之力；三是缓急止腹痛；四是调和诸药。四药相配，一温一补一燥，温中阳，补脾虚，燥湿浊，合而用之，燮理中焦，强健脾胃，故言“理中”。

本方配伍特点有二：其一是温补并用，以温为主，温中寓补，使脾胃寒邪得散，中气之虚得补；其二是温补之中，兼以燥湿，中焦虚寒多生湿邪，而湿邪更加困顿脾气，燥化湿邪有利于温补中焦。

胸痹、阳虚失血、小儿慢惊、病后涎唾多等证属中阳不足者，应用本方温中散寒，补气健脾，是治病求本，异病同治之典范。

本方在《金匮要略》中作汤剂名“人参汤”，但人参汤药物使用剂量实际上远远大于理中丸，加之为汤药剂型，因此药力强于理中丸，故《伤寒论》理中丸方后有“然不及汤”四字，临床可视病情之轻重缓急酌定使用汤剂或丸剂。

【运用】

1. 辨证要点　本方主治中焦脾胃虚寒证，临床应用以脘腹疼痛，呕吐下利，畏寒肢冷，舌淡苔白，脉沉细为辨证要点。

2. 加减变化　若虚寒较甚者，加附子、肉桂以增强温阳祛寒之力；若呕吐较甚者，加生姜、半夏降逆和胃止呕；若腹泻较甚者，加茯苓健脾渗湿止泻；若阳虚失血者，可易干姜为炮姜，加艾叶、灶心土温经止血；若胸痹者，加薤白、桂枝等振奋胸阳，舒畅气机；若小儿慢惊者，加天麻、钩藤等熄风止痉；若涎唾多者，加益智仁、煅瓦楞子等收敛固涩。

3. 现代研究和临床运用　药理研究表明，理中丸具有抗消化性溃疡，促进胃肠动力，调节免疫功能，调节肾上腺皮质功能，提高基础代谢率和抗肿瘤等作用。常用于急慢性胃肠炎、胃及十二指肠溃疡、胃痉挛、胃下垂、胃扩张、慢性结肠炎等属脾胃虚寒者。

4. 使用注意　本方药性偏温，阴虚内热者慎用。

【附方】

1. 附子理中丸(《太平惠民和剂局方》)　附子炮，去皮、脐　人参去芦　干姜炮　甘草炙　白术各三两（各 9g）　上为细末，用炼蜜和为丸，每两作一十丸。每服一丸（9g），以水一盏化破，煎至七分，稍热服之，空心食前。功用：温阳祛寒，补气健脾。主治：脾胃沉寒痼冷，或脾肾虚寒证。症见脘腹冷痛，手足厥寒，呕吐泄利，或霍乱吐利转筋等。

2. 桂枝人参汤(《伤寒论》)　桂枝别切，四两（12g）　甘草炙，四两（9g）　白术三两（9g）　人参三两（9g）　干姜三两（9g）　上五味，以水九升，先煮四味，取五升，内桂更煮，取三升，去滓，温服一升，日再，夜一服。功用：温阳健脾，解表散寒。主治：脾胃虚寒，复感风寒表邪者。症见恶寒发热，头身疼痛，腹痛，下利便溏，口不渴，舌淡苔白滑，脉浮虚。

附子理中丸、桂枝人参汤均由理中丸加味而成。附子理中丸是在理中丸基础上加用大辛大热之附子，其温中散寒之力更强，且能温肾，适用于脾胃虚寒之重证，或脾肾虚寒者。桂枝人参汤是由人参汤（理中丸）加桂枝而成，桂枝重在解表散寒，与人参汤相合，表里同治，适用于脾胃虚寒而外兼风寒表证者。

小建中汤

《伤寒论》

【组成】　桂枝去皮，三两（9g）　甘草炙，二两（6g）　大枣擘，十二枚（6 枚）　芍药六两

(18g) 生姜切，三两（9g） 胶饴一升（30g）

【用法】 上六味，以水七升，煮取三升，去滓，内饴，更上微火消解。温服一升，日三服（现代用法：水煎取汁，兑入饴糖，文火加热熔化，分两次温服）。

【功用】 温中补虚，和里缓急。

【主治】 中焦虚寒，肝脾失调证。症见脘腹拘急疼痛，时轻时重，喜温喜按，神疲乏力，心中悸动，虚烦不宁，四肢酸楚，手足烦热，咽干口燥，梦失精，舌淡苔白，脉细弦。

【证治】 中焦虚寒，阳气失于温煦，土虚而木乘，肝脾失和，故脘腹拘急疼痛，时轻时重，喜温喜按。中焦虚寒，化源匮乏，导致阴阳气血俱虚，五脏皆不足，其中阳气亏虚，神失所养，故神疲乏力；气血不足，心失所养，故心中动悸，虚烦不宁；营阴亏虚，失于濡润，故手足烦热，口燥咽干；舌淡苔白，脉细弦，亦为气血不足，肝脾失和之象。本方病机涉及诸多方面，但总以中焦虚寒、气血不足、肝脾失和为首要。治疗以温补中焦为主，兼以调和肝脾，滋阴和阳，使中气强壮，肝柔脾健，化源充足，诸症自愈。

【方解】 方中重用甘温质润之饴糖为君，温中补虚，缓急止痛，一药而两擅其功。臣以辛温之桂枝，温助脾阳，祛散虚寒。饴糖与桂枝相伍，辛甘化阳，温中益气，使中气健运，不受肝木之侮，诸虚得补。更臣以酸苦之芍药，其用有三：一者滋养营血之亏虚；二者柔肝缓急止腹痛；三者与饴糖相伍，酸甘化阴，补养营阴。佐以生姜，助桂枝温胃散寒；佐以大枣，助饴糖补益脾虚。生姜与大枣合用，又可调营卫，和阴阳。佐使炙甘草：一则益气补虚；二则与桂枝相配，辛甘化阳，温助脾阳；三则缓急止腹痛；四则调和诸药。本方诸药合用，可使脾气强健，中气建立，肝脾调和，阴阳气血得以化生，故名“建中”。同时本方体现了阴阳气血俱不足者，治以甘温，从中焦脾胃治疗的学术思想。

本方配伍特点有三：一是甘温补益为主，建立中气，资助气血化生之源；二是用药平和，徐图缓治；三是“辛甘化阳”与“酸甘化阴”并用，调养阴阳。

【运用】

1. 辨证要点 本方主治中焦虚寒，肝脾失和证，临床应用以脘腹拘急疼痛，喜温喜按，舌淡，脉细弦为辨证要点。

2. 加减变化 若中焦虚寒较重者，加蜀椒以增强温中散寒之力；若兼有气滞者，加木香行气止痛；若便溏者，加白术燥湿健脾止泻；若面色萎黄，精神倦怠明显者，加人参、黄芪、当归补养气血。

3. 现代研究和临床运用 药理研究表明，小建中汤具有抗炎、抗幽门螺杆菌、保护胃黏膜、调节免疫、抗氧化、镇静、镇痛等作用，常用于胃及十二指肠溃疡、慢性肝炎、慢性胃炎、神经衰弱、再生障碍性贫血、功能性发热等证属中焦虚寒、肝脾失和者。

4. 使用注意 呕吐严重者不宜使用；中焦胀满明显者亦应慎用。

【附方】

1. 黄芪建中汤(《金匮要略》) 桂枝去皮，三两（9g） 甘草炙，二两（6g） 大枣擘，十二枚（6枚） 芍药六两（18g） 生姜切，三两（9g） 胶饴一升（30g） 黄芪一两半（5g） 煎服法同小建中汤。功用：温中补气，和里缓急。主治：小建中汤证而气虚明显者，症见脘腹拘急疼痛，喜温喜按，形体羸瘦，面色无华，心悸气短，自汗盗汗等。

2. 当归建中汤(《千金翼方》) 当归四两（12g） 桂心三两（9g） 甘草炙，二两（6g） 芍药六两（18g） 生姜三两（9g） 大枣擘，十二枚（6枚） 上六味，㕮咀，以水一斗，煮取三升，分为三服，一日令尽。若大虚，加饴糖六两（18g）作汤成，内之于火上暖，令饴糖消。功用：温补气血，缓急止痛。主治：产后虚羸不足，腹中疼痛不已，呼吸少气，或小腹拘急挛痛引腰背，不能饮食者，或小建中汤证血虚明显者。

小建中汤、黄芪建中汤、当归建中汤均是温中补虚、缓急止痛方剂。其中黄芪建中汤是在小建中汤基础上加用黄芪，与小建中汤相比，甘温益气作用更强，适用于小建中汤证而气虚明显者。当归建中汤是在小建中汤基础上加用当归，补血和血止痛作用较强，适用于产后虚羸不足、腹中痛者，或小建中汤证而血虚明显者。

小建中汤是由桂枝汤加倍芍药，重用饴糖而成。然而，桂枝汤以桂枝为君，重在解散表寒，调和营卫，主治外感风寒表虚证。小建中汤以饴糖为君，意在温中补虚，缓急止痛，益阴和阳，主治中焦虚寒、肝脾失和证。

小建中汤与理中丸同为温中祛寒之剂，但理中丸纯用温补，重在温中祛寒，补气健脾，适用于中焦脾胃虚寒之脘腹冷痛、呕吐下利等症，小建中汤以甘温补益为主，兼以柔肝理脾，调和阴阳，缓急止痛，适用于中焦虚寒，肝脾失和，腹痛拘急，兼有阴阳气血俱不足者。

大建中汤

《金匮要略》

【组成】 蜀椒二合，去汗（6g）　干姜四两（12g）　人参二两（6g）

【用法】 上三味，以水四升，煮取二升，去滓，内胶饴一升（30g），微火煮取一升半，分温再服；如一炊顷，可饮粥二升，后更服；当一日食糜，温覆之（现代用法：水煎，去渣取汁，兑入饴糖，文火加热溶化，分两次温服）。

【功用】 温中补虚，降逆止痛。

【主治】 中焦阳虚，阴寒内盛腹痛。腹中剧痛，连及胸脘，或疼痛上下攻窜，腹中皮起，见有头足，手不可近，呕吐不食，手足厥冷，舌淡苔白滑，脉沉伏而迟。

【证治】 寒性收引，阴寒内盛，阳失温煦，故心胸中大寒，拘急作痛，甚则上冲皮起有头足，手不可触近。中寒内盛，胃失和降，故呕而不能食。舌淡苔白滑，脉沉伏而迟均为中阳虚弱、阴寒内盛之征。治疗以温中补虚，降逆止痛为主。

【方解】 方中以蜀椒大辛大热，温中散寒，降逆止痛，为君药。干姜亦大辛大热，温中祛寒，与蜀椒相须为用，为臣药。人参甘温，益气健脾，合干姜能温补脾阳；重用饴糖之甘温质润，温中补虚，缓急止痛，并可制约椒、姜之辛温燥烈；合人参补中益气，共为佐药。四味合用，辛热以祛阴寒，甘温以补中虚，使中阳得健，阴寒得去，则腹痛可止。

本方配伍特点是以大辛大热大补之药配伍，温散寒凝，更以食粥，建立中气，力专而效宏。

【运用】

1. 辨证要点　本方主治中阳衰弱、阴寒内盛之脘腹剧痛证，临床应用以心胸中大寒痛，呕不能食，腹中寒，手足厥冷，舌质淡，苔白滑，脉沉伏而迟为辨证要点。

2. 加减法　遗精滑泄者，加龙骨、牡蛎；怔忡者，加茯神、远志。

3. 现代研究和临床运用　药理研究表明，大建中汤具有抗炎和促进胃肠动力，改善肠道微循环，调节肠道菌群，增强免疫力等作用。常用于消化性溃疡、肠梗阻等。

4. 使用注意　本方辛甘温热，故素体阴虚者慎用；寒凝气滞者亦不宜应用。

吴茱萸汤

《伤寒论》

【组成】 吴茱萸洗，一升（9g） 人参三两（9g） 生姜切，六两（18g） 大枣擘，十二枚（4枚）

【用法】 上四味，以水七升，煮取二升，去滓，温服七合，日三服（现代用法：水煎服）。

【功用】 温中补虚，降逆止呕。

【主治】 肝胃虚寒，浊阴上逆证。食后泛泛欲呕，或呕酸冷水，或呕清涎冷沫，胃脘冷痛，或巅顶头痛，甚或手足逆冷，下利，烦躁不宁，舌淡，苔白滑，脉沉弦细或迟。

【证治】 胃气以降为顺，胃受寒邪，失于和降，故见食后欲呕，呕吐酸冷。寒主收引，寒邪在胃，胃脉失和，则胃脘冷痛。肝主疏泄，其经脉“连目系，上出额，与督脉会于巅”，肝寒上扰，清阳不宁，则头痛，且以巅顶疼痛为主。疼痛剧烈，阴阳之气不相顺接，则手足厥冷，烦躁不宁。胃中虚寒，脾阳不升，寒湿不化，下迫则利。舌淡，苔白滑，脉沉弦细或迟均为虚寒之象。治当温中补虚，助阳气，降阴寒。

【方解】 方中吴茱萸辛苦性热，入肝、肾、胃经，温胃寒，散肝寒，祛肾寒，又降逆止呕，一药而三经并治，故以为君。重用辛温之生姜为臣，生姜乃呕家之圣药，温胃散寒，降逆止呕。吴茱萸与生姜配伍，相须为用，药力甚强，温降并行，针对虚寒气逆之病机，颇为恰当。佐以甘温之人参，补益中焦脾胃之虚。佐使甘平之大枣，益气补脾，调和诸药。人参与大枣并用，补益中气，俾脾气健旺，清阳得升，浊阴自降，实乃补虚以助降逆。四药相伍，共奏温中补虚、降逆止呕之功。

本方配伍特点有二：其一是胃、肝、肾同治；其二是温、降、补三者并施，温降为主，兼以温补。

【运用】

1. 辨证要点 本方主治肝胃虚寒、浊阴上逆证，临床应用以恶心呕吐，或巅顶头痛，畏寒肢凉，舌淡苔白滑，脉沉弦细或迟为辨证要点。

2. 加减变化 若呕吐较甚者，加半夏、陈皮以增强和胃止呕之力；若头痛较甚者，加川芎、当归、桂枝和血止痛；若肝胃虚寒重者，加干姜、小茴香温里散寒。

3. 现代研究和临床运用 药理研究表明，吴茱萸汤具有明显的镇吐、止泻、抗消化性溃疡、镇痛、镇静等作用，常用于慢性胃炎、神经性呕吐、神经性头痛、耳源性眩晕等证属肝胃虚寒者。

4. 使用注意 胃热呕吐、阴虚呕吐或肝阳上亢之头痛呕吐禁用。方中吴茱萸有毒，不宜久服。

第二节 回阳救逆剂

回阳救逆剂适用于阳气衰微，阴寒内盛，甚或阴盛格阳、戴阳的危重病证，症见四肢厥逆，精神萎靡，恶寒蜷卧，冷汗淋漓，脉微欲绝等。常用大辛大热之附子、干姜等为主组方。阴寒内盛，阳气衰竭，多伴有元气虚衰，故多配伍大补元气之人参。

代表方剂，如四逆汤、参附汤、回阳救急汤等。

四逆汤

《伤寒论》

【组成】 甘草炙，二两（6g） 干姜一两半（9g） 附子生用，去皮，破八片，一枚（15g）

【用法】 上三味，以水三升，煮取一升二合，去滓，分温再服。强人可大附子一枚（20g），干姜三两（12g）（现代用法：水煎服）。

【功用】 回阳救逆。

【主治】 ①心肾阳衰寒厥证，症见四肢厥逆，神衰欲寐，面色苍白，恶寒蜷卧，腹痛下利，呕吐不渴，甚则冷汗淋漓，舌质淡，苔白滑，脉微欲绝；②太阳病误汗亡阳证。

【证治】 心为五脏六腑之大主，肾为元阴元阳之所在，阴寒内盛，心肾阳气衰微，乃临床危重症候。心肾阳衰，失其温煦之职，故四肢厥冷，恶寒蜷卧；无力鼓动血脉运行，故脉微欲绝；《素问·生气通天论》云："阳气者，精则养神，柔则养筋。"心肾阳衰，神失所养，故神衰欲寐；火不暖土，故腹痛吐利。此证病势凶险，宜急投大辛大热之品，回阳气，散阴寒，以挽救垂危之急。

【方解】 本方首选大辛大热之生附子为君，入心脾肾经，温壮元阳，破散阴寒，以救助心肾阳气。附子生用，药性峻猛，能够迅速通达周身内外，是"回阳救逆第一品药"（《本草经读》卷4）。臣以辛热之干姜，入心脾肺经，温中焦，散阴寒，助阳通脉，以固守后天之本。生附子与干姜相配，既能温先天以助后天，又能暖后天以养先天，相须为用，是回阳救逆的基本配伍。佐使炙甘草，其用有三：一则甘温益气，使回阳救逆之中兼有益气补虚之力；二则缓解干姜、生附子峻烈之性，使其破阴回阳而无暴散虚阳之虞；三则调和药性，并能稽留药力，使药力作用持久。三药并用，共奏回阳救逆之功。本方重在温阳气，散阴寒，能力挽元阳，使阳复厥回，救人于顷刻之间，故名"四逆汤"。

本方配伍特点是：大辛大热，药简力专，心脾肾阳气并温，回阳救逆。

【运用】

1. 辨证要点 本方主治阳虚厥逆证，临床应用以四肢厥冷，神衰欲寐，面色苍白，脉微欲绝为辨证要点。

2. 加减变化 若气虚明显者，加人参益气固脱；若汗出过多者，加龙骨、牡蛎收敛固脱。

3. 现代研究和临床运用 药理研究表明，四逆汤具有强心、抗休克、抗动脉粥样硬化、增加冠脉血流量等作用，常用于心肌梗死、心力衰竭、急性胃肠炎吐泻过多，或某些急证大汗而见休克等属阳衰阴盛者。

4. 使用注意 若服药后出现呕吐格拒者，可将药液置凉后服用。本方纯用辛热之品，中病手足温和即止，不可久服。真热假寒者忌用。

【附方】

1. 通脉四逆汤(《伤寒论》) 甘草炙，二两（6g） 附子生用，去皮，破八片，大者一枚（20g） 干姜三两，强人可四两（9～12g） 上三味，以水三升，煮取一升二合，去滓，分温再服，其脉即出者愈。功用：破阴回阳通脉。主治：少阴病，阴盛格阳证。下利清谷，里寒外热，手足厥逆，脉微欲绝，身反不恶寒，其人面色赤，或腹痛，或干呕，或咽痛，或利止脉不出者。

2. 四逆加人参汤(《伤寒论》) 甘草炙，二两（6g） 附子生用，去皮，破八片，一枚（15g） 干姜一两半（9g） 人参一两（6g） 上四味，以水三升，煮取一升二合，去滓，分温再服。功用：回阳救逆，益气固脱。主治：少阴病，亡阳脱液。症见少阴病下利虽止，但四肢厥逆，恶寒蜷卧，神衰欲寐，面色苍白，脉微等余症仍在者。

3. 白通汤(《伤寒论》) 葱白四茎（6g） 干姜一两（3g） 附子生用，去皮，破八片，一枚（15g） 上三味，以水三升，煮取一升，去滓，分温再服。功用：破阴回阳，宣通上下。主治：少阴病阴盛戴阳证。症见手足厥逆，下利，脉微，面赤者。

4. 六味回阳饮(《景岳全书》) 人参数钱至二两 制附子 炮姜各二至三钱 炙甘草一钱 熟地黄五钱至一两 当归身（泄泻或血动者用白术易之）三钱 水煎服。功用：大补气血，回阳固脱。主治：阴阳将脱证。

通脉四逆汤、四逆加人参汤、白通汤均是《伤寒论》治疗少阴病的主要方剂，均在四逆汤基础上衍化而成。通脉四逆汤是在四逆汤基础上加重干姜、附子用量，回阳救逆之力较之四逆汤更强，适用于少阴病重症，阴盛格阳，真阳欲脱者。四逆加人参汤是在四逆汤基础上加用人参，大补元气，使阳气回复，阴血自生，适用于四逆汤证兼有气血两伤者。白通汤是四逆汤去甘草，减少干姜用量，再加葱白而成。主治少阴病阴盛戴阳证。用辛温通阳之葱白，合姜、附以通阳复脉。因下利甚者，阴液必伤，减少姜之燥热，寓有护阴之意。六味回阳饮是将四逆汤中的生附子改为制附子，加用人参、熟地、当归，回阳救逆基础上兼有大补气血之效，适用于阴阳两脱证。

参附汤

《正体类要》

【组成】 人参四钱（12g） 附子炮，去皮、脐，三钱（9g）

【用法】 用水煎服，阳气脱陷者，倍用之（现代用法：水煎服）。

【功用】 益气回阳固脱。

【主治】 元气大伤，阳气暴脱证。手足厥冷，冷汗淋漓，呼吸微弱，或上气喘急，舌淡，苔白滑，脉微欲绝。

【证治】 阳气暴脱，不能温煦肌肤四肢，故手足厥冷；元气大伤，肺气将绝，故呼吸微弱，或上气喘急；阳气外脱，阴液不能自守，随阳外脱，故冷汗淋漓，如珠如油；阳虚生内寒，故舌淡，苔白滑；脉微欲绝也是阳气将脱之象。本方病证十分危急，当速以大温大补之品，急救回阳，益气固脱。

【方解】 方中重用甘温之人参为君，大补元气，大补脾肺后天之气，以挽欲脱之元气。臣以大辛大热之附子，温壮元阳，回阳救逆，以救欲脱之真阳。二药配伍，相须为用，人参大补元气，附子温壮元阳，作用迅速，可使元气真阳于顷刻之间得以大温大补，达到益气回阳固脱之效。

本方配伍特点是大温大补，药简力强，回阳救逆与益气固脱并用。

【运用】

1. 辨证要点 本方主治阳气暴脱证，临床应用以手足厥冷，冷汗淋漓，呼吸微弱，脉微欲绝为辨证要点。

2. 加减变化　若病情严重者，药物剂量可以适当加倍，应依据病情，调整附子与人参的剂量比例。原方人参为野山参，若使用栽培人参，剂量应适当加大。

3. 现代研究和临床运用　药理研究表明，参附汤具有抗心力衰竭、抗心律失常、抗休克、修复心肌缺血再灌注损伤等作用，常用于休克、心律失常、心力衰竭及急性心肌梗死等证属元气大伤、阳气暴脱者。

4. 使用注意　昏迷病人采用鼻饲，并可依据病情，增加使用剂量与服用次数。

【附方】

独参汤(《十药神书》)　人参二两，为粗末，加大枣五枚，水煎，不拘时服。功用：益气固脱。主治：元气大亏暴脱者。症见面色苍白，神情淡漠，肢冷汗出，脉息微弱。

独参汤，重用人参峻补元气，益气固脱，适用于元气大亏欲脱者；参附汤，人参与附子并用，大补元气，回阳救逆，适用于元气大亏、阳气暴脱者。

回阳救急汤

《伤寒六书》

【组成】　熟附子（9g）　干姜（6g）　人参（6g）　甘草炙（6g）　白术炒（9g）　肉桂（3g）　陈皮（6g）　五味子（3g）　茯苓（9g）　半夏制（9g）　（原书未著用量）

【用法】　水二盅，姜三片，煎之，临服入麝香三厘（0.1g）调服。中病（以手足温和）即止，不得多服（现代用法：水煎服，麝香冲服）。

【功用】　回阳救逆，益气生脉。

【主治】　寒邪直中三阴，真阳衰微证。四肢厥冷，神衰欲寐，恶寒倦卧，吐泻腹痛，或身寒战栗，指甲口唇青紫，或吐涎沫，舌淡苔白，脉沉微甚或无脉。

【证治】　心肾阳气衰微，无力温煦躯体四末，故四肢厥冷，身寒战栗；无力鼓动血脉运行，故指甲口唇青紫，脉沉微甚或无脉；阳气虚衰，不能养神，故神衰欲寐；脾阳虚衰，运化失常，清阳不升，浊阴不降，故腹痛吐利。治疗急当破散阴寒，回阳救逆，益气生脉固脱。

【方解】　本方以四逆汤合六君子汤加肉桂、五味子、麝香、生姜组成。方中熟附子温里散寒，回阳救逆；干姜温中散寒，助阳通脉；肉桂辛甘性热，补元阳，通血脉；三药并用为君，温壮心脾肾阳气，破散阴寒。本方使用熟附子，其药性虽然不及生附子猛烈，但有肉桂相辅，其破阴回阳之力也颇为显著。臣以六君子汤补益脾胃，固护中州。其中人参甘温，大补元气，与附子相配实乃参附汤，回阳救逆，益气固脱。佐以麝香，通阳开窍，通行十二经脉，使参附姜桂诸药迅速到达脏腑经脉发挥作用。佐以五味子，其用有三：一者收敛虚阳以固脱；二者与人参相合，益气生脉；三者与麝香相合，散中有收，使麝香通阳而无耗散正气之虞。佐以生姜温中散寒，并解附子半夏之毒。使以炙甘草缓和诸药。诸药相合，共奏回阳救逆、益气生脉固脱之效。

本方的配伍特点有三：其一是回阳救逆与益气固脱并用；其二是益气回阳救逆之中，注意固守中焦脾胃；其三是使用少量麝香，用意颇深，通行十二经脉以助益气回阳固脱。

【运用】

1. 辨证要点　本方主治寒邪直中三阴，真阳衰微证，临床应用以四肢厥冷，神疲欲寐，下利腹痛，脉微或无脉为辨证要点。

2. 加减变化 若呕吐涎沫或少腹痛者，加吴茱萸温胃暖肝，下气止呕；若呕吐不止者，加姜汁温胃止呕；若泄泻不止者，加黄芪、升麻益气升阳止泻。

3. 现代研究和临床运用 药理研究表明，回阳救急汤具有抗休克、改善血流动力学、保护心肌、抗脂质过氧化损伤等作用，常用于急性胃肠炎吐泻过多、休克、心力衰竭等证属亡阳欲脱者。

4. 使用注意 方中麝香用量不宜过大。服药后手足温和即止。

【附方】

1. 俞氏回阳救急汤(《重订通俗伤寒论》) 黑附块三钱（9g） 紫瑶桂五分（15g） 别直参二钱（6g） 原麦门冬辰砂染，三钱（9g） 川姜二钱（6g） 姜半夏一钱（3g） 湖广术钱半（5g） 北五味三分（1g） 炒广皮八分（3g） 清炙草八分（3g） 真麝香冲，三厘（0.1g） 水煎服。功用：回阳救逆，益气生脉。主治：少阴病，下利脉微，甚则利不止，肢厥无脉，干呕心烦者。

2. 黑锡丹(《太平惠民和剂局方》) 沉香镑 附子炮，去皮、脐 葫芦巴酒浸，炒 阳起石研细水飞 茴香舶上者，炒 破故纸酒浸，炒 肉豆蔻面裹，煨 金铃子蒸，去皮、核 木香各一两（各30g） 肉桂去皮，只须半两（15g） 黑锡去滓称 硫磺透明者，结砂子，各二两（60g） 上用黑盏，或新铁铫内，如常法结黑锡、硫磺砂子，地上出火毒，研令极细，余药并杵罗为末，都一处和匀入研，自朝至暮，以黑光色为度，酒糊丸如梧桐子大。阴干，入布袋内，擦令光莹。每服三四十粒（4～5g），空心姜盐汤或枣汤下，妇人艾醋汤下（现代用法：酒糊为丸，成人每服5g，小儿2～3g，盐开水送下，急救可用至9g）。功用：温阳散寒，纳气定喘。主治：肾阳衰弱、肾不纳气之上盛下虚证。胸中壅塞，痰涌气喘，四肢逆冷，冷汗不止；或奔豚，气上冲胸，胁腹胀满；或寒疝腹痛，肠鸣滑泻；或男子阳痿精冷，女子血海虚寒，带下清稀等，舌淡苔白，脉沉微。

俞氏回阳救急汤是在《伤寒六书》回阳救急汤（陶氏回阳救急汤）基础上加麦门冬，去茯苓而成。麦门冬养阴，与人参、五味子配伍乃生脉散，具有益气生脉之功。麦门冬与附子、干姜相伍，回阳之中，兼有益阴之意。故本方对阳衰而吐泻伤津、脉细欲绝者，服之颇宜。

黑锡丹为温肾阳、散阴寒、镇纳元气的主方。凡肾阳虚衰，阴寒内盛，摄纳无权，虚阳奔越于上，或遗脱于下的症候均可运用。方中重用黑锡（即黑铅）、硫磺为君，黑锡甘寒，其性重坠，善镇逆气，坠痰涎，平其气逆痰涌之势以治标；硫磺大热，扶阳补火，助命门，消沉寒以治本。黑锡为“水中之精”，硫磺为“火中之精”，二者同炒结砂，寓有水火互济之意。肾阳虚衰是本，故以附子、肉桂、葫芦巴、阳起石、破故纸大队温热之品，以助硫磺温壮元阳，暖下焦而逐寒湿，共为臣药。沉香平冲降逆，纳气归肾，助黑锡降纳浮逆之虚阳；下元虚衰，火不生土，则用肉豆蔻温中固涩；寒则气滞，则用木香理气；肝肾同源，肝中内寄相火而主疏泄一身之气机，则用苦寒之金铃子理气疏肝，且能清肝之郁火，以防温燥太过而相火化热，共为方中佐药。诸药合用，以温壮下元，扶阳消阴，镇纳虚逆之气，使肾阳充足而阴寒自散，下焦得固而纳气归元，则诸症可除。

第三节 温经散寒剂

温经散寒剂适用于寒邪凝滞经脉所致诸证，症见手足厥寒，或肢体关节疼痛，或麻木不仁，舌淡苔白，脉沉细等。常以温经散寒药如桂枝、细辛等为主组成。寒凝经脉，多致血行不畅，营血受损，故多配伍养血行血之当归、芍药等；若兼有气虚者，又多配伍甘温益气之黄芪。

代表方剂，如当归四逆汤、黄芪桂枝五物汤等。

当归四逆汤

《伤寒论》

【组成】 当归三两（9g） 桂枝去皮，三两（9g） 芍药三两（9g） 细辛三两（3g） 甘草炙，二两（6g） 通草二两（6g） 大枣擘，二十五枚（8枚）

【用法】 上七味，以水八升，煮取三升，去滓。温服一升，日三服（现代用法：水煎服）。

【功用】 温经散寒，养血通脉。

【主治】 血虚寒厥证。手足厥寒，口不渴，舌淡苔白，脉沉细或沉细欲绝，或腰、股、腿、足、肩臂疼痛，痛处喜温，畏寒肢冷，舌淡苔白，脉沉细。

【证治】 营血不足，阳气虚弱，复感受寒邪，寒凝经脉，血行不畅，故手足厥寒。但此手足厥寒，并非四逆汤之阳气衰竭，阴寒内盛，故仅表现为肢体末端不温，逆冷不过膝、不过肘。阳气虚弱，营血不足，故舌淡苔白，脉沉细。此外，阳虚血弱，寒凝经脉，血行不畅，不通则痛，还可表现为腰、腿、股、足、肩臂疼痛，亦或肢冷与疼痛并见。治当温经脉，补营血，散寒邪，通血脉。

【方解】 本方是桂枝汤去生姜，倍大枣，加当归、通草、细辛组成。方中桂枝辛温，温阳气，散寒邪，通血脉；细辛辛温走窜，通达表里，温散寒凝；二药并用，温助阳气，除散寒邪，畅行血脉，共为君药。当归甘温，养血和血；白芍酸甘，滋养阴血；二药并用，一则滋补营血之不足，一则行血脉之滞涩，共为臣药。君臣相伍，温阳补血，散寒通脉，正合阳虚血弱、寒凝血滞之病机。佐入通草，通行经脉。重用大枣，伍以甘草，一者补中健脾而益气血；二者防桂枝、细辛燥烈太过而伤及阴血。诸药合用，共奏温经散寒、养血通脉之效。

本方的配伍特点是温、补、通三者并用，温中有补，补中兼行，扶正驱邪，标本兼顾。

四逆散、四逆汤、当归四逆汤三方均出自张仲景《伤寒论》，主治证中皆有“四逆”，但病机、用药迥然不同。四逆散主治外邪传经入里、阳气内郁之证，其四肢逆冷是由阳气内郁，不达四末所致，故逆冷程度不重，不过肘膝，尚可见身热、脉弦等症。四逆汤主治阴寒内盛、阳气衰微病证，因其四肢逆冷是阳气衰微所致，故程度严重，冷过肘膝，并伴有全身阳衰阴盛之象及脉微欲绝等。当归四逆汤主治阳虚血弱，寒凝经脉，血行不畅病证，该证寒邪在经不在脏，故逆冷程度较四逆汤证为轻，且无明显阳衰阴盛之候。总之，三方用药、功效全然不同，正如周扬俊所言：“四逆汤全在回阳起见，四逆散全在和解表里起见，当归四逆汤全在养血通脉起见。”（《温热暑疫全书》）

【运用】

1. 辨证要点 本方是主治阳虚血弱、寒凝经脉证，临床应用以手足厥寒，或肢体关节疼痛，舌淡苔白，脉沉细为辨证要点。

2. 加减变化 若治疗腰、股、腿、足、肩臂疼痛，可酌加川断、牛膝、鸡血藤、木瓜等活血祛瘀止痛之品；若用于治疗妇女血虚寒凝之经期腹痛，以及男子寒疝，睾丸掣痛，牵引少腹冷痛，肢冷脉弦者，可酌加乌药、小茴香、高良姜、香附等理气止痛之品。

3. 现代研究和临床运用 药理研究表明，当归四逆汤具有改善血液循环、镇静、镇痛和抗炎等作用，常用于血栓闭塞性脉管炎、无脉症、雷诺病、小儿麻痹、冻疮、妇女痛经、肩周炎、风湿性关节炎等证属血虚寒凝者。

4. 使用注意 感受外邪、阳气郁滞之手足厥逆者不宜使用；阴寒内盛、真阳衰微之手足厥逆者不宜使用。

【附方】

当归四逆加吴茱萸生姜汤(《伤寒论》) 当归 桂枝 细辛 芍药各三两 炙甘草 通草各二两 大枣二十五枚 吴茱萸二升 生姜半斤 水、酒各半煎，分五次温服。功能：温经散寒，养血通脉，温暖肝胃。主治：脏腑内有久寒痼疾，外见寒邪凝滞经脉，手足逆冷，脘腹冷痛，恶心呕吐，脉细欲绝等症。

当归四逆加吴茱萸生姜汤，是在当归四逆汤基础上加用吴茱萸、生姜、酒组成。吴茱萸、生姜具有温暖肝胃、降逆止呕作用；酒可以散寒邪，内温脏腑，外通血脉。因此本方不仅能够外散经脉之寒，还能内温肝胃之寒，内外兼治，温热之性较当归四逆汤为强，适用于寒邪不仅在经脉而且沉积内脏肝胃且病程长久者。

黄芪桂枝五物汤

《金匮要略》

【组成】 黄芪三两（9g） 芍药三两（9g） 桂枝三两（9g） 生姜六两（18g） 大枣十二枚（4枚）

【用法】 上五味，以水六升，煮取二升，温服七合，日三服（现代用法：水煎服）。

【功用】 益气温经，和血通痹。

【主治】 血痹。肌肤麻木不仁，恶风，自汗出，舌淡苔白，脉微涩而紧。

【证治】 素体气虚，肌表不固，风邪乘虚入侵，滞于血脉，致使肌肤得不到营血濡养，故麻木不仁。卫气虚弱，腠理不固，故恶风，自汗出。舌淡苔白，是为气虚。邪滞血脉，血行不畅，故脉涩而紧。治当益气温阳以固卫表，疏风和营以通血痹。

【方解】 本方以黄芪为君，性味甘温，补脾肺之气，以实卫气，固肌表。臣以桂枝，性味辛温，其用有三：一是温助卫阳；二是疏散风邪；三是温通经脉，以畅血行。黄芪与桂枝相配，一则益气之中兼以疏散，使肌表得固，风邪得散；一则益气之中兼以通脉，使气旺血行，肌肤麻木得除。而且，黄芪得桂枝则固表而不恋邪，桂枝得黄芪则散邪而不伤正。以酸甘之芍药为臣，养血和血，敛阴和营。桂枝与芍药相配，疏散外风，调和营卫；黄芪与芍药相配，气血并补，滋养肌肤。佐使生姜，辛温表散，助桂枝以疏散外邪。佐使大枣，甘温补虚，助黄芪、芍药益气养血。生姜与大枣相伍，亦可调和营卫。诸药配伍，共奏益气温卫、疏风散邪、和血通痹之效。

本方的配伍特点是温补、散邪、通痹三者并用，固表不留邪，散邪不伤正。

【运用】

1. 辨证要点 本方是治疗血痹的常用方剂。临床应用以肌肤麻木不仁，汗出恶风，脉微涩而紧为辨证要点。

2. 加减变化 若风邪偏重者，加防风、防己等祛风通络；血行不畅较甚者，加当归、鸡血藤等活血通络。

3. 现代研究和临床运用　药理研究表明，黄芪桂枝五物汤具有改善血液流变学指标和心肌缺血、抗炎、抗氧化、减轻神经毒性等作用，常用于中风后遗症、末梢神经炎等证属气虚不固、风客血脉者。

4. 使用注意　本方药性偏温，血痹属热者不宜使用。

小　　结

温里剂共选正方 9 首，附方 12 首。本类方剂主要用于治疗里寒证，由于里寒证有中焦虚寒、阳衰阴寒内盛、寒凝经脉的不同，所以本类方剂又分为温中祛寒剂、回阳救逆剂、温经散寒剂三类。

1. 温中祛寒剂　本类方剂适用于中焦虚寒证。其中理中丸温中祛寒，补气健脾，适用于脾胃虚寒，脘腹疼痛，呕恶下利等症。小建中汤温中补虚，缓急止痛，适用于中焦虚寒，肝脾失和，脘腹拘急疼痛等症。大建中汤温中补虚，降逆止痛，主治中焦阳虚、阴寒内盛之心胸中大寒痛。吴茱萸汤以温胃降逆为主，兼补中虚，适用于肝胃虚寒，浊阴上逆，呕吐头痛，四肢厥冷，下利，烦躁欲死等症。

2. 回阳救逆剂　本类方剂适用于阳气衰微、阴寒内盛、亡阳欲脱之危重病证。其中四逆汤具有药专力宏之特点，是回阳救逆的基础方剂，适用于阴寒内盛、阳气衰微、四肢厥逆、神衰欲寐、脉微欲绝等症。参附汤回阳救逆与益气固脱并用，适用于元气大伤、阳气暴脱、手足厥冷、冷汗淋漓、呼吸微弱等症。回阳救急汤与四逆汤主治病证基本相同，但兼有益气生脉之效，尤其配伍麝香，通阳开窍，通行经脉，适用于寒邪直中三阴之证。

3. 温经散寒剂　本类方剂适用于寒凝经脉证。其中当归四逆汤温经散寒，养血通脉，适用于血虚寒凝经脉，手足厥冷，或肢体关节疼痛等症。黄芪桂枝五物汤益气温经、和血通痹，是治疗血痹的名方，适用于素体气虚，复感风邪滞于血脉，肌肤麻木不仁，恶风汗出等症。

复习思考题

（1）何谓温里剂？其分类与代表方剂是什么？
（2）理中丸主治何病证？简述其药物配伍意义与组方特点。
（3）小建中汤的组方特点是什么？与理中丸如何区别使用？
（4）简述吴茱萸汤的功效及适应证。
（5）比较四逆汤与参附汤在药物组成与功效特点方面的异同。
（6）比较四逆散、四逆汤、当归四逆汤的异同。
（7）黄芪桂枝五物汤主治何病证？简述其药物配伍意义与组方特点。

复习思考题答案

第十四章

补益剂

方论选录　　课件　　问难

导学

学习目标

熟悉补益剂的概念、适应证、分类及注意事项。掌握补益剂1类方剂（四君子汤、参苓白术散、补中益气汤、玉屏风散、生脉散、四物汤、归脾汤、六味地黄丸、大补阴丸、一贯煎、百合固金汤、肾气丸、炙甘草汤）的组成、功用、主治、主要配伍关系及临证使用要点；熟悉2类方剂（当归补血汤、左归丸、右归丸）的组成、功用、主治、主要配伍关系及临证使用要点；了解3类方剂（人参蛤蚧散、八珍汤、百合固金汤、龟鹿二仙胶）的组成、功用、主治。

凡以补益药为主组成，具有补养人体气、血、阴、阳等作用，主治各种虚证的方剂，统称补益剂。本类方剂属于“八法”中的“补法”。《素问·三部九候论》云“虚则补之”，《素问·至真要大论》曰“损者益之”“劳者温之”，《素问·阴阳应象大论》则云“形不足者，温之以气；精不足者，补之以味”等，皆为补益剂的立法依据。

虚证是对人体脏腑功能低下与有形物质亏损所导致的各类虚弱证候的概括。虚证的形成，可由先天禀赋不足引起，也可因后天失调、疾病耗损和加龄老化等所导致。例如，饮食失当，营血生化之源不足；思虑太过，悲哀惊恐，过度劳倦等耗伤营卫气血；房劳过度，耗损肾精元气；久病不愈，加之失治、误治，易致正气虚损；高龄老化，先天精气与脏腑功能衰减等，均可造成机体气、血、阴、阳的不足，从而形成虚证。

虚证主要有气虚、血虚、气血两虚、阴虚、阳虚与阴阳俱虚六种类型，因此本章方剂相应分为补气、补血、气血双补、补阴、补阳和阴阳并补六节。然不论何种类型的虚证，其病位都离不开五脏，故对虚证当以气血阴阳为纲、五脏虚候为目进行辨证论治，方能执简驭繁，切中病机，提高疗效。

补益剂以补益药为组方主体，由于气血阴阳相互联系，相互依存，相互制约，乃至相互转化，又与脏腑密切关联，因此补益剂的遣药配伍法则应该遵循以下方法：

首先是直接补益法，即针对虚损的性质及脏腑，运用相应的补益药进行治疗。以气血阴阳而言，则气虚者补气，血虚者补血，阴虚者补阴，阳虚者补阳；以脏腑而论，则“损其肺者，益其气；损其心者，调其营卫；损其脾者，调其饮食，适其寒温；损其肝者，缓其中；损其肾者，益其精”(《难经·十四难》)。

其次是间接补益法，即根据气血、阴阳以及脏腑之间的复杂关系，通过间接补养某一关键环节而达到补益目的。细析之，主要有四类：一是补气生血，根据气血互生的理论，血虚补血时，配伍补气药以助生化，甚至着重补气以生血。所谓“血不自生，须得生阳气之药，血自旺矣”(《脾胃论》)。但气虚补气，较少配伍补血药，乃恐其阴柔滞气，即使佐以补血药，亦不宜多用。二是阴阳互补，根据阴阳互根的理论，阳虚者补阳时，佐以补阴之品，以阳根于阴，使阳有所附，并可藉阴药的滋润以制阳药之温燥；阴虚者补阴时，佐以补阳之品，以阴根于阳，使阴有所化，并可藉阳药的温运以制阴药之凝滞。正如张介宾说“善补阳者，必于阴中求阳，则阳得阴助而生化无穷；善补阴者，必于阳中求阴，则阴得阳升而泉源不竭”(《类经》)。三是补其母脏，根据五行相生理论，采用“虚者补其母”的方法。如肺气虚者补脾，为“培土生金”；肝阴虚者补肾，为“滋水涵木”；脾阳虚者补命门，为“补火生土”等。四是补益脾肾，通过补脾或补肾以间接补养虚损之脏。因肾为先天之本，肾中阴阳为五脏六腑阴阳之根本，故许叔微云“补脾不如补肾”(《普济本事方》)。而脾为后天之本，乃气血生化之源，五脏六腑之气血阴阳皆有赖于脾所运化之水谷精微的不断充养方能保持充盈不衰，故薛己强调“补肾不若补脾”(《明医杂著》)。上述两种理论各自从不同角度强调了补脾与补肾的重要性，均有其理论依据及实际应用价值，但具体运用时须因证制宜。如程国彭说“须知脾弱而肾不虚者，则补脾为亟；肾弱而脾不虚者，则补肾为先；若脾肾两虚，则并补之”(《医学心悟》)，此说公允，切合临床实际。

最后是峻补与平补，即补法又有峻补、平补之分。峻补法适用于病势急迫或程度严重之虚证，如暴脱之证，宜用峻补急救危亡；平补法适用于病势较缓、病程较长的虚证，以期补养虚弱，恢复机体正常的平衡状态。峻补宜选力雄厚味之品，药味少而剂量大，或者纯用滋补药组方，使药力专而牵制少，应用时一般应奏效即止；平补则剂量不宜过重，常配合健脾和胃、调气和血、利水渗湿之品，组方补中寓泻，使补而不滞，泻不伤正，以利长期服用。

使用补益剂应注意以下事项：

(1) 要辨别虚实之真假。临床有时可因虚损太过、脏腑机能异常而产生一些状似实证、实则虚证的表现。张介宾曰“至虚之病，反见盛势，大实之病，反有羸状，此不可不辨也。如病起七情，或饥饱劳倦，或酒色所伤，或先天不足，及其既病，则每多身热、便秘、戴阳、胀满、虚狂、假斑等证，似为有余之病，而其因实由不足”(《景岳全书》)。

(2) 应注意调理脾胃。补益药多味甘质腻，易碍胃滞气，故中虚患者服之，不仅虚损难以得到补养，反而可能又添中满纳差等症。因此，对于脾胃虚弱者，宜先调理脾胃，或在补益方中佐以健脾和胃、理气消导之品，以助脾胃运化。即使平素脾胃功能健旺者，亦应在遣药组方时注意照顾脾胃，即所谓“填补必先理气”，以免“呆补”之弊。

(3) 若虚证又兼湿阻、痰滞、热扰、食积等实邪者，应视邪实与正虚的主次缓急，酌情采取先攻后补，或先补后攻，或攻补兼施等法，务使祛邪不伤正，补虚不碍邪。

(4) 补益剂的组成药物多味厚滋腻，煎药时宜文火久煎，俾药味俱出；服药时间则以空腹或饭前为佳，以利机体充分消化吸收。

(5) 要避免滥用补益。体质健壮，却投补药，则不唯无益，还可能引起阴阳气血的偏盛，造成药害性疾病。如对幼童长期滥用补品，则有性早熟之虞。

第一节 补气剂

补气剂，适用于气虚证，症见倦怠乏力，少气懒言，语音低微，动则气促，面色萎白，食少便溏，舌淡苔白，脉虚弱等。常用补气药如人参、党参、黄芪、白术、炙甘草等为主组成。因脾胃气虚，失于运化，且补气药甘温，容易壅中滞气，妨碍脾胃运化，故补气方剂常配伍行气药，如陈皮、木香、砂仁之类，补中有行，使补而不滞；脾失健运，水湿内停，常配渗湿药如茯苓、薏苡仁、车前子等；中虚气陷，清阳不升，常配伍升阳药如升麻、柴胡等；气虚累及阴血，常配养阴补血药麦门冬、当归等；若表虚不固、易感风邪，肺虚痰滞、气逆不降等，则宜在补益方药中酌配疏风解表、化痰止咳之品。

代表方剂，如四君子汤、参苓白术散、补中益气汤、人参蛤蚧散、生脉散、玉屏风散等。

四君子汤

《太平惠民和剂局方》

【组成】 人参去芦 白术 茯苓去皮（各 9g） 甘草炙（6g）各等分

【用法】 上为细末。每服二钱（6g），水一盏，煎至七分，通口服，不拘时候；入盐少许，白汤点亦得（现代用法：水煎服）。

【功用】 益气健脾。

【主治】 脾胃气虚证。食少便溏，面色萎白，语声低微，气短乏力，舌淡苔薄白，脉虚弱。

【证治】 本方为治脾胃气虚证之基础方。脾胃为后天之本，气血生化之源，人体五脏六腑、四肢百骸，皆赖脾胃运化转输之水谷精微充养。脾胃气虚，健运失职，胃纳不振，则饮食减少，大便溏薄；气血生化不足，脏腑失却濡养，以致脏腑怯弱，营卫不足，则面色萎白，语声低微；脾主四肢，脾虚肢体失养，则四肢倦怠；舌淡，苔薄白，脉虚弱，均为脾胃气虚之征。《医方考》云："夫面色萎白，则望之而知其气虚矣；言语轻微，则闻之而知其气虚矣；四肢无力，则问之而知其气虚矣；脉来虚弱，则切之而知其气虚矣。"证属脾胃气虚，运化失权，气血乏源；治当益气健脾，复其运化。

【方解】 方中人参甘温，善于补中益气，健脾养胃，为君药。白术甘温而兼苦燥之性，甘温补气，苦燥健脾祛湿，与人参配伍，益气健脾之功益彰，为臣药。茯苓甘淡，健脾渗湿，与白术相配，健脾助运除湿之功愈佳，为佐药。炙甘草甘温益气，配人参、白术可加强益气补中之力，又能调和诸药，为佐使药。四药相伍，共奏补气健脾之功。

本方配伍特点有二：其一是甘温益脾，补运并行。本方诸药皆味甘入脾，益气之中有除湿之功，补虚之中有运脾之力，颇合脾欲甘、喜燥恶湿、喜运恶滞之性，体现了治疗脾胃气虚证的基本大法；其二是药性平和，补而不滞，温而不燥，利而不峻。方中四药甘温平和，组合成方，其功用冲和平淡，合乎中正平和的君子之风，故称"四君子汤"。该汤"常服温和脾胃，进益饮食，辟寒邪瘴雾气"（《太平惠民和剂局方》）。

本方与理中丸两方组成中均有人参、白术、炙甘草三药，皆可益气补中，治疗脾虚证。但四君子汤中三药与茯苓相伍，方以人参为君，重在益气健脾，主治脾胃气虚证；理中丸用三药与干姜相配，且以干姜为君，侧重温中祛寒，主治中焦虚寒证。

【运用】

1. 辨证要点 本方主治脾胃气虚证，临床应用以面色萎白，食少神倦，四肢乏力，舌淡苔白，脉虚弱为辨证要点。

2. 加减变化 若胃气上逆，呕吐者，加半夏、陈皮等以和胃降逆；若便溏或泄泻者，加山药、白扁豆、莲子肉以健脾化湿止泻；若胸膈痞满者，加枳壳、桔梗、陈皮等以行气宽胸；若畏寒腹痛者，加干姜、附子等以温中散寒。

3. 现代研究与临床运用 药理研究表明，四君子汤有调节胃肠道和机体免疫功能、抗衰老、抗突变、降血糖、抗肿瘤等作用，且全方配伍在药效上有协同作用，常用于慢性胃炎、消化性溃疡、胃肠道功能紊乱、慢性肠炎、慢性肝炎、冠心病、慢性肾炎、妊娠胎动不安、小儿反复呼吸道感染等证属脾胃气虚者。

4. 使用注意 本方药性偏温，阴虚血热者需慎用。

【附方】

1. 异功散(《小儿药证直诀》) 即四君子汤加陈皮锉，各等分（各 6g） 上为细末，每服二钱（6g），水一盏，加生姜五片、大枣二个，同煎至七分，食前温服，量多少与之。功用：益气健脾，行气化滞。主治：脾胃气虚兼气滞证。症见饮食减少，大便溏薄，胸脘痞闷不舒，或呕吐泄泻等。

2. 六君子汤(《医学正传》引《太平惠民和剂局方》) 陈皮一钱（3g） 半夏一钱五分（4.5g） 茯苓一钱（3g） 甘草一钱（3g） 人参一钱（3g） 白术一钱五分（4.5g） 上切细，作一服。加大枣二个，生姜三片，新汲水煎服。功用：益气健脾，燥湿化痰。主治：脾胃气虚兼痰湿证。症见面色萎白，语声低微，气短乏力，食少便溏，咳嗽痰多色白，恶心呕吐，胸脘痞闷，舌淡苔白腻，脉虚。

3. 香砂六君子汤(《古今名医方论》引柯琴方) 人参一钱（3g） 白术二钱（6g） 茯苓二钱（6g） 甘草七分（2g） 陈皮八分（2.5g） 半夏一钱（3g） 砂仁八分（2.5g） 木香七分（2g） 上加生姜二钱（6g），水煎服。功用：益气化痰，行气温中。主治：脾胃气虚，湿阻气滞证。症见呕吐痞闷，不思饮食，脘腹胀痛，消瘦倦怠，或气虚中满。

4. 保元汤(《博爱心鉴》) 人参一钱（3g） 黄芪三钱（9g） 甘草一钱（3g） 肉桂五至七分（1.5～2g） 水煎服。功用：益气温阳。主治：虚损劳怯，元气不足。症见倦怠乏力，少气畏寒，以及小儿痘疮，阳虚顶陷，不能发起灌浆者。

异功散、六君子汤、香砂六君子汤均由四君子汤加味而成。其中异功散加陈皮行气化滞，较之四君子汤更增行气和胃之功，适宜于脾胃气虚兼气滞者；六君子汤在四君子汤基础上重用白术，再加半夏、陈皮以燥湿化痰，适宜于脾胃气虚兼有痰湿者；香砂六君子汤乃六君子汤加木香、砂仁而成，其中砂仁长于行气化湿，木香长于行气止痛，两药配入六君子汤中，则行气温中止痛、燥湿健脾和胃之功益著，故适宜于脾胃气虚、寒湿气滞证。保元汤取四君子汤之人参、甘草，再加黄芪补气升阳，配以少量肉桂温升之力，鼓舞气血生长，此方纯补无泻，擅能温补阳气，适用于虚损劳怯、元气不足诸证。

参苓白术散

（《太平惠民和剂局方》）

【组成】 莲子肉去皮 薏苡仁 缩砂仁 桔梗炒令深黄色，各一斤（500g） 白扁豆姜汁浸，

去皮，微炒，一斤半（750g） 白茯苓 人参去芦 甘草炒 白术 山药各二斤（1kg）

【用法】 上为细末。每服二钱（6g），枣汤调下。小儿量岁数加减（现代用法：水煎服，用量按原方比例酌情增减）。

【功用】 益气健脾，渗湿止泻。

【主治】

（1）脾虚夹湿证。饮食减少，食后胃脘不舒，肠鸣泄泻，胸脘痞闷，四肢乏力，形体消瘦，面色萎黄，舌淡苔白腻，脉虚缓。

（2）肺脾气虚痰湿证。咳嗽痰多色白，胸脘痞闷，舌淡苔白腻，脉虚缓。

【证治】 脾胃虚弱，腐熟受纳之功失常，故饮食减少，食后胃脘不舒；水谷不化，清浊相混，故肠鸣泄泻；脾失健运，湿阻气机，故胸脘痞闷、咳嗽痰多色白；气血化源匮乏，形体失于濡养，故四肢无力，形体消瘦，面色萎黄；舌淡，苔白腻，脉虚缓等皆为脾虚有湿之象。证属脾胃气虚，运化失司，湿浊内生；治当补益脾胃，渗湿止泻。

【方解】 方用人参、白术、茯苓益气健脾，除湿止泻，取四君子之义共为君药。山药、莲子肉补脾益肾、固肠止泻，两药既助人参、白术增益气健脾之功，又收止泻之功；扁豆健脾化湿，薏苡仁健脾渗湿，二者助白术、茯苓增健脾除湿止泻之功，四药同为臣药。佐以芳香之砂仁化湿行气，既助白术、茯苓、扁豆、薏苡仁除湿，又畅达气机、补而不滞；妙在桔梗宣利肺气、通调水道：一者配砂仁调畅气机，治胸脘痞闷；二者配茯苓、薏苡仁，增利湿之功；三者以为舟楫，载药上行入肺，使全方兼收脾肺双补之功，亦为佐药。炙甘草益气和中，调和诸药，用为佐使。原方为散剂，用大枣煎汤调服，亦意在补益脾胃。诸药配伍，共奏益气健脾、渗湿止泻之功。

《医方集解》收载本方时，组成中多陈皮一味，其行气化湿之功略增。

本方配伍特点有二：其一是以益气补脾药配伍渗湿止泻药为主组方，虚实并治；其二是用药既承四君子之中和，药性平和，补而不滞，温而不燥，利而不峻，又具补脾益肺、升降调和之特点。

本方是由四君子汤加山药、莲子、薏苡仁、扁豆、砂仁、桔梗等渗湿止泻、调理气机药而成。两方均有补气健脾作用，但四君子汤以甘温益气为主，为治疗脾胃气虚证的基本方；本方补脾渗湿止泻之功较强，兼能调气机、保肺气，适宜于脾胃气虚夹湿之泄泻，亦可用于肺脾气虚夹痰湿之咳喘，为“培土生金”法的常用方剂之一。

【运用】

1. 辨证要点 本方主治脾虚夹湿证，临床应用以泄泻，食少乏力，舌苔白腻，脉虚缓为辨证要点。

2. 加减变化 若兼中焦虚寒而腹痛、喜得温按者，加干姜、肉桂等以温中祛寒止痛；泄泻甚者，加肉豆蔻、诃子等以固涩止泻；咯痰色白量多者，加半夏、陈皮等以燥湿化痰。

3. 现代研究与临床运用 药理研究表明，参苓白术散有促进小肠吸收功能和调整肠道菌群等作用，常用于胃肠功能紊乱、慢性结肠炎、慢性胃炎、慢性肝炎、贫血、慢性支气管炎、肺结核、慢性肾炎、妇女带下病等证属脾虚夹湿或肺脾气虚痰湿者。

4. 使用注意 本方偏温、渗利之药较多，阴虚火旺者需慎用；孕妇忌用；感冒发热及高血压、心脏病等患者忌用。

【附方】

七味白术散（《小儿药证直诀》，原名“白术散”） 人参二钱五分（7g） 白茯苓五钱（15g）

白术五钱（15g） 藿香叶五钱（15g） 木香二钱（6g） 甘草一钱（3g） 葛根五钱，渴者加至一两（15～30g） 上药为粗末，每服三钱（9g），水煎。功用：健脾止泻。主治：脾胃久虚，呕吐泄泻，频作不止，口渴烦躁，但欲饮水，乳食不进，羸瘦困劣。

七味白术散与参苓白术散均含四君子汤益气健脾和胃，均可治脾胃气虚之泄泻。参苓白术散因尚有山药、扁豆、莲子、薏苡仁等，故补脾渗湿止泻之力强，并可培土生金而能益肺；七味白术散则兼用藿香、葛根、木香芳香化湿、醒脾开胃、止呕止泻，故对小儿脾虚久泻、乳食不进者尤宜。

补中益气汤

《脾胃论》

【组成】 黄芪病甚、劳役热甚者，一钱（18g） 甘草炙，五分（9g） 人参去芦三分（6g） 当归身酒焙干或晒干，二分（3g） 橘皮不去白，二分或三分（3～6g） 升麻二分或三分（3～6g） 柴胡二分或三分（3～6g） 白术三分（6g）

【用法】 上㕮咀，都作一服，水三盏，煎至一盏，去渣，食远稍热服。如伤之重者，二服而愈，量轻重治之（现代用法：水煎服）。

【功用】 补中益气，升阳举陷。

【主治】

（1）中气不足证。少气懒言，语声低微，体倦肢软，饮食减少，大便稀溏，舌淡，脉虚无力，甚或头目眩晕。

（2）气虚发热证。身热，自汗，渴喜热饮，气短乏力，舌淡，脉虚大无力。

（3）气虚下陷证。脱肛，子宫脱垂，久泻，久痢，崩漏等，伴气短乏力，纳差便溏，舌淡，脉虚。

【证治】 本方乃治疗中气不足以及气虚所致之发热、下陷诸证的代表方。脾胃位居中焦，主运化，为后天之本，饮食劳倦损伤脾胃，脾胃虚弱，生化乏源，则脏腑经络无以为养，是谓中气不足，乃现少气懒言，语声低微，肢倦体软，纳少便溏；脾宜升则健，若中虚清气不升，或水谷精微不能上输头面，清窍失养，则头晕目眩。李东垣谓："火与元气不两立，一胜则一负。"（《内外伤辨惑论》）中气虚馁，则阴火亢盛而为发热；因非实火之发热，故以伴自汗、渴喜温饮和体倦等为特点；自汗因气虚腠理失固、阴液外泄引起，口渴为气虚不能布津上承所致，且舌淡、脉虽大却虚软无力等可资与实火证相鉴别。中气虚甚，摄纳无权，升举无能，乃现脱肛、子宫脱垂、胃下垂、久泻、久痢、崩漏下血诸下陷病症。综上所述，本方主治临床表现繁多，但均由脾胃气虚、清阳不升所致，治当益气补脾，升阳举陷。

【方解】 方中重用黄芪，味甘微温，入脾肺经，补中益气，升阳举陷，实卫固表，为君药。人参、白术、炙甘草甘温补中，配黄芪则补气健脾之功益著，共为臣药。气虚日久，营血易亏，故用当归养血和营，配黄芪、人参，气血双补；陈皮理气和中，使诸药补而不滞，俱为佐药。柴胡与升麻乃轻清升散之品，升阳举陷，与黄芪、人参配伍，共同升提下陷之中气；《本草纲目》谓："升麻引阳明清气上升，柴胡引少阳清气上行，此乃禀赋虚弱，元气虚馁，及劳役饥饱，生冷内伤，脾胃引经最要药也。"共为佐使。炙甘草调和诸药，兼作使药。诸药配伍，可使脾胃健运，中气充实，则气虚得补，气陷得举，清阳得升，诸症自愈。气虚发热者，亦赖甘温补气升阳而除之。

本方配伍特点：补气升提为主，兼以调和气血，补而不滞。全方以黄芪、人参、白术、甘草甘温益气补中为主，配升麻、柴胡升举清阳；又配当归协调气血，陈皮理气和中，使补而不滞。

本方与参苓白术散，方中均有人参、白术、甘草等以补脾益气，治疗脾胃虚弱证。参苓白术散在此基础上又增渗湿健脾止泻之药，故除益气健脾外，尚能和胃渗湿，治疗脾虚夹湿证，方中兼用桔梗，故成脾肺同补、培土生金之方；补中益气汤则系再加黄芪、升麻、柴胡、当归、陈皮等药组成，故在益气健脾之中，又增升阳举陷之功，并可调理气血，主要用于中虚气馁、清阳不升所致诸病证。

【运用】

1. 辨证要点 本方主治中气不足、气虚发热和气虚下陷证，临床应用以体倦乏力，少气懒言，舌淡，脉虚软无力为辨证要点。

2. 加减变化 若腹痛者，加白芍以柔肝止痛；若头痛者，加蔓荆子、川芎以升阳止痛；若脘腹痞胀者，加枳壳、木香以行气消痞；若久泻不愈者，加莲子肉、肉豆蔻以涩肠止泻；若发热心烦较甚者，加黄柏、生地以泻下焦阴火；若外感风寒、恶寒头痛者，加苏叶、防风以辛散风寒。

3. 现代研究与临床运用 药理研究表明，补中益气汤有解热、促进胃肠动力、抗胃黏膜损伤、调节免疫、抗突变、抗肿瘤、抗疲劳等作用，常用于慢性胃炎、慢性肠炎、消化性溃疡、慢性肝炎、反复呼吸道感染、低血压、心律失常、贫血、慢性白血病、功能性低热、胃下垂、肾下垂、子宫脱垂、脱肛、重症肌无力、乳糜尿、尿失禁、功能性子宫出血、过敏性鼻炎等证属中气不足者。

4. 使用注意 阴虚发热则非所宜，实火发热尤当忌用。

【附方】

1. 升阳益胃汤(《内外伤辨惑论》) 黄芪二两（30g） 半夏汤洗 人参去芦 炙甘草各一两（15g） 独活 防风 白芍药 羌活各五钱（9g） 橘皮四钱（6g） 茯苓 柴胡 泽泻 白术各三钱（5g） 黄连一钱（1.5g） 上㕮咀，每服三钱至五钱（15g），加生姜五片，大枣二枚，用水三盏，煎至一盏，去滓，早饭后温服。功用：益气升阳，清热除湿。主治：脾胃气虚，湿郁生热证。怠惰嗜卧，四肢不收，肢体重痛，口苦舌干，饮食无味，食不消化，大便不调。

2. 益气聪明汤(《东垣试效方》) 黄芪 甘草各半两（15g） 芍药一钱（3g） 黄柏酒制，锉，炒黄，一钱（3g） 人参半两（15g） 升麻 葛根各三钱（9g） 蔓荆子一钱半（4.5g） 上㕮咀。每服三钱（9g），水二盏，煎至一盏，去滓温服，临卧近五更再煎服之。功用：益气升阳，聪耳明目。主治：饮食不节，劳役形体，脾胃不足，清阳不升，白内障，耳鸣，或多年目暗，视物不能。

3. 举元煎(《景岳全书》) 人参 黄芪炙，各三五钱（9～15g） 炙甘草一二钱（3～6g） 升麻炒，五七分（2～3g） 白术炒，一二钱（3～6g） 水一盅半，煎七八分，温服。功用：益气举陷。主治：气虚下陷、血崩血脱、亡阳垂危等证。

4. 升陷汤(《医学衷中参西录》) 生黄芪六钱（18g） 知母三钱（9g） 柴胡一钱五分（5g） 桔梗一钱五分（4.5g） 升麻一钱（3g） 水煎三次，一日服完。功用：益气升陷。主治：大气下陷证。症见气短不足以息，或努力呼吸，有似乎喘，或气息将停，危在顷刻，脉沉迟微弱，或三五不调。

上述四方虽然主治证候各异，但均由中气不足、清阳下陷引起，故处方用药均宗补中益气汤，即重用补气药，配伍升阳药。其中，升阳益胃汤乃补中益气汤以白芍易当归、防风易升麻，再加茯苓、半夏、羌活、独活、泽泻、黄连而成，在补气升阳之中又增除湿清热之效，故宜于脾胃虚弱、清阳不升、湿郁生热证；益气聪明汤用人参、黄芪、甘草补气，配伍升麻、葛根、蔓荆子升达清阳于上窍，用于中气虚弱、清阳不升、清窍失聪失明证；举元煎用人参、黄芪、白术、甘草益气补中，摄血固脱，辅以升麻升阳举陷，药简力专，用于中气下陷、失却统摄之血崩血脱证；升陷汤重用一味黄芪补气升阳，佐以升麻、柴胡、桔梗升举下陷之清气，并载药上达胸中，用于胸中大气下陷、气短喘促、脉象微弱之证。

人参蛤蚧散（蛤蚧散）

（《博济方》）

【组成】　蛤蚧一对全者，用汤洗十遍，慢火内炙令香，研细末　人参　茯苓　知母　贝母去心，煨过，汤洗　桑白皮各二两（60g）　甘草炙，五两（150g）　大杏仁汤洗，去皮、尖，烂煮令香，取出，研六两（180g）

【用法】　上为细末，入杏仁拌匀研细。每服半钱（6～9g），加生姜二片，酥少许，水八分，煎沸热服。如以汤点频服亦妙（现代用法：制为散剂，用茶点调服）。

【功用】　益气清肺，止咳定喘。

【主治】　肺肾气阴两虚，痰热喘咳证。咳嗽气喘，呼多吸少，声音低怯，痰稠色黄，或咳吐脓血，胸中烦热，身体羸瘦，或遍身浮肿，脉浮大而数。

【证治】　《类证治裁》云："肺为气之主，肾为气之根，肺主出气，肾主纳气，阴阳相交，呼吸乃和。"肺肾气虚，气失所主所纳，则虚气上逆发为咳喘，且呼多吸少，声音低怯。肺虚日久，子病及母，脾不运湿，湿聚成痰，蕴而化热，痰热阻肺，则咯痰色黄而稠；灼伤肺络，甚至肉腐血败，酝酿成脓，故胸中烦热，咳吐脓血；水湿泛溢肌肤，则遍身浮肿；正气久虚，脏腑肌肉失养，则身体羸瘦；脉来浮大而数，亦为肺肾气阴两虚，阴不维阳，痰热阻滞之象。证属肺肾气阴两虚，痰热内蕴，气逆不降；治当补益肺肾气阴以治本，止咳平喘、清化痰热以治标。

【方解】　方中人参甘温不燥，归肺脾经，大补元气，益肺补脾；蛤蚧甘咸微温，归肺肾经，峻补肺肾之气而纳气平喘，又能止痨嗽，乃治虚喘要药；人参配蛤蚧，可益肺肾、止喘嗽，乃补虚定喘常用药对，共为君药。重用杏仁、甘草为臣，杏仁止咳平喘，肃肺润燥；甘草缓急祛痰止咳，并助人参益气之功。茯苓健脾渗湿化痰；桑白皮肃降肺气，止咳定喘，合茯苓通调水道，利水以消浮肿；知母、贝母清热润肺，化痰止咳，此两药即《太平惠民和剂局方》"二母散"，善治喘急咳嗽，痰涎壅盛；以上俱为佐药。甘草调和药性，兼作使药。诸药配伍，共成补肺益肾、止咳定喘之功。

本方配伍特点有二：其一是补益肺肾药配伍肃肺清热化痰药，虚实并治，标本兼顾；其二是用药清润平和，补益不壅滞，降气不峻厉，故对久病正虚，兼夹邪实之咳喘病证最为合适。

【运用】

1. 辨证要点　本方主治肺肾气阴两虚、痰热喘咳证，临床应用以久病咳喘，身体羸弱，痰稠色黄，脉浮大而数为辨证要点。

2. 加减变化　若阴虚明显者，加麦门冬、百合以养阴润肺；咳痰带血者，加仙鹤草、阿胶以收涩养阴止血；若咳吐脓血者，加鱼腥草、金荞麦以清肺排脓。

3. 现代研究与临床运用 药理研究表明，人参蛤蚧散具有抗炎性、调节免疫功能等作用，常用于慢性支气管炎、支气管哮喘、支气管扩张症、肺气肿、肺结核、肺纤维化等证属肺肾气虚、痰热喘咳者。

4. 使用注意 忌生冷、油腻；新感外邪，不宜应用本方。

生脉散

《医学启源》

【组成】 麦门冬 人参各三钱（9g） 五味子十五粒（6g）

【用法】 水煎服。

【功用】 益气养阴，敛汗生脉。

【主治】 心肺气阴两虚证。症见肢体倦怠，气短声低，汗多懒言，口干舌燥，或干咳少痰，或心悸怔忡，或胸闷胸痛，或气促汗出，病情危重，舌干红少苔，脉微细弱或虚大而数。

【证治】 心肺气阴两虚之因：一是久咳不止，耗伤肺之气阴；二是暑病、温热病，汗出过多，损伤心之气阴；三是其他多种疾病，耗伤元气、阴津。肺气虚则肢体倦怠，语声低微，气短懒言；阴津亏虚，则口干舌燥，肺气上逆则干咳少痰；舌干红少苔，则系阴津亏损之象；心肺气虚则脉道失充，故脉来微细，指下难及，或虚大而数；若心阴不足，心气鼓动无力，则心悸怔忡，或胸闷胸痛；若元气大伤，气脱津泄，则可能出现“气促上喘，汗出而息不续，命在须臾”（《赤水玄珠全集》）。以上诸症，总由元气虚馁、阴津耗散引起，法当益气养阴，敛汗生脉。

【方解】 方中人参甘温，入脾肺心肾经，既可大补元气，又能补气生津，用作君药。麦门冬甘寒，养阴生津，是为臣药；人参配麦门冬，为气阴双补之常用药对。五味子酸温收涩，着重敛肺止咳、敛阴止汗，兼可益气生津，配麦门冬则酸甘化阴，用为佐药。三药成方，共奏益气养阴、敛汗生脉之功。

本方配伍特点是一补一润一敛，药少力专效宏，既可补气阴之虚，又可敛气阴之散，使气复津生，汗敛阴存，气充脉复，故可“生脉”。《医方集解》云：“人有将死脉绝者，服此复生之，其功甚大。”可见方名“生脉”，非虚言也。

【运用】

1. 辨证要点 本方主治心肺气阴两虚证，临床应用以体倦气短，汗出神疲，口燥咽干，舌红少苔，脉细弱为辨证要点。

2. 加减变化 方中人参甘温，若气阴不足，兼有内热者，则可用西洋参代之；若病情危重者，人参宜选用野山参或红参；若气阴不足而未至虚脱，病情尚轻者，可用党参代之。治疗急性心肌梗死、休克等危重疾病，可辨证使用“生脉注射液”静脉给药。

3. 现代研究与临床运用 药理研究表明，生脉散有强心、抗心律失常、增强耐缺氧能力以及促进肾上腺皮质激素分泌、抗休克、调节机体免疫功能、刺激骨髓造血机能，预防中暑等作用，常用于心肌病、心律失常、病态窦房结综合征、冠心病心绞痛、心肌梗死、心力衰竭、肺源性心脏病、休克、低血压、中暑、肺结核、慢性支气管炎、糖尿病、克山病等证属气阴两虚者。

4. 使用注意 外邪未尽者，不宜早用。

玉屏风散

（《医方类聚》引《究原方》）

【组成】 防风一两（30g）　黄芪蜜炙　白术各二两（60g）

【用法】 上㕮咀。每服三钱（9g），水一盏半，加大枣1枚，煎七分，去滓，食后热服。

【功用】 益气固表止汗。

【主治】 表虚自汗证。症见汗出恶风，面色㿠白，舌淡苔薄白，脉浮虚。亦治虚人腠理不固，易感风邪。

【证治】 卫气生于水谷，源于脾胃，出于上焦，行于脉外，布于体表，有温养腠理、调节汗孔开阖、防御外邪之功。《灵枢·本藏》谓："卫气者，所以温分肉，充皮肤，肥腠理，司开合者也"。今卫气虚弱，不能固摄营阴，则津液外泄，身自汗出；卫气既虚，肌腠失于温煦，而见恶风；卫外御邪能力减弱，风寒外邪乘虚而入，则易患感冒。至于面色㿠白，舌淡苔薄白，脉浮虚软诸症，皆为卫虚表弱之象。证属表虚气弱，腠理不密，治当补益卫气，固表止汗。

【方解】 方中黄芪甘温，归脾肺经，"入肺补气，入表实卫，为补气诸药之最"（《本草求真》），内可补益脾肺之气，外可实卫固表止汗，为君药。白术甘苦而温，补气健脾，助黄芪增益气固表止汗之功，为臣药。黄芪、白术相配，使气旺表实，则汗不易泄，外邪亦难侵袭。佐以少量防风，其性微温不燥，有"风药中润剂"之称，走表祛风以御风。且黄芪得防风，则固表而不留邪；防风得黄芪，则祛邪而不伤正。煎药时加大枣，意在加强补脾和胃之功。诸药合用，其益气固表、止汗御风之功，有如屏风，且珍贵如玉，故名"玉屏风"。

本方配伍特点是以益气固表药为主，配伍少量疏散风邪药，使补中兼散，相反相成。

本方与桂枝汤均可治自汗恶风，然本方证乃卫气虚弱、腠理不固所致；桂枝汤证之自汗恶风，因外感风寒、营卫不和所致。故本方重在益气固表止汗，兼以祛风；桂枝汤则重在解肌发表，调和营卫。

【运用】

1. 辨证要点　本方主治表虚自汗证及虚人易感风邪，临床应用以汗出恶风，面色㿠白，舌淡脉虚为辨证要点。

2. 加减变化　若自汗甚者，加煅龙骨、煅牡蛎、浮小麦，加强收涩止汗之功；若体倦乏力，少气懒言者，加人参、山药，加强补气健脾之功；若表虚外感风寒，头痛鼻塞，汗出恶风，表证较明显者，合桂枝汤以解肌发表，调和营卫。

3. 现代研究与临床运用　药理研究表明，玉屏风散有调节免疫功能、抗疲劳、改善肾功能、抗氧化、抗肿瘤、抑制流感病毒、抗感染等作用，常用于反复呼吸道感染、肾小球肾炎、支气管哮喘、过敏性鼻炎、慢性荨麻疹等属卫表虚证者，以及术后、产后、小儿等因表虚腠理不固所致之自汗。

4. 使用注意　外感自汗者、阴虚盗汗者，不宜使用。

第二节　补血剂

补血剂，适用于血虚证，症见面色萎黄，头晕目眩，唇爪色淡，心悸，失眠，舌淡，脉细，或妇女月经不调，量少色淡，或经闭不行等。常以补血药如当归、熟地、白芍、阿胶、龙眼肉等为主组方。因脾胃为气血生化之源，气能生血，故常配伍补气药如黄芪、人参、白术等，以补气生血；营血亏虚，血脉枯涸滞涩，易成瘀血，故常配伍活血化瘀药如川芎、赤芍、红花等，以化瘀生新；又因补血药多阴柔滋腻，易于壅中，故宜配少许理气药，如木香之类，使补不碍胃。

代表方剂为四物汤、当归补血汤、归脾汤等。

四物汤

(《太平惠民和剂局方》)

【组成】 当归去芦，酒浸炒（10g） 川芎（8g） 白芍（12g） 熟干地黄酒洒蒸（熟地黄已有成品；干地黄，即生地黄晒干，用 12g）各等分

【用法】 上为粗末，每服三钱（9g），水一盏半，煎至八分，去渣热服，空心食前（现代用法：做汤剂，水煎服。）

【功用】 补血和血。

【主治】 营血虚滞证。头晕目眩，面色无华，爪甲色淡，心悸惊惕，妇人月经不调，量少或经闭不行，脐腹作痛，舌淡，脉细弦或细涩。

【证治】 本方为治营血虚滞证和妇人月经不调之基础方。血主濡之，《景岳全书》谓血“灌溉一身，无所不及，故凡为七窍之灵，为四肢之用，为筋骨之和柔，为肌肉之丰盛，以至滋脏腑，安神魂，润颜色，充营卫，津液得以通行，二阴得以调畅，凡形质所在，无非血之用也”。阴血既亏，则脏腑形体失养，诸症丛生。肝主藏血，主筋，其华在爪，开窍于目，血虚不能上荣头面，清窍失养，故头晕目眩，面色无华；爪失荣养，唇甲色淡。心主血脉，血虚心失所养，心神不宁，故心慌心悸，怔惕不安。冲为血海，阴血不足，血海空虚，加之血虚脉道涩滞，血液之运行亦失于流畅，故妇女可见月经量少色淡，周期紊乱，或前或后，甚至经闭，脐腹作痛；舌淡，脉细涩或弦细亦为血虚兼滞之象。证属营血虚滞，治当补血和血。

【方解】 方中熟地黄甘微温，味厚腻润，滋阴补血，《景岳全书》谓“诸经之阴血虚者，非熟地不可”，为君药。当归辛甘而温，长于补血，兼能活血调经，既助熟地黄补血，又行经隧瘀滞，为臣药。白芍酸收，养血敛阴和营，配地黄、当归则滋阴养血之功益著，并能缓急止痛；川芎辛温走窜，活血行气止痛，配当归则活血行滞之功益彰，共为佐药。四药成方，其中地黄、白芍阴柔，为血中之血药，补肝肾，调冲任；当归、川芎温通，为血中之气药，补血行血，利于肝木条达。前者补血力胜，然阴柔凝滞；后者补血力逊，却温通流动。张秉成谓“血虚多滞，经脉隧道，不能滑利通畅，又恐地、芍纯阴之性，无温养流动之机，故必加以当归、川芎辛香温润，能养血而行血中之气，以流动之”（《成方便读》），深得本方配伍精义。诸药合用，共奏补血和血之功。

本方配伍特点是以阴柔补血药与辛香活血药相配，动静结合，刚柔相济，使补血不滞血，行血不伤血，诚为“血家百病此方通”“妇女经病凭加减”（《汤头歌诀》）之良剂。

【运用】

1. 辨证要点 本方主治营血虚滞证，临床应用以头晕目眩，面色无华，舌淡，脉细涩或细弦为辨证要点。

2. 加减变化　若兼气虚者，加人参、黄芪以补气生血；若瘀滞重者，白芍易为赤芍，加桃仁、红花以加强活血化瘀之力；若血虚有热者，熟地易为生地，加黄芩、丹皮以清热凉血；若血虚有寒者，加肉桂、炮姜以温通血脉；若妊娠胎漏者，加阿胶、艾叶以止血安胎。

3. 现代研究与临床运用　药理研究表明，四物汤具有促进造血功能、抑制血栓形成、降低血液黏度、止痛、抗氧化、延缓大脑衰老、雌激素样作用及促进肝脏代谢等作用，常用于贫血、眩晕、偏头痛、失眠，妇女月经不调、痛经、闭经、流产、胎位不正、不孕症、附件炎、盆腔炎、荨麻疹、皮肤瘙痒症等证属营血虚滞者。

4. 使用注意　湿盛中满，脾虚便溏者，以及血崩气脱者，则非所宜。

【附方】

1. 桃红四物汤（原名“加味四物汤”，《玉机微义》引《医垒元戎》）　即四物汤加桃仁（9g）　红花（6g）　水煎服。功用：养血活血。主治：血虚血瘀证。妇女经期超前，血多有块，色紫稠黏，腹痛等。

2. 胶艾汤（又名芎归胶艾汤，《金匮要略》）　川芎二两（6g）　阿胶二两（6g）　甘草二两（6g）　艾叶三两（9g）　当归三两（9g）　芍药四两（12g）　干地黄六两（18g）　以水五升，清酒三升，合煮，取三升，去滓，内胶令消尽，温服一升，日三服。不瘥更作。功用：养血止血，调经安胎。主治：妇人冲任虚损证。崩漏下血，月经过多，淋漓不止；产后或流产损伤冲任，下血不绝；或妊娠胞阻，胎漏下血，腹中疼痛。

3. 圣愈汤(《脉因证治》)　熟地七钱一分（21g）　白芍酒拌七钱五分（22g）　川芎七钱五分（22g）　人参七钱五分（22g）　当归酒洗五钱（15g）　黄芪炙，五钱（15g）（本方原书无用量，据《医宗金鉴》补）　水煎服。功用：补气养血摄血。主治：气血虚弱，气不摄血证。妇女月经先期而至，量多色淡，四肢乏力，体倦神衰。

以上三方在组成中均含有四物汤。桃红四物汤原名“加味四物汤”，《医宗金鉴》收录此方时名“桃红四物汤”，遂成通用方名。桃仁、红花为活血化瘀要药，增强四物汤行血之功，原书治“瘀血腰痛”，后世将其应用于血虚血瘀并存之证，尤以妇科诸疾为常用。四物汤是由《金匮要略》胶艾汤去掉阿胶、艾叶、甘草后调整用量变化而成，胶艾汤侧重于养血止血，兼可调经安胎，既可用于冲任虚损、血虚有寒的月经过多、产后下血不止，又可用于妊娠胎漏下血。圣愈汤乃四物汤加人参、黄芪以补气摄血，主治气血两虚证而血失统摄的月经先期量多。

当归补血汤

《内外伤辨惑论》

【组成】　黄芪一两（30g）　当归酒洗，二钱（6g）

【用法】　上㕮咀。以水二盏，煎至一盏，去滓，空心食前温服（现代用法：做汤剂，水煎服）。

【功用】　补气生血。

【主治】　血虚发热证。肌热面赤，烦渴欲饮，舌淡，脉洪大而虚，重按无力。亦治妇人经期、产后血虚发热头痛，或疮疡溃后，久不愈合者。

【证治】　本方为治血虚发热证之代表方。《内外伤辨惑论》谓血虚发热“得之于饥困劳役”。劳倦内伤，耗伤元气，脾胃机能衰退，不能化生阴血，阴血亏少，阴不维阳，阳气外浮，则肌热面赤；血虚气弱，津亏不能上承于口，故口渴欲饮，渴喜热饮；血虚心神失养，则烦躁不宁；脉虽洪大，但重按虚软无力，是血虚气弱、阳气浮越之象。证属气弱血虚，阳浮发热，治当补气生血，使气旺血生，阴能涵阳，则虚热自止。

【方解】 方中重用黄芪：一则大补元气，固密肌表，所谓“有形之血不能速生，无形之气所当急固”也；二则因气能生血，用黄芪大补脾肺之气，以资生血之源，即“有形之血不能自生，生于无形之气故也”。配用少量当归养血和营，伍黄芪俾阳生而阴长，气旺而血生，则浮阳自潜，虚热自退。至于妇女经期、产后血虚发热头痛，取本方补气养血而退热之意。疮疡溃后，久不愈合，用之补养气血，可托毒生肌，促进疮口愈合。

本方配伍特点是重用补气药，轻用养血药，意在补气以生血。

本方证与白虎汤证均有身热烦渴、脉象洪大等表现，颇为相似。但白虎汤证是因于外感，热盛津伤，病情属实；而本方证由内伤引起，为气弱血虚阳浮，病情属虚。白虎汤证大渴而喜冷饮，身大热而大汗出，脉洪大而有力；本方证则口渴喜温饮，身虽热而温不甚高，无大汗出，脉洪大而重按无力。故《内外伤辨惑论》提出：“血虚发热，证象白虎，惟脉不长实有辨耳，误服白虎汤必死。”

【运用】

1. 辨证要点 本方主治血虚发热证，临床应用以肌热面赤，渴喜热饮，脉洪大而虚，重按无力为辨证要点。

2. 加减变化 若阴津亏虚，口干舌燥者，加麦冬、生地、石斛以养阴生津止渴；若血虚而无阳浮发热之象者，黄芪之量宜减，加熟地、白芍以增养血之功；若妇女经期或产后失血过多者，加阿胶、山萸肉、仙鹤草以加强养血止血之功；若疮疡久溃不愈，气血两虚而余毒未尽者，加金银花、生甘草以清热解毒。

3. 现代研究与临床运用 药理研究表明，当归补血汤有促进造血功能、增强免疫功能、保肝及抗肝纤维化、抑制肿瘤细胞增殖等作用，常用于贫血、白细胞减少症、血小板减少症、肿瘤化疗和放疗后骨髓抑制、肾病综合征、慢性肝炎肝硬化、闭经、功能性子宫出血等证属血虚气弱者。

4. 使用注意 阴虚发热证及实热证忌用。

归脾汤

《正体类要》

【组成】 白术 当归 白茯苓 黄芪炙 龙眼肉 远志 酸枣仁炒各一钱（3g） 木香五分（1.5g） 甘草炙，三分（1g） 人参一钱（3g）

【用法】 加生姜、大枣，水煎服。加柴胡、山栀即加味归脾汤（现代用法：加姜枣，水煎服）。

【功用】 益气补血，健脾养心。

【主治】

（1）心脾气血两虚证。症见心悸怔忡，健忘失眠，盗汗虚热，体倦食少，面色萎黄，舌淡，苔薄白，脉细弱。

（2）脾不统血证。症见便血，皮下紫癜，妇女崩漏，月经超前，量多色淡，或淋漓不止，舌淡，脉细弱。

【证治】 思虑过度，劳伤心脾，气血虚弱引起。脾为后天之本，气血生化之源，主思而统血，心藏神而主血脉。日夜忧思，脾气郁结，运化不及，日久脾气亏虚；又劳思久虑不得，暗耗心血，诸症乃生。脾气亏虚则体倦食少；心血虚弱，心神失养，则心悸怔忡，失眠健忘；阴血亏虚，阴不潜阳，则发盗汗虚热；脾虚则化生阴血机能衰退，加之心血虚亏，故面色萎黄，舌淡苔薄，脉来细弱之象；脾虚则血失统摄，营血散逸，则为便血、崩漏、皮下紫癜诸失血病证。证属心脾气血两虚，故治当益气补血，健脾养心。

【方解】 方中人参甘温补中益气，安神益志；龙眼肉甘温补脾益心，养血安神，两药配伍，补气生血，益脾养心之功甚佳，共为君药。黄芪、白术补气健脾，加强人参补脾益气之功；当归补血和营，助益龙眼养血安神之效，同为臣药。茯苓甘淡健脾渗湿，又能宁心安神，远志辛温，安神益智而开郁，酸枣仁甘酸，养血宁心安神；木香辛香行气散滞而醒脾，与补气养血药配伍，使补不碍胃，补而不滞，俱为佐药。炙甘草益气和中，调和诸药，为佐使药。煎药时少加生姜、大枣，可调补脾胃，以资生化。诸药配伍，共奏益气补血、健脾养心之功。

本方配伍特点有三：其一是心脾同治，重在补脾，使脾旺则气血生化有源，方名“归脾”，意即在此；其二是气血并补，重在补气，气旺血自生，血足心得养；其三是补养气血为主，少佐理气醒脾之品，使补而不滞。

本方与补中益气汤同用人参、黄芪、白术、炙甘草益气补脾。但本方以补气药配伍养血安神药为主，意在心脾同补，益气养血，主治心脾气血两虚之心悸怔忡、健忘失眠、体倦食少，以及脾不统血之诸失血证；补中益气汤则以补气药配伍升举清阳药，意在补气升提，主治中气虚弱、清阳下陷之发热、脏器下垂、久泻久痢等。

【运用】

1. 辨证要点　本方主治心脾气血两虚及脾不统血证，临床应用以心悸失眠，体倦食少，便血或崩漏，舌淡，脉细弱为辨证要点。

2. 加减变化　若血虚较甚，面色无华，头晕心悸者，可加熟地、白芍以加强补血之功；崩漏下血偏寒者，则加艾叶炭、炮姜炭以温经止血；偏热者，酌加生地炭、地榆炭以凉血止血。

3. 现代研究与临床运用　药理研究表明，归脾汤有调节学习记忆和抗抑郁、调节免疫功能、促进凝血功能、抗肿瘤、抗应激反应等作用，常用于神经衰弱、抑郁症、心律失常、贫血、冠心病、慢性疲劳综合征、血小板减少性紫癜、消化性溃疡出血、内痔出血、功能性子宫出血等证属心脾气血两虚及脾不统血者。

4. 使用注意　出血属阴虚血热、瘀阻者不宜使用。

第三节　气血双补剂

气血双补剂，适用于气血两虚证，症见面色无华，头晕目眩，心悸怔忡，食少倦怠，气短懒言，舌淡，脉虚无力等。常用补气药如人参、黄芪、白术等与补血药如当归、熟地、白芍、阿胶等共同组成方剂。

代表方剂如八珍汤、炙甘草汤等。

八珍汤（八珍散）

《瑞竹堂经验方》

【组成】 当归去芦　川芎　熟地黄　白芍药　人参　甘草炙　茯苓去皮　白术各一两（30g）

【用法】 上㕮咀。每服三钱（9g），水一盏半（300ml），加生姜5片，大枣1枚，煎至七分（200ml），去滓，不拘时候，通口服（现代用法：加姜枣，水煎服）。

【功用】 益气补血。

【主治】 气血两虚证。面色苍白或萎黄，头晕目眩，四肢倦怠，气短懒言，心悸怔忡，饮食减少，舌淡苔薄白，脉细弱或虚大无力。

【证治】 素体虚弱，或久病失治，或病后失调，或失血过多，以致脾气虚弱，心肝血亏。脾气虚则纳呆食少，肢体倦怠，气短懒言；阴血亏虚，心神失养，则心悸怔忡；气血不足，清窍失养，则头晕目眩；气血两虚，不能上荣，则面色苍白或萎黄；舌淡苔薄，脉细弱等亦为气血两虚之象。证属气血两虚，治当益气与养血并施。

【方解】 方用人参、熟地为君，两药均味甘性温，合用以益气补血。白术、当归为臣，白术助人参补气之功，当归增熟地黄养血之效。白芍养血敛阴，川芎活血行气，茯苓渗湿健脾，且芎、苓可使气血双补而不呆滞，俱为佐药。炙甘草益气补中，调和药性，为佐使药。煎加生姜、大枣，调养脾胃，以助生化气血，共奏益气补血之功。

本方配伍特点是由补气之四君子汤与补血之四物汤合方而成，气血双补，故名“八珍”。

【运用】

1. 辨证要点 本方主治气血两虚证，临床应用以气短乏力，眩晕心悸，舌淡，脉细无力为辨证要点。

2. 加减变化 若气短乏力较重、气虚偏重者，宜重用人参，并酌加黄芪等，以增补气之功；若眩晕心悸较重、血虚偏重者，宜重用熟地，并酌加阿胶等，以增补血之力；若夜寐不宁者，加酸枣仁、五味子以宁心安神；若脘腹胀满者，加木香、砂仁以理气和中。

3. 现代研究与临床运用 药理研究表明，八珍汤有促进骨髓造血机能、调节机体免疫功能等作用，常用于病后虚弱、贫血、白细胞减少、冠心病、心律失常、低血压、神经衰弱、慢性疲劳综合征，以及妇女功能性子宫出血、月经不调等证属气血两虚者。

4. 使用注意 《成方便读》指出：“细阅方意，止能调理寻常一切气血不足之证，若真正气血大虚，阴阳并竭之证，似又不宜再以归、芎之辛散扰阴，地、芍之阴寒碍阳耳。”

【附方】

1. 十全大补汤(《传信适用方》) 人参去芦　白术　白芍药　白茯苓　黄芪　川芎　干熟地黄　当归去芦　肉桂去粗皮　甘草炒，各等分　上㕮咀。每服三钱（9g），加生姜3片，大枣2个，擘破，水一盏半，煎至八分，去滓温服，不拘时候。功用：温补气血。主治：气血两虚证。面色萎黄，倦怠食少，头晕目眩，神疲气短，心悸怔忡，自汗盗汗，四肢不温，舌淡，脉细弱，以及妇女崩漏，月经不调，疮疡不敛等。

2. 人参养荣汤(《三因极一病证方论》) 黄芪　当归　桂心　甘草炙　橘皮　白术　人参各一两（30g）　白芍药三两（90g）　熟地黄　五味子　茯苓各三分（22g）　远志去心，炒，半两（15g）　上锉散。每服四钱（12g），水一盏半，加生姜3片，大枣2个，煎至七分，去滓，空腹服。功用：益气补血，养心安神。主治：心脾气血两虚证。倦怠无力，食少无味，惊悸健忘，夜寐不安，虚热自汗，咽干唇燥，形体消瘦，皮肤干枯，咳嗽气短，动则喘甚，或疮疡溃后气血不足，寒热不退，疮口久不收敛。

3. 泰山磐石散(《古今医统大全》) 人参 黄芪各一钱（3g） 白术 炙甘草各五分（1.5g） 当归一钱（3g） 川芎 白芍药 熟地黄各八分（2.4g） 续断一钱（3g） 糯米一撮 黄芩一钱（3g） 砂仁五分（1.5g） 上用水一盅半，煎八分，食远服。但觉有孕，三五日常用一服，四月之后方无虑也。功用：益气健脾，养血安胎。主治：气血虚弱，胎元不固证。胎动不安，堕胎，滑胎，面色淡白，倦怠乏力，不思饮食，舌淡苔薄白，脉滑无力。

以上三方均由八珍汤加减而成，同具气血双补之功而治疗气血两虚证。其中，十全大补汤较八珍汤多黄芪、肉桂，可温补气血，故对气血两虚证而偏寒者较为适宜；人参养荣汤较十全大补汤又多远志、五味子、陈皮，并去川芎之辛窜，可宁心安神，故对气血两虚证兼惊悸不寐者较为适宜；泰山磐石散由八珍汤去茯苓之淡渗滑利，加续断补益肝肾而安胎，黄芪益气安胎，黄芩、砂仁、糯米清热、理气、养胃而安胎，成为气血双补、颐养胎元之方，专治妇人气血虚弱，胎元不固证。

炙甘草汤

《伤寒论》

【组成】 甘草炙，四两（12g） 生姜切，三两（9g） 人参二两（6g） 生地黄一斤（500g） 桂枝去皮，三两（9g） 阿胶二两（6g） 麦门冬去心，半升（10g） 麻仁半升（10g） 大枣擘，三十枚，擘（10枚）

【用法】 上以清酒七升，水八升，先煮八味，取三升，去滓，纳胶烊消尽，温服一升，一日三次（现代用法：水与米酒各半或水煎服，阿胶烊化）。

【功用】 益气养血，滋阴通阳，复脉定悸。

【主治】

（1）心脉失养，阴血不足、阳气虚弱证。脉结代，心动悸，虚羸少气，舌光少苔，或质干而瘦小者。

（2）虚劳肺痿，气血两亏、阴虚内燥证。咳嗽，涎唾多，形瘦短气，虚烦不眠，自汗盗汗，咽干舌燥，大便干结，脉虚数。

【证治】 本方为治心脉失养、阴血不足、阳气虚弱证之常用方。因久病之后或劳役过度、气血亏损、形体失养所致。心主血脉而藏神，若心气虚弱，无力鼓动，则脉气不相接续，又阴血不足，脉道不能充盈，故脉来结代；阴血亏虚，心神失养，则动悸不宁；气血两虚，形体失于温养，则虚羸少气；气血虚少而无以养舌，故舌光少苔或质干瘦小。后世又用本方治疗虚劳肺痿，乃久咳伤肺，气阴耗损而成。肺气虚弱，不能卫外，则自汗，气逆于上，见咳嗽气短；津液失布，故多唾涎沫；阴血不足，燥热内扰，故形瘦盗汗，虚烦不眠，咽干舌燥，大便干结，脉来虚数。证属气虚血少，治当益气养血，滋阴通阳。

【方解】 方中炙甘草、桂枝同用，温振心阳，鼓动心气以复脉，为君药。重用生地黄滋心肾阴血，充血养心以定悸；人参、大枣补益心脾，配伍桂枝、炙甘草则补益心气、振奋心阳；阿胶、麦门冬、麻仁滋养阴血，以助生地黄养心血之功，均作臣药。生姜、清酒辛温走散，助桂枝温心阳，通血脉，使气血流畅以助脉气接续，同为佐药。诸药成方，使阴血足而血脉充，阳气复而心脉通，则心动悸、脉结代诸症自除。因本方重用炙甘草，非寻常方剂中作为佐使的用量，有四两之多，故以“炙甘草汤”名方。又因本方有定悸复脉之效，故一名“复脉汤”。

本方配伍特点有二：其一是气血阴阳并补，而以益气滋阴养血为著；其二是滋补之中寓温通，则滋而不腻，温而不燥，刚柔相济，相得益彰。

【运用】

1. 辨证要点 本方主治心脉失养、阴血不足、阳气虚弱证，临床应用以心动悸，脉结代，虚羸少气，舌光少苔为辨证要点。

2. 加减变化 阴血虚甚、舌光而萎者，宜加熟地、白芍等，加强滋补阴血之力；心悸怔忡较甚者，加酸枣仁、柏子仁等，增强养心安神定悸之效，或加龙齿、磁石以重镇安神；虚劳肺痿阴伤肺燥较著者，酌减桂枝、生姜、酒之剂量或不用，以防辛温药耗伤阴液。

3. 现代研究与临床运用 药理研究表明，炙甘草汤有抗心律失常、减少心肌缺血再灌注损伤等作用，常用于心律失常、冠心病、病毒性心肌炎、房室传导阻滞、病态窦房结综合征、肺结核、肺纤维化等证属阴血阳气俱虚者。

4. 使用注意 阴虚火旺者慎用；脾虚湿阻气滞、腹胀便溏者慎用。

【附方】

加减复脉汤(《温病条辨》) 炙甘草六钱（18g） 干地黄六钱（18g） 生白芍六钱（18g） 麦门冬不去心，五钱（15g） 阿胶三钱（9g） 麻仁三钱（9g） 上以水八杯，煮取三杯，分三次服。功用：滋阴养血，生津润燥。主治：温热病后期，邪热久羁，阴液亏虚证。身热面赤，口干舌燥，脉虚大，手足心热甚于手足背者。

本方由复脉汤（炙甘草汤）去人参、生姜、桂枝、大枣，加白芍而成。因温病后期，热灼阴伤，故去人参、生姜、桂枝、大枣之温，不复加酒煎煮，以免伤阴，再加白芍酸寒养血敛阴，配甘草则酸甘化阴，遂变阴阳气血并补之剂为滋阴养液之方。

第四节 补阴剂

补阴剂，适用于阴虚证，症见形体消瘦，头晕耳鸣，潮热颧红，五心烦热，盗汗失眠，腰酸遗精，咳嗽咯血，口燥咽干，舌红少苔，脉细数等。常用补阴药如地黄、山茱萸、山药、北沙参、天冬、麦门冬、龟板、鳖甲等为主组成。由于阴虚而火旺，故常配清热降火药如丹皮、知母、黄柏等；又因滋阴药每多味厚腻滞，故常配利湿药如泽泻、茯苓等，使滋而不腻。

代表方剂如六味地黄丸、左归丸、大补阴丸、一贯煎、百合固金汤等。

六味地黄丸（地黄丸）

《小儿药证直诀》

【组成】 熟地黄八钱（24g） 山萸肉 干山药各四钱（12g） 泽泻 牡丹皮 白茯苓去皮，各三钱（9g）

【用法】 上为末，炼蜜为丸，如梧桐子大。每服 3 丸，空心温水化下（现代用法：浓缩丸，每服 8 粒。亦可水煎服）。

【功用】 滋阴补肾。

【主治】 肾阴虚证。腰膝酸软，头晕目眩，耳鸣耳聋，盗汗，遗精，消渴，骨蒸潮热，手足心热，舌燥咽痛，牙齿动摇，足跟作痛，以及小儿囟门不合，舌红少苔，脉沉细数。

【证治】 本方为治肾阴虚证的基础方和常用方。腰为肾之府，肾主骨生髓通于脑，齿为骨之余，肾阴不足，精亏髓少，髓海空虚，骨失所养，则腰膝酸软无力，头晕目眩，牙齿动摇；肾开窍于耳，肾阴不足，耳窍失养，则耳鸣耳聋；肾藏精主生殖，肾阴虚损，水不制火，相火内扰精室，则遗精；阴虚则内热，虚火内扰，则骨蒸潮热，消渴，盗汗，舌红少苔，脉沉细数等。小儿囟门久不闭合，亦为肾虚生骨迟缓所致。证属肾阴亏虚，虚火内扰，治当滋阴补肾为主，“壮水之主，以制阳光”。

【方解】 方中熟地黄甘微温，入肾经，味厚纯阴，重用以滋阴补肾，填精益髓，为君药。山茱萸酸温入肝肾经，滋补肝肾，固涩精气；山药甘平入脾肾经，双补脾肾，养阴固精，同为臣药。君臣相配，滋肾精，养肝血，益脾阴，兼能固精止遗，是为“三补”，但熟地黄用量是山茱萸与山药之和，故以补肾为主。泽泻利水湿而泄肾浊，可制熟地黄滋腻之弊；丹皮清泄虚火，并制山茱萸之温涩；茯苓渗湿健脾，配山药补脾而助健运，配泽泻共泻肾浊，引虚热下行，则真阴得复其位；以上三药，是为“三泻”，均属佐药。六药合用，补泻兼施，泻浊以利生精，降火以利滋阴，为平补肾阴良方。

本方配伍特点有二：其一是三补配三泻，以补为主，以泻利补；其二是肾、肝、脾三阴并补，补肾为主。

本方原名“地黄丸”，系宋代钱乙从《金匮要略》“肾气丸”去桂枝、附子，地黄易生为熟而来，但药物用量比例悉遵原方。因此，虽变温助肾阳之方为滋补肾阴之剂，但仍属仲景补泻兼施、以泻利补之配伍法则。

【运用】

1. 辨证要点 本方主治肾阴虚证，临床应用以腰膝酸软，头晕目眩，口燥咽干，舌红少苔，脉沉细数为辨证要点。

2. 加减变化 阴虚火盛者，加知母、黄柏、玄参以清热降火；阴虚阳亢者，加生牡蛎、生龙骨、生龟板以平肝潜阳；肾府失养者，加怀牛膝、桑寄生、杜仲以益肾强腰；兼脾虚气滞者，加焦白术、砂仁、陈皮等以健脾理气。

3. 现代研究与临床运用 药理研究表明，六味地黄丸具有改善血液流变性、调节内分泌、降血糖、促进脂质代谢、抗肿瘤、增强免疫力、抗衰老等作用，常用于慢性肾炎、高血压、糖尿病、肺结核、肾结核、甲状腺机能亢进、骨质疏松症、无排卵性功能性子宫出血、围绝经期综合征、不孕不育症、前列腺炎、黄褐斑、复发性口疮、牙周炎、视神经炎、白内障、中心性视网膜炎等证属肾阴不足者。

4. 使用注意 脾胃虚弱，纳呆食少者，慎用。

【附方】

1. 知柏地黄丸（原名“六味地黄丸加黄柏知母方”，《医方考》） 即六味地黄丸加知母盐炒　黄柏盐炒，各二钱（6g）　上为细末，炼蜜为丸，如梧桐子大。每服二钱（6g），温开水送下。功用：滋阴降火。主治：阴虚火旺证。骨蒸潮热，虚烦盗汗，腰脊酸痛，虚火牙痛，血淋尿痛，遗精梦泄，舌质红，脉细数。

2. 杞菊地黄丸（《麻疹全书》） 即六味地黄丸加枸杞子　菊花各三钱（9g）　上为细末，炼蜜为丸，如梧桐子大。每服三钱（9g），空腹服。功用：滋肾养肝明目。主治：肝肾阴虚证。两目昏花，视物模糊，或眼睛干涩，迎风流泪等。

3. 都气丸(《症因脉治》) 即六味地黄丸加五味子二钱（6g） 上为细末，炼蜜为丸，如梧桐子大。每服三钱（9g），空腹服。功用：滋肾纳气。主治：肾虚气喘，呃逆，滑精，腰痛等。

4. 麦味地黄丸（原名“八味地黄丸”，《医部全录》引《体仁汇编》） 熟地黄酒蒸 山茱萸酒浸，去核，取净肉，各八钱（24g） 丹皮 泽泻各二钱（6g） 白茯神去皮、木 山药蒸各四钱（12g） 五味去梗 麦冬去心，各五钱（15g） 上为细末，炼蜜为丸。每日70丸，空心白汤送下；冬天酒下亦宜。功用：滋补肺肾。主治：肺肾阴虚，或喘或咳者。

以上四方均由六味地黄丸加味而成，同具补益肾阴之功。其中，知柏地黄丸即加知母、黄柏清热泻火，故偏于滋阴降火，适宜于阴虚火旺之骨蒸潮热、遗精盗汗；杞菊地黄丸即加枸杞子、菊花养肝明目，故偏于滋阴明目，适用于肝肾阴虚之两目昏花，视物模糊；都气丸即加五味子收敛，故偏于滋肾纳气，适用于肾虚之气喘或呃逆；麦味地黄丸即加麦冬、五味子养阴敛肺，故偏于滋肾敛肺，适用于肺肾阴虚之喘嗽。

左归丸

《景岳全书》

【组成】 大怀熟地八两（240g） 山药炒，四两（120g） 枸杞四两（120g） 山茱萸肉四两（120g） 川牛膝酒洗，蒸熟，三两（120g） 菟丝子制，四两（120g） 鹿胶敲碎，炒珠，四两（120g） 龟胶切碎，炒珠，四两（120g）

【用法】 上先将熟地蒸烂杵膏，炼蜜为丸，如梧桐子大。每食前用滚汤或淡盐汤送下百余丸（9g）（现代用法：制为蜜丸，每丸约重15g。早、晚空腹各服1丸，淡盐汤送下。亦可水煎服，用量按原方比例酌减）。

【功用】 滋阴补肾，填精益髓。

【主治】 真阴不足证。头晕目眩，腰膝酸软，遗精滑泄，自汗盗汗，口燥舌干，舌红少苔，脉细或数。

【证治】 本方为治疗真阴不足证之代表方。肾藏真阴真阳，主骨生髓充脑。真阴不足，骨髓失养，脑髓不充，腰府失养，封藏失职，则头目眩晕，腰膝酸软，遗精滑泄；阴虚阳亢，虚热内扰，阴津外泄，清窍失濡，则自汗盗汗，口燥舌干；舌红少苔，脉细或数等亦为阴虚有热之象。证属真阴亏虚，治当滋补肾阴，填精益髓。

【方解】 方中重用熟地为君，滋阴补肾，填精益髓。山茱萸养肝滋肾，涩精敛汗；山药补脾益阴，滋肾固精；再加龟鹿二胶血肉有情之品，峻补精髓，而龟板胶偏于滋阴，鹿角胶偏于补阳，以上俱为臣药。枸杞子补肾肝，益精血；菟丝子补肝肾，益阴阳；川牛膝补肝肾，强筋骨，壮腰膝，俱为佐药。诸药成方，共奏益肾滋阴、填精补髓之功。本方“壮水之主，以培左肾之元阴”（《景岳全书》），故名“左归”。

本方配伍特点有二：其一是纯甘补阴，纯补无泻；其二是大队滋阴养血药物中配用少量补阳药，以“阳中求阴”。

张景岳认为“补阴不利水，利水不补阴，而补阴之法不宜渗”（《景岳全书》），故去六味地黄丸中“三泻”药，加龟板胶、枸杞子、牛膝以增滋补肝肾之功，再加鹿角胶、菟丝子温补肾阳，阳中求阴。所谓“善补阴者，必于阳中求阴，则阴得阳升而泉源不竭”（《景岳全书》)。变平补肾阴之方，为填补真阴、纯甘壮水之剂，开峻补肾阴之法门。

【运用】

1. 辨证要点 本方主治真阴不足证，临床应用以头目眩晕，腰酸腿软，舌红少苔，脉细为辨证要点。

2. 加减变化 滑精者，去川牛膝之走泄，加沙苑蒺藜补肾固精；火烁肺金，干咳少痰者，加百合、麦门冬以润肺止咳；夜热骨蒸者，加地骨皮、鳖甲以清退虚热；大便燥结者，去菟丝子，加肉苁蓉以润肠通便；气虚者，加人参以补气。

3. 现代研究与临床运用 药理研究表明，左归丸有防治骨质疏松症、调节免疫功能、改善内分泌等作用，常用于慢性肾炎、高血压、神经衰弱、骨质疏松症、功能性子宫出血、围绝经期综合征、不育不孕症等证属真阴不足者。

4. 使用注意 本方组成多为滋腻阴柔药，长期服用极易滞脾碍胃，故脾虚泄泻及食少脘胀者慎用。

【附方】

左归饮(《景岳全书》) 熟地二三钱或加至一二两（6～60g） 山药二钱（6g） 枸杞二钱（6g） 炙甘草一钱（3g） 茯苓一钱半（4.5g） 山茱萸一二钱（3～6g），畏酸者少用之 以水二盅，煎至七分，空腹服。功用：补益肾阴。主治：真阴不足证。腰酸遗泄，盗汗，口燥咽干，口渴欲饮，舌尖红，脉细数。

左归饮与左归丸均为纯补之剂，同治肾阴不足证。然左归饮以纯甘壮水药滋阴填精，补力较缓，适宜于肾阴不足较轻者；左归丸则在滋阴之中又配血肉有情之品及补阳药，补力较峻，常用于肾阴亏损较重、阴损及阳者。

大补阴丸（大补丸）

《丹溪心法》

【组成】 黄柏炒褐色 知母酒浸炒，各四两（120g） 熟地黄酒蒸 龟板酥炙，各六两（180g）

【用法】 上为末，猪脊髓、蜜为丸。每服70丸（6～9g），空心盐白汤送下（现代用法：上四味，研细末，猪脊髓适量蒸熟，捣泥；炼蜜，混合拌匀和药粉为丸，每丸重约15g，早晚各服1丸，淡盐汤送下。亦可水煎服，用量按原方比例酌减）。

【功用】 滋阴降火。

【主治】 阴虚火旺证。骨蒸潮热，盗汗遗精，咳嗽咯血，心烦易怒，足膝疼热，舌红少苔，尺脉数而有力。

【证治】 肾寓真阴真阳，水火既济为常。若肾阴亏虚，阴不制阳，则相火妄动，遂成阴虚火旺证。虚火亢盛而内扰，则骨蒸潮热，盗汗遗精，足膝疼热，舌红少苔，尺脉数而有力。肾阴亏虚，水不涵木，以致肝阳偏亢，则心烦易怒；肾水不能上滋肺阴，加之虚火灼肺，损伤肺络，则咳嗽咯血。证属阴虚为本，火旺为标，阴虚火易炽，火炽阴易损。治当标本兼顾，滋阴以治本，降火以治标。

【方解】 方中熟地黄甘而微温，大补真阴，益髓填精；龟板咸寒，为血肉有情之品，擅补精血，又属介类，兼可潜阳；两药重用，大补真阴，以培其本，共为君药。黄柏苦寒，善清肾火；知母苦甘而寒，上润肺阴，下滋肾水，又降虚火；知母、黄柏配伍，苦寒降火，平抑亢阳，保存阴液，以清其源，用作臣药。再以猪脊髓、蜂蜜为丸，取血肉有情之品，填精益髓，既助熟地、龟板滋阴，又制黄柏之苦燥，俱为佐使。诸药成方，共奏滋阴填精、苦寒降火之功。

本方配伍特点：滋阴药与降火药相配，培本清源，标本同治，但以滋阴培本为主。其立论依据，即朱震亨所云“阴常不足，阳常有余，宜常养其阴，阴与阳齐，则水能制火，斯无病矣”（录自《医宗金鉴》）。

本方与六味地黄丸均能滋阴降火，但后方调补肾阴，且清热之力不足；前方则滋阴与降火之力较强，故宜于治疗阴虚而火旺明显者。《医宗金鉴》云：“是方能骤补真阴，承制相火，较之六味功效尤捷。”

【运用】

1. 辨证要点 本方主治阴虚火旺证，临床应用以骨蒸潮热，舌红少苔，尺脉数而有力为辨证要点。

2. 加减变化 若阴虚较重者，加天门冬、玄参以滋阴降火；若阴虚盗汗者，加地骨皮、煅牡蛎以退热止汗；若咳嗽咯血较重者，加黄芩、仙鹤草以清肺凉血止血；若遗精较重者，加金樱子、芡实、桑螵蛸以固精止遗。

3. 现代研究与临床运用 药理研究表明，大补阴丸有调节免疫作用，常用于结核病、甲状腺功能亢进、糖尿病、围绝经期综合征等证属阴虚火旺者。

4. 使用注意 脾胃虚弱，食少便溏，以及火热属于实证者不宜使用。

【附方】

虎潜丸(《丹溪心法》) 黄柏酒炒，半斤（240g） 龟板酒炙，四两（120g） 知母酒炒，二两（60g） 熟地黄 陈皮 白芍各二两（60g） 锁阳一两半（45g） 虎骨（目前虎骨不再使用）一两炙（30g） 干姜半两（15g） 一方加金箔一片，一方用生地黄，一方无干姜 上为细末，炼蜜为丸，每丸重三钱（9g），每次1丸，日服2次，淡盐汤或温开水送下。功用：滋阴降火，强壮筋骨。主治：肝肾不足、阴虚内热之痿证。症见腰膝酸软，筋骨痿弱，步履乏力，或眩晕，耳鸣，遗精，遗尿，舌红少苔，脉细弱。

虎潜丸与大补阴丸的组成中均有熟地黄、龟板、黄柏、知母，可滋补肝肾，清降虚火，用于肝肾阴虚火旺证。然大补阴丸以猪脊髓、蜂蜜为丸，故滋补清降之功略胜；虎潜丸尚有白芍、锁阳、虎骨、干姜、陈皮，故养肝强筋壮骨之效较佳，且补而不滞，乃治痿证专方。

一贯煎

《续名医类案》

【组成】 北沙参 麦门冬 当归（各9g） 生地黄（18～30g） 枸杞子（9～18g） 川楝子（4.5g）（本方原书无用量）

【用法】 水煎服。

【功用】 滋阴疏肝。

【主治】 阴虚肝郁证。症见胸脘胁痛，吞酸吐苦，咽干口燥，舌红少津，脉细弱或虚弦。亦治疝气瘕聚。

【证治】 本方是治疗肝肾阴虚、肝气郁滞证的代表方。肝藏血，主疏泄，体阴而用阳，其经脉挟胃而布胸胁。肝肾阴虚，肝络失养，横逆犯胃，则胸脘胁痛；肝失条达，气郁而滞，日久可结为疝气、瘕聚；郁久化火，横逆犯胃，胃气上逆，则吞酸吐苦；阴虚津液不能上承，则咽干口燥，舌红少津；阴血不足，血脉不充，则脉来细弱或虚弦。证属阴虚肝郁，治当补养肝阴为主，兼以疏肝行气。

【方解】 本方重用甘寒之生地黄为君药，滋肾养肝，滋水涵木，兼能清虚火。臣以枸杞子补养肝肾；当归养血补肝，且补中有行。佐以北沙参、麦门冬清润肺胃，养肺阴以佐金制木，养胃阴以实土抑木；川楝子苦寒，疏肝泄热，行气止痛，令肝气条达，其配诸甘寒滋阴养血药，又使补中有疏，补而不滞，并引导诸滋养药直达肝脉，故为佐使。诸药合用，使肝阴渐复，肝气得疏，则诸症自愈。

本方配伍特点：大队甘润滋阴药中少佐苦寒疏肝之品，养肝体而和肝用，使滋阴不滞气，疏肝不伤阴。张山雷赞美本方"为涵养肝阴第一良药"(《中风斠诠》)。

本方与逍遥散均有疏肝理气之功，同治肝郁之胁痛。但逍遥散以养血健脾药与疏肝理气药相伍，适用于血虚肝郁脾弱之胸脘胁痛，伴脾弱之神疲食少，舌淡而润等症；本方以滋补阴血为主，少佐疏肝理气，适用于阴虚肝郁横逆犯胃之胸脘胁痛，伴吞酸吐苦、阴虚津少之咽干口燥、舌红而干等症。

【运用】

1. 辨证要点 本方主治阴虚肝郁证，临床应用以胸脘胁痛，咽干口燥，舌红少津，脉虚弦为辨证要点。

2. 加减变化 若大便秘结，加瓜蒌仁以润肠通便；虚热盗汗，加地骨皮以清虚热；痰多，加贝母以润燥化痰；舌红而干，阴亏过甚，加石斛以养阴清热；胁胀痛，按之硬，加鳖甲以软坚散结；烦热而渴，加知母、石膏以清热止渴；腹痛，加芍药、甘草以缓急止痛；脚弱，加牛膝、薏苡仁以活血利水强腰膝；不寐，加枣仁以养心安神；口苦燥，加小量酒炒黄连以清热泻火。

3. 现代研究与临床运用 药理研究表明，一贯煎有保肝抗炎、抗胃溃疡等作用，常用于慢性肝炎、脂肪肝、慢性胆囊炎及胆石症、慢性胃炎、消化性溃疡、肋间神经痛、神经官能症证属阴虚肝郁者。

4. 使用注意 本方药多滋腻，停痰积饮而见舌苔白腻、脉沉弦者不宜使用。

【附方】

1. 二至丸(《医方集解》) 冬青子即女贞实，冬至日采，不拘多少，阴干，蜜酒拌蒸，过一夜，粗袋擦去皮，晒干为末，瓦瓶收贮；或先熬干，旱莲膏旋配用　旱莲草夏至日采，不拘多少，捣汁熬膏，和前药为丸　临卧酒服。一方加桑椹干为丸，或桑椹熬膏和入（现代用法：女贞子不定量，蒸熟阴干，碾细筛净，将旱莲草不拘量水煮三次，取汁煎熬，浓缩成流浸膏，适量加蜂蜜搅匀；或加干桑椹与旱莲草混合煎熬，如上法浓缩成膏，仍适量加蜂蜜搅匀，女贞子粉末拌入和为丸，每丸约重15g，置玻璃缸中。早、晚各服一丸，开水送下)。功用：补肾养肝。主治：肝肾阴虚。症见口苦咽干，头晕目花，失眠多梦，腰膝酸软，遗精、崩漏、须发早白等。

2. 石斛夜光丸(《原机启微》) 天门冬焙，二两（60g）　人参二两（60g）　茯苓二两（60g）　麦门冬一两（30g）　熟地黄一两（30g）　生地黄一两（30g）　菟丝子酒浸，七钱半（23g）　甘菊花七钱半（23g）　草决明七钱半（23g）　杏仁去皮尖，七钱半（23g）　干山药七钱半（23g）　枸杞七钱半（23g）　牛膝酒浸，七钱半（23g）　五味子半两（15g）　蒺藜半两（15g）　石斛半两（15g）　肉苁蓉半两（15g）　川芎半两（15g）　炙甘草半两（15g）　枳壳炒，半两（15g）　青葙子半两（15g）　防风半两（15g）　川黄连半两（15g）　乌犀角镑，半两（15g）　羚羊角镑，半两（15g）　碾为细末，筛净，炼蜜为丸，如桐子大，每服三、五十丸，温酒或盐汤任下（现代用法：如上法和为蜜丸，每丸重10g，早、晚各服一丸，淡盐汤送服）。功用：平肝熄风，滋阴明目。主治：肝肾不足，阴虚火旺证。症见瞳神散大，视物昏花，羞明流泪，头晕目眩，以及内障等。

二至丸、石斛夜光丸、一贯煎均治肝肾阴虚证。二至丸滋肾养肝、明目乌发、清热凉血，适用于肝肾阴虚所致的头晕眼花、须发早白、女性崩漏等症；石斛夜光丸肝肾同补，兼能清热明目、熄风平肝，适用于肝肾不足、阴虚火旺所致的瞳神散大、视物昏花等症；一贯煎滋阴疏肝，适用于肝肾阴虚、肝气不疏所致的胁痛及肝胃不和之吞酸吐苦。

百合固金汤

《慎斋遗书》

【组成】 熟地 生地 归身各三钱（9g） 白芍 甘草各一钱（3g） 桔梗 玄参各八分（2g） 贝母 麦冬 百合各一钱半（4.5g）

【用法】 水煎服。

【功用】 滋养肺肾，止咳化痰。

【主治】 肺肾阴虚、虚火上炎证。咳嗽气喘，痰中带血，咽喉燥痛，骨蒸盗汗，心烦不寐，舌红少苔，脉细数。

【证治】 本方为治疗肺肾阴虚、虚火上炎证的常用方。肺肾阴液相互滋养，是谓“金水相生”。若肺阴不足，肾水无源，则肾阴渐亏；肾水不足，不能上滋肺金，则肺阴亦虚，终则肺肾之阴皆虚。肺阴不足，肺失清肃，其气上逆，则咳嗽气喘；阴不制阳，虚火内生，炼液成痰，则咳痰量少而黏稠；虚火灼伤肺络，络损血溢，则痰中带血；津液失润，则咽喉燥痛；肾阴不足，虚热内蒸，热扰营阴，则骨蒸盗汗；阴液不足，虚火扰心，则心烦不寐；舌红少苔，脉细数，均阴虚内热之象。证属肺肾阴虚，虚火灼津，肺失清肃，治当滋养肺肾阴液，兼以化痰止咳，以期标本兼顾。

【方解】 方中百合甘而微寒，滋阴润肺以止咳，兼可清心安神；生熟地黄合用，滋肾壮水，其中生地甘寒，长于滋阴清热，凉血止血，熟地黄甘温，重在滋养肾阴，填精补血；三药相伍，润肺滋肾，共为君药。麦门冬甘寒，配百合以滋阴清热，润肺止咳；玄参咸寒，助二地黄以滋阴益肾，清热凉血，均为臣药。咳痰带血，久之营血亏损，故用当归、白芍养血敛阴；贝母清润肺金，化痰止咳，以上三药均作佐药。桔梗祛痰止咳，并作舟楫之用载诸养阴药以上行润肺；生甘草清热泻火，调和诸药，配桔梗又能利咽止痛，故同为佐使。诸药合用，使肺肾得养，阴血得复，虚火降而痰血止，则诸症自愈。

本方配伍特点有二：其一为滋肾保肺，金水并补，但以固金保肺为主；其二为标本兼顾，滋养肺肾之中兼清热凉血、化痰止咳，然以治本为主。

【运用】

1. 辨证要点 本方主治肺肾阴虚、虚火上炎证，临床应用以咳嗽气喘，咽喉燥痛，舌红少苔，脉细数为辨证要点。

2. 加减变化 若痰多色黄者，加胆南星、黄芩、瓜蒌皮以清肺化痰；若咳喘甚者，加杏仁、五味子、款冬花以止咳平喘；若咳血重者，去桔梗之升提，加白及、白茅根、仙鹤草以收敛止血。

3. 现代研究与临床运用 药理研究表明，百合固金汤具有止血、抑制非小细胞肺癌细胞的增殖且诱导细胞凋亡等作用，常用于肺结核、支气管扩张、慢性支气管炎、支气管哮喘、慢性咽喉炎、自发性气胸等证属肺肾阴虚、虚火上炎者。

4. 使用注意　本方甘寒滋腻，脾虚便溏、食少者慎用。

【附方】

1. 补肺阿胶汤(《小儿药证直诀》)　阿胶麸炒，一两五钱（9g）　鼠黏子炒香　甘草炙，各二钱五分（各 3g）　马兜铃焙，五钱（6g）　杏仁七个，炒，去皮尖（6g）　糯米炒，一两（6g）　上为末。每服一二钱，水一盏，煎至六分，食后温服。功用：养阴补肺，清热止血。主治：肺阴虚有热证。咳嗽气喘，咽喉干燥，喉中有声，或痰中带血，舌红少苔，脉细数。

2. 月华丸(《医学心悟》)　天门冬去心，蒸　麦门冬去心，蒸　生地酒洗　熟地九蒸晒　山药乳蒸　百部蒸　沙参蒸　川贝母去心，蒸　真阿胶各一两（30g）　茯苓乳蒸　獭肝　广三七各五钱（15g）　用白菊花二两（去蒂）、桑叶二两（经霜者）熬膏，将阿胶化入膏内，和药，稍加炼蜜为丸，如弹子大，每服一丸，噙化，日三服。功用：滋阴润肺，镇咳止血。主治：肺肾阴虚，久咳或痰中带血及劳瘵久嗽。

补肺阿胶汤、月华丸与百合固金汤均治肺虚有热之咳喘。补肺阿胶汤脾肺双补，培土生金，补力平和，清热化痰止咳之力较强，适宜于阴虚而痰热恋肺之证；月华丸肺肾同滋，止嗽止血，适用于肺肾阴虚、久咳带血证；百合固金汤则肺肾双补，滋阴养血之力较强，适宜于阴虚较甚、虚火刑金之证。

第五节　补阳剂

补阳剂，适用于肾阳虚证，症见面色苍白，形寒肢冷，腰膝酸痛，下肢软弱无力，小便不利，或小便频数，尿后余沥，少腹拘急，男子阳痿早泄，妇女宫寒不孕，舌淡苔白，脉沉细，尺部尤甚等，常以补阳药鹿角胶、仙灵脾、仙茅、肉苁蓉等与温阳药附子、肉桂等为主组成。同时配伍熟地、山萸肉、山药等补阴药，所谓“善补阳者，必于阴中求阳，则阳得阴助而生化无穷”（《类经》），且可借补阴药的阴柔制约补阳药的刚燥，使其温而不燥。部分补阳方剂常配伍利水药如泽泻、茯苓等，一则因阳虚气化无力，水湿易于内停；再则乃与补肾药相配，可使补中寓泻，补而不滞。

代表方剂如肾气丸、右归丸等。

肾气丸

《金匮要略》

【组成】　干地黄八两（240g）　薯蓣四两（120g）　山茱萸四两（120g）　泽泻三两（90g）　茯苓三两（90g）　牡丹皮三两（90g）　桂枝　附子炮，各一两（30g）

【用法】　上为细末，炼蜜和丸，如梧桐子大，酒下十五丸，日再服（现代用法：蜜丸，每服 9g，一日 2 次。亦可作汤剂，水煎服）。

【功用】　补肾助阳，化气利水。

【主治】　肾阳不足，气化失司证。腰痛脚软，身半以下常有冷感，少腹拘急，小便不利，或小便反多，入夜尤甚，阳痿早泄，舌淡而胖，脉虚弱，尺部沉细，以及痰饮，水肿，消渴，脚气，转胞等。

【证治】 肾主藏精，精可化气，肾精所化之气，即为肾气，亦称肾阳、元阳，是人一切生命活动的原动力。腰为肾府，肾主骨，肾气不足，充养无力，则腰痛脚软；不能温煦，则身半以下常有冷感。肾主水，肾气不足，气化失司，不能化气行水，水湿内停，则小便不利，少腹拘急，孕妇则为转胞，或发为水肿、脚气、痰饮等水液代谢失常病患；肾失固摄，膀胱失约，加之夜间阳气衰弱，则小便反多，夜尿尤频；不能蒸腾阴津上承，则为口渴，若小便反多者，则病消渴；舌质淡而胖，脉虚弱、尺部沉细，皆为肾气虚弱之象。证属肾气不足，气不化水，治当补肾助阳，化气利水。

【方解】 肾气由肾精所化，故方中重用干地黄滋补肾阴，轻用大辛大热之附子，温补肾阳；两味相合，温精化气，共为君药。桂枝辛甘而温，温通阳气，与附子相合，振奋阳气；山茱萸补肝肾，涩精气；山药益脾阴，固肾精，助地黄填精补肾，共为臣药。君臣相配，补肾填精，助阳化气，阴药得阳药之温通则滋而不腻，二者刚柔相济，相得益彰。滋阴药味多而量重，温阳药味少而量轻，滋阴药与温阳药剂量比为 8∶1，意不在峻补元阳，而在微微生火，鼓舞肾气，所谓“肾气丸纳桂、附于滋阴剂中十倍之一，意不在补火，而在微微生火，即生肾气也”(《医宗金鉴·删补名医方论》)。泽泻降浊利肾，茯苓渗湿健脾，丹皮苦辛而寒，善入血分，活血调肝；泽泻、茯苓配桂枝可温化痰饮，丹皮伍桂枝能调血分之滞；以上三药为佐，意在寓泻于补，俾邪去而补药得力，并制补阴药助湿碍邪之弊。诸药合用，填精助火以化气利水，俾肾阳振奋，气化复常，则诸证自除。

本方配伍特点有三：其一是温助肾气，方中配伍填补肾精药，意在“温精化气”，有振奋阳气之功；其二是轻用温阳助火药而重用滋阴填精药，意在微微生火，少火生气；其三是以补为主，兼行通利，寓泻于补，既能以泻利补，又使补而不滞。

【运用】

1. 辨证要点 本方主治肾阳不足、气化失司证，临床应用以腰痛脚软，小便不利或反多，舌淡而胖，脉虚弱而尺部沉细为辨证要点。

2. 加减变化 方中干地黄、桂枝，现多易为熟地黄、肉桂，则温补肾阳之功更佳；若阳痿者，宜加淫羊藿、补骨脂、巴戟天等以壮阳起痿；若痰饮咳喘者，宜加干姜、细辛、五味子等以温肺化饮止咳；若水肿者，宜加车前子、川牛膝、益母草以利水活血。

3. 现代研究与临床运用 药理研究表明，肾气丸有抗衰老、提高免疫功能、促进睾丸分泌激素、增强胰岛素敏感性、提高学习记忆能力等作用，常用于慢性肾炎、糖尿病、高血压、慢性阻塞性肺病、肺心病、醛固酮增多症、甲状腺功能低下、肾上腺皮质功能减退、慢性神经衰弱、慢性前列腺炎、前列腺增生、不育不孕症、围绝经期综合征等证属肾阳不足、气化失司者。

4. 使用注意 口渴而舌红少苔者，为阴津不足，不宜使用本方。

【附方】

1. 加味肾气丸(《严氏济生方》) 附子炮，二个（30g） 白茯苓 泽泻 山茱萸取肉 山药炒 车前子酒蒸 牡丹皮去木，各一两（30g） 官桂不见火 川牛膝去芦，酒浸 熟地黄各半两（15g） 上为细末，炼蜜为丸，如梧桐子大。每服 70 丸（9g），空心米饮送下。功用：温补肾阳，利水消肿。主治：肾阳不足、水湿内停证。水肿，小便不利。

2. 十补丸（《严氏济生方》) 附子炮，去皮、脐 五味子各二两（60g） 山茱萸取肉 山药锉，炒 牡丹皮去木 鹿茸去毛，酒蒸 熟地黄洗，酒蒸 肉桂去皮，不见火 白茯苓去皮 泽泻各一两（30g） 上为细末，炼蜜为丸，如梧桐子大，每服 70 丸（9g），空心盐酒汤下。

功用：补肾阳，益精血。主治：肾阳虚损、精血不足证。症见面色黧黑，足冷足肿，耳鸣耳聋，肢体羸瘦，足膝软弱，小便不利，腰脊疼痛。

以上两方均系肾气丸加味化裁而成。加味肾气丸系肾气丸加车前子、牛膝，但方中熟地等补肾阴药用量减轻，而附子用量大增，重在温阳利水，适用于肾阳虚而水湿内停引起的水肿；十补丸不仅加入鹿茸、五味子温壮肾阳，而且附子、桂枝用量亦均加重，故由温补肾气之方转变为补肾阳、益精血之剂，适用于肾阳虚损、精血不足证。

右归丸

《景岳全书》

【组成】 大怀熟地黄八两（240g）　山药炒，四两（120g）　山茱萸微炒，三两（90g）　枸杞微炒，四两（120g）　鹿角胶炒，四两（120g）　菟丝子制，四两（120g）　杜仲姜汁炒，四两（120g）　当归三两（90g）　肉桂二两，渐可加至四两（60～120g）　制附子二两，渐可加至五六两（60～180g）

【用法】 先将熟地黄蒸烂杵膏，加炼蜜为丸，如梧桐子大。每服百余丸，食前用滚汤或淡盐汤送下；或丸如弹子大，每嚼服二三丸，以滚白汤送下（现代用法：配作蜜丸服，每丸约重 15g，早晚各服 1 丸，开水送服。亦可作汤剂水煎服，用量按原方比例酌减）。

【功用】 温补肾阳，填精益髓。

【主治】 肾阳不足、命门火衰证。症见年老或久病气衰神疲，畏寒肢冷，腰膝软弱，阳痿遗精，或阳衰无子，或饮食减少，大便不实，或小便自遗，舌淡苔白，脉沉而迟。

【证治】 本方是治疗肾阳不足、命门火衰证的代表方。肾阳为一身阳气之本，故又称“命门之火”。若久病耗伤肾阳，或房劳过度，或高龄肾亏等，均可导致肾阳虚衰。肾阳亏虚，脏腑失于温煦，火不生土，故见气衰神疲，畏寒肢冷，饮食减少，大便不实；命门火衰，精气虚冷，封藏失职，则腰膝软弱，阳痿遗精，或阳衰无子；肾与膀胱相表里，肾阳虚弱则膀胱失约，故小便自遗；舌淡苔白，脉沉而迟，为肾阳虚衰常见之征。证属肾阳不足，命门火衰，治当温补肾阳，填精益髓。

【方解】 方中附子、肉桂辛热入肾，温肾壮阳，以补命门之火；鹿角胶甘咸微温，补肾温阳，益精养血，三药合用以培补肾之元阳，共为君药。熟地黄、山茱萸、枸杞子、山药皆甘润滋补之品，滋阴益肾，养肝补脾，填精补髓，配君药可“阴中求阳”，共为臣药。菟丝子、杜仲温补肝肾，强壮腰膝，当归养血和血，三药共呈补肝肾、益精血之功，为佐药。诸药合用，补肾为主兼顾肝脾，俾肾精得他脏之化育；温阳补肾，填精益髓，使阳气得阴精之滋养，奏“益火之源，以培右肾之元阳”（《景岳全书》）之功。

本方配伍特点有二：其一是补阳之中配伍补阴药，意在“阴中求阳”；其二是全方纯补无泻，峻补肾阳，填精益髓。

【运用】

1. 辨证要点　本方主治肾阳不足，命门火衰证，临床应用以畏寒肢冷，腰膝酸软，神疲乏力，脉沉迟为辨证要点。

2. 加减变化　若阳衰气虚，加人参以大补元气；若飧泄、肾泄不止，加五味子、肉豆蔻（面炒，去油）以补肾固涩；若脾胃虚寒，饮食减少，或食不易化，或呕恶吞酸，加炒干姜以温补中阳；若腰膝酸痛，加胡桃肉（连皮）补肾壮腰；若阳痿，加巴戟肉、肉苁蓉、黄狗外肾以壮阳起痿。

3. 现代研究与临床运用 药理研究表明，右归丸有促进生殖、改善肾功能、抗衰老、抗甲状腺功能减退和促进体液免疫、改善骨代谢、保肝等作用，常用于肾病综合征、乳糜尿、骨质疏松症、腰椎增生、贫血、白细胞减少症、性功能减退症、不育不孕症、围绝经期综合征等证属肾阳不足者。

4. 使用注意 本方纯补而无泻，肾虚兼有湿浊者慎用。

【附方】

右归饮(《景岳全书》) 熟地黄二三钱或加至一二两（6～60g） 山药炒，二钱（6g） 山茱萸一钱（3g） 枸杞二钱（6g） 甘草炙，一二钱（3～6g） 杜仲姜制，二钱（6g） 肉桂一二钱（3～6g） 制附子一至三钱（3～9g） 上以水二盅，煎至七分，空腹温服。功用：温补肾阳，填精补血。主治：肾阳不足证。气怯神疲，腹痛腰酸，手足不温，及阳痿遗精，大便溏薄，小便频多，舌淡苔薄，脉沉细者，或阴盛格阳，真寒假热之证。

本方与右归丸均为景岳所制温补肾阳名方，组成中均有附子、肉桂、杜仲、熟地、山茱萸、枸杞子、山药七味药。右归饮尚有一味炙甘草，以补脾和中调药；右归丸则增鹿角胶、菟丝子、当归，其温肾益精之功较著。可见两方虽同为温补肾阳之剂，但所治肾阳虚衰证候则有轻重之别。

第六节 阴阳并补剂

阴阳并补剂，适用于阴阳两虚证，症见头晕目眩，腰膝酸软，阳痿遗精，畏寒肢冷，自汗盗汗，午后潮热等。常用补阴药如熟地、山茱萸、龟板、何首乌、枸杞子和补阳药如肉苁蓉、巴戟天、附子、肉桂、鹿角胶等共同组成方剂；同时据阴阳虚损的具体证情，适当调整补阴药与补阳药在方剂中的比例。

代表方如龟鹿二仙胶等。

龟鹿二仙胶

《医便》

【组成】 鹿角用新鲜麋鹿杀角，解的不用，马鹿角不用；去角脑梢骨二寸绝断，劈开，净用十斤（5000g） 龟板去弦，洗净，捶碎，五斤（2500g） 人参十五两（450g） 枸杞子三十两（900g）

【用法】 前二味袋盛，放长流水内浸三日，用铅坛一只，如无铅坛，底下放铅一大片亦可，将角并板放入坛内，用水浸，高三五寸，黄蜡三两封口，放大锅内，桑柴火煮七昼夜，煮时坛内一日添热水一次，勿令沸起，锅内一日夜添水五次；候角酥取出，洗，滤净取滓，其滓即鹿角霜、龟板霜也。将清汁另放，外用人参、枸杞子用铜锅以水三十六碗，熬至药面无水，以新布绞取清汁，将滓石臼水捶捣细，用水二十四碗又熬如前；又滤又捣又熬，如此三次，以滓无味为度。将前龟、鹿汁并参、杞汁和入锅内，文火熬至滴水成珠不散，乃成胶也。候至初十日起，日晒夜露至十七日，七日夜满，采日精月华之气，如本月阴雨缺几日，下月补晒如数，放阴凉处风干。每服初起一钱五分，十日加五分，加至三钱止，空心酒化下，常服乃可（现代用法：熬胶，初服每次 4.5g，渐加至 9g，空心时用酒少许送服）。

【功用】 滋阴填精，益气壮阳。

【主治】 真元虚损、精血不足证。全身瘦削，阳痿遗精，两目昏花，腰膝酸软，久不孕育。

【证治】 由先天禀赋不足，或由后天调养失宜，或因酒色过度，或因病久伤肾等，以致阴阳精血俱虚，故见全身消瘦，阳痿遗精，两目昏花，腰膝酸软，久不孕育等症。证属阴阳两虚、精血亏虚，治宜培补真元，填精补髓，益气养血，阴阳并补。

【方解】 方中鹿角胶甘咸微温，通督脉而补阳，益精养血；龟板胶甘咸而寒，通任脉而养阴，滋补营血；两药为血肉有情之品，合乎"精不足者，补之以味"之旨，同用能峻补阴阳，填精补髓，滋养营血，共为君药。配人参大补元气，健脾养胃，以资气血生化之源；枸杞子滋补肝肾，益精养血，以助龟、鹿二胶之力，同为臣佐药。四药成方，阴阳气血并补，先天后天兼顾，共奏峻补精髓，益气壮阳之功，故又能益寿延年，种子助孕。

【运用】

1. 辨证要点 本方主治阴阳气血俱虚证，临床应用以腰膝酸软，两目昏花，阳痿遗精为辨证要点。

2. 加减变化 若头晕目眩者，加杭菊花、明天麻以熄风止眩；若遗精频者，加金樱子、潼蒺藜以补肾固精；若食少脘胀者，加陈皮、半夏以理气和中。

3. 现代研究及临床运用 药理研究表明，龟鹿二仙胶有抗化疗骨髓抑制、改善糖尿病大鼠生殖功能低下等作用，常用于免疫功能低下、内分泌失调、化疗后骨髓功能低下、神经衰弱、不孕不育症、围绝经期综合征等证属阴阳两虚、气血不足者。

4. 使用注意 本方味厚滋腻，脾胃虚弱而食少便溏者不宜使用，或合六君子汤以健脾助运。

【附方】

1. 七宝美髯丹(《本草纲目》引《积善堂方》) 赤、白何首乌各一斤，米泔水浸三四日，瓷片刮去皮，用淘净黑豆二升，以砂锅木甑，铺豆及首乌，重重铺盖蒸之，豆熟取出，去豆晒干，换豆再蒸，如此九次，晒干，为末（500g） 赤、白茯苓各一斤去皮，研末，以水淘去筋膜及浮者，取沉者捻块，以人乳十碗浸匀，晒干，研末（500g） 牛膝八两，去苗，酒浸一日，同何首乌第七次蒸之，至第九次止，晒干（150g） 当归八两，酒浸，晒（150g） 枸杞子八两，酒浸，晒（150g） 菟丝子八两酒浸生芽，研烂，晒（150g） 补骨脂四两，以黑脂麻炒香（120g） 上为末，炼蜜为丸，如弹子大，共150丸。每日3丸，清晨温酒送下，午时姜汤送下，卧时盐汤送下。功用：补益肝肾，乌发壮骨。主治：肝肾不足证。须发早白，脱发，齿牙动摇，腰膝酸软，梦遗滑精，肾虚不育等。

2. 二仙汤(《妇产科学》) 仙茅三钱（9g） 仙灵脾三钱（9g） 当归三钱（9g） 巴戟天三钱（9g） 黄柏一钱半（4.5g） 知母一钱半（4.5g） 上水煎，分二次服。功用：温肾阳，益肾精，泻虚火，调冲任。主治：更年期综合征之阴阳两虚、虚火上炎证。头晕目眩，腰膝酸软，烘热面赤，心烦汗出，时热时寒。

龟鹿二仙胶、七宝美髯丹和二仙汤均有阴阳并补之功，以治阴阳俱虚证。但龟鹿二仙胶峻补阴阳，不仅能治真元虚损之证，还能益寿延年，养精种子；七宝美髯丹平补肝肾，兼顾阴阳，主治肝肾不足，须发早白，脱发；二仙汤于温补肾阳之中寓泻火益阴，且能调理冲任，故主治妇女围绝经期阴阳两虚、虚火内扰之头晕目眩、腰膝酸软、烘热汗出。

小　结

补益剂主要用于正气（气血阴阳）亏虚的病证，共选方19首，附方31首。

1. 补气剂 本类方剂适用于气虚证。其中四君子汤主治脾胃气虚证，为补气之基础方，后世补气方剂大多由此方加减衍化而来；参苓白术散益气健脾，渗湿止泻，适用于脾胃气虚夹湿证及肺脾气虚痰湿证；补中益气汤长于益气升阳，适用于中气不足、气虚下陷、气虚发热证；人参蛤蚧散补肺益肾，兼清肺化痰、止咳定喘，常用于咳喘日久，肺肾虚衰，痰热内蕴证；生脉散气阴双补，敛汗生脉，适用于多种原因所致的心肺气阴两虚证；玉屏风散益气固表止汗，适用于肺卫气虚、自汗或易感风邪者。

2. 补血剂 本类方剂适用于血虚证。其中四物汤主治营血虚滞证，既是补血之基础方，又是调经之常用方；当归补血汤重在补气生血，主治劳倦内伤、血虚发热证；归脾汤益气补血，健脾养心，主治心脾气血两虚和脾不统血证。

3. 气血双补剂 本类方剂适用于气血两虚证。其中八珍汤即四君子汤与四物汤的合方，是气血双补的代表方，凡久病失治或病后失调的气血两虚证，皆可用之；炙甘草汤又名复脉汤，滋阴养血，益气温阳，主治阴血不足、阳气虚弱之心动悸、脉结代及虚劳肺痿。

4. 补阴剂 本类方剂适用于阴虚证。其中六味地黄丸为补肾阴之基础方，本方寓泻于补，以泻利补，补而不滞，适用于肾阴不足证；左归丸滋阴补肾，填精益髓，主治真阴不足证，本方纯补无泻，滋补肾阴之功大于六味地黄丸；大补阴丸侧重于滋阴降火，主治肝肾阴亏、相火亢盛证；一贯煎长于滋阴疏肝，适用于肝肾阴虚、肝气不疏证之脘胁疼痛、吞酸吐苦等；百合固金汤滋养肺肾，兼止咳化痰，适用于肺肾阴亏、虚火上炎证之咳嗽痰血等。

5. 补阳剂 本类方剂适用于阳虚证。其中肾气丸寓泻于补，为少火生气之剂，适用于肾阳不足、气化失司所致的水液代谢失常证；右归丸温阳补肾，填精补髓，适用于肾阳不足、命门火衰及火不生土等证，此方纯补无泻，温补肾阳之功大于肾气丸。

6. 阴阳并补剂 本类方剂适用于阴阳俱虚证。代表方龟鹿二仙胶滋阴填精，益气壮阳，适宜于真元虚损、精血不足证之阳痿遗精、久不孕育。

复习思考题

（1）试述补气基础方的方名、组成、功效、主治及四首加减方。
（2）从参苓白术散的用药说明“培土生金”的临床应用。
（3）补中益气汤中配伍升麻、柴胡的意义何在？
（4）玉屏风散与桂枝汤均可治疗自汗，两方有何不同？
（5）如何理解四物汤为血家百病通用之方？
（6）归脾汤与补中益气汤均能益气补脾，两方有何异同？
（7）炙甘草汤主治何证？其用药有何特点？
（8）一贯煎与逍遥散均可用于治疗胁痛，临床如何区别运用？
（9）为何说大补阴丸功具“培本清源”之效？它与六味地黄丸有何异同？
（10）补阳剂为什么常配伍补阴药？试举方分析说明。

复习思考题答案

第十五章

固 涩 剂

方论选录　　课件　　问难

导学

学习目标

熟悉固涩剂的概念、适应证、分类及注意事项。掌握固涩剂 1 类方剂（真人养脏汤、四神丸、金锁固精丸、固冲汤、完带汤）的组成、功用、主治、主要配伍关系及临证使用要点；熟悉 2 类方剂（牡蛎散、桑螵蛸散）的组成、功用、主治、主要配伍关系及临证使用要点；了解 3 类方剂（九仙散、固经丸）的组成、功用、主治。

凡以收涩药为主组成，具有收敛固涩的作用，治疗气、血、精、津耗散滑脱之证的方剂，统称为固涩剂，属于“十剂”中的涩剂。

气、血、精、津是人体的宝贵物质，《灵枢·本藏》说：“人之血气精神者，所以奉生而周于性命者也。”若消耗过度，未能及时补充，每致气、血、精、津的滑脱不禁，散失不收，轻者有碍健康，重者危及生命。其气、血、精、津的滑脱散失为标，正虚不固是本，故在用药上，收涩药多配伍补益药，以图标本兼顾。若滑脱散失较甚者，又应“急则治其标”，根据《素问·至真要大论》中的“散者收之”和陈藏器《本草拾遗》中的“涩可去脱”的治疗原则，采用收敛固涩之法进行治疗。“散者收之”是固涩剂的立法依据，也是治疗滑脱不禁病证的基本原则。

气、血、精、津的滑脱病证，由于病因及发病部位的不同，临床可表现为自汗盗汗、久咳不止、泻痢不止、遗精滑泄、小便失禁、崩漏带下等证，因此本章方剂一般分为固表止汗剂、敛肺止咳剂、涩肠固脱剂、涩精止遗剂、固崩止带剂五类。

此外，耗散滑脱之证有因寒因热的不同，所以固涩剂除与补药配合使用外，也常与温、清二法配合以治本，如张景岳云：“凡因寒而泄者，当固之以热；因热而泄者，当固之以寒。”

应用固涩剂应注意以下几点：

（1）固涩剂主要作用是收敛固涩，为正虚无邪而设，属治标之法，但临床应根据气、血、精、津耗散滑脱的原因及耗散的程度，配伍相应的补益药，以图标本兼治。

(2) 本类方剂性涩收敛，若外邪未尽，过早使用，则有“闭门留寇”之弊。实邪所致之证，如热病汗多、痰饮咳嗽、湿热或伤食泻痢、火扰遗泄等，均非本类方剂所宜。

(3) 若元气大虚、亡阳欲脱之证，需急用大剂人参、附子之类以补气回阳固脱，以挽危救急。

第一节 固表止汗剂

固表止汗剂，适用于卫气不外固或阴液不能内守之自汗、盗汗证，症见常自汗出，入夜尤甚，心悸气短等。常以固表止汗药煅龙骨、煅牡蛎、麻黄根、浮小麦等为主组成方剂。因脾肺气虚，卫表不固，营阴外泄，故常配伍补益脾肺之黄芪及潜阳敛阴之煅牡蛎，代表方如牡蛎散等。

牡蛎散

《太平惠民和剂局方》

【组成】 黄芪去苗、土，一两（30g） 麻黄根洗，一两（9g） 牡蛎米泔浸，刷去土，火烧通赤，一两（30g）

【用法】 上三味为粗散，每服三钱（9g），水一盏半，小麦百余粒（30g），同煎至八分，去渣热服，日二服，不拘时候（现代用法：为粗末，每服9g，加小麦30g，水煎服）。

【功用】 敛阴止汗，益气固表。

【主治】 自汗，盗汗。常自汗出，夜卧尤甚，心悸惊惕，短气烦倦，舌淡红，脉细弱。

【证治】 卫气虚弱，腠理疏松，则阴液外泄，故见常自汗出；汗为心之液，汗出过多则伤及心阴，阴不潜阳，虚热内生，迫津外泄，故见汗出，夜卧尤甚，发为盗汗；汗出过甚，既耗心阴，又伤心气，则心神失养，故见心悸惊惕，短气烦倦；气耗阴伤，故舌淡红，脉细弱。证属卫外不固，阴液损伤，心阳不潜；治当敛阴止汗，益气固表。

【方解】 方中煅牡蛎咸涩微寒而质重，敛阴潜阳，长于固涩止汗，故以为君。黄芪既能益气实卫，又能固表止汗，为臣药。君臣相伍，敛中寓补，共奏敛阴潜阳、益气固表之功。麻黄根功专收敛止汗，可增强君臣药止汗固表之力；小麦甘凉，专入心经，能益心气，养心阴，除虚热，二药共为佐药。诸药合用，共奏敛阴止汗、益气固表之功。

本方配伍特点是集止汗药于一方，以收敛止汗为主，兼顾益气固表，养心安神。

本方与玉屏风散均可益气固表止汗，以治疗气虚自汗证。但本方以煅牡蛎为君，集诸止汗药于一方，重在收敛止汗，敛阴潜阳，兼顾益气固表，涩补并用，以涩为主，适用于体虚卫外不固，又复心阳不潜，自汗伴见心悸者。玉屏风散则以黄芪为君，重在补气固表，以补为主，且补中寓散，适用于表虚自汗，或虚人易感风邪之证。

【运用】

1. 辨证要点 本方主治气阴两虚之自汗、盗汗，临床应用以汗出，心悸，短气，舌淡，脉细弱为辨证要点。

2. 加减法 若兼阳虚，见汗出而畏寒肢冷者，可加附子、桂枝等以温阳；若气虚偏重，气短神疲，自汗甚者，可重用黄芪，加人参、白术以增强益气实卫之力；兼见阴虚，腰膝酸软，舌红脉细者，可加白芍、生地黄以养阴；若盗汗甚者，可加穞豆衣、糯稻根、山茱萸等以增强敛阴止汗之力。

3. 现代研究与临床应用　药理研究表明，牡蛎散具有止汗、调节免疫、降低血糖、促进造血功能、提高营养代谢、改善内分泌等作用，常用于手术后、妇女产后、肺结核病、肿瘤化疗后、植物神经功能失调及其他慢性疾病所致的自汗、盗汗证属体虚卫外不固、阴液外泄者。

4. 使用注意　阴虚火旺之盗汗，不宜使用本方。若属亡阳欲脱，大汗淋漓，稀冷如水者，当急用独参汤益气固脱，或参附汤益气回阳救逆，非本方所能胜任。

第二节　敛肺止咳剂

敛肺止咳剂，适用于久咳肺虚、气阴耗伤证，症见咳嗽、气喘、自汗、脉虚数等。常以敛肺止咳药如五味子、乌梅、罂粟壳等为主组成方剂。因久咳不已，每致耗气伤阴，故此类方剂每配伍益气养阴的人参、阿胶等。代表方如九仙散等。

九仙散

王子昭方，录自《卫生宝鉴》

【组成】　人参（另炖）　款冬花　桑白皮　桔梗　五味子　阿胶　乌梅各一两（各30g）　贝母半两（15g）　罂粟壳八两（240g）去顶，蜜炒黄

【用法】　上为细末，每服三钱（9g），白汤点服，嗽住止后服（现代用法：为末，每服9g，温开水送下。亦可作汤剂，水煎服，用量按原方比例酌定）。

【功用】　敛肺止咳，益气养阴。

【主治】　久咳伤肺、气阴两虚证。久咳不已，咳甚则气喘自汗，痰少而黏，脉虚数。

【证治】　久咳，耗伤肺气，以致咳嗽不已，甚则气喘；肺气亏虚，则卫外不固，而见自汗；久咳既耗肺气，亦伤肺阴，致虚火内生，灼津成痰，故痰少而黏，脉虚数。证属久咳伤肺、气阴两虚，治当敛肺止咳，益气养阴，兼以降气化痰之法。

【方解】　方中罂粟壳味酸涩，入肺经，善于敛肺止咳，重用为君。五味子、乌梅酸涩，助君药敛肺止咳，亦能生津润肺；人参补益肺气；阿胶养阴益肺，复耗伤之气阴以治本，共为臣药。款冬花降气化痰，止咳平喘；桑白皮清泻肺热，止咳平喘；贝母止咳化痰，与桑白皮相配以清肺热，共为佐药。桔梗既能宣肺祛痰止咳，又能载药上行入肺，为佐使药。诸药合用，敛肺止咳为主，并能益气养阴，降气化痰。

本方配伍特点有二：一是敛肺止咳与益气养阴兼顾，标本兼治，以敛肺治标为主；二是大队收敛药中少佐宣肺之品，使敛中有宣，降中寓升，既宣降肺气以利止咳，又无过敛留邪之弊。

【运用】

1. 辨证要点　本方主治久咳伤肺之气阴两虚证，临床应用以久咳不已，气喘自汗，脉虚数为辨证要点。

2. 加减法　若肺肾两虚，喘咳而见呼多吸少者，宜加蛤蚧、胡桃肉以纳气平喘；若气虚明显，咳喘而气短乏力者，宜加黄芪、西洋参以补益肺气；若阴虚明显，口燥咽干，舌红苔干者，宜加麦门冬、沙参、天冬以养阴润肺；若虚热明显，燥热伤肺，咳嗽痰中带血者，

可加地骨皮、白及、白茅根、玄参以加强润肺清热、凉血止血之功。

3. 现代研究与临床运用 本方常用于慢性气管炎、肺气肿、支气管哮喘、百日咳等证属久咳肺虚、气阴两亏者。

4. 使用注意 本方收涩之力较强，故凡外感咳嗽、痰涎壅肺咳嗽均应忌用，以免留邪为患。方中罂粟壳有毒，久服成瘾，兼之性涩收敛力强，故本方不可久服、多服，应中病即止，故方后注曰："嗽住止后服。"

第三节 涩肠固脱剂

涩肠固脱剂，适用于脾肾虚寒之久泻久痢证，症见泻痢不止，腹痛喜温喜按，神疲食少，舌淡苔白，脉沉迟等。常以涩肠止泻药如罂粟壳、肉豆蔻、赤石脂、禹余粮、诃子、乌梅、五味子等为主组成方剂。若兼脾肾虚寒者，此类方剂每配伍温补脾肾药如补骨脂、肉桂、干姜、人参、白术等。代表方如真人养脏汤、四神丸等。

真人养脏汤（纯阳真人养脏汤）

《太平惠民和剂局方》

【组成】 人参 当归去芦 白术焙，各六钱（各 18g） 肉豆蔻面裹，煨，半两（15g） 肉桂去粗皮 甘草炙，各八钱（各 24g） 白芍药一两六钱（48g） 木香不见火，一两四钱（42g） 诃子去核，一两二钱（36g） 罂粟壳去蒂萼，蜜炙，三两六钱（108g）

【用法】 上锉为粗末。每服二大钱（6g），水一盏半，煎至八分，去滓，食前温服。忌酒、面、生、冷、鱼腥、油腻（现代用法：水煎服，用量按原方比例酌减）。

【功用】 涩肠固脱，温补脾肾。

【主治】 久泻久痢，脾肾虚寒证。泻痢无度，滑脱不禁，甚则脱肛坠下，脐腹疼痛，喜温喜按，或下痢赤白，或便脓血、里急后重，倦怠食少，舌淡苔白，脉迟细。

【证治】 泻痢日久，损伤脾胃阳气，久病及肾，进而肾阳亦虚，以致脾肾虚寒，脾虚则中气下陷，肾虚则固摄无权，故见泻痢无度，滑脱不禁，甚则脱肛坠下，脐腹疼痛，喜温喜按；寒凝气滞，气血失和，可见里急后重；脾虚运化无力，故倦怠食少；脾肾虚寒，故舌淡苔白，脉迟细。证属脾肾虚寒，久泻久痢，非固涩之法难止泻痢，治当以涩肠固脱治标为主，温补脾肾治本为辅。

【方解】 方中罂粟壳酸涩入大肠，善涩肠固脱止泻，故重用为君药。臣以诃子涩肠止泻；肉豆蔻温中行气，涩肠止泻。君臣相配，则涩肠固脱止泻力愈强，体现"滑者涩之""急则治标"之法。久泻久痢，其本在于脾肾虚寒，故佐以人参、白术益气健脾；肉桂补火助阳，温肾暖脾，散寒止痛，三药合用则温补脾肾，益气助阳而复脾之健运、肾之固摄。泻痢无度，亦伤阴血，又佐以当归、白芍养血和营，芍药兼治下痢腹痛。寒凝气滞，加之方中固涩温补之品易致气滞，故配木香行气止痛，醒脾调中，亦作方中佐药。炙甘草调和诸药，合白芍亦能缓急止痛，为方中佐使药。诸药合用，共达涩肠固脱止泻、温补脾肾之功。

本方配伍特点有三：一是固涩药与补虚药同用，标本兼治，重在治标；二是脾肾兼顾，以补脾为主；三是涩补之中少佐木香、当归以调气血，使涩中寓通，补而不滞。

【运用】

1. 辨证要点　本方主治久泻久痢，脾肾虚寒证，临床应用以泻痢日久，大便滑脱不禁，腹痛喜温喜按，食少神疲，舌淡苔白，脉迟细为辨证要点。

2. 加减法　若脾肾虚寒较甚，手足不温，洞泄无度，下利清谷者，可加附子、干姜、补骨脂等以温肾暖脾；若中气虚甚，脱肛坠下者，可加黄芪、升麻、柴胡等以益气升阳举陷。

3. 现代研究与临床运用　药理研究表明，真人养脏汤有抗溃疡、抗炎、改善恢复期溃疡性结肠炎炎性反应等作用，常用于慢性肠炎、慢性结肠炎、肠结核、慢性痢疾、痢疾综合征、肠易激综合征、糖尿病肠病、顽固性腹泻等泻痢日久不愈证属脾肾虚寒者。

4. 使用注意　泻痢虽久，但湿热或热毒积滞未去者，忌用本方。因本方所含罂粟壳有毒，有成瘾性，故不宜久服。服药期间应忌酒、面、生冷、鱼腥、油腻之物。

【附方】

桃花汤(《伤寒论》)　赤石脂一斤（30g），一半全用，一半筛末　干姜一两（3g）　粳米一斤（30g）　上三味，以水七升，煮米令熟，去滓，温服七合，内赤石脂末方寸匕（6g），日三服。若一服愈，余勿服。功效：温中祛寒，涩肠止痢。主治：虚寒痢。下痢日久不愈，便脓血，色黯不鲜，腹痛喜温喜按，小便不利，舌淡苔白，脉迟弱或微细。

桃花汤与真人养脏汤均为治疗虚寒性久泻久痢之方，均具温涩之性，能涩肠固脱，且两首方剂均在涩肠之外偏重于温补脾阳。但真人养脏汤重用罂粟壳为君药，并配伍肉豆蔻、诃子、人参、白术、肉桂等药，涩肠固脱止泻之力较强，兼具温补脾肾之功，适用于泻痢日久，脾肾虚寒，滑脱不禁者；而桃花汤以赤石脂为君，辅以干姜、粳米，收涩温补之力均较弱，但赤石脂能收敛止血，且善走下焦，以止下部出血见长，故桃花汤宜用于治疗泻痢日久，脾胃虚寒，下痢脓血者。

四神丸

《证治准绳》

【组成】　肉豆蔻二两（60g）　补骨脂四两（120g）　五味子二两（60g）　吴茱萸浸炒，一两（30g）

【用法】　上为末，生姜八两，红枣一百枚，煮熟，取枣肉和末丸，如桐子大，每服五七十丸，空心或食前白汤送下（现代用法：丸剂，每服 6～9g，日 2 次，用淡盐汤或温开水送服；或作汤剂，用量酌减，加姜 6g、枣 10 枚，水煎服）。

【功用】　温肾暖脾，涩肠止泻。

【主治】　脾肾阳虚之肾泄证。五更泄泻，不思饮食，食不消化，或久泻不愈，腹痛喜温，肢冷腰酸，神疲乏力，舌淡，苔薄白，脉沉迟无力。

【证治】　脾肾阳虚，命门火衰，火不暖土，以致脾失健运，肠失固摄。《素问・金匮真言论》云："鸡鸣至平旦，天之阴，阴中之阳也，故人亦应之。"五更即平旦，正是阴气盛极，阳气萌发之际，而命门火衰者，阳气当至而不至，阴气极而下行，故令五更泄泻。《医方集解》有云："久泻皆由肾命火衰，不能专责脾胃。"肾阳虚衰，不能温暖脾土，则脾失健运，故不思饮食，食不消化，化源不足则无以养神，故见神疲乏力；阳虚阴寒内生，故令腹痛喜温，肢冷腰酸；脾肾虚寒，故舌淡苔薄白，脉沉迟无力。证属脾肾阳虚，火不暖土，肠失固摄，治当温涩并重，温肾暖脾，涩肠止泻。

【方解】 方中补骨脂辛苦性温，补命门之火以温脾止泻，为治疗肾泄之要药，重用以为君。臣以肉豆蔻，温脾暖胃，涩肠止泻。君臣相配增强温补脾肾，涩肠止泻之力。吴茱萸能温暖脾肾；五味子固肾涩肠，两药相合助君臣药温涩止泻之力，为佐药；重用姜枣，意在温补脾胃，鼓舞运化，共为佐使药。诸药合用，使火旺土强，阳复寒去，脾得运化，大肠得固，肾泄自愈。《绛雪园古方选注》说："四种之药，治肾泄有神功也。"故方以"四神"为名。

《医方集解》记载本方服法宜在"临睡时淡盐汤或白开水送下"，甚为关键，正如汪昂所云："若平旦服之，至夜药力已尽，不能敌一夜之阴寒故也。"故应嘱患者于临睡时服药，以利于发挥药物疗效。

本方配伍特点有二：其一是温肾暖脾与涩肠固脱同用，温涩并重，标本兼治；其二是脾肾并补，重在治肾。

本方由《普济本事方》的二神丸与五味子散两方组合而成。二神丸（肉豆蔻、补骨脂）主治"脾肾虚弱，全不进食"；五味子散（五味子、吴茱萸）专治"肾泄"。两方相合，则温补脾肾、固涩止泻之功益佳。

四神丸与真人养脏汤同为固涩止泻之剂。四神丸重用补骨脂为君药，补中能涩，重在温肾，兼以涩肠止泻，又辅以暖脾、行气诸法，组成了温涩并重之剂，且在温肾暖脾中以温肾为主，主治命门火衰，火不暖土所致肾泄证。真人养脏汤重用罂粟壳为君药，以固涩为主，重在止泻治标，配伍温补脾肾的人参、白术、肉桂，以温脾益气为主，主治泻痢日久，脾肾虚寒，以脾虚为主的大便滑脱不禁证。

【运用】

1. 辨证要点 本方主治脾肾阳虚之肾泄或久泻证，临床应用以五更泄泻或久泻不愈，不思饮食，肢冷神疲，舌淡苔白，脉沉迟无力为辨证要点。

2. 加减法 若久泻中气下陷而见脱肛者，可加黄芪、升麻以升阳举陷；若脘腹冷痛较甚，可用本方合理中丸同服，以增强温中止泻之力；若脾肾阳虚较甚，见洞泄无度，畏寒肢冷者，可加附子、肉桂以增强温阳补肾之功。

3. 现代研究与临床应用 药理研究表明，四神丸具有抑制肠道痉挛、止泻、调节机体免疫功能、调整肠道菌群、抗溃疡等作用，常用于慢性结肠炎、过敏性结肠炎、肠结核、肠易激综合征等久泻或五更泄泻证属脾肾阳虚尤以肾阳虚为著者。

4. 使用注意 湿热、食积等积滞未消，虽见五更泄或久泻不愈，亦不可使用本方。

第四节 涩精止遗剂

涩精止遗剂，适用于肾虚封藏失职，精关不固证及肾气不足，膀胱失约证，症见遗精、滑泄、尿频、遗尿等。常以补肾涩精药如沙苑子、桑螵蛸、芡实、莲子肉等为主组成方剂。因肾虚精关不固或膀胱失约，故此类方剂每配伍固涩止遗的龙骨、牡蛎、莲须等。代表方如金锁固精丸、桑螵蛸散等。

金锁固精丸

《医方集解》

【组成】 沙苑蒺藜去皮，炒　芡实蒸　莲须各二两（各 60g）　龙骨酥炙　牡蛎盐水煮一日一夜，煅粉，各一两（各 30g）

【用法】 莲子粉糊为丸，盐汤下（现代用法：每服 9g，每日 2～3 次，空腹淡盐汤送下；水煎服，用量按原方比例酌减，煎时加莲子肉适量）。

【功用】 涩精补肾。

【主治】 肾虚不固之遗精。遗精滑泄，腰酸耳鸣，四肢酸软，神疲乏力，舌淡苔白，脉细弱。

【证治】 肾虚则封藏失职，精关不固，肾精外泄，故遗精滑泄；腰为肾之府，肾开窍于耳，肾虚精亏，则腰府、耳窍失于充养，见腰酸耳鸣；肾主骨生髓，精亏则气弱，故见四肢酸软，神疲乏力，舌淡苔白，脉细弱。证属肾虚封藏失职，精关不固；治当急则治标，涩精止遗，兼以益肾固精。

【方解】 方中沙苑蒺藜甘温入肾，善补肾固精，《本经逢原》谓其“为泄精虚劳要药”，故重用为君药。芡实、莲子均为甘涩之品，可固肾涩精止遗，亦能益肾补脾养心；莲须味涩而甘，固肾涩精，三者共为臣药。煅龙骨、煅牡蛎，功专收涩，以助君、臣药固肾涩精止遗之力，为方中佐药。诸药合用，共奏涩精止遗、益肾固精之效。本方能固精关、秘肾气，专为肾虚遗精滑泄者设，其固精止遗之力恰如为精关安设“金锁”，故名为“金锁固精丸”。

本方配伍特点有二：一是标本兼顾，既能涩精止遗，又能益肾补脾，以涩精治标为主；二是肾、脾、心同治，主以益肾固精，兼调养心脾，体现“精病调神”的治法思路。

【运用】

1. 辨证要点 本方主治肾虚精关不固之遗精滑泄证，临床应用以遗精滑泄，腰酸耳鸣，舌淡苔白，脉细弱为辨证要点。

2. 加减法 若偏于肾阳虚，见腰膝冷痛，畏寒肢冷，尿频者，可加补骨脂、菟丝子、附子等以温助肾阳；若偏于肾阴虚，见梦遗腰酸，手足心热者，可加龟板、女贞子、熟地黄以滋阴潜阳；若肾虚较甚，见遗精滑泄日久不愈者，可加五味子、金樱子、山茱萸以增强固肾涩精止遗之力；若肾虚精亏较甚，见腰痛明显者，可加杜仲、桑寄生、续断以补肝肾强筋骨；兼见阳痿者，加锁阳、淫羊藿以补肾壮阳起痿；若心肾不交，梦遗兼见失眠者，可加酸枣仁、远志、五味子以交通心肾，养心安神。

3. 现代研究与临床运用 药理研究表明，金锁固精丸具有调节水液代谢作用，其加味方具有降低尿蛋白、调节血脂、增加血清微量元素含量等作用，常用于性神经功能紊乱、男子不育症、神经官能症见遗精、滑泄证属肾虚精关不固者，亦可用于慢性前列腺炎、乳糜尿、重症肌无力及带下、崩漏等属肾虚精气不足、下元不固者。

4. 使用注意 湿热下注，扰动精室，或心肝火盛，火扰精关所致之遗精滑泄、带下，忌用本方。

【附方】

水陆二仙丹（《洪氏集验方》） 芡实　金樱子各等分　先以金樱子熬膏，芡实研为细粉，以金樱子膏和芡实粉为丸，每日服二次，每次服 9g，食前温酒或淡盐汤送下。亦可按原方用量比例酌定，水煎服。功用：补肾涩精。主治：男子遗精白浊，女子带下纯属肾虚而不摄者。

桑螵蛸散

《本草衍义》

【组成】 桑螵蛸 远志 菖蒲 龙骨 人参 茯神 当归 龟甲酥炙，以上各一两（各30g）

【用法】 上为末，夜卧人参汤调下二钱（6g）（现代用法：除人参外，共研细末，每服6g，睡前以人参汤调下；水煎，睡前服，用量按原方比例酌定）。

【功用】 调补心肾，涩精止遗。

【主治】 心肾两虚之尿频、遗尿或遗精证。小便频数，或尿如米泔色，或遗尿，或遗精，心神恍惚，健忘，舌淡苔白，脉细弱。

【证治】 肾藏精，主封藏，司二便。肾精亏虚，气化不利，固摄无权，膀胱开合失常，故见小便频数或遗尿；封藏失职，精关不固，故见遗精。心藏神，心气不足，神不自养，故见心神恍惚，健忘，病属虚证，故舌淡，脉细弱。证属心肾两虚，心肾不交，肾虚不固，治当调补心肾，固精止遗。

【方解】 方中桑螵蛸甘咸平，固精缩尿，补肾助阳，尤以缩尿止遗见长，《名医别录》言其“疗男子虚损，五脏气微，梦寐失精，遗溺”，为君药。龙骨镇心安神，又收敛固涩止遗；龟板重镇潜阳，滋阴益肾补心，共为臣药。君臣相配，桑螵蛸得龙骨则固涩止遗之力增，得龟甲则补肾益精之功著，并能潜阳安神，达心肾同调之效。佐以人参补益心气，当归补血养心，二药同调气血；茯神宁心安神，远志安神定志，菖蒲开窍益智，三药相合，则心安神和，心肾相交。诸药合用，共奏补肾固精、补心安神、涩精止遗之功。

原方作散剂，各药用量相等，而在服用时，又加人参汤调服，故人参用量独重，于方中寓意有三：一为益心气以安心神；二为补元气以助摄纳；三是补脾气以化生气血，使心有所养，神有所藏。

本方配伍特点有二：其一是补涩兼行，寓补于涩；其二是心肾并调，精神同治，交通心肾。

桑螵蛸散与金锁固精丸均为涩精止遗的常用方。但金锁固精丸重用涩精补肾之品，少佐调补心脾之药，治疗肾虚精关不固为主的遗精滑泄，伴腰酸耳鸣、神疲乏力者；桑螵蛸散以固精止遗的桑螵蛸配伍龟板、龙骨、人参、当归等调补心肾之品，治疗心肾两虚所致的尿频、遗尿、遗精，伴心神恍惚、失眠健忘者，本方补益心肾之力强于金锁固精丸。

【运用】

1. 辨证要点 本方主治心肾两虚之尿频、遗尿或遗精证。临床应用以尿频、遗尿、遗精，心神恍惚，舌淡苔白，脉细弱为辨证要点。

2. 加减变化 若肾阳偏虚，膀胱虚冷，小便频数，遗尿甚者，可与缩泉丸（益智仁、乌药、山药）同用以温肾祛寒；若肾虚遗精滑泄甚者，可加山茱萸、沙苑子、五味子以涩精止遗；若心气不足，失眠健忘，心悸甚者，可加酸枣仁、五味子以养心安神，收敛心气。

3. 现代研究与临床运用 药理研究表明桑螵蛸散有调节下丘脑、改善惊恐状态的作用，常用于小儿习惯性遗尿、神经性尿频及糖尿病、神经衰弱等证属心肾两虚者。

4. 使用注意 下焦湿热或相火妄动所致之尿频溺赤以及肾阳虚弱所致之遗尿、尿频、遗精、滑泄，非本方所宜。

【附方】

缩泉丸(《魏氏家藏方》) 天台乌药细锉 益智子大者，去皮，炒，各等分 上为末，别用山药炒黄研末，打糊为丸，如梧桐子大，曝干；每服五十丸（6g），嚼茴香数十粒，盐汤或盐酒下（现代用法：每日 1～2 次，每次 6g，温开水送下）。功效：温肾祛寒，缩尿止遗。主治：膀胱虚寒之小便频数证。小便频数，或遗尿，小腹冷，舌淡，脉沉弱。

第五节 固崩止带剂

固崩止带剂，适用妇女崩漏或带下等证，症见崩中漏下不止，或带下淋漓不断，伴心悸气短，腰酸乏力等。常以固经止带药如煅龙骨、煅牡蛎、五倍子、椿根皮等为主组成方剂。固崩止漏方剂根据病因的不同，常配伍补气健脾摄血药如黄芪、白术等，或滋阴清热药如龟甲、黄柏等。止带方剂常配伍健脾除湿药如苍术、山药等。代表方如固冲汤、固经丸、完带汤等。

固冲汤

《医学衷中参西录》

【组成】 白术炒，一两（30g） 生黄芪六钱（18g） 龙骨煅，捣细，八钱（24g） 牡蛎煅，捣细，八钱（24g） 萸肉去净核，八钱（24g） 生杭芍四钱（12g） 海螵蛸捣细，四钱（12g） 茜草三钱（9g） 棕边炭二钱（6g） 五倍子轧细，五分，药汁送服（1.5g）

【用法】 水煎服。

【功用】 益气健脾，固冲摄血。

【主治】 脾肾虚弱，冲脉不固证。猝然血崩或月经过多，或漏下不止，色淡质稀，目眩心悸，气短乏力，腰膝酸软，舌淡，脉细弱。

【证治】 脾气充盛，肾气健固，则冲脉固，血海盈，经血自调。脾虚化源不足，气血两虚；肾虚精亏，精不化血，两者均可致冲脉虚损而不能固摄，若脾虚不摄，统血无权，肾失封藏，冲脉不固，因见崩中漏下，或月经过多，出血色淡，质稀。诚如《妇人大全良方》所谓“脏腑俱伤，而冲任之气虚，不能约制其经血，故忽然而下”。脾气亏虚，则气短乏力；肾精亏虚，故腰膝酸软；出血过多，血虚失荣，则目眩，心悸；气血不足，故舌淡，脉细弱。证属脾肾虚弱，冲脉不固，治当益气健脾，补益肝肾，固冲摄血。

【方解】 方中重用白术、黄芪补气健脾，使脾气健旺，统摄有权，为君药。山萸肉、生白芍补益肝肾，养血敛阴，固摄冲脉，共为臣药。君臣相配，着重补养培本。煅龙骨、煅牡蛎、海螵蛸、棕榈炭、五倍子收敛止血；在大队固涩药中，又配茜草化瘀止血，使止血而无留瘀之弊，以上共为佐药，着重止血治标。合而成方，标本兼治，共奏益气健脾、固冲摄血之功，故以“固冲”冠之。

本方配伍特点有三：其一是补气固摄，补涩相合；其二是脾肾同调，主补脾气；其三是寄行于收，止不留瘀。

【运用】

1. 辨证要点 本方主治脾肾两虚、冲脉不固之崩漏，临床应用以血崩，或漏下不止，出血色淡质稀，气短乏力，腰膝酸软，舌淡，脉细弱为辨证要点。

2. 加减变化 若兼见内热者，可酌加生地黄、黄芩以清热止血；若大怒后引发血崩者，可酌加柴胡、栀子以疏肝清火。

3. 现代研究与临床应用 药理研究表明固冲汤有治疗功能性子宫出血、保护肾脏的作用，常用于治疗功能性子宫出血、产后出血过多等证属脾肾虚弱、冲脉不固者。

4. 使用注意 血热妄行崩漏下血者忌用。

固经丸

《丹溪心法》

【组成】 黄芩炒 白芍炒 龟甲炙，各一两（各30g） 黄柏炒，三钱（9g） 椿树根皮七钱半（22.5g） 香附子二钱半（7.5g）

【用法】 上为末，酒糊丸，如梧桐子大，每服50丸（6g），空心温酒或白汤送下（现代用法：丸剂，每服6g，一日2次。亦可作汤剂，水煎服）。

【功用】 滋阴清热，固经止血。

【主治】 阴虚血热崩漏证。经水过期不止，或下血量多，或月经先期，血色深红或紫黑稠黏，手足心热，腰膝酸软，舌红，脉弦数。

【证治】 肝肾阴虚，相火内盛，损伤冲任，迫血妄行，故崩漏或经水过期而不止，或下血量多，或月经先期，血色深红或紫黑稠黏，为血热之征；肝肾阴虚，则腰膝酸软。阴虚火旺，故手足心热，舌红，脉弦数。证属阴虚血热，损伤冲任，迫血妄行，治当滋阴清热，固经止血。

【方解】 方中龟甲咸甘性平，益肾滋阴，潜阳制火；白芍苦酸微寒，敛阴益血以养肝；黄芩苦寒清热而止血。三药重用，滋阴清热止血，共为君药。黄柏苦寒泻火坚阴，既助黄芩以清热，又助龟甲以降火，是为臣药。椿根皮苦涩而凉，固经止血；香附疏肝解郁，理气调经，还可防止诸药凉遏留瘀，俱为佐药。诸药合用，使火热得清，阴血得养，则崩中漏下可愈，有固经止血之功，故名“固经”。

本方的配伍特点有二：其一是甘寒辅以苦寒，意在壮水泻火；其二是酸收佐以辛行，意在涩而不滞。

固经丸与固冲汤均可治疗妇女崩漏及月经过多。但固经丸所治崩漏是因阴虚火旺，损伤冲任，血热妄行所致，故治以滋阴清热为主，兼收敛止血。固冲汤所治崩漏则由脾肾虚弱、冲脉失固引起，故治以健脾益气为主，兼以固涩止血。

【运用】

1. 辨证要点 本方主治阴虚血热之崩漏，临床应用以崩漏，血色深红甚或紫黑稠黏，舌红，脉弦数为辨证要点。

2. 加减变化 若出血量多或日久不止者，酌加茜草根、参三七、棕榈炭以止血治标；若内热不甚者，可去黄柏，酌加女贞子、旱莲草以养阴止血。

3. 现代研究与临床应用 常用于治疗功能性子宫出血、人工流产术后月经过多以及生殖系炎症引起的月经量多、淋漓不止、月经先期等证属阴虚内热者。

4. 使用注意 脾胃虚寒者忌用。

完带汤

《傅青主女科》

【组成】 白术土炒，一两（30g）　山药炒，一两（30g）　人参二钱（6g）　白芍酒炒，五钱（15g）　车前子酒炒，三钱（9g）　苍术制，三钱（9g）　甘草一钱（3g）　陈皮五分（1.5g）　黑芥穗五分（1.5g）　柴胡六分（2g）

【用法】 水煎服。

【功用】 补脾疏肝，化湿止带。

【主治】 脾虚肝郁，湿浊下注之带下证。带下色白，清稀无臭，面色㿠白，倦怠便溏，舌淡苔白，脉缓或濡弱。

【证治】 脾主运化水湿，若脾气虚弱，运化无权，则湿浊内生；肝属木，主疏泄中土，若肝郁不能疏土，益增湿浊之患。湿浊既生，下注带脉，带脉失约，则发为带下，色白量多，清稀无臭。因脾气虚弱化源不足，兼湿浊内停，故见面色㿠白，倦怠便溏，舌淡苔白，脉缓或濡弱。证属脾虚肝郁，湿浊下注，带脉失约，治当益气健脾，疏肝解郁，化湿止带。

【方解】 方中白术甘苦而温，补气健脾，燥湿利水；山药甘平，健脾补中，补肾固涩止带。两药重用，补脾肾，祛湿浊，约带脉，共为君药。人参补中益气，增君药补脾之功；苍术燥湿运脾，车前子利湿泄浊，以增君药祛湿之力；白芍益阴柔肝，使木达而脾土健运，以上四药共为臣药。陈皮理气燥湿醒脾，配补益药使之补而不滞；柴胡、芥穗轻宣升散，配白术、人参以升发脾胃清阳，柴胡配白芍疏肝解郁，且芥穗祛湿止带，三药均用少量，为佐药。使以甘草调和诸药。诸药成方，共奏补气健脾、疏肝理气、化湿止带之功。

本方的配伍特点是重用补气健脾药为主，佐以少量疏肝理气之品，肝脾同调，补散并用。

【运用】

1. 辨证要点　本方主治脾虚肝郁、湿浊下注之带下证，临床应用以带下清稀色白，舌淡苔白，脉濡缓为辨证要点。

2. 加减变化　若兼湿热，带下黄色者，加黄柏、栀子以清热燥湿；若兼寒邪，少腹疼痛者，加炮姜、小茴香以散寒止痛；若兼肾虚，腰膝酸软，带下滑脱难禁者，加杜仲、续断、鹿角霜以补肾固涩。

3. 现代研究与临床应用　药理研究表明完带汤有抑制盆腔炎症、改善慢性宫颈炎症等作用，常用于阴道炎、宫颈炎、子宫内膜炎、慢性盆腔炎等证属脾虚肝郁、湿浊下注者。

4. 使用注意　凡带下由实邪如湿热、瘀浊等所致者，非本方所宜。

【附方】

1. 易黄汤(《傅青主女科》)　山药炒，一两（30g）　芡实炒，一两（30g）　黄柏盐水炒，二钱（6g）　车前子酒炒，一钱（3g）　白果碎，十枚（10g）　水煎服。功效：补肾清热，祛湿止带。主治：肾虚湿热带下证。带下黏稠量多，色黄如浓茶汁，其气腥秽，体倦食少，腰膝酸软，舌红苔黄腻，脉濡。

2. 清带汤(《医学衷中参西录》)　生山药一两（30g）　生龙骨六钱，捣细（18g）　生牡蛎六钱，捣细（18g）　海螵蛸四钱，去净甲，捣（12g）　茜草三钱（9g）　单赤带，加白芍、苦参各二钱（6g）。单白带，加鹿角霜、白术各三钱（9g）。水煎服。功效：滋阴化瘀，收敛止带。主治：脾肾不足兼瘀滞之带下。带下赤白，连绵不断，清稀量多，腰酸体乏，舌淡苔白，脉细缓而沉者。

完带汤、易黄汤、清带汤三方皆治带下者。其中完带汤治脾虚肝郁，湿浊带下，重在补气健脾，兼以疏肝化湿、止带；易黄汤治肾虚湿热带下，重在除湿清热，固肾止带；清带汤为治脾肾不足，赤白带下，重在固涩收敛，化瘀止带。

小 结

固涩剂主要用于治疗正虚不固所致气、血、精、津耗散滑脱之证。共选正方 9 首，附方 5 首。

1. 固表止汗剂 本类方剂适用于体虚卫外不固的汗证。牡蛎散敛阴止汗，益气固表，适用于气虚卫外不固、心阳不潜所致之自汗、盗汗证。

2. 敛肺止咳剂 本类方剂主要用于气阴两伤之肺虚久咳。九仙散敛肺止咳，益气养阴，适用于久咳不止、肺气损伤、肺阴亦亏者。

3. 涩肠固脱剂 本类方剂主要用于脾肾虚寒所致久泻久痢。其中真人养脏汤涩肠固脱，温补脾肾，适用于泻痢日久、滑脱不禁、脾肾虚寒而以脾虚为主者。四神丸温肾暖脾，涩肠止泻，适用于命门火衰、火不暖土的肾泄（五更泄泻）。

4. 涩精止遗剂 本类方剂主要用于肾虚封藏失职、精关不固所致的遗精、滑泄或肾气不足、膀胱失约所致的尿频、遗尿等。金锁固精丸纯用补肾涩精之品，以涩精止遗见长，兼能益肾，适用于肾虚精关不固所致的遗精滑泄，伴见腰酸乏力者。桑螵蛸散调补心肾，涩精止遗，主治心肾两虚所致之尿频、遗尿、遗精，并见心神恍惚，健忘等证。

5. 固崩止带剂 本类方剂主要适用于妇女崩漏、带下、经行量多等。固冲汤长于益气固冲摄血，主治脾肾虚弱，冲脉不固之崩漏；固经丸则能滋阴清热固经，主治阴虚血热之崩漏。完带汤长于健脾化湿止带，主治脾虚肝郁、湿浊下注之带下。

复习思考题

（1）固涩剂应用注意事项有哪些？

（2）固涩剂中配伍补虚药有何意义？

（3）真人养脏汤与四神丸均能涩肠止泻，二者在组成、功效、主治、辨证要点上有何不同？

（4）桑螵蛸散与金锁固精丸均能治疗遗精滑泄或遗尿，二者在组成、主治、功效、配伍特点上有何异同？

复习思考题答案

（5）如何理解桑螵蛸散用人参汤送服的配伍意义？

（6）通过组方配伍，分析固冲汤之“补”与“涩”？

（7）如何认识固经丸之“补”“清”“涩”？

第十六章

安 神 剂

方论选录　　课件　　问难

导学

学习目标

熟悉安神剂的概念、适应证、分类及注意事项。掌握安神剂 1 类方剂（朱砂安神丸、天王补心丹、酸枣仁汤）的组成、功用、主治、主要配伍关系及临证使用要点。了解 3 类方剂（甘麦大枣汤）的组成、功用、主治。

凡以安神药为主组成，具有安神定志作用，治疗神志不安病证的方剂，称为安神剂。

安神剂为神志不安病证而设。神志不安病证，临床常表现为心悸怔忡、失眠健忘、烦躁惊狂等。《素问·灵兰秘典论》曰“心者，君主之官，神明出焉”；《灵枢·本神》又云“肝藏血，血舍魂”“心藏脉，脉舍神”“肾藏精，精舍志”，故神志不安病证主要责之心、肝、肾三脏功能失调。临证表现以惊狂易怒、烦躁不安为主者，多属实证，遵《素问·至真要大论》“惊者平之”之旨，宜重镇安神；临证表现以心悸健忘、虚烦失眠为主者，多属虚证，按《素问·阴阳应象大论》“虚者补之”“损者益之”的治疗大法，治宜补养安神。故安神剂分为重镇安神剂与补养安神剂两类。

临床所致神志不安原因复杂，其基本病机或为阳亢火动，内扰心神；或为阴血不足，心神失养。故安神剂或配伍清热泻火之品，以清心火、宁心神；或配伍滋阴养血之品，以养心血、安心神。此外，因痰而致癫狂者，则宜祛痰；因瘀热而致狂躁谵语者，又当泻热逐瘀。

应用安神剂应注意以下几点：

（1）重镇安神剂多由金石、贝壳类药物组方，易伤胃气，补养安神剂多配伍滋腻补虚类药物，有碍脾胃运化，均不宜久服。对于脾胃虚弱者，尤当注意，必要时可配伍健脾和胃之品。

（2）某些安神药，如朱砂含有硫化汞，不可过量或持续服用，以免中毒。

第一节 重镇安神剂

重镇安神剂，适用于心阳偏亢，热扰心神证。症见心烦、失眠、惊悸、怔忡、癫痫等。常以重镇安神药如朱砂、磁石、珍珠母等为主组方。若火热扰心，常配伍黄连等清心泻火之品；若热伤阴血，常配伍生地黄、当归等滋阴养血药。代表方如朱砂安神丸、磁朱丸等。

朱砂安神丸

《内外伤辨惑论》

【组成】 朱砂另研，水飞为衣，五钱（15g） 甘草五钱五分（16g） 黄连去须净，酒洗，六钱（18g） 当归去芦，二钱五分（7g） 生地黄一钱五分（5g）

【用法】 上药除朱砂外，四味共为细末，汤浸蒸饼为丸，如黍米大，以朱砂为衣，每服十五丸或二十丸，津唾咽下，或温水、凉水少许送下亦得（现代用法：上药研末，炼蜜为丸，每次 6～9g，临睡前温开水送服；亦可作汤剂，用量可酌情增减，朱砂研细末，药汤冲服 1g）。

【功用】 镇心安神，清热养血。

【主治】 心火亢盛，阴血不足证。心烦神乱，失眠多梦，惊悸怔忡，舌尖红，脉细数。

【证治】 《素问·灵兰秘典论》云：“心者，君主之官也，神明出焉。”五志过极，心火亢盛，扰及心神，则见心烦神乱，惊悸失眠；舌为心之外候，心火亢盛，灼伤阴血，故见舌尖红，脉细数。证属心火偏亢，灼伤阴血，心神不安；治当重镇安神以平其标，清热养血以治其本。

【方解】 方中朱砂性寒，味甘，质重，入心经，重可镇怯，寒能清热，长于重镇安神，兼清泻心火，用为君药。黄连性寒，味苦，清心泻火除烦热，为臣药。二药相伍，重镇以安心神，清心以除烦热。心火亢盛，灼伤阴血，故伍以生地黄、当归滋阴养血，既可补其不足，又能制其亢阳，俱为佐药。甘草调药和中，并防朱砂质重碍胃、黄连寒凉伤胃，为佐使药。诸药相合，使心火得清，阴血得补，心神自安，故名“安神”。

本方配伍特点有二：其一标本兼顾，泻偏盛之心火以治其标，养耗损之阴血以顾其本；其二清中有养，使心火得清，阴血得充，心神得养，则神志安定。

【运用】

1. 辨证要点 本方是治疗心火亢盛，阴血不足而致心神不安的常用方。临床以失眠、惊悸，舌红，脉细数为辨证要点。

2. 加减法 作汤剂服用，若挟痰热，胸闷口苦，苔黄腻者，加全栝蒌、竹茹、郁金等以清热化痰；若心中烦甚，懊憹者，加山栀子以清热除烦；若失眠惊悸甚者，加生龙骨、生牡蛎等以助重镇安神。

3. 现代研究与临床运用 药理研究表明，朱砂安神丸具有延长睡眠时间、抗心律失常、促进恐惧记忆消退等作用，常用于神经衰弱所致的失眠、心悸、健忘及精神忧郁症引起的神志恍惚等证属心火偏亢、阴血不足者。

4. 使用注意 方中朱砂含硫化汞，不宜多服、久服，以防汞中毒；素体脾胃虚弱者慎用。

【附方】

1. 磁朱丸（《备急千金要方》） 磁石二两 光明砂一两 神曲四两 三味末之，炼蜜为丸，如梧桐子大，饮服三丸（2g），日三服。功效：重镇安神，交通心肾。主治：心肾不交证。症见视物昏花，耳鸣耳聋，心悸失眠。亦治癫痫。

2. 孔圣枕中丹（《备急千金要方》原名孔子大圣知枕中方） 龟甲　龙骨　远志　菖蒲各等分　治下筛，酒服，方寸匕（3g），日三，常服令人大聪。亦可蜜丸，每服二钱（6g），黄酒送服。功效：补肾宁心，潜镇安神。主治：心肾不交之心神不安、健忘失眠。

3. 珍珠母丸（《普济本事方》原名真珠丸） 真珠母三分，研如粉（22.5g）　当归　熟地各一两半（各45g）　人参去芦　酸枣仁　柏子仁各一两（各30g）　犀角镑为细末　茯神　沉香　龙齿各半两（各15g）　上药研细末，炼蜜为丸，如梧桐子大，辰砂为衣，每服四五十丸，金银花、薄荷汤下，日午、夜卧服。功效：镇心安神，平肝潜阳，滋阴养血。主治：心肝阳亢、阴血不足不寐证。症见惊悸失眠，头目眩晕，脉细弦。

朱砂安神丸、磁朱丸、孔圣枕中丹、珍珠母丸均属重镇安神之剂，均可治心悸失眠等。朱砂安神丸配伍黄连泻心火，生地黄、当归滋阴血，为镇清结合、补泻兼施之剂，且长于清心火，主治心火亢盛、阴血不足之心悸失眠；磁朱丸则配伍磁石，能益阴潜阳，长于潜阳明目，交通心肾，主治肾阴不足、心阳偏亢、心肾不交之心悸失眠、耳鸣耳聋、视物昏花等；孔圣枕中丹则以龟板、龙骨质重沉降之品重镇安神，补肾益智，同时配伍远志、菖蒲交通心肾，主治心肾阴虚、心阳不潜之心神不安、健忘失眠等；珍珠母丸以真珠母、龙齿平肝潜阳，镇心安神以定惊悸，配伍人参、当归、熟地养血滋阴，益气生血，枣仁、柏子仁、茯神安神定志，主治心肝阳亢、阴血不足之惊悸失眠、头目眩晕等。

第二节　滋养安神剂

滋养安神剂，适用于阴血不足、神魂失养证，症见虚烦不眠、心悸怔忡、健忘多梦等。常以补养安神药如酸枣仁、柏子仁、茯神等为主组方。阴血不足，配伍滋阴养血药如生地黄、当归、麦门冬等；心气不足，配伍益气药如人参、炙甘草等；阴血亏虚，虚火内动，配伍清热除烦药如黄连、知母等。代表方如天王补心丹、酸枣仁汤、甘麦大枣汤等。

天王补心丹

《摄生秘剖》

【组成】　酸枣仁　柏子仁炒　当归身酒洗　天门冬去心　麦门冬去心，各二两（各60g）　生地黄酒洗，四两（120g）　人参去芦　丹参微炒　玄参　白茯苓去皮　五味子烘　远志去心，炒　桔梗各五钱（各15g）

【用法】　上药为末，炼蜜丸如梧子大，朱砂三、五钱为衣，空心白滚汤下三钱（9g），或圆眼汤俱佳。忌胡荽、大蒜、萝卜、鱼腥、烧酒（现代用法：上药共为细末，炼蜜为小丸，用朱砂水飞9～15g为衣，每服6～9g，温开水送下，或用桂圆肉煎汤送服；亦可改为汤剂，用量按原方比例酌减）。

【功用】　滋阴清热，养血安神。

【主治】　阴虚血少、神志不安证。症见心悸怔忡，虚烦不眠，神疲健忘，手足心热，口舌生疮，舌红少苔，脉细数。

【证治】《素问·灵兰秘典论》曰："心者，君主之官，神明出焉。"阴虚血少，心神失养，故见心悸失眠，神疲健忘；心肾阴亏，虚火内扰，故手足心热、虚烦、口舌生疮；舌红少苔，脉细数均为阴虚内热之征。证属心肾亏虚，阴虚血少，虚火内扰；治宜滋阴清热，养血安神。

【方解】方中重用甘寒之生地黄，滋阴养血清热，为君药。天门冬、麦门冬滋阴清热；酸枣仁、柏子仁养心安神，当归补养心血，共助生地黄滋阴养血安神，俱为臣药。人参、茯苓补益心气，安神定志；远志交通心肾；朱砂镇心安神；玄参滋阴降火，以制虚火上炎；五味子酸收，以敛气阴之耗散；丹参清心养血活血，并使诸药补而不滞，共为佐药。桔梗为舟楫，载药上行入心，为使药。诸药相合，共奏滋阴清热、养血安神之功。

本方配伍特点有二：其一是补阴血以治其本，清虚热而疗其标，标本兼治；其二是心肾两顾，重在养心。

【运用】

1. 辨证要点 本方主治心肾阴血亏虚、虚火上炎而致神志不安，临床以心悸失眠，虚烦，舌红少苔，脉细数为辨证要点。

2. 加减法 失眠重者，可酌加龙骨、磁石以重镇安神；心肾不交、遗精者，可酌加金樱子、莲子须以固肾涩精。

3. 现代研究与临床应用 药理研究表明，天王补心丹具有改善睡眠和记忆力、保护心肌、抗衰老、抗氧化等作用，常用于神经衰弱、心脏病、甲状腺机能亢进等所致失眠、心悸等证属心肾阴虚血少者。

4. 使用注意 方中朱砂含硫化汞，有毒，不宜多服或久服，以防造成汞中毒。本方药性偏于寒凉滋腻，故脾胃虚弱，纳食欠佳，大便不实者，均应慎用。

【附方】

柏子养心丸（《体仁汇编》） 柏子仁四两（12g） 枸杞子三两（9g） 麦门冬 当归 石菖蒲 茯神各一两（各5g） 玄参 熟地黄各二两（各6g） 甘草五钱（5g） 蜜丸，梧桐子大，每服四五十丸（9g）。功效：养心安神，滋阴补肾。主治：阴血亏虚、心肾失调之精神恍惚，惊悸怔忡，夜寐多梦，健忘盗汗，舌红少苔，脉细而数。

天王补心丹与柏子养心丸同治阴血亏虚之虚烦不眠。但天王补心丹以滋阴养血药与补心安神药相伍，生地用量独重，且与二冬、玄参为伍，滋阴清热力较强，故用于心肾阴亏、虚火内扰的心神不安；柏子养心丸以养心安神药与补肾滋阴药相伍，重用柏子仁，滋阴清热力较逊，故主治心肾两虚而内热较轻者。

酸枣仁汤

《金匮要略》

【组成】酸枣仁二升（15g） 甘草一两（3g） 知母二两（6g） 茯苓二两（6g） 芎䓖（川芎）二两（6g）

【用法】上五味，以水八升，煮酸枣仁，得六升，内诸药，煮取三升，分温三服（现代用法：水煎服）。

【功用】养血安神，清热除烦。

【主治】肝血不足、虚热内扰之虚烦不眠证。症见虚烦失眠，心悸不安，头目眩晕，咽干口燥，舌红，脉弦细。

【证治】《灵枢·本神》曰："肝藏血，血舍魂。"若肝血不足，心失所养，魂不守舍，加之虚热内扰，故虚烦不寐，心悸不安；肝血不足，清窍失养，则头目眩晕；咽干口燥，舌红，脉弦细等，皆为血虚肝旺之候。证属肝血不足，虚热内扰，故治宜养血安神、清热除烦之法。

【方解】　方中酸枣仁甘酸质润，入心、肝经，养肝血，安心神，《名医别录》谓其"主烦心不得眠"，故重用为君药。茯苓宁心安神；知母清热除烦，滋阴润燥，共为臣药。肝藏血而主疏泄，故佐以川芎辛散之，调肝血而疏肝气，与酸枣仁相伍，酸收辛散并用，补肝体，助肝用，而具养血调肝之妙。甘草和中缓急，调和诸药，为佐使药。诸药合用，肝血得补，虚热得清，则心神安定，睡眠自宁。

本方配伍特点有二：其一是补肝血与安心神并用，心肝同治，标本兼治，重在养肝；其二是方中用药酸收补肝体，辛散助肝用，体用兼顾，补中有行，以适肝性。

酸枣仁汤与天王补心丹均具滋阴养血安神之功，用治阴血不足、虚热内扰之虚烦失眠证。但天王补心丹重用生地黄，并与二冬、玄参等滋阴清热为伍，主治心肾阴亏血少、虚火内扰之证；而酸枣仁汤重用酸枣仁，与茯苓、川芎为伍，养肝血宁心神，主治肝血不足、虚热内扰之证。

酸枣仁汤与归脾汤均有养血安神之功，用治血虚心神失养之失眠证。但归脾汤以黄芪、人参、白术，配伍龙眼肉、酸枣仁、当归，重在补气健脾，养血安神，主治心脾气血两虚证；而酸枣仁汤重用酸枣仁，配伍知母、川芎、茯苓，重在养血安神，清热除烦，用治肝血不足、虚热内扰之虚烦不眠证。

【运用】

1. 辨证要点　本方主治肝血不足、虚热内扰而致虚烦不眠，临床以虚烦失眠，咽干口燥，舌红，脉弦细为辨证要点。

2. 加减法　若血虚甚而头目眩晕较著，且面色少华者，加当归、白芍、枸杞子增强养血补肝之功；若虚火较甚而咽干口燥者，可加麦门冬、生地黄以养阴清热；若寐而易醒，可加生龙骨、生牡蛎以镇惊安神。

3. 现代研究与临床应用　药理研究表明，酸枣仁汤具有镇静催眠、抗焦虑、抗抑郁、改善记忆等作用，常用于神经衰弱、心脏神经官能症、更年期综合征等证属心肝血虚、虚热内扰者。

【附方】

定志丸（《杂病源流犀烛》）　人参　茯苓　茯神各三两（各 90g）　菖蒲　姜远志各二两（60g）　朱砂一两半（30g）为衣　蜜丸，每服二钱，卧时白滚汤下。功效：补心益智，镇怯安神。主治：心气不足，心怯善恐，夜卧不安。

酸枣仁汤与定志丸均有滋养安神之功，酸枣仁汤用治肝血不足、血不养心的虚烦不眠之证，故方以养肝血、宁心神、清热除烦为主，以使心为血养，阴升阳潜，则虚热退而虚烦不眠等症自愈；定志丸用治心气不足的心怯善恐、夜卧不安之证，故方以补心益智、镇怯安神为主，以使心气旺盛，则心怯、不眠等症自愈。

甘麦大枣汤

《金匮要略》

【组成】　甘草三两（9g）　小麦一升（15g）　大枣十枚（10 枚）

【用法】　上三味，以水六升，煮取三升，温分三服（现代用法：水煎服）。

【功用】 养心安神，和中缓急。

【主治】 脏躁。精神恍惚，常悲伤欲哭，不能自主，心中烦乱，睡眠不安，甚则言行失常，呵欠频作，舌淡红苔少，脉细略数。

【证治】 脏躁多由忧思过度所致。由于思虑过度，耗伤阴血，心肝失养，神魂不安，则见精神恍惚、睡眠不安、心中烦乱；肝失所养，气郁不舒，疏泄失常，则悲伤欲哭、不能自主、言行失常；阴血不足、上下相引而致呵欠频作；舌淡红苔少，脉细略数是心肝阴血不足之征。证属心阴不足，肝气失和，心神失宁。治宜养心安神，和中缓急。

【方解】 方中小麦味甘微寒，补心养肝，益阴除烦，宁心安神，重用为君药。甘草甘平性缓，补脾气而养心气，和中缓急，为臣药。大枣甘平质润，补中益气，柔肝缓急，并润脏躁，既补心脾又能养肝。三药合用，共奏养心安神、和中缓急之功。

本方用药配伍特点是以甘润平补之品缓益心肝，体现了《内经》“肝苦急，急食甘以缓之”之治法。

【运用】

1. 辨证要点 本方是治疗脏躁主方。临床以精神恍惚，常悲伤欲哭，不能自主，睡眠不安，舌淡红苔少，脉细略数为辨证要点。

2. 加减法 若心烦失眠，舌红少苔，心阴虚的症状较明显，可加百合、柏子仁以养心安神；若脉弦细，属肝血虚所致的失眠心悸，加酸枣仁以养肝安神；大便干燥证属血少津亏者，加黑芝麻、生首乌以养血润燥通便。

3. 现代研究与临床应用 药理研究表明，甘麦大枣汤具有抗抑郁、镇静、催眠等作用，常用于癔症、精神分裂症、更年期综合征等证属心阴不足、肝气失和者。

小 结

安神剂共选正方 4 首，附方 5 首。按其功效分为重镇安神剂和滋养安神剂两大类。

1. 重镇安神剂 本类方剂适用于心阳偏亢、热扰心神证。朱砂安神丸以朱砂重镇安神配伍清心除烦之黄连，滋阴养血之生地、当归，故适用于心火偏亢、灼伤阴血而致之失眠多梦、心悸不安。

2. 滋养安神剂 本类方剂适用于阴血不足、心神失养证。其中，天王补心丹重用生地黄，配伍二冬、玄参等滋阴清热之品，长于滋阴补肾，适用于心肾阴虚、心神失养之心悸、失眠；酸枣仁汤重用酸枣仁，配伍知母、川芎、茯苓，养血调肝之效佳，兼可清热除烦，适宜于肝血不足、虚热内扰所致虚烦失眠。甘麦大枣汤重用小麦，配伍甘草、大枣，甘润平补，长于养心安神、甘缓和中，适用于心阴不足、肝气失和之脏躁。

复习思考题

复习思考题答案

（1）朱砂安神丸与天王补心丹均具安神之功，其药物配伍有何异同？

（2）天王补心丹、酸枣仁汤、归脾汤均可治疗失眠，三方在组成、功效与主治方面有何异同？

第十七章

开窍剂

方论选录　　　课件　　　问难

导学

学习目标

熟悉开窍剂的概念、适应证、分类及注意事项。掌握开窍剂1类方剂（安宫牛黄丸）的组成、功用、主治、主要配伍关系及临证使用要点；熟悉2类方剂（苏合香丸）的组成、功用、主治、主要配伍关系及临证使用要点；了解3类方剂（紫雪丹、至宝丹）的组成、功用、主治。

凡以芳香开窍药为主组成，具有开窍醒神功用，治疗神昏窍闭之证的方剂，统称开窍剂。

心主神明，脑为元神之府。凡外感时邪疫毒内传入里，蒙蔽神明；情志过激，导致肝阳上扰犯及脑府；饮食不节，脾失运化，聚湿生痰，痰蒙心窍均可导致窍闭神昏之证。此外，各类中毒，以及颅脑外伤等，也可造成神机失运而引发此证。治疗依据《素问·至真要大论》“开之发之”“客者除之”的原则。由于病因和病变性质的不同，临床可分为热闭证与寒闭证。热闭由温邪热毒内陷心包所致，治当“热者寒之”“温者清之”（《素问·至真要大论》）以清热开窍；寒闭由寒湿痰浊之邪或秽浊之气蒙蔽心窍所致，治当“寒者热之”“逸者行之”（《素问·至真要大论》）以温通开窍。因此，开窍剂分为凉开剂和温开剂两类。

应用开窍剂应注意以下几点：

（1）辨明病证的虚实。邪盛气实，若神昏而见口噤不开、两手握固、脉象有力的闭证，方可使用开窍剂。对遗尿、手撒、目开口合、汗出肢冷、脉微的脱证，即使神志昏迷，也不宜使用本类方剂。

（2）辨清闭证之寒热属性，正确选用凉开或温开剂。

（3）表证未解，热盛神昏，治宜解表透热为主；阳明腑实证而见神昏谵语者，治宜寒下，不宜应用开窍剂。至于阳明腑实而兼邪陷心包之证，应根据病情的缓急轻重，或先投寒下剂，或开窍剂与泻下剂并用，才能切合病情。

（4）开窍剂大多由气味芳香、辛散走窜之品组成，久服易耗伤正气，故临床多用于急救，中病即止。此外，麝香、冰片诸药，有碍胎元，孕妇慎用。

（5）开窍剂多制成丸、散剂使用，不宜加热煎煮，以免影响药效。

第一节 凉开剂

凉开剂，适用于温热邪毒内陷心包所致的热闭证，症见高热烦躁，神昏谵语，甚或动风惊厥等。其他如中风、痰厥以及感触秽恶之气，卒然昏倒，不省人事而见热象者，亦可选用。常以芳香开窍药如麝香、冰片等为主组成方剂。邪热壅盛是热闭主因，故常配伍黄连、栀子、石膏、玄参等清热泻火解毒之品；若热邪引动肝风，宜配伍羚羊角、牛黄、珍珠等凉肝熄风之品；若痰热内闭，当配伍清热化痰之品，如胆南星、川贝母、天竺黄等。代表方如安宫牛黄丸、紫雪、至宝丹等。

安宫牛黄丸（牛黄丸）

《温病条辨》

【组成】 牛黄一两（30g） 郁金一两（30g） 犀角（现用水牛角代）一两（30g） 黄连一两（30g） 朱砂一两（30g） 梅片二钱五分（7.5g） 麝香二钱五分（7.5g） 真珠五钱（15g） 山栀一两（30g） 雄黄一两（30g） 金箔衣 黄芩一两（30g）

【用法】 上为极细末，炼老蜜为丸，每丸一钱（3g），金箔为衣，蜡护。脉虚者人参汤下；脉实者金银花、薄荷汤下，每服一丸。成人病重体实者，日再服，甚至日三服；小儿服半丸，不知，再服半丸（现代用法：口服，一次 1 丸，小儿用量酌减。昏迷不能口服者，可鼻饲给药）。

【功用】 清热开窍，豁痰解毒。

【主治】

（1）邪热内陷心包证。高热烦躁，神昏谵语，口干舌燥，痰盛气粗，舌红或绛，脉数。

（2）中风昏迷，小儿惊厥，属邪热内闭者。

【证治】 热邪炽盛，内陷心包，扰及神明，故高热烦躁，神昏谵语；里热炽盛，灼津成痰，故见口干舌燥，痰盛气粗；痰浊上蒙清窍，又可加重神昏谵语；舌红或绛，脉数为热邪内盛之象。中风痰热昏迷，小儿高热惊厥，亦属热闭之证。证属邪热内陷心包，痰热蒙蔽，治宜清热解毒，芳香开窍，并辅以豁痰安神之法。

【方解】 方中牛黄味苦性凉，善清心、肝二经火热，既能清心解毒，又善豁痰开窍，张秉成谓："牛黄芳香，气清之品，轻灵之物，直入心包，辟邪而解秽。"麝香芳香走窜，通达十二经，为开窍醒神第一品要药，《本草纲目·卷五一》言："盖麝香走窜，能通诸窍之不利，开经络之壅遏，若诸风、诸气、诸血、诸痛、惊痫、癥瘕诸病，经络壅闭、孔窍不利者，安得不用为引导以开之、通之耶。"二药相伍，体现清心开窍之旨，共为君药。犀角（水牛角）咸寒，清心凉血解毒；黄连、黄芩、栀子苦寒清热，泻火解毒，共助牛黄清热泻火解毒之功。冰片芳香走窜，善通诸窍，兼散郁火；郁金芳香宣达，行气解郁，共助麝香芳香辟浊，通窍醒神，"使邪火随诸香一齐俱散也"，以上俱为臣药。雄黄劫痰解毒；朱砂凉心解毒，镇心安神；珍珠清心肝之热，镇惊坠痰；金箔镇心安神，共为佐药。蜂蜜和胃调中，为使药。诸药合用，共奏清心解毒、豁痰开窍之功。

本方的配伍特点是清心解毒与芳香开窍之品同用，体现了热闭凉开法的组方宗旨。因本方擅清心包之热邪，又以牛黄为君药，使热邪得清、心神得安，使心主安居于心之宫城，故名“安宫牛黄丸”。

原方后云“脉虚者，人参汤送下”，是取人参补气以助扶正开窍之意；“脉实者，金银花薄荷汤送下”，是助其清热解毒之效。

【运用】

1. 辨证要点 本方为清热开窍的代表方，主治痰热或邪热内陷心包证，临床应用以神昏谵语，高热烦躁，舌红或绛，脉数为辨证要点。

2. 加减变化 若邪陷心包，兼有腑实，见神昏舌短，大便秘结，饮不解渴者，用安宫牛黄丸2丸化开，调大黄末9g内服，可先服一半，不知再服，此即牛黄承气汤。

3. 现代研究与临床运用 药理研究表明，安宫牛黄丸主要有保护脑细胞、镇静、解热、抗炎等作用，常用于乙型脑炎、流行性脑脊髓膜炎、病毒性脑炎、脑血管意外、颅脑损伤意识障碍、癫痫、肺性脑病、肝性脑病、中毒性痢疾、尿毒症、败血症证属痰热内闭者。

4. 使用注意 本方含香窜、寒凉及有毒之品，当中病即止，不宜过服、久服；孕妇慎用。

【附方】

牛黄清心丸（《痘疹世医心法》卷二十二，又名万氏牛黄清心丸、万氏牛黄丸） 黄连五钱（15g） 黄芩 山栀仁各三钱（9g） 郁金二钱（6g） 辰砂一钱半（4.5g） 牛黄二分半（0.75g） 上为细末，腊雪调面糊为丸，如黍米大。每服七八丸，灯心汤下（现代用法：丸剂，每丸3g，每次1丸，口服，1日2～3次，小儿酌减）。功用：清热解毒，开窍安神。主治：温热之邪，内陷心包。身热，神昏谵语，烦躁不安，以及小儿高热惊厥，中风窍闭属热闭心包者。

本方与安宫牛黄丸同属凉开剂，均有清心开窍的作用，可用于热陷心包之神昏谵语、小儿急惊等证。但本方的清心开窍之力较逊，适用于热闭神昏之轻证。而安宫牛黄丸是牛黄清心丸的加味方，其清热解毒及芳香开窍之功较著，常作为温热之邪内陷心包、痰热蒙蔽清窍重症的急救之品。

紫 雪

《苏恭方》录自《外台秘要》

【组成】 黄金百两（3000g） 寒水石三斤（1500g） 石膏三斤（1500g） 磁石三斤（1500g） 滑石三斤（1500g） 玄参一斤（500g） 羚羊角屑，五两（150g） 犀角屑（现用水牛角代），五两（150g） 升麻一斤（500g） 沉香五两（150g） 丁子香一两（30g） 青木香五两（150g） 甘草炙，八两（240g）

【用法】 上十三味，以水一斛，先煮五种金石药，得四斗，去滓后内八物，煮取一斗五升，去滓。取硝石四升（1000g），芒硝亦可，用朴硝精者十斤（5000g）投汁中，微炭火上煎，柳木篦搅，勿住手，有七升。投在木盆中，半日欲凝，内研朱砂三两（90g），细研麝香五分（1.5g），内中搅调，寒之二日，成霜雪紫色。病人强壮者一服二分（0.6g），当利热毒；老弱人或热毒微者，一服一分（0.3g），以意节之（现代用法：口服，每次1.5～3g，一日2次。小儿用量酌减）。

【功用】 清热开窍，熄风止痉。

【主治】

（1）热闭心包，热盛动风证。高热烦躁，神昏谵语，痉厥抽搐，斑疹吐衄，口渴引饮，唇焦齿燥，尿赤便秘，舌红绛，苔干黄，脉数有力或弦数。

（2）小儿热盛惊厥。

【证治】 热邪内陷心包，扰及心神，故神昏谵语，烦躁不安；邪热炽盛，充斥内外，以致高热；迫血妄行，故见斑疹吐衄；热盛伤津，则口渴唇焦，尿赤便秘；热盛扰动肝风，风火相煽，则为痉厥抽搐。小儿热盛痉厥，亦为邪热内陷心包，引动肝风而致。证属热邪炽盛，内陷心包，热盛动风。治当清热开窍，熄风止痉。

【方解】 方中犀角（水牛角代）咸寒，主清心、肝二经火热，且气味幽香，善透包络之邪热；羚羊角咸寒，亦入心、肝二经，长于凉肝熄风；麝香芳香开窍醒神，三药配伍，清心开窍熄风，共为君药。生石膏、寒水石辛而大寒，清热泻火，除烦止渴；滑石甘淡而寒，清热利窍，引热下行，三石并用，清泄气分大热；玄参滋阴清热凉血；升麻清热解毒透邪，以上五味助犀角、羚羊角清热泻火之力，兼能生津护液，共为臣药。青木香、丁香、沉香辛温芳香，行气通窍，与麝香配伍，增强开窍醒神之功；朱砂、磁石重镇安神，朱砂又能清心解毒，磁石又有潜镇肝阳之功；黄金重镇，镇心安神，平肝熄风，解毒；硝石、芒硝泻热通便，釜底抽薪，共为佐药。甘草调和诸药，为使药。综合全方，共奏清热开窍、熄风止痉之效。徐大椿谓本方："此乃坠热通关之剂，为火壅猝厥之专方。"由于本药如"霜雪紫色"，且药性大寒犹如"霜雪"，故名"紫雪"。

本方配伍特点为甘咸寒凉与芳香开窍之品配伍，辅以金石重镇，清热开窍，熄风止痉，而兼顾护阴液。

【运用】

1. 辨证要点 本方主治热闭心包，热盛动风证，临床应用以高热烦躁，神昏谵语，痉厥抽搐，便秘溲赤，舌红绛苔干黄，脉数有力为辨证要点。

2. 现代研究与临床运用 药理研究表明，紫雪具有解热、抗惊厥等作用，常用于流行性乙型脑炎、流行性脑脊髓膜炎、病毒性脑炎、重症肺炎、猩红热、化脓性感染等疾病的败血症期、肝昏迷及小儿高热痉厥、麻疹等感染性疾病证属热陷心包热盛动风者。

3. 使用注意 本方含香窜、寒凉之品，当中病即止，不宜过服、久服；脱证、虚风内动及小儿慢惊者，非本方所宜；孕妇慎用。

【附方】

小儿回春丹(《敬修堂药说》) 川贝母 陈皮 木香 白豆蔻 枳壳 法半夏 沉香 天竺黄 僵蚕 全蝎 檀香各一两二钱半（37.5g） 牛黄 麝香各四钱（12g） 胆南星二两（60g） 钩藤八两（240g） 大黄二两（60g） 天麻一两二钱半（37.5g） 甘草八钱七分半（26.25g） 朱砂适量 上药为小丸，每丸重0.09g。口服，周岁以下，每次1丸；1～2岁，每次2丸，每日2～3次。功用：开窍定惊，清热化痰。主治：小儿急惊风、痰热蒙蔽心窍证。发热烦躁，神昏惊厥，或反胃呕吐，夜啼吐乳，痰嗽哮喘，腹痛泄泻。

紫雪与小儿回春丹均能清热开窍，熄风止痉，临证皆以高热烦躁、神昏痉厥、舌红脉实为辨证要点。紫雪清热开窍之力为优，小儿回春丹豁痰止痉之力见长。

至宝丹

《灵苑方》引郑感方，录自《苏沈良方》

【组成】 生乌犀（现用水牛角代） 生玳瑁　琥珀　朱砂　雄黄各一两（30g） 牛黄一分（0.3g） 龙脑一分（0.3g） 麝香一分（0.3g） 安息香一两半（45g），酒浸，重汤煮令化，滤去滓，约取一两净（30g） 金、银箔各五十片

【用法】 上药丸如皂子大，人参汤下一丸，小儿量减（现代用法：为丸，每丸重 3g。每服 1 丸，研碎，温开水化服，一日 1 次，小儿量酌减。昏迷不能吞咽者，鼻饲）。

【功用】 清热开窍，化浊解毒。

【主治】

（1）痰热内闭心包证。神昏谵语，身热烦躁，痰盛气粗，舌红苔黄垢腻，脉滑数。

（2）中风、中暑、小儿惊厥证属痰热内闭者。

【证治】 温热之邪炽盛，灼液为痰，痰热闭阻心包，故神昏谵语，身热烦躁；痰气交阻，故见痰盛气粗；舌绛苔黄垢，脉滑数，皆为痰热之征象。而中风、中暑、小儿惊厥，皆可因痰热内闭，而见神昏谵语，痰盛气粗，甚至时作惊厥等证。证属痰热内盛，蒙闭心窍，治宜清解开窍，化浊之法。

【方解】 方中犀角（水牛角）清心凉血解毒；麝香芳香走窜，通达十二经，为芳香开窍之要药，二药相伍，清心开窍，共为君药。安息香芳香透窍，辟秽化浊；龙脑（即冰片）辛香开窍，清热辟秽；牛黄、玳瑁清热解毒，牛黄又具幽香之性，豁痰开窍，以上四药同为臣药。雄黄豁痰解毒；朱砂重镇安神，清泄心火；琥珀镇惊安神；金箔、银箔镇心安神定惊，同为佐药。诸药相合，共奏清热开窍、化浊解毒之功。

至宝丹与安宫牛黄丸、紫雪皆为凉开的常用方，合称“凉开三宝”。以清热解毒之力而论，“大抵安宫牛黄丸最凉，紫雪次之，至宝又次之。”（《温病条辨》卷一）三方功用则各有所长，其中安宫牛黄丸长于清热解毒，尤宜于邪热偏胜之高热较重者；紫雪长于熄风止痉，尤宜于热盛动风之高热痉厥者；至宝丹长于芳香开窍，化浊避秽，尤宜于痰浊较盛之神昏较重者。

【运用】

1. 辨证要点　本方主治痰热内闭心包证，临床应用以神昏谵语，身热烦躁，痰盛气粗为辨证要点。

2. 加减变化　若正气虚弱、脉虚者，人参汤化服；脉实者，则可用童子小便合生姜汁化服。盖童便擅于滋阴降火，且能行瘀，而姜汁辛散之力较强，并能豁痰止呕。

3. 现代研究与临床运用　药理研究表明，至宝丹具有升血压、清除自由基、降低肿瘤坏死因子水平等作用，常用于流行性乙型脑炎、流行性脑脊髓膜炎、脑血管意外、肝昏迷、中毒性痢疾及中暑、小儿抽搐等证属痰热内闭心包者。

4. 使用注意　本方中芳香辛燥之品较多，有耗液劫阴之弊，故阳盛阴虚之神昏谵语者不宜；孕妇慎服。

【附方】

行军散(《霍乱论》)　西牛黄　当门子（麝香）　珍珠　冰片　硼砂各一钱（3g） 明雄黄飞净，八钱（24g） 火硝三分（0.9g） 飞金二十页　上八味各研极细如粉，再合研匀，瓷瓶密收，

以蜡封之，每服三分至五分（0.9～1.5g），凉开水调下。功用：清热开窍，辟秽解毒。主治：霍乱痧胀及暑秽。吐泻腹痛，烦闷欲绝，头目昏晕，不省人事。并治口疮咽痛；点目去风热障翳；搐鼻辟时疫之气。

至宝丹与行军散均能清热开窍，辟秽解毒，临证皆以神志昏迷，痰粗气盛，苔黄垢腻，脉滑数为辨证要点。其中，至宝丹以清心解毒之犀角、牛黄、玳瑁，配伍芳香开窍之麝香、安息香、龙脑，故长于清热开窍醒神；行军散雄黄用量独重，重在解毒辟秽。此外，行军散皆为细药，善清热解毒，防腐消翳，故外用可治疗口疮咽痛、风热障翳等证。

第二节 温开剂

温开剂，适用于寒湿痰浊内闭心窍，或秽浊之邪闭阻气机之寒闭证，症见卒然昏倒，牙关紧闭，神昏不语，苔白脉迟等。常用芳香开窍药如麝香、冰片、苏合香、安息香等为主组方，或配伍丁香、荜茇等温里散寒之品，以助温通开窍，或配伍檀香、香附等辛温理气之品，以助行气开郁。代表方如苏合香丸等。

苏合香丸（原名吃力伽丸）

《广济方》录自《外台秘要》

【组成】 吃力迦（即白术） 光明砂研 麝香 诃黎勒皮 香附子中白 沉香重者 青木香 丁子香 安息香 白檀香 荜茇上者 犀角（现用水牛角代）各一两（各 30g） 薰陆香 苏合香 龙脑香各半两（各 15g）

【用法】 上十五味，捣筛极细，白蜜煎，去沫，和为丸。早服取井华水，服如梧桐子四丸，于净器中研破服。老人、小孩每碎一丸服之。温酒化服也得，并空心服之（现代用法：有成药，口服，每次 1 丸，小儿酌减，一日 1～3 次，温开水送服。昏迷不能口服者，可鼻饲给药）。

【功用】 温通开窍，行气止痛。

【主治】

（1）寒闭证。突然昏倒，牙关紧闭，不省人事，苔白，脉迟。

（2）心腹卒痛，甚则昏厥属于寒凝气滞者。

（3）中风、中气及感受时行瘴疠之气等属寒凝气滞之闭证者。

【证治】 本方所治诸证，均因寒邪、秽浊或气郁闭阻气机，蒙蔽清窍，或寒凝阻滞于心腹所致。阴寒秽浊，郁阻气机，蒙蔽清窍，故突然昏倒，不省人事，牙关紧闭；寒凝气滞，阻滞心腹，则心腹猝痛，甚则昏厥。苔白，脉迟为阴寒之征。证属寒邪、秽浊或气郁闭阻清窍，寒者宜温，闭者当开，治宜温通开窍，行气止痛。

【方解】 方中苏合香辛温走窜，通窍辟秽，它“能透诸窍脏，辟一切不正之气，凡痰积气厥，必先以此开导，治痰以理气为本也，凡山岚瘴湿之气袭于经络，拘急弛缓不均者，非此不能除”（《本经逢原》卷三）；安息香开窍醒神，辟秽祛痰，行气活血，能“通达布散，彻于上下，去积攻坚，辟恶去秽”（《医林纂要》卷三）；麝香开窍辟秽，通络散瘀，“能通诸窍之不利，开经络之壅遏，若诸风、诸气、诸血、诸痛、惊痫、癥瘕诸病，经络壅闭，孔窍不利者，安得不用为引导以开之、通之耶”（《本草纲目》卷五一）；冰片通诸窍，辟秽浊，“凡一切风痰，诸中风闭等证，暂用以开闭搜邪”（《本草便读》）。以上四药芳香开窍，启闭醒神，辟秽化浊，共为君药。香附善理气解郁；木香行气止痛；沉香降气温中；白檀香行气和胃止痛；熏陆香（乳香）理气活血定痛；丁香温中降逆止痛；荜茇辛热温中，散寒止痛，诸药芳香辛散温通，散寒止痛，行气解郁，活血化瘀，共助君药辟秽开窍，均为臣药。犀角（水牛角）清心解毒，朱砂重镇安神，以助醒神之功；白术补气健脾，燥湿化浊；诃子温涩敛气，二药一补一敛，可防诸香辛散太过，耗气伤正，均为佐药。诸药相合，共奏温通开窍、行气止痛之功。

本方集诸辛温香散之品于一方，既长于温通开窍，又可辟秽行气止痛；散收兼顾，散不伤正，相反相成。

本方在《外台秘要》卷十三引《广济方》名吃力伽丸，《苏沈良方》更名为苏合香丸。原方以白术命名，提示开窍行气之方，不忘补气扶正之意。

【运用】

1. 辨证要点　本方为温开的代表方，主治寒邪、秽浊或气郁闭阻气机，蒙蔽清窍，临床应用以突然昏倒，不省人事，牙关紧闭，苔白，脉迟为辨证要点。

2. 加减变化　本方为成药，若中风痰盛者，可用姜汁、竹沥送服；癫痫痰迷心窍者，可用石菖蒲、郁金煎汤送服。

3. 现代研究与临床运用　药理研究表明，苏合香丸具有耐缺氧、增加冠脉血流量、抗血小板聚集、抗血栓等作用，常用于流行性乙型脑炎、脑血管意外、癫痫、肝昏迷、冠心病心绞痛、心肌梗死等证属寒闭或寒凝气滞者。

4. 注意事项　本方辛香走窜，不可过量服用，并有损胎气，孕妇慎用；脱证、热闭者忌用。

【附方】

1. 冠心苏合丸（《中华人民共和国药典》2020 年版）　苏合香 50g　冰片 105g　乳香制，105g　檀香 210g　土木香 210g　以上五味，除苏合香、冰片外，其余乳香等三味粉碎成细粉，过筛；冰片研细，并与上述粉末配研，过筛，混匀。另取炼蜜适量微温后，加入苏合香，搅匀，再与上述粉末混匀，制成 1000 丸，即得。含服或嚼碎服，每次 1 丸，1 日 1～3 次。功用：理气，宽胸，止痛。主治：寒凝气滞，心脉不通所致的胸痹，症见胸闷，心前区疼痛；冠心病心绞痛见于上述证候者。

2. 紫金锭（《丹溪心法附余》，又名太乙神丹、玉枢丹）　雄黄一两（30g）　文蛤（一名五倍子），捶碎，洗净，焙三两（90g）　山慈菇去皮，洗净，焙二两（60g）　红芽大戟去皮，洗净，焙干，一两半（45g）　千金子（一名续随子），去壳，研，去油取霜一两（30g）　朱砂五钱（15g）　麝香三钱（9g）　上除雄黄、朱砂、千金子、麝香另研外，其余三味为细末，却入前四味再研匀，以糯米糊和剂，杵千余下，作饼子四十个，如钱大，阴干。体实者一饼作二服，体虚者一饼作三服，凡服此丹但得通利一二行，其效尤速；如不要行，以米粥补之。若用涂疮，立消。孕妇不可服。功用：化痰开窍，辟秽解毒，消肿止痛。主治：暑令时疫。症见脘腹胀闷疼痛，恶心呕吐，泄泻，痢疾，舌润，苔厚腻或浊腻，以及痰厥。外敷治疔疮肿毒、虫咬损伤、无名肿毒及痄腮、丹毒、喉风等。

冠心苏合丸由苏合香丸化裁而成，药仅五味，兼具开窍与行气活血之效，经临床广泛应用，对心绞痛和胸闷憋气证属痰浊气滞血瘀者有良好的宽胸止痛效果。

冠心苏合丸与紫金锭均可用于秽恶痰浊闭阻气机所致胸腹疼痛，但冠心苏合丸倍用辛温芳香行气之品，开窍行气力强，广泛用于寒邪、秽浊闭阻气机之证；紫金锭集诸多解毒攻毒之品于一方，峻烈性猛，尤宜于暑令时疫之邪毒较盛者。

小　结

开窍剂共选正方 4 首，附方 5 首。按其功用分为凉开剂和温开剂两大类。

1. 凉开剂　适用于温热邪毒内陷心包所致的热闭证。安宫牛黄丸、紫雪、至宝丹合称“凉开三宝”，以芳香开窍药与清热解毒药为主组成，均有清热开窍之功，用于热闭心包之证。其中，安宫牛黄丸长于清热解毒豁痰，适用于热邪盛、内陷心包、神昏谵语之证；至宝丹长于芳香开窍、化浊辟秽，主治痰浊偏盛、热闭神昏之证；紫雪解毒之功虽不及安宫牛黄丸，开窍之效逊于至宝丹，但长于熄风镇痉，故对热陷心包热盛动风、神昏而有痉厥者较为合适。

2. 温开剂　适用于寒湿痰浊内闭心窍或秽浊之邪闭阻气机之寒闭证。苏合香丸是温开剂中的代表方剂，由芳香开窍药配伍行气解郁、辟秽化浊、温中止痛之品组成。本方尚能行气解郁止痛，对寒凝气滞所致的心腹疼痛亦有较好疗效。

复习思考题

（1）试述开窍剂的分类、应用范围及使用注意。

（2）“凉开三宝”是指哪三首方剂？这三首方剂在治疗方面有何特点？

（3）试述苏合香丸的主治病证。

复习思考题答案

第十八章

理 气 剂

方论选录　　课件　　问难

导学

学习目标

熟悉理气剂的概念、适应证、分类及注意事项。掌握理气剂 1 类方剂（越鞠丸、半夏厚朴汤、苏子降气汤、定喘汤、旋覆代赭汤）的组成、功用、主治、主要配伍关系及临证使用要点；熟悉 2 类方剂（枳实薤白桂枝汤、厚朴温中汤、天台乌药散）的组成、功用、主治、主要配伍关系及临证使用要点；了解 3 类方剂（金铃子散、四磨汤、暖肝煎、橘皮竹茹汤）的组成、功用、主治。

凡以理气药为主组成，具有行气或降气作用，治疗气滞或气逆病证的方剂，统称为理气剂，属于“八法”中“消法”的范畴。

气是构成人体和维持人体生命活动的基本物质，周流全身，贵在冲和。气机升降出入有序，则外可护卫皮毛，充实腠理；内可导引血脉，升降阴阳，周流一身，运行不息，万病不生。若情志失常，劳倦过度，饮食失节，寒温失宜等，均可使气机失常，产生多种疾病。故《丹溪心法》云：“气血冲和，万病不生，一有怫郁，诸病生焉。”本章主要论述气滞证和气逆证的治法与方剂。气滞者多见于肝气郁滞及脾胃气滞，治疗以行气为法；气逆虽有肺气上逆与胃气上逆之别，但治疗总以降气为法。故理气剂分为行气剂与降气剂两类。

理气剂常以行气药或降气药为主组成，但气与血之间、气与津液之间存在密切的关系，因此理气剂又有各种不同的药物配伍，以适应临床治疗的需要。气滞血瘀者，配伍适当的活血化瘀药，既能顾及瘀血之兼证，又利于气机的疏畅；寒凝气滞者，常于行气剂中配伍温里药，从而增强其行气解郁、散寒止痛之效；又因肝气郁结，易生热化火，故行气剂中宜配伍清热泻火药；气机郁滞，使津液失于布散，凝聚为痰，故可配祛湿化痰药；咳喘日久，上耗散肺气，影响其肃降之性；下肾不纳气，使气不归根。故降气平喘方中适当配伍收敛肺气与温肾纳气之品，可增强其止咳平喘疗效。

应用理气剂应注意以下几点：

(1) 辨清病证虚实，勿犯虚虚实实之戒。如气滞实证，治当行气，误补则气滞愈甚；如气虚之证，当用补法，误用行气，则其气更虚。

(2) 辨清有无兼证，若气滞证兼有气逆证者，应分清主次，行气与降气同用。

(3) 理气剂多由芳香辛燥药物组成，易伤津耗气，故应中病即止，慎勿过剂，尤其对素体阴亏气弱者，用之更须谨慎。

(4) 理气药物多辛散走窜，有动血及动胎之弊，对于有出血倾向的患者或孕妇及妇女适值经期者，均应慎用。

第一节 行气剂

行气剂具有舒畅气机的作用，用于气滞病证，常见有脾胃气滞证和肝气郁滞证。脾胃气滞多见脘腹痞闷，胀满疼痛，嗳气呕恶，食纳减少，大便不调等，常用陈皮、厚朴、枳壳、木香、砂仁等为主组成；肝气郁滞多见有胸闷不舒、胁肋胀痛及疝气、痛经、月经不调等，常以香附、青皮、郁金、川楝子、乌药、小茴香等为主组成方剂。代表方剂，如越鞠丸、枳实薤白桂枝汤、半夏厚朴汤、四磨汤等。

越鞠丸（又名芎术丸）

《丹溪心法》

【组成】 香附 川芎 苍术 神曲 栀子各等分（各6g）

【用法】 上为末，水丸如绿豆大（原书未著用法、用量。现代用法：丸剂，每次6～9g，温开水送服；亦可按参考用量比例作汤剂煎服）。

【功用】 行气解郁。

【主治】 六郁证。症见胸膈痞闷，脘腹胀痛，嗳腐吞酸，恶心呕吐，饮食不消等。

【证治】 六郁证，系指气、血、痰、火、食、湿之六郁，多由喜怒无常、忧思过度或饮食失节、寒温不适所致，而六郁之中又以气郁为主。气郁则肝失条达，见胸膈痞闷；气为血之帅，气行则血行，气滞血亦瘀（滞），则见胸胁胀痛；气郁化火，横克胃土，则嗳腐吞酸吐苦；肝气不舒，肝病及脾，则脾运失常，聚湿成痰而成湿郁、痰郁，或食之不化而成恶心呕吐、饮食不消之食郁。六郁虽多，但总以气郁为主，治当行气解郁，兼以活血、泻火、燥湿、消食。

【方解】 方用香附性平，味辛、微苦、微甘，辛香入肝，行气解郁为君药，以治气郁；川芎辛温入肝胆，为血中气药，既活血祛瘀以治血郁，又可助香附行气解郁；苍术辛苦性温，燥湿运脾，以治湿郁；栀子苦寒，清热泻火，以治火郁；神曲甘温入脾胃，消食和胃，以治食郁，四药共为臣佐药。因痰郁乃气滞湿聚而成，若气行湿化，则痰郁随之而解，故方中不另用治痰之品，此亦治病求本之意。

本方配伍特点：以五药治六郁，贵在治病求本；诸法并举，重在调畅气机。

【运用】

1. 辨证要点 本方主治气血痰火湿食之“六郁”证，临床应用以胸膈痞闷，脘腹胀痛，饮食不消为辨证要点。

2. 加减法 若气郁偏重，则重用香附，酌加枳实、厚朴、木香等以增强其行气解郁之功；若血郁偏重，则重用川芎，酌加桃仁、红花、赤芍等以增其活血祛瘀之力；若湿郁偏重者，重用苍术，酌加茯苓、泽泻以利湿；若食郁偏重者，重用神曲，酌加山楂、麦芽以消食；若火郁偏重者，重用山栀，酌加黄芩、黄连以清热泻火；若痰郁偏重者，酌加半夏、瓜蒌以祛痰。

3. 现代研究与临床应用 药理研究表明，越鞠丸具有调节胃肠功能紊乱、抗抑郁等作用，常用于慢性胃炎、胃及十二指肠溃疡、胃肠神经官能症、月经不调、抑郁症等证属“六郁”者。

4. 使用注意 本方所治诸郁证皆为实证，凡因虚致郁者不宜单独使用。

枳实薤白桂枝汤

《金匮要略》

【组成】 枳实四枚（12g） 厚朴四两（12g） 薤白半升（12g） 桂枝一两（6g） 瓜蒌实一枚，捣（24g）

【用法】 上五味，以水五升，先煎枳实、厚朴，去渣，内诸药，煮数沸，分温三服（现代用法：水煎服）。

【功用】 通阳散结，下气祛痰。

【主治】 胸痹。胸满而痛，甚或胸痛彻背，喘息咳唾，短气，气从胁下上逆抢心，舌苔白腻，脉沉弦或紧。

【证治】 胸阳不振，津液不能输布，凝聚为痰，痰阻气机，结于胸中，气机不畅则胸中闷痛，或胸痛彻背；痰浊阻肺，肺失宣降则喘息咳唾，短气。胸阳不振，阴寒之气上逆，则气从胁下冲逆，上攻心胸。证属胸阳不振，痰浊中阻，胸中气滞所致，治宜通阳散结，祛痰下气。

【方解】 方中瓜蒌性寒，味甘、微苦，甘寒入肺，涤痰散结，开胸通痹；薤白辛温，通阳散结，行气化痰，两药相合，化痰浊，通胸阳，共为君药。枳实下气破结，消痞除满；厚朴燥湿化痰，下气除满，共为臣药。桂枝通阳散寒，降逆平冲，为佐药。诸药合用，使胸阳振，痰浊降，阴寒消，气机畅，则胸痹之证可除。

本方的配伍特点有二：其一是寓降逆平冲于行气之中，以恢复气机之升降；其二是寓散寒化痰于理气之内，以宣通阴寒痰浊之痹阻。

【运用】

1. 辨证要点 本方是治疗胸阳不振、痰浊气滞所致胸痹的常用方。临床应用以胸痛，喘息短气，苔白腻，脉弦紧为辨证要点。

2. 加减法 如寒邪较重，加干姜、附子以助通阳散寒；如气滞甚，厚朴、枳实加量以助理气行滞；如兼血瘀，加丹参、赤芍活血祛瘀；如痰浊重者，可酌加半夏、茯苓以助消痰之力。

3. 现代研究与临床应用 药理研究表明，枳实薤白桂枝汤有抗凝血、抗氧化、降血脂、抗炎症等作用，常用于冠心病心绞痛、肋间神经痛、非化脓性肋骨炎等证属胸阳不振、痰阻气滞者。

【附方】

1. 瓜蒌薤白白酒汤(《金匮要略》) 瓜蒌实一枚（24g） 薤白半升（12g） 白酒七升（适量） 三味同煮，取二升，分温再服（现代用法：用适量黄酒加水煎服）。功用：通阳散结，行气祛痰。主治：胸阳不振、痰气互结之胸痹轻证。胸部满痛，甚至胸痛彻背，喘息咳唾，短气，舌苔白腻，脉沉弦或紧。

2. 瓜蒌薤白半夏汤(《金匮要略》) 瓜蒌实捣，一枚（24g） 薤白三两（9g） 半夏半升（12g） 白酒一斗（适量） 四味同煮，取四升，温服一升，日三服（现代用法：用黄酒适量，加水煎服）。功用：通阳散结，祛痰宽胸。主治：胸痹而痰浊较甚，胸痛彻背，不能安卧者。

以上三方均含瓜蒌、薤白，同治胸痹，都有通阳散结、行气祛痰的作用。枳实薤白桂枝汤中配伍枳实、桂枝、厚朴三药，通阳散结之力尤大，并能下气祛痰，消痞除满，用以治疗胸痹而痰气互结较甚，胸中痞满，并有逆气从胁下上冲心胸者；瓜蒌薤白白酒汤以通阳散结、行气祛痰为主，用以治疗胸痹而痰浊较轻者；瓜蒌薤白半夏汤中配有半夏，祛痰散结之力较大，用以治疗胸痹而痰浊较盛者。

半夏厚朴汤

《金匮要略》

【组成】 半夏一升（12g） 厚朴三两（9g） 茯苓四两（12g） 生姜五两（15g） 苏叶二两（6g）

【用法】 以水七升，煮取四升，分温四服，日三夜一服（现代用法：水煎服）。

【功用】 行气散结，降逆化痰。

【主治】 梅核气。咽中如有物阻，咯吐不出，吞咽不下，或咳或呕，舌苔白润或白腻，脉弦缓或弦滑。

【证治】 情志不遂，气机不畅，肺胃宣降失常，津液失布，聚而成痰，痰气交阻，上逆于咽喉，故咽中如有物阻，咯吐不出，吞咽不下。肺失宣降则咳；胃气上逆则呕。舌苔白滑，脉或弦或滑，皆属痰气郁结之象。证属痰气郁结于咽喉所致，治当行气散结，降逆化痰。

【方解】 方中半夏性温，味辛，入肺胃，化痰散结，降逆和胃，且擅开痞结，为君药。厚朴苦辛性温，行气开郁，宽胸除满，为臣药。茯苓甘淡健脾渗湿，以杜生痰之源；生姜辛温和胃，降逆止呕，且制半夏之毒，共为佐药。苏叶辛香，宣达肝肺郁结之气，更以其升浮之性，引诸药上行，一药而佐使兼备。五药相合，共奏行气散结、降逆化痰之功。

本方配伍特点是行气与化痰相伍，辛散与苦降并施，使滞气得疏，痰涎得化，痰气郁结之梅核气自除。

【运用】

1. 辨证要点 本方为治梅核气的代表方，临床应用以咽中如有物阻，吞吐不得，苔白腻，脉弦滑为辨证要点。

2. 加减法 若气机郁滞较甚，可酌加香附、郁金以增其行气解郁之功；若胁肋疼痛者，可酌加川楝子、延胡索以疏肝理气止痛。

3. 现代研究与临床应用 药理研究表明，半夏厚朴汤有抗抑郁、镇静、催眠、止呕等作用，常用于癔病、胃神经官能症、慢性胃炎、慢性支气管炎、食道痉挛等证属气滞痰阻者。

4. 使用注意 因其用药多苦温辛燥，故津伤较重或阴虚者不宜使用。

金铃子散

《太平圣惠方》，录自《袖珍方》

【组成】 金铃子 延胡索各一两（各 30g）

【用法】 为细末，每服三钱（9g），酒调下（现代用法：散剂，每次6～9g，酒或开水送下；亦可作汤剂，水煎服，用量按原方比例酌定）。

【功用】 疏肝泄热，活血止痛。

【主治】 肝郁化火证。症见心胸胁肋诸痛，时发时止，口苦，舌红苔黄，脉弦数。

【证治】 肝主疏泄，性喜条达，其经脉走两胁，抵少腹，绕阴器。若肝气郁滞，疏泄失常，血行不畅，则心腹胁肋疼痛，时发时止；气郁化火，则口苦，舌红苔黄，脉弦数。证属肝气郁滞、气郁化火所致，治当疏肝泄热，行气止痛。

【方解】 方用金铃子性寒，味苦，主入肝经，疏肝行气，且能降泄肝经郁火，而止胁肋心腹疼痛，故为君药。延胡索苦辛性温，既活血又行气，为心腹胁肋诸痛之要药。《本草正义》谓其"能治上下气血不宣之病，通滞散结，主一切肝胃胸腹诸痛"。二药相合，疏肝气，泄郁热，行气血，止疼痛。

本方配伍特点是既泄气分之热，又行血分之滞，方虽小制，配合存神。

【运用】

1. 辨证要点 本方主治肝郁化火证，临床应用以胸腹胁肋疼痛，口苦，舌红，苔黄，脉弦为辨证要点。

2. 加减法 若痛经者，可加香附、当归、丹参等以增强疏肝活血调经之功；若疝气疼痛者，可酌加橘核丸以行气止痛。

3. 现代研究与临床应用 药理研究表明，金铃子散具有镇静、镇痛、抗炎作用。常用于胃及十二指肠溃疡、慢性胃炎、慢性肝炎、胆囊炎等证属肝郁化火者。

4. 使用注意 因本方具有活血作用，孕妇慎用。

【附方】

延胡索汤（《济生方》） 延胡索炒，去皮　当归去芦，浸酒，锉炒　蒲黄炒　赤芍药　官桂不见火，各半两（各15g）　片子姜黄洗　乳香　没药　木香不见火各三两（各90g）　甘草炙，二钱半（7.5g）　上药㕮咀，每服四钱（12g），水一盏半，生姜七片，煎至七分，去滓，食前温服。功用：行气活血，调经止痛。主治：妇人室女，七情伤感，遂使气与血并心腹作痛，或连腰胁，或连背膂，上下攻刺，经候不调，一切血气疼痛，并可服之。

金铃子散与延胡索汤均能行气活血止痛，但金铃子散药简力薄，其性偏凉，以行气泄热见长，用治气郁血滞诸痛偏热者为宜；延胡索汤活血止痛之力较强，其性偏温，用治气血瘀滞作痛属寒者为宜。

厚朴温中汤

《内外伤辨惑论》

【组成】 厚朴姜制　陈皮去白，各一两（各30g）　甘草炙　茯苓去皮　草豆蔻仁　木香各五钱（各15g）　干姜七分（2g）

【用法】 合为粗散，每服五钱匕（15g），水二盏，生姜三片，煎至一盏，去滓温服，食前。忌一切冷物（现代用法：按原方比例酌定用量，加姜三片，水煎服）。

【功用】 行气除满，温中燥湿。

【主治】 脾胃寒湿气滞证。脘腹胀满或疼痛，不思饮食，四肢倦怠，舌苔白腻，脉沉弦。

【证治】 寒性凝滞，湿性黏腻，易阻气机，若寒湿着而不行，困于脾胃，则致脾胃气机阻滞，升降失常，遂成脘腹胀满或疼痛、不思饮食、四肢倦怠等症。证属脾胃伤于寒湿所致，寒非温不去，湿非燥不除，气非行不畅，故当行其气、温其中、散其寒、燥其湿。

【方解】 方用厚朴辛苦温燥，行气消胀，燥湿除满为君药。草豆蔻辛温芳香，温中散寒，燥湿运脾为臣药。陈皮、木香行气宽中，助厚朴消胀除满；干姜、生姜温脾暖胃，助草豆蔻散寒止痛；茯苓渗湿健脾，均为佐药。甘草益气和中，调和诸药，功兼佐使。诸药合用，共奏行气除满、温中燥湿之功效。

本方配伍特点是重在行气，兼以温里，使气机调畅，寒湿得除，脾胃得健，则痛胀自解。

【运用】

1. 辨证要点 本方主治脾胃寒湿气滞证，临床应用以脘腹胀痛、舌苔白腻为辨证要点。

2. 加减法 若痛甚者，可加肉桂、高良姜等以温中散寒止痛；若兼身重肢肿者，可加大腹皮以下气利水消肿。

3. 现代研究与临床应用 药理研究表明，厚朴温中汤具有抗炎、止痛、调节胃肠道功能等作用。本方常用于慢性肠炎、慢性胃炎、胃溃疡等属寒湿气滞者。

4. 使用注意 忌用一切冷物。

【附方】

良附丸(《良方集腋》) 高良姜酒洗七次，焙，研 香附子醋洗七次，焙，研各等分（各 9g） 上药各焙、各研、各贮，用时以米饮加生姜汁一匙，盐一撮为丸，服之立止（现代用法：上为细末，作散剂或水丸，每日 1～2 次，每次 6g，开水送下）。功用：行气疏肝，祛寒止痛。主治：肝胃气滞寒凝证（症见胃脘疼痛，胸胁胀闷，畏寒喜温，苔白脉弦）以及妇女痛经等。

本方与厚朴温中汤均能温中行气止痛，但厚朴温中汤逐寒温中燥湿，脾胃并治，本方则功专治胃，兼能疏肝，使二方同中之异。

四磨汤

（《济生方》）

【组成】 人参（6g） 槟榔（9g） 沉香（6g） 天台乌药（6g）（原著本方无用量）

【用法】 上各浓磨水，和作七分盏，煎三五沸，放温服。或下养正丹尤佳（现代用法：作汤剂，水煎服）。

【功用】 行气降逆，宽胸散结。

【主治】 七情所伤，肝气郁结证。胸膈胀闷，上气喘急，心下痞满，不思饮食，苔白脉弦。

【证治】 肝主疏泄，喜条达而恶抑郁，若情志不遂，或恼怒伤肝，均可导致肝失疏泄，气机不畅，甚至累及他脏。如肝气郁结，横逆胸膈之间，则胸膈痞闷；若上犯于肺，则气急而喘；若横逆犯胃，胃失和降，则心下痞满，不思饮食。本证肝、肺、胃同病，气滞与气逆相兼，但以肝郁气滞为本，肺胃气逆为标，治当行气降逆，宽胸散结。

【方解】 方中乌药性温，味辛，行气疏肝解郁，为君药。沉香下气降逆平喘，“与乌药同磨，走散滞气”（《本草衍义》）；槟榔辛温降泄，破积下气，共为臣药。三药合用，则行气之中兼有降气之功，一则疏肝畅中而消痞满，二则下气降逆而平喘急，合成升散之峻剂。破气之品虽行滞散结之力彰，然易戕伐正气，故又佐以人参扶正，且合沉香能温肾纳气，并助平喘之力。四药配伍，可使郁畅逆平，则满闷、喘急诸症得解。

本方配伍特点有二：其一是行气与降气同用，但以行气开郁为主；其二是破气与补气相合，使郁开而不伤正气。

【运用】

1. 辨证要点 本方治疗肝气郁结兼有气逆之重证，临床应用以胸膈胀闷、上气喘急为辨证要点。

2. 加减法 若体壮气实而气结较甚、大怒暴厥、心腹胀痛者，可去人参，加木香、枳实以增行气破结之力；若兼大便秘结、腹满或腹痛、脉弦者，可加枳实、大黄以通便导滞。

3. 现代研究与临床应用 药理研究表明，四磨汤具有增强免疫力、抗炎、镇痛等作用，常用于治疗支气管哮喘、肺气肿证属气滞而兼有气逆者。

4. 使用注意 本方为破气降逆之峻剂，若胸膈胀闷证属脾虚肾亏者慎用。

【附方】

1. 五磨饮子(《医便》) 木香 乌角沉香 槟榔 枳实 台乌药各等分（各 6g） 上各等分，以白酒磨服。功用：行气降逆，宽胸散结。主治：七情郁结，脘腹胀痛，或走注攻冲，以及暴怒暴死之气厥证。

2. 六磨汤(《世医得效方》) 大槟榔 沉香 木香 乌药 枳壳 大黄各等分（各 6g） 上药于擂盆内各磨半盏，和匀温服。功用：行气降逆，通便导滞。主治：气滞腹胀，胁腹痞满或腹中胀痛，大便秘结，纳食减少，舌苔薄腻，脉弦。

四磨汤、五磨饮子和六磨汤均能行气降逆，同治气郁气逆之证。四磨汤降逆散结，佐以益气扶正，邪正兼顾；而五磨饮子是四磨汤去人参，加木香、枳实而成，全用行气破结之品，较之四磨汤行气散结之功更著，药专力猛，宜于体壮气实、气结较甚之证。六磨汤是五磨饮子加大黄而成，行气降逆，通便导滞，适用于气滞腹胀兼有便秘腹痛者。

天台乌药散

《圣济总录》

【组成】 天台乌药 木香 小茴香微炒 青皮汤浸，去白，焙 高良姜炒，各半两（各 15g） 槟榔锉，二个（9g） 川楝子十个（12g） 巴豆七十粒（12g）

【用法】 上八味，先将巴豆微打破，同川楝子用麸炒黑，去巴豆及麸皮不用，合余药共研为末，和匀，每服一钱（3g），温酒送下（现代用法：巴豆同川楝子同炒黑，去巴豆，水煎取汁，冲入适量黄酒服）。

【功用】 行气疏肝，散寒止痛。

【主治】 肝经寒凝气滞证。小肠疝气，少腹引控睾丸而痛，偏坠肿胀，或少腹疼痛，苔白，脉弦。

【证治】 足厥阴肝经抵于少腹，络于阴器，若寒客肝脉，气机阻滞，则可见少腹疼痛，痛引睾丸，偏坠肿胀。张子和认为“诸疝皆归肝经”（《儒门事亲》），张景岳亦有“治疝必先治气”（《景岳全书》）之说。证属寒凝肝脉、气机阻滞所致，治当行气疏肝，散寒止痛。

【方解】 方中乌药性温，味辛，行气疏肝，散寒止痛，为君药。配位青皮疏肝行气、小茴香暖肝散寒、高良姜散寒止痛、木香行气止痛等一派辛温芳香之品，助行气散结、祛寒止痛之力，共为臣药。又以槟榔直达下焦，行气化滞而破坚；取苦寒之川楝子与辛热巴豆同炒，去巴豆而用川楝子，既可减川楝子之寒性，又能增强其行气散结之效，共为佐使药。诸药合用，使寒凝得散，气滞得疏，肝络得通，则疝痛、腹痛可愈。

本方配伍特点有二：其一是行气药配伍散寒药，温散并行；其二是苦寒之川楝子与辛热巴豆同炒，既可减川楝子之寒性，又能增强其行气散结之效。

【运用】

1. 辨证要点 本方主治寒凝肝脉所致疝痛，临床应用以少腹痛引睾丸，舌淡苔白，脉弦为辨证要点。

2. 加减法 若偏坠肿胀严重者，可加荔枝核、橘核以增强行气止痛之功；若寒甚者，可加肉桂、吴茱萸以加强散寒止痛之力。

3. 现代研究与临床应用 药理研究表明，天台乌药散具有抗炎、镇痛的作用，常用于腹股沟疝、睾丸炎、附睾炎、胃及十二指肠溃疡、慢性胃炎等证属寒凝气滞者。

4. 使用注意 湿热下注之疝痛不宜使用本方。

【附方】

1. 橘核丸(《济生方》) 橘核炒 海藻洗 昆布洗 海带洗 川楝子去肉，炒 桃仁麸炒各一两（各 30g） 厚朴去皮，姜汁炒 木通 枳实麸炒 延胡索炒，去皮 桂心不见火 木香不见火，各半两（各 15g） 为细末，酒糊为丸，如桐子大，每服七十丸，空心温酒盐汤送下（现代用法：为细末，酒糊为小丸，每日 1～2 次，每次 9g，空腹温酒或淡盐汤送下。亦可按原方比例酌定用量，水煎服）。功用：行气止痛，软坚散结。主治：寒湿疝气。睾丸肿胀偏坠，或坚硬如石，或痛引脐腹，甚则阴囊肿大，轻者时出黄水，重者成脓溃烂。

2. 导气汤(《医方集解》) 川楝子四钱（12g） 木香三钱（9g） 茴香二钱（6g） 吴茱萸一钱，汤泡（3g） 水煎服。功用：行气疏肝，散寒止痛。主治：寒疝疼痛。

天台乌药散、橘核丸和导气汤均能入肝行气止痛，治疗疝气疼痛。但天台乌药散功专行气散结，尤以行气止痛之力为胜，适用于寒凝气滞的小肠疝气，以少腹痛引睾丸，偏坠肿胀而时聚时散为特征；橘核丸则功兼活血软坚散结，适用于寒湿侵犯厥阴，肝经气血郁结之㿗疝，以睾丸肿胀硬痛为特征。导气汤行气散寒作用较弱，适用于寒凝气滞较轻之实证。

暖肝煎

《景岳全书》

【组成】 当归二钱（6g） 枸杞子三钱（9g） 小茴香二钱（6g） 肉桂一钱（3g） 乌药二钱（6g） 沉香一钱（木香亦可）（3g） 茯苓二钱（6g）

【用法】 水一盅半，加生姜三五片，煎七分，食远温服（现代用法：水煎服）。

【功用】 温补肝肾，行气止痛。

【主治】 肝肾不足，寒凝肝脉证。睾丸冷痛，或小腹疼痛，疝气痛，畏寒喜暖，舌淡苔白，脉沉迟。

【证治】 寒为阴邪，其性收引凝滞，若肝肾不足，则寒易客之，使肝脉失和，气机不畅，故见睾丸冷痛或少腹疼痛或疝气痛诸症。证属肝肾不足，寒客肝脉，气机郁滞所致，治当温补肝肾，行气止痛。

【方解】 方中肉桂性大热，味辛甘，温肾暖肝，祛寒止痛；小茴香性温，味辛，暖肝散寒，理气止痛，二药合用，温肾暖肝散寒，共为君药。当归辛甘性温，养血补肝；枸杞子味甘性平，补肝益肾，二药均补肝肾不足之本；乌药、沉香辛温散寒，行气止痛，以去阴寒之标，同为臣药。茯苓甘淡，渗湿健脾；生姜辛温，散寒和胃，皆为佐药。统观全方，以温补肝肾治其本，行气逐寒治其标，使下元虚寒得温，寒凝气滞得散，则睾丸冷痛、少腹疼痛、疝气痛诸症可愈。

本方补养、散寒、行气并重，运用时应视其虚、寒、气滞三者孰轻孰重，相应调整君臣药的配伍关系，使之更能切中病情。

本方配伍特点是温补肝肾扶正以治其本，散寒行气祛邪以治其标。

【运用】

1. 辨证要点 本方主治肝肾不足、寒凝气滞之睾丸冷痛、疝气痛或少腹疼痛，临床应用以睾丸冷痛、疝气痛或少腹疼痛，畏寒喜温，舌淡苔白，脉沉迟为辨证要点。

2. 加减法 原书于方后说："如寒甚者加吴茱萸、干姜，再甚者加附子。"说明寒有轻重，用药亦当相应增减，否则药不及病，疗效必差。若腹痛甚者，加香附行气止痛；睾丸痛甚者加青皮、橘核疏肝理气。

3. 现代研究与临床应用 药理研究表明，暖肝煎具有止痛作用。本方常用于腹股沟疝、睾丸炎、附睾炎、精索静脉曲张、鞘膜积液等证属肝肾不足、寒凝气滞者。

4. 使用注意 若因湿热下注，阴囊红肿热痛者，切不可误用。

第二节　降气剂

降气剂适用于肺气上逆或胃气上逆所致之咳喘、呕吐、嗳气、呃逆等症。若属肺气上逆而咳喘者，常以降气祛痰、止咳平喘药如苏子、杏仁、沉香、款冬花等为主组成的方剂，代表方如苏子降气汤、定喘汤。若属胃气上逆而呕吐、呃逆、噫气者，常以和胃降逆止呕药如旋覆花、代赭石、半夏、生姜、竹茹、丁香、柿蒂等为主组成方剂，代表方如旋覆代赭汤、橘皮竹茹汤、小半夏汤等。气逆证可有虚实寒热等诸多不同，故降气剂中常有补气、温里、清热、祛痰等法的配伍应用。

苏子降气汤

《太平惠民和剂局方》

【组成】 紫苏子　半夏汤洗七次，各二两半（各 9g）　川当归去芦，两半（6g）　甘草炙，二两（6g）　前胡去芦　厚朴去粗皮，姜汁拌炒，各一两（各 6g）　肉桂去皮，一两半（3g）

【用法】 上为细末，每服二大钱（6g），水一盏半，入生姜两片，枣子一个，苏叶五片，同煮至八分，去滓热服，不拘时候（现代用法：加生姜 3g，枣子一个，紫苏叶 2g，水煎服，用量按原方比例酌定）。

【功用】 降气平喘，祛痰止咳。

【主治】 上实下虚喘咳证。痰涎壅盛，胸膈满闷，气喘咳嗽，呼多吸少，或腰疼脚软，或肢体浮肿，舌苔白滑或白腻，脉弦滑。

【证治】 本方为治疗痰涎壅盛、上实下虚之喘咳病。“上实”，指痰涎壅肺，肺气不降，而见胸膈满闷，喘咳痰多；“下虚”，指肾阳不足，肾失纳气之权，故见喘咳气急，呼多吸少，肾虚不足则腰疼脚软，气不化水则肢体浮肿。本方证虽属上实下虚，但以上实为主，故治当降气平喘，化痰止咳，兼顾下元。

【方解】 方以紫苏子性温，味辛，降气消痰，止咳平喘，为君药。半夏燥湿化痰，降逆散结；厚朴降气平喘，宽胸除满；前胡宣肺下气，祛痰止咳，三药相合，共助苏子降气消痰平喘之功，皆为臣药。君臣相配，以治“上实”。肉桂温肾化饮，纳气平喘；当归既止“咳逆上气”（《神农本草经》），又养血润燥，与肉桂共增温补下虚之效；略加生姜、苏叶以散寒宣肺，而应肺主宣降之性，共为佐药。甘草、大枣和中调药为使药。诸药相合，共奏降气平喘、祛痰止咳之功。

本方配伍特点是治上顾下、肺肾同治，而以治上、治肺为主，兼以温肾纳气，标本兼顾，使气降痰消，喘咳自平。

本方《太平惠民和剂局方》注：“一方有陈皮去白，一两半。”该方可增强其理气化痰之功。《医方集解》记载“一方无桂，有沉香”，则温肾之力减，纳气平喘之效增。

【运用】

1. 辨证要点 本方主治痰涎壅肺、肾阳不足之喘咳，临床应用以胸膈满闷，痰多稀白，苔白滑或滑腻为辨证要点。

2. 加减法 若喘咳气逆不能平卧者，可酌加沉香以增降气平喘之力；若呕吐痰涎，色白量多，可酌加陈皮以燥湿化痰，和胃止呕；若兼有风寒表证者，可酌加麻黄、杏仁以解表散寒，宣肺平喘；兼气虚者，可酌加人参以益气扶正。

3. 现代研究与临床应用 药理研究表明，苏子降气汤有镇咳、平喘、改善气道重塑、抗炎、调节免疫反应等作用，常用于慢性支气管炎、肺气肿、支气管哮喘等证属上实下虚者。

4. 使用注意 本方药性偏于温燥，以降气祛痰为主，对肺肾两虚或肺热痰喘及以下虚为主之喘咳，皆非所宜。

定喘汤

《摄生众妙方》

【组成】 白果去壳，砸碎炒黄，二十一枚（9g） 麻黄三钱（9g） 苏子二钱（6g） 甘草一钱（3g） 款冬花三钱（9g） 杏仁去皮、尖，一钱五分（4.5g） 桑白皮蜜炙，三钱（9g） 黄芩微炒，一钱五分（6g） 法半夏三钱（9g）

【用法】 水三盅，煎二盅，作二服，每服一盅，不用姜，不拘时候，徐徐服（现代用法：水煎服）。

【功用】 宣降肺气，清热化痰。

【主治】 风寒外束、痰热内蕴证。症见咳嗽痰多气急，痰稠色黄，或微恶风寒，舌苔黄腻，脉滑数者。

【证治】 素有痰热内蕴，风寒外束，肺气壅闭，失于宣肃，故哮喘气急，咳嗽痰多，质稠色黄，不易咳出等。风寒客表，卫阳被郁，可见微恶风寒。舌苔黄腻，脉滑数者，均为痰热内蕴之征。证属素有痰热，复感风寒，肺失宣降，郁而化热所致，治当宣降肺气，清热化痰。

【方解】 方用麻黄发散风寒，宣肺平喘；白果甘涩，敛肺定喘，祛痰止咳。二药合用，一散一收，既适于肺司开阖之性，散邪宣肺，敛肺定喘，又有祛邪不伤正、敛肺不留邪之妙，共为君药。苏子降气消痰平喘；款冬花润肺下气，止咳化痰；杏仁降肺平喘；半夏燥湿化痰，共为臣药。黄芩清泄肺热，桑白皮泻肺平喘，为佐药。使以甘草，调和诸药。诸药配伍，外散风寒，内清痰热，降肺气而平哮喘。

本方配伍是以宣散与清降并用，发散与收敛兼施，融宣、降、清、敛于一方，降中寓清，宣中有收，使肺气降，痰热清，风寒解，哮喘平。

本方与小青龙汤均治外有风寒、内有痰饮之喘证，小青龙汤适于外寒内饮并重，且内饮偏于寒者，其症见恶寒发热，身疼无汗，胸痞咳喘，痰多清稀者；定喘汤适于外寒较轻，痰热内蕴较重，症见咳喘痰多气急，痰稠色黄，而微恶风寒。

本方与苏子降气汤均为降气平喘之剂，但苏子降气汤降气平喘之功较著，主治痰气壅阻于上之实喘，兼见腰痛脚弱之“上盛下虚”证者；本方则宣肺平喘力强，兼以敛肺止咳，清化痰热，主治痰热内蕴为主，恶寒发热较轻之外寒内热喘咳。

【运用】

1. 辨证要点 本方主治外感风寒、痰热内蕴之哮喘，临床应用以痰多色黄，微恶风寒，苔黄腻，脉滑数为辨证要点。

2. 加减法 肺热重者，可酌加生石膏、鱼腥草以清泄肺热；胸闷较甚者，可酌加枳壳、桔梗宣肺宽胸。

3. 现代研究与临床应用 药理研究表明，定喘汤具有抗炎、抗病毒、平喘的作用，常用于支气管哮喘、慢性支气管炎等证属痰热蕴肺者。

4. 使用注意 哮喘而无痰热及日久肺肾阴虚者，不宜使用。本方白果性涩收敛，痰稠而咳吐不利者宜慎用。

旋覆代赭汤

《伤寒论》

【组成】 旋覆花三两（9g） 人参二两（6g） 生姜五两（15g） 代赭石一两（6g） 甘草炙，三两（9g） 半夏洗，半升（9g） 大枣十二枚，擘（4枚）

【用法】 以水一斗，煎取六升，去滓再煎，取三升，温服一升，日三服（现代用法：水煎服）。

【功用】 降逆化痰，益气和胃。

【主治】 胃虚痰阻气逆证。症见胃脘痞闷或胀满，按之不痛，频频嗳气，或见纳差、呃逆、恶心，甚或呕吐，舌苔白腻，脉缓或滑。

【证治】 本方在《伤寒论》中原治“伤寒发汗，若吐若下，解后，心下痞硬，噫气不除者”。伤寒经汗、吐、下后，表证虽解，但治不如法，中气已伤，伏饮内动，胃失和降，上逆为噫，甚则反胃呕吐；痰饮与气，阻遏心下，故心下胃脘痞闷或胀满。证属胃气虚弱、痰浊内阻所致，治当降逆化痰，益气和胃。

【方解】 方中用旋覆花性温而能下气消痰，降逆止呃，为君药。代赭石质重而沉降，善重镇冲逆，但味苦气寒，故用量稍小为臣药；生姜在本方用量独重，寓意有三：一为和胃降逆以增止呕之效，二为宣散水气以助祛痰之功，三可制约半夏的毒性，与辛温祛痰散结之半夏共成小半夏汤，增强降逆和胃之力，并为臣药。因胃气已虚，故以人参、大枣、炙甘草益脾胃，补气虚，扶助已伤之正气，为佐使之用。七药合用，降逆化饮而除嗳消痞，益气和胃以扶正顾本。

本方配伍特点是标本兼顾，降逆化痰而除噫消痞，益气和胃以扶正顾本。

【运用】

1. 辨证要点 本方主治胃虚痰阻、气逆不降之证，临床应用以心下痞硬，噫气频作，呕呃，苔白滑，脉弦虚为辨证要点。

2. 加减法 若胃气未虚者，可去人参、大枣、甘草，以免甘壅滞气；若痰多可加茯苓、陈皮以和胃化痰；胃寒较甚者，可加干姜、丁香以温胃降逆止呕呃。

3. 现代研究与临床应用 药理研究表明，旋覆代赭汤具有抗炎、改善食管黏膜、收缩食管平滑肌、促进胃动力等作用，常用于胃神经官能症、慢性胃炎、胃扩张、胃及十二指肠溃疡、幽门不全梗阻、神经性呃逆等证属胃虚痰阻者。

4. 使用注意 运用本方时，代赭石用量宜轻，以免呆胃。而生姜则可重用。

【附方】

1. 小半夏汤(《金匮要略》) 半夏一升（18g） 生姜半斤（9g） 以水七升，煮取一升半，分温再服。功用：化痰散饮，和胃降逆。主治：痰饮呕吐。呕吐痰涎，口不渴，或干呕呃逆，谷不得下，小便自利，舌苔白滑。

2. 大半夏汤(《金匮要略》) 半夏二升（36g）洗完用 人参三两（9g） 白蜜一升（9g） 以水一斗二升，和蜜扬之二百四十遍，煮药取二升半，温服一升，余分再服。功用：和胃降逆，益气润燥。主治：胃反证。朝食暮吐，或暮食朝吐，宿谷不化，吐后转舒，神疲乏力，面色少华，肢体羸弱，大便燥结如羊屎状，舌淡红，苔少，脉细弱。

旋覆代赭汤、小半夏汤和大半夏汤均可和胃降逆，用于治疗呕吐。旋覆代赭汤用于因胃气虚弱，痰浊内阻，胃失和降上逆而致反胃呕吐，治当以降逆化痰、益气和胃为主，方中用旋覆花下气消痰、降逆止呃，配伍代赭石重镇冲逆，生姜和胃降逆、散水气以助祛痰，人参、大枣、炙甘草益脾胃，补气虚，标本兼顾，降逆化痰而除噫消痞，益气和胃以扶正顾本；小半夏汤则以胃中停饮、胃失和降为主要病机，治疗上重在散饮降逆，和胃止呕。方中半夏味辛性燥，辛可散结，燥能弱饮，生姜制半夏之悍，且以散逆止呕；大半夏汤用于胃虚无以消谷，气机横逆而上所致胃反呕吐，治以大补胃气、和中降逆为主，方中以半夏为君药，和中降逆止呕，配伍人参大补脾胃之气，白蜜缓中和胃，三药既和中降逆以治胃反呕吐之标，又补虚益胃以治胃反呕吐之本，标本兼治，从而达到胃反平而呕吐止之目的。

橘皮竹茹汤

《金匮要略》

【组成】 橘皮二升（15g） 竹茹二升（15g） 生姜半斤（9g） 甘草五两（6g） 人参一两（3g） 大枣三十枚（5枚）

【用法】 上六味，以水一斗，煮取三升，温服一升，日三服（现代用法：水煎服）。

【功用】 降逆止呃，益气清热。

【主治】 胃虚有热之呃逆。症见呃逆或干呕，虚烦少气，口干，舌嫩红，脉虚数。

【证治】 呃逆之证，皆因胃气不能和降而起，但有寒热虚实之分。由于久病或吐利伤中，耗气劫液，虚热内生，胃失和降，气机上逆故见呃逆或干呕。虚烦少气，口干，舌嫩红，脉虚数均为胃虚有热之征。胃虚宜补，有热宜清，气逆宜降，故治当清补降逆。

【方解】 方中橘皮辛温，行气和胃以止呃逆；竹茹甘寒，清热安胃以止呕吐，皆重用为君药。人参甘温，益气补虚，与橘皮合用，行中有补；生姜辛温，和胃止呕，与竹茹合用，清中有温，共为臣药。甘草、大枣助人参益气补中以治胃虚，并调和药性，是为佐使药。诸药合用，补胃虚，清胃热，降胃逆。

本方配伍特点是补而不滞，清而不寒，对于胃虚有热之呃逆、干哕，最为适宜。

【运用】

1. 辨证要点 本方主治胃虚有热之呕逆，临床应用以呕吐或呃逆，舌红嫩，脉虚数为辨证要点。

2. 加减法 若胃热呕逆兼气阴两伤者，可加麦门冬、茯苓、半夏、枇杷叶以养阴和胃；若兼胃阴不足者，可加麦门冬、石斛等养胃阴；若胃热呃逆、气不虚者，可去人参、甘草、大枣，加柿蒂降逆止呃。

3. 现代研究与临床应用 药理研究表明，橘皮竹茹汤有保护胃黏膜、双向调节肠胃蠕动功能、抑制胃酸分泌等作用，常用于妊娠呕吐、幽门不完全性梗阻、膈肌痉挛及术后呃逆不止等证属胃虚有热者。

4. 使用注意 呕逆因实热或虚寒而致者，非本方所宜。

【附方】

1. 丁香柿蒂汤(《症因脉治》) 丁香（6g） 柿蒂（9g） 人参（3g） 生姜（6g） （原书未著用量）水煎服。功用：温中益气，降逆止呃。主治：胃气虚寒证。呃逆不已，胸痞脉迟者。

2. 严氏橘皮竹茹汤(《重订严氏济生方》) 赤茯苓去皮 橘皮去白 枇杷叶拭去毛 麦门冬去心青竹茹 半夏汤泡七次，各一两（各30g） 人参 甘草炙，各半两（各15g） 上㕮咀，每服四钱，水一盏半，姜五片，煎至八分，去滓，温服，不拘时候。功用：降逆止呕，和胃清热。主治：胃热多渴，呕哕不食。

橘皮竹茹汤、丁香柿蒂汤和严氏橘皮竹茹汤均有降胃气、止呕逆、养胃气之功，同治胃虚气逆之证。橘皮竹茹汤配伍橘皮、竹茹和生姜以降逆止呕、和胃清热，人参、大枣、甘草以补脾和胃，主治胃虚呃逆偏于热者；丁香柿蒂汤则以丁香温中散寒，降逆止呕，柿蒂降胃气，生姜降逆止呕，人参益气补虚养胃，主治胃虚呃逆偏于寒者；严氏橘皮竹茹汤则配伍半夏、茯苓、枇杷叶降逆止呕、祛痰，人参、甘草益气和胃，治疗胃虚有热、痰浊阻滞之呃逆。

小 结

本章共选正方12首，附方12首。按其功效不同，理气剂分为行气剂与降气剂两类。

1. 行气剂 本类方剂均有行气作用，适用于气机郁滞的病证。越鞠丸用香附、川芎、苍术、神曲、栀子五味药，长于行气解郁，以治气、血、痰、火、湿、食六郁为主之证。枳实薤白桂枝汤与半夏厚朴汤都能行气祛痰，但前者长于通阳散寒，主治胸阳不振、痰浊中阻、气结于胸的胸痹证；后者又能开郁降逆，主治情志不舒、痰气郁结而致的梅核气。金铃子散长于行气止痛，并能活血清肝，用于肝郁化火之心胸胁痛。厚朴温中汤行气之中又以温中燥湿见长，常用于寒湿内困脾胃、气机阻滞之脘腹胀满疼痛。四磨汤行气兼有降逆作用，适用于肝气郁滞兼有气逆之证。天台乌药散和暖肝煎都能行气逐寒、止痛散结，专治寒疝。但天台乌药散行气散寒之力较大，多用于寒凝气滞之小肠疝气；暖肝煎则能温肾养肝，适宜于肝肾不足、寒凝经脉之疝气及少腹疼痛者。

2. 降气剂 本类方剂均有降气作用，适用于气逆诸证，而以肺气喘咳和胃逆呕呃为主。其中苏子降气汤、定喘汤长于降肺气而定喘逆。但苏子降气汤兼能温化寒痰，主要用于上实下虚的寒痰喘咳证。定喘汤则兼能宣肺散邪，清化热痰，多用于风寒外束，痰热内蕴的喘咳证。旋覆代赭汤和橘皮竹茹汤均长于和胃降逆而止呕呃，并有补气益胃之功，其中旋覆代赭汤重在益胃祛痰止嗳，适用于胃虚痰阻气逆的痞闷嗳气及反胃呕吐；橘皮竹茹汤则长于清胃降逆，主治胃虚呃逆或呕吐偏热者。

复习思考题

（1）越鞠丸主治六郁证，方中缺少治何郁之药？为什么？
（2）枳实薤白桂枝汤、瓜蒌薤白白酒汤、瓜蒌薤白半夏汤各治疗何种胸痹证？
（3）半夏厚朴汤主治何证？其主治病机是什么？
（4）天台乌药散、橘核丸、暖肝煎三方均可治疝气，其各自的主要适应证是什么？
（5）当归在苏子降气汤、当归四逆汤中作用各是什么？
（6）苏子降气汤、定喘汤、麻杏石甘汤均治喘咳，如何区别运用？
（7）旋覆代赭汤、橘皮竹茹汤、丁香柿蒂汤均用治呕呃之证，临床如何区别运用？

复习思考题答案

第十九章

理血剂

方论选录

课件

问难

导学

学习目标

掌握理血剂的概念、适应证、分类及注意事项。掌握理血剂1类方剂（桃核承气汤、血府逐瘀汤、补阳还五汤、复元活血汤、温经汤、十灰散、小蓟饮子、黄土汤）的组成、功用、主治、主要配伍关系及临证使用要点；熟悉2类方剂（生化汤、大黄䗪虫丸、咳血方）的组成、功用、主治、主要配伍关系及临证使用要点；了解3类方剂（失笑散、丹参饮、槐花散）的组成、功用及主治。

凡以理血药为主组成，具有活血化瘀及止血作用，主治瘀血或出血病证的方剂，统称为理血剂。本类方剂属于“八法”中的“消法”。

血是人体重要的精微物质。正常情况下，血液循行于脉中，灌溉五脏六腑，濡养四肢百骸。《灵枢·营卫生会》云：“以奉生身，莫贵于此。”《难经·二十二难》云：“血主濡之。”如血行不畅，瘀阻于内，或血不循经，离经妄行，则可致血瘀或出血。《素问·阴阳应象大论》云：“其实者，散而泻之。”“血实宜决之。”《素问·至真要大论》云：“寒者热之，热者寒之。”“坚者削之，客者除之。”“结者散之，留者攻之。”以上为理血剂立法依据。血瘀者治宜活血祛瘀为主，出血者治宜止血为主。故理血剂分为活血剂与止血剂两类。

应用理血剂应注意以下几点：

（1）首先须辨清瘀血或出血的原因，把握标本缓急，切不可见瘀消瘀，见血止血。

（2）逐瘀过猛或久用逐瘀方药，易于耗血伤正。故在使用活血祛瘀剂时，常辅以养血益气之品，使祛瘀而不伤正；且峻猛逐瘀，只宜暂用，不可久服，中病即止，勿使过之。

（3）止血剂有滞血留瘀之弊，可适当辅以活血祛瘀之品，或配伍兼能止血而不留瘀的药物；因瘀血内阻而血不循经的出血，则当祛瘀治本为先。

（4）活血祛瘀剂虽能促进血行，但其性破泄，易于动血、伤胎，故凡经期、月经过多的妇女及孕妇，均当慎用或忌用。

第一节 活血剂

活血剂，又称活血祛瘀剂，适用于各种瘀血病证，如瘀热互结之下焦蓄血证，瘀血内停之胸腹诸痛，瘀阻经脉之半身不遂，妇女经闭、痛经或产后恶露不行，以及瘀积包块，外伤瘀肿等。常以活血祛瘀药如桃仁、红花、赤芍、川芎、丹参等为主组成方剂。因气为血帅，气行则血行，故常配伍柴胡、枳实、香附等理气药，以加强活血祛瘀的作用；如血瘀有寒者，常配炮姜、肉桂、吴茱萸等温经散寒之品，使血得温则行；血瘀有热者，常配大黄、芒硝等荡涤瘀热之药，使瘀血下行，邪有出路；血瘀夹虚者，又当与黄芪、当归、地黄等益气养血药同用，使祛邪而不伤正；孕妇有瘀血者，当遵《素问·六元正纪大论》"有故无殒，亦无殒也"之旨，以丸剂、小量缓图，使祛瘀而不伤胎。代表方如桃核承气汤、血府逐瘀汤、补阳还五汤、复元活血汤、温经汤等。

桃核承气汤

《伤寒论》

【组成】 桃仁去皮尖，五十个（12g） 大黄四两（12g） 桂枝去皮二两（6g） 甘草炙，二两（6g） 芒硝二两（6g）

【用法】 上四味，以水七升，煮取二升半，去滓，内芒硝，更上火，微沸，下火，先食，温服五合，日三服，当微利（现代用法：作汤剂，水煎前四味，芒硝冲服）。

【功用】 破血下瘀。

【主治】 下焦蓄血证。少腹急结，小便自利，甚则谵语烦躁，神志如狂，至夜发热；以及血瘀经闭，痛经，脉沉实而涩者。

【证治】 本方在《伤寒论》中原治邪在太阳不解，循经入腑化热，与血相搏结于下焦之蓄血证。瘀热互结于下焦少腹部位，故少腹急结；病在血分，与气分无涉，膀胱气化未受影响，故小便自利；热在血分，故至夜发热；心主血脉而藏神，瘀热上扰，心神不宁，故谵语烦躁，其人如狂。证属瘀热互结下焦；治当因势利导，破血下瘀，以祛除下焦之蓄血。

【方解】 本方又名桃仁承气汤，由调胃承气汤减芒硝用量，加桃仁、桂枝而成。方中桃仁苦甘平，活血破瘀；大黄苦寒沉降，下瘀泄热；二者合用，瘀热并治，共为君药。芒硝咸寒，泻热软坚，助大黄下瘀泻热；桂枝辛甘温，通行血脉，既助桃仁活血祛瘀，又防芒硝、大黄寒凉凝血之弊，共为臣药。桂枝得芝硝、大黄则温通而不助热；芒硝、大黄得桂枝则寒下又不凉遏。炙甘草护胃安中，并缓诸药之峻烈，为佐使药。诸药合用，共奏破血下瘀之功，使蓄血除、瘀热清，下焦蓄血诸证自平。

本方配伍特点有三：其一是大队寒凉药中酌配少量温经活血药，相反相成，使全方凉而不遏；其二是泻热攻下药与活血祛瘀药并用，使清中寓化，泻中寓破，瘀热并除；其三，药后"当微利"，使邪有出路。

【运用】

1. 辨证要点 本方主治瘀热互结、下焦蓄血证，临床应用以少腹急结，小便自利，脉沉实或涩为辨证要点。

2. 加减法 妇人血瘀经闭、痛经以及恶露不行者，可配合四物汤同用；兼气滞者，加香附、乌药、枳实等以理气止痛；跌打损伤，瘀血疼痛者，加赤芍、当归尾、红花、参三七等以活血祛瘀止痛；兼血热妄行之吐血、衄血者，加生地、牡丹皮、栀子等以清热凉血。

3. 现代研究与临床运用 药理研究表明，桃核承气汤有降血糖、降血脂、改善血液流变学指标、改善肾功能、退热抗炎、调节免疫系统功能、抑制肿瘤细胞生长等作用，常用于急性盆腔炎、胎盘滞留、子宫内膜异位症、肠梗阻、肝硬化、肾功能衰竭、精神分裂症、急性脑血管病、糖尿病、骨折术后便秘、慢性荨麻疹等证属瘀热互结下焦者。

4. 使用注意 表证未解者，当先解表，而后再用本方。孕妇禁用。

【附方】

1. 下瘀血汤（《金匮要略》） 大黄二两（6g） 桃仁二十枚（12g） 䗪虫熬，去足，二十枚（9g） 上三味，末之，炼蜜和为四丸，以酒一升，煎一丸，取八合，顿服之，新血下如豚肝。功效：泻热逐瘀。主治：瘀血化热、瘀热内结证。症见产后少腹刺痛拒按，按之有硬块，或见恶露不下，口燥舌干，大便燥结，甚则可见肌肤甲错，舌质紫红而有瘀斑、瘀点，苔黄燥，脉沉涩有力。亦治血瘀而致经水不利证。

2. 抵当汤（《伤寒论》） 水蛭熬 虻虫去翅足，熬，各三十个（各6g） 桃仁去皮尖，二十个（5g） 大黄酒洗，三两（9g） 上四味，以水五升，煮取三升，去滓，温服一升，不下，更服。功效：破瘀下血。主治：下焦蓄血证。症见少腹硬满，小便自利，喜忘，如狂或发狂，大便色黑易解；或妇女经闭，少腹硬满拒按者。

以上两方及桃核承气汤均以大黄、桃仁为主药，具破血下瘀之功，用治瘀热互结于下焦之蓄血证。但下瘀血汤主治产妇因“干血著于脐下”而致腹痛、拒按、按之有块，或血瘀所致经水不利者，故配破瘀之䗪虫，专以攻下瘀血为用；抵当汤则主治瘀结日久，蓄血较重而见少腹硬满，其人如狂者，故配伍水蛭、虻虫则破血之力更强；桃核承气汤则适用于瘀血初结之时，血结不甚之少腹急结，至夜发热及经闭等证，故配伍桂枝温通血脉，使全方凉而不郁。

血府逐瘀汤

《医林改错》

【组成】 桃仁四钱（12g） 红花三钱（9g） 当归三钱（9g） 生地黄三钱（9g） 川芎一钱半（4.5g） 赤芍二钱（6g） 牛膝三钱（9g） 桔梗一钱半（4.5g） 柴胡一钱（3g） 枳壳二钱（6g） 甘草二钱（6g）

【用法】 水煎服。

【功用】 活血化瘀，行气止痛。

【主治】 胸中血瘀证。胸痛，头痛，日久不愈，痛如针刺而有定处，或呃逆日久不止，或饮水即呛，干呕，或内热瞀闷，或心悸怔忡，失眠多梦，急躁易怒，入暮潮热，唇暗或两目暗黑，舌质暗红或舌有瘀斑、瘀点，脉涩或弦紧。

【证治】 本方主治诸证皆为胸中血瘀、气机郁滞所致，即王清任所谓“胸中血府血瘀”之证。胸中为气之所宗，血之所聚，胸胁为肝经循行之处。血瘀胸中，气机阻滞，清阳郁遏不升，则胸痛、头痛日久不愈，痛如针刺，且有定处；胸中血瘀，影响及胃，胃气上逆，故呃逆干呕，甚则水入即呛；瘀久化热，则内热瞀闷，入暮潮热；瘀热扰心，则心悸怔忡，失眠多梦；郁滞日久，肝失条达，故急躁易怒；至于唇、目、舌、脉所见，皆为瘀血征象。证属胸中血府血瘀气滞；治当活血化瘀，行气止痛。

【方解】 本方由桃红四物汤合四逆散加桔梗、牛膝而成。方中桃仁味苦而润，善入心肝血分，破血行滞而润燥，红花性味辛温，入心肝经，活血祛瘀以止痛，共为君药。赤芍、川芎助君药活血祛瘀；牛膝活血通经，祛瘀止痛，引血下行，共为臣药。生地、当归养血益阴，清热活血；桔梗、枳壳，一升一降，宽胸行气，桔梗并能载药上行；柴胡疏肝解郁，升达清阳，与桔梗、枳壳同用，尤善理气行滞，使气行则血行；以上均为佐药。甘草调和诸药，为使药。合而用之，为治胸中血瘀证之良方，使气行血活瘀化，则诸证可愈。

本方配伍特点有三：其一是气血并调，活血与行气相伍，既行血分瘀滞，又解气分郁结；其二是活中寓养，祛瘀与养血同用，则活血而无耗血之虑；其三是升降同施，既能升达清阳，又佐降泄下行，使气血和调。

【运用】

1. 辨证要点 本方广泛用于因胸中瘀血所致多种病证，临床应用以胸痛、头痛，痛有定处，舌暗红或有瘀斑，脉涩或弦紧为辨证要点。

2. 加减法 若瘀痛入络，可加全蝎、地龙、穿山甲等以破血通络止痛；气机郁滞较重，加川楝子、香附、青皮等以疏肝理气止痛；血瘀经闭、痛经者，可用本方去桔梗，加香附、益母草、泽兰等以活血调经止痛；胁下有痞块属血瘀者，可酌加丹参、郁金、䗪虫、水蛭等以活血化滞，破瘀消癥。

3. 现代研究与临床运用 药理研究表明，血府逐瘀汤可改善血液流变学指标，改善微循环、舒张血管、保护心肌细胞、抗动脉粥样硬化、镇痛、降血脂、抗肺纤维化、提高网状内皮细胞功能、抑制肿瘤细胞生长、改善神经营养代谢、减少瘢痕形成及粘连等作用。常用于冠心病心绞痛、风湿性心脏病、充血性心力衰竭、胸部挫伤及肋软骨炎之胸痛，以及脑血栓形成、高血压病、高脂血症、血栓闭塞性脉管炎、糖尿病周围神经病变、支气管哮喘、气胸、神经官能症、更年期综合征、失眠、闭经及脑震荡后遗症之头痛、头晕等证属瘀阻气滞者。

4. 使用注意 由于方中活血祛瘀药较多，故妇女经期、孕妇忌服。

【附方】

1. 通窍活血汤(《医林改错》) 赤芍 川芎各一钱（各 3g） 桃仁研泥 红花各三钱（各 9g） 老葱切碎，3 根（6g） 鲜姜三钱，切碎（9g） 红枣去核 7 个（5g） 麝香绢包，五厘（0.15g） 黄酒半斤（250g） 前七味煎一盅，去滓，将麝香入酒内，再煎二沸，临卧服。功效：活血通窍。主治：瘀阻头面之头痛昏晕，或耳聋年久，或头发脱落，面色青紫，或酒渣鼻，或白癜风，以及妇女干血痨、小儿疳积见肌肉消瘦，腹大青筋，潮热，舌暗红，或有瘀斑、瘀点等。

2. 膈下逐瘀汤(《医林改错》) 五灵脂炒，二钱（6g） 当归三钱（9g） 川芎二钱（6g） 桃仁研泥，三钱（9g） 丹皮 赤芍 乌药各二钱（各 6g） 延胡索一钱（3g） 甘草三钱（9g） 香附一钱半（4.5g） 红花三钱（9g） 枳壳一钱半（4.5g） 水煎服。功效：活血祛瘀，行气止痛。主治：膈下瘀血阻滞，形成结块，或小儿痞块，或肚腹疼痛，痛处不移，或卧则腹坠似有物者。

3. 少腹逐瘀汤(《医林改错》) 小茴香炒，七粒（1.5g） 干姜炒二分（3g） 延胡索一钱（3g） 没药研，二钱（6g） 当归三钱（9g） 川芎二钱（6g） 官桂一钱（3g） 赤芍二钱（6g） 蒲黄生，三钱（9g）　五灵脂炒，二钱（6g）　水煎服。功效：活血祛瘀，温经止痛。主治：少腹寒凝血瘀证。证见瘀血积块疼痛或不痛，或痛而无积块，或少腹胀满，或经期腰酸，少腹作胀，或月经一月见三五次，接连不断，断而又来，其色或紫或黑，或有瘀块，或崩漏兼少腹疼痛，或瘀血阻滞，久不受孕，舌暗苔白，脉沉弦而涩。

4. 身痛逐瘀汤(《医林改错》)　秦艽一钱（3g）　川芎二钱（6g）　桃仁　红花各三钱（各9g）　甘草二钱（6g）　羌活一钱（3g）　没药二钱（6g）　当归三钱（9g）　五灵脂炒，二钱（6g）　香附一钱（3g）　牛膝三钱（9g）　地龙去土，二钱（6g）　水煎服。功效：活血行气，祛瘀通络，通痹止痛。主治：瘀血痹阻经络所致的肩痛、臂痛、腰痛、腿痛，或周身疼痛，痛如针刺，经久不愈。

以上各方皆为王清任创制的活血化瘀名方，均以桃仁、红花、川芎、赤芍、当归等药物为基础化裁组成，均有活血祛瘀止痛之功，主治瘀血所致之证。其中血府逐瘀汤中配伍行气宽胸之柴胡、桔梗、枳壳以及引血下行之牛膝，故宣通胸胁气滞、升降气血之力较好，主治胸中瘀阻之证；通窍活血汤中配伍通阳开窍之麝香、老葱、生姜等，辛香温通作用较佳，故重在活血通窍，主治瘀阻头面之证；膈下逐瘀汤中配伍香附、乌药、枳壳等疏肝行气止痛作用较强，主治瘀血结于膈下之证；少腹逐瘀汤中配伍温通下气之小茴香、官桂、干姜等，故温经散寒止痛作用较强，主治寒凝血瘀之少腹疼痛、月经不调、痛经为最宜；身痛逐瘀汤中配伍通络宣痹的秦艽、羌活、地龙等，故多用于瘀血痹阻于经络而致的肢体痹痛或关节疼痛等证。

补阳还五汤

《医林改错》

【组成】　黄芪生，四两（120g）　当归尾二钱（6g）　赤芍一钱半（4.5g）　地龙去土，一钱（3g）　川芎一钱（3g）　红花一钱（3g）　桃仁一钱（3g）

【用法】　水煎服。

【功用】　补气，活血，通络。

【主治】　中风、气虚血瘀证。半身不遂，口眼㖞斜，语言謇涩，口角流涎，小便频数或遗尿失禁，舌暗淡，苔白，脉缓无力。

【证治】　本方证由中风之后，正气亏虚，气虚血滞，脉络瘀阻所致。正气亏虚，不能行血，以致脉络瘀阻，筋脉肌肉失却濡养，故见半身不遂，口眼㖞斜；正如《灵枢·刺节真邪》所言："虚邪偏客于身半，其入深，内居荣卫，荣卫稍衰，则真气去，邪气独留，发为偏枯。"气虚血瘀，舌本失养，故语言謇涩；气虚失于固摄，故口角流涎，小便频数，遗尿失禁；舌暗淡、苔白、脉缓无力，俱为气虚血瘀之象。本证以气虚为本，血瘀为标，即王清任所谓"因虚致瘀"；治当益气扶正为主，活血通络为辅。

【方解】　本方重用甘温之生黄芪，补益元气，意在使气旺则血行，瘀去则络通，为君药。当归尾活血通络而不伤血，为臣药。赤芍、川芎、桃仁、红花均助当归尾以活血祛瘀，为佐药；地龙通经活络，力专善走，周行全身，并引诸药之力直达络中，为佐使药。诸药合用，则气旺、瘀消、络通，则气虚血瘀之中风诸证向愈。

本方配伍特点有二：其一是重用补气药，佐以少量活血药，使气旺血行以治本，祛瘀通络以治标，标本兼顾；其二是补气而不壅滞，活血又不伤正。

【运用】

1. 辨证要点 本方乃益气活血法的代表方，也是治疗中风后遗症的常用方，临床以半身不遂，口眼㖞斜，舌暗淡，苔白，脉缓无力为辨证要点。

2. 加减法 本方生黄芪用量独重，开始可先用小量（30～60g），如效果不著时，再逐渐增加；原方活血祛瘀药用量较轻，可根据病情适当加量。若半身不遂以上肢为主者，可加桑枝、桂枝以引药上行，温经通络；以下肢为主者，加牛膝、杜仲以引药下行，补益肝肾；日久效果不著者，加水蛭、虻虫以破瘀通络；语言不利者，加石菖蒲、郁金、远志等以化痰开窍；口眼㖞斜者，可加牵正散以化痰通络；痰多者，加制半夏、天竺黄以化痰；偏寒者，加熟附子以温阳散寒；脾胃虚弱者，加党参、白术以补气健脾。

3. 现代研究与临床运用 药理研究表明，补阳还五汤有改善心肌缺血、抗动脉硬化、抗脑缺血及脑缺血再灌注损伤，改善血液流变学指标、抗血栓、修复周围神经损伤、降血压、降血脂、改善心脑血管功能、增强机体应激作用的功效，常用于脑血管病后遗症及并发症、冠心病、高血压病、小儿麻痹后遗症、带状疱疹后遗神经痛，腰椎间盘突出、偏瘫、截瘫，单侧肢体痿软、麻木，慢性肾病、消化性溃疡、突发性耳聋、周围神经损伤等证属气虚血瘀者。

4. 使用注意 本方需要久服，效果方显；病愈后为防止复发，需继续服一段时间以巩固疗效。如中风后半身不遂证属阴虚阳亢，痰阻血瘀，舌红苔黄，脉洪大有力者，则非本方所宜。

复元活血汤

《医学发明》

【组成】 柴胡半两（15g） 瓜蒌根 当归各三钱（各9g） 红花 甘草 穿山甲炮，各二钱（各6g） 大黄酒浸，一两（30g） 桃仁酒浸，去皮尖，研如泥，五十个（15g）

【用法】 除桃仁外，锉如麻豆大，每服一两，水一盏半，酒半盏，同煎至七分，去滓，大温服之，食前，以利为度，得利痛减，不尽服（现代用法：共为粗末，每服30g，加黄酒30ml，水煎服）。

【功用】 活血祛瘀，疏肝通络。

【主治】 跌打损伤，瘀血阻滞证。胁肋瘀肿，痛不可忍。

【证治】 本方证因跌打损伤，瘀血滞留于胁下，气机阻滞所致。胁下为肝经循行之处，跌打损伤，气血瘀滞不畅，故胁下疼痛，甚至痛不可忍。证属外伤瘀血，阻滞胁下；治当活血祛瘀，兼疏肝行气通络。

【方解】 方中重用大黄，苦寒通泄，入血分，酒制则泻下力缓而活血祛瘀之力益佳，荡涤凝瘀败血，推陈致新；柴胡辛苦微寒，疏肝行气，并引诸药入肝经；两药合用，一升一降，以攻散胁下之瘀滞，共为君药。桃仁、红花活血祛瘀，消肿止痛；穿山甲破瘀通络，消肿散结，共为臣药。当归补血活血；瓜蒌根“续绝伤”（《神农本草经》），“消扑损瘀血”（《日华子本草》），既能入血分助诸药而消瘀散结，又可清热润燥，共为佐药。甘草缓急止痛，调和诸药，是为使药。原方加酒煎服，意在增强其活血通络之功。

本方配伍特点有二：其一是升降同施，以调畅气血；其二是活中寓养，则活血破瘀而不耗伤阴血。从而使瘀祛新生，气行络通，胁痛自平。正如张秉成所言“去者去，生者生，痛自舒而元自复矣”，故名“复元活血汤”。

【运用】

1. 辨证要点　本方主治跌打损伤、瘀血阻滞证，临床应用以胁肋瘀肿，痛不可忍为辨证要点。

2. 加减法　若瘀重而痛甚者，加三七、元胡、乳香、没药等增强活血祛瘀、消肿止痛之功；若气滞重而痛甚者，可加川芎、香附、郁金等以增强行气止痛之力。

3. 现代研究与临床运用　药理研究表明，复元活血汤具有镇痛、抗炎、改善微循环、促进骨折愈合及改善骨折后肿胀疼痛、腹胀便秘、发热等药理作用，常用于肋间神经痛、肋软骨炎、胸胁部挫伤、骨缺血性坏死、闭合性气胸、脑出血、肺心病、糖尿病、肝胆病、神经痛、乳腺增生症、顽固性腰痛等证属瘀血停滞者。

4. 使用注意　服药后应“以利为度”，若虽“得利痛减”，而病未痊愈，需继续服药者，及时据证更方或调整原方剂量。经期妇女、孕妇忌用。

【附方】

1. 七厘散(《同寿录》)　上朱砂水飞净，一钱二分（3.6g）　真麝香一分二厘（0.36g）　梅花冰片一分二厘（0.36g）　净乳香一钱五分（4.5g）　红花一钱五分（4.5g）　明没药一钱五分（4.5g）　瓜儿血竭一两（30g）　粉口儿茶二钱四分（7.2g）　上为极细末，瓷瓶收贮，黄蜡封口，贮久更妙。治外伤，先以药七厘（0.5～1g）烧酒冲服，复用药以烧酒调敷伤处。如金刃伤重，急用此药干掺（现代用法：共研极细末，密闭储存备用。每服0.22～1.5g，黄酒或温开水送服；外用适量，以酒调敷伤处）。功效：散瘀消肿，定痛止血。主治：跌打损伤，筋断骨折，瘀血肿痛，或刀伤出血。并治无名肿毒，烧伤烫伤等。伤轻者不必服，只用敷。

2. 活络效灵丹(《医学衷中参西录》)　当归　丹参　生明乳香　生明没药各五钱（15g）　上药四味作汤服。上药全研细末，备用，亦可用水泛为丸，若为散剂服用，一剂分作四次服，用温酒送下。功效：活血祛瘀，通络止痛。主治：气血凝滞证。症见心腹疼痛，或腿臂疼痛，或跌打瘀肿，或内外疮疡以及癥瘕积聚等。孕妇禁用。

七厘散与活络效灵丹均有活血祛瘀，行气止痛之功，俱治跌打损伤、血瘀气滞之肿痛。前者长于活血散瘀，止血生肌，故善治外伤瘀血肿痛或刀伤出血；而后者长于祛瘀止痛，祛瘀而不伤正，主治血瘀所致心腹诸痛、癥瘕积聚及跌打损伤、瘀血肿痛。

温经汤

《金匮要略》

【组成】　吴茱萸三两（9g）　当归二两（6g）　芍药二两（6g）　川芎二两（6g）　人参二两（6g）　桂枝二两（6g）　阿胶二两（6g）　牡丹皮去心，二两（6g）　生姜二两（6g）　甘草二两（6g）　半夏半升（6g）　麦冬去心，一升（9g）

【用法】　上十二味，以水一斗，煮取三升，分温三服（现代用法：水煎服，阿胶烊化服）。

【功用】　温经散寒，祛瘀养血。

【主治】　冲任虚寒、瘀血阻滞证。漏下不止，淋漓不畅，血色暗而有块，月经不调，超前或延后，或逾期不止，或一月再行，或经停不至，而见少腹里急，腹满，傍晚发热，手心烦热，唇口干燥，舌质暗红，脉细而涩。亦治妇人宫冷，久不受孕。

【证治】 本方证因冲任虚寒、瘀血阻滞所致。冲为血海，任主胞胎，二脉皆起于胞宫，循行于少腹，与经、产关系密切。冲任虚寒，血凝气滞，故少腹里急，腹满，月经不调，或久不受孕；若瘀血阻滞，血不循经，或冲任不固，则月经先期，或一月再行，甚或崩中漏下；若寒凝血瘀，经行不畅，则月经后期，甚或经停不至；瘀血不去，新血不生，不能濡润，故唇口干燥；至于傍晚发热、手心烦热为阴血耗损、虚热内生之象。本方证虽瘀、寒、虚、热错杂，然总属冲任虚寒，瘀血阻滞为主；治当温经散寒，祛瘀养血，兼清虚热。

【方解】 方中重用辛热之吴茱萸，入肝肾而走冲任，散寒行气止痛；桂枝辛甘温入血分，温经散寒通脉，共为君药。当归、川芎活血祛瘀，养血调经；丹皮既助诸药活血散瘀，又能清血分虚热，共为臣药。阿胶甘平，养血止血，滋阴润燥；白芍酸苦微寒，养血敛阴，柔肝止痛；麦门冬甘苦微寒，养阴清热；三药合用，养血调肝，滋阴润燥，兼清虚热，并制吴茱萸、桂枝之温燥；人参、甘草益气健脾，以资化源，阳生阴长，气旺血充；半夏辛开以通降胃气，和胃安中散结，与人参、甘草相伍，健脾和胃，以助祛瘀调经；生姜既温胃气以助生化，又助吴茱萸、桂枝以温经散寒，以上均为佐药。甘草调和诸药，兼为使药。诸药合用，温清补通兼备，恰与方证病机之虚寒瘀热对应，使瘀血去，新血生，血脉和畅，经血自调，故方名温经。

本方配伍特点有二：其一是温清补通并用，但以温经化瘀为主；其二是大队温补药与少量寒凉药配伍，使全方温而不燥，刚柔相济。

【运用】

1. 辨证要点 本方为妇科调经的常用方，主治冲任虚寒、瘀血阻滞证，临床应用以月经不调，小腹冷痛，经有瘀块，时有烦热，舌质暗红，脉细涩为辨证要点。

2. 加减法 若小腹冷痛甚者，去牡丹皮、麦门冬，加艾叶、小茴香，或桂枝易肉桂，以增强散寒止痛之力；寒凝而气滞者，加香附、乌药以理气止痛；漏下色淡不止者，去牡丹皮，加炮姜、艾叶以温经止血；气虚甚者，加黄芪、白术以益气健脾；傍晚发热甚者，加银柴胡、地骨皮以清虚热。

3. 现代研究与临床运用 药理研究表明，温经汤具有镇痛、改善微循环及血液流变学指标、双向调节促性腺激素、促进排卵、提高免疫力等药理作用，常用于功能性子宫出血、慢性盆腔炎、崩漏、闭经、痛经、子宫肌瘤及子宫内膜异位症、不孕症、糖尿病周围神经病变及雷诺病、冠心病、血小板减少性紫癜等证属冲任虚寒、瘀血阻滞者。

4. 使用注意 月经不调而无瘀血内阻者或证属实热者不宜应用，服药期间忌食生冷之品。

生化汤

《傅青主女科》

【组成】 全当归八钱（24g） 川芎三钱（9g） 桃仁去皮尖，研，十四枚（6g） 干姜炮黑，五分（2g） 甘草炙，五分（2g）

【用法】 黄酒、童便各半煎服（现代用法：水煎服，或酌加黄酒同煎）。

【功用】 养血祛瘀，温经止痛。

【主治】 血虚寒凝、瘀血阻滞证。产后恶露不行，小腹冷痛。

【证治】 本方证由产后血虚寒凝，瘀阻胞宫所致。妇人产后，血亏气弱，寒邪极易乘虚而入，寒凝血瘀，故恶露不行；瘀阻胞宫，不通则痛，故小腹冷痛。本方证属血虚寒凝，瘀血阻滞胞宫；治当养血活血，温经止痛。

【方解】 方中重用全当归，辛甘性温，乃血中之气药，以补血活血，化瘀生新，为君药。川芎活血行气，桃仁活血祛瘀，均为臣药。炮姜入血散寒，温经止血；黄酒温通血脉以助药力，共为佐药。炙甘草和中缓急，调和诸药，为使药。原方另用童便同煎（现多不用）者，乃取其益阴化瘀，引败血下行之意。全方配伍得当，具有活血养血，化瘀生新，温经止痛之功，寓生新于化瘀之内，使瘀血得去，新血得生，则腹痛自止。正如唐宗海所云之"血瘀能化之，即所以生之，产后多用"（《血证论》），有生新血、化瘀血之意，故名"生化"。

本方配伍特点是补消温并用，养血活血之中寓祛瘀生新之法。

【运用】

1. 辨证要点 本方为妇女产后常用方，以产后血虚瘀滞偏寒者，恶露不行，小腹冷痛为辨证要点。

2. 加减法 若恶露已行而腹微痛者，可去破瘀之桃仁；若瘀滞较甚，腹痛较剧者，可加蒲黄、五灵脂、延胡索、益母草等以祛瘀止痛；若小腹冷痛甚者，可加小茴香、肉桂等以温经散寒；若气滞明显者，可加木香、香附、乌药等以理气止痛。

3. 现代研究与临床运用 药理研究表明，生化汤具有镇痛、抗炎、改善血液流变学指标、体外抗血栓、调节子宫舒缩功能、解除血管平滑肌痉挛、促进骨髓及脾脏的造血功能等药理作用，常用于产后子宫复旧不良、痛经、功能性子宫出血、不全流产、中期妊娠引产等证属血虚寒凝、瘀血内阻者。

4. 使用注意 产后恶露过多，甚至出血不止者，血热而有瘀滞者，恶露过多，出血不止，甚则汗出气短神疲者，禁用。

失笑散

《太平惠民和剂局方》

【组成】 蒲黄炒香 五灵脂酒研，淘去沙土，各等分（各 6g）

【用法】 上先用酽醋调二钱，熬成膏，入水一盏，煎七分，食前热服（现代用法：共为细末，每服 6g，用黄酒或醋冲服；亦可每日取 8～12g，用纱布包煎，作汤剂服）。

【功用】 活血祛瘀，散结止痛。

【主治】 瘀血停滞证。心腹刺痛，或产后恶露不行，或月经不调，少腹急痛。

【证治】 本方所治诸痛，均由瘀血阻滞不行所致。瘀血内停，脉络阻滞，血行不畅，不通则痛，故见心腹刺痛，或少腹急痛；瘀阻胞宫，则月经不调，或产后恶露不行。本方证属瘀血阻滞心腹；治当活血祛瘀，散结止痛。

【方解】 方中五灵脂苦咸甘温，入肝经血分，功擅通利血脉，散瘀止痛；蒲黄甘平，行血消瘀，炒用并能止血，二者相须为用，为化瘀散结止痛的常用组合。以黄酒或酽醋冲服，乃取其活血脉，行药力，化瘀血，增强活血止痛之功，且制五灵脂气味之腥臊。诸药合用，共奏祛瘀止痛、推陈致新之功；使瘀血得去，脉道通畅，则诸症自解。吴谦释用本方"不觉诸证悉除，直可以一笑而置之矣"，故以"失笑"名之。

本方配伍特点是独取祛瘀止痛之品，药简力专。

【运用】

1. 辨证要点 本方是治疗瘀血所致多种疼痛的基础方，尤以肝经血瘀者为宜。以心腹刺痛，或妇人月经不调、少腹急痛等为辨证要点。

2. 加减法 若瘀血甚者，可酌加当归、赤芍、川芎、桃仁、红花、丹参等以加强活血祛瘀之力；若兼见血虚者，可合四物汤同用，以增强养血调经之功；若疼痛较剧者，可加乳香、没药、元胡等以化瘀止痛；兼气滞者，可加香附、川楝子等以行气止痛；兼寒者，加炮姜、艾叶、小茴香等以温经散寒。

3. 现代研究与临床运用 药理研究表明，失笑散具有扩张血管、降低血管阻力、增加血流量、改善微循环、抗动脉粥样硬化、抗心律失常、改变子宫血流动力学指标、调整内脏和血管平滑肌功能等药理作用，常用于痛经、闭经、冠心病心绞痛、高脂血症、宫外孕、子宫内膜异位症、崩漏、慢性胃炎、胃脘痛等证属瘀血停滞者。

4. 使用注意 孕妇忌用；脾胃虚弱、无瘀血者及经期妇女不宜应用。

丹参饮

《时方歌括》

【组成】 丹参一两（30g） 檀香 砂仁各一钱半（各 4.5g）

【用法】 以水一杯，煎七分服。

【功用】 活血祛瘀，行气止痛。

【主治】 血瘀气滞之心胃诸痛。

【证治】 本方所治之心胃诸痛，均为气血瘀滞、互结于中所致。心胃疼痛，初起气结在经，久病则血滞在络，即叶天士所谓“久病入络”。血行脉中，最忌瘀阻，气滞血瘀，不通则痛。若血行不利，心经包络受阻，即心痛难忍；瘀血阻于胃腑，即胃痛不适。气行则血行，气滞则血瘀，即成血瘀气滞之证。本方证属血瘀气滞之心胃诸痛；治当活血祛瘀，行气止痛。

【方解】 本方重用丹参，味苦微寒，直走血分，“主心腹邪气”（《神农本草经》），“入心包络，破瘀”（《本草求真》），活血化瘀，止痛而不伤气血，为君药。檀香辛温，理气调中，散寒止痛；砂仁辛温，醒脾气而能化湿，共为臣药。两药与丹参相配，共奏活血祛瘀、行气止痛之功，使血行气畅，则疼痛自止。

本方配伍特点是重用活血药，轻用行气药，气血并治，重在化瘀。

【运用】

1. 证治要点 本方药性平和，是治疗气滞血瘀之心胃疼痛的基础方，临床应用，以心胃诸痛，舌质暗红，脉弦为证治要点。

2. 加减法 若胃脘胀痛，连及两胁，嗳气呕恶，舌质暗红，可加元胡、炒川楝子、代赭石、旋覆花，以疏肝止痛、和胃降逆；若见胸闷憋气，心胸刺痛，痛引肩背，可加赤芍、川芎、红花、枳实，以加强活血行气止痛之力。

3. 现代研究与临床运用 药理研究表明，丹参饮能改善血液流变学指标、改善血液高凝状态、减轻心肌细胞损伤、缓解心肌缺血、防止心肌纤维化、降血脂、抗胃溃疡、抑菌抗炎等作用，常用于治疗慢性胃炎、消化性溃疡、胃神经官能症、贲门失弛缓症、肝炎、胆囊炎、肋间神经痛、冠心病心绞痛、心律失常、肺源性心脏病、子宫内膜异位症等证属气滞血瘀者。

4. 使用注意 出血性疼痛者，不宜应用本方；孕妇忌用。

大黄䗪虫丸

《金匮要略》

【组成】 大黄蒸，十分（7.5g） 黄芩二两（6g） 甘草三两（9g） 桃仁一升（6g） 杏仁一升（6g） 芍药四两（12g） 干地黄十两（30g） 干漆一两（3g） 虻虫一升（6g） 水蛭百枚（6g） 蛴螬一升（6g） 䗪虫半升（3g）

【用法】 上十二味，末之，炼蜜和丸小豆大，酒饮服五丸（3g），日三服（现代用法：共为细末，炼蜜为丸，重 3g，每服 1 丸，温开水或酒送服；亦可作汤剂，水煎服）。

【功用】 祛瘀生新。

【主治】 五劳虚极，干血内停证。形体羸瘦，腹满不能饮食，肌肤甲错，两目暗黑，舌质紫暗或舌边有瘀斑，脉沉涩或弦。

【证治】 本方证由五劳虚极，经络营卫俱虚，血脉凝涩，日久结成“干血”（血瘀）所致。干血内阻，久郁化热，耗伤阴血，肌肤失养，则肌肤甲错；阴血不能上荣于目，则两目暗黑；脾胃虚弱，纳运失常，则腹满不能饮食；水谷精微化生不足，无以充养机体，则形体羸瘦；舌质紫暗或舌边有瘀斑，脉沉涩皆为瘀血之征。是证乃五劳虚极为本，干血久瘀为标，若瘀血不去，则新血难生，正气亦无由以复。正如《血证论》所言：“旧血不去，则新血断不能生。干血痨人皆知其极虚，而不知其补虚正易助病，非治病也。先去其干血，而后新血得生，乃望回春。”本方证属五劳虚极、干血内停；治当祛瘀生新，丸剂缓图。

【方解】 本方为治五劳虚极、干血内停证的常用方剂。方中大黄苦寒，泻下攻积，活血祛瘀；䗪虫咸寒，破血逐瘀，共为君药。桃仁、干漆、蛴螬、水蛭、虻虫等助君药以破血通络，攻逐瘀血，俱为臣药。杏仁苦温，宣肺利气，润肠通便；重用干地黄、芍药滋养阴血，使破血而不伤血；黄芩清瘀久所生之热，共为佐药。甘草、白蜜，益气缓中，调和诸药；以酒饮服，助活血以行药势，用为佐使。即尤在泾在《金匮要略心典》中所云“润以濡其干，虫以动其瘀，通以去其闭”之意。诸药共为丸，养血而不留瘀，祛瘀而不伤正，使阴血得补，干血得化，故《金匮要略》云“缓中补虚”。

本方配伍特点有二：其一是主以虫类，破瘀消癥，寓攻于补；其二是制以丸剂缓图，祛瘀生新。

【运用】

1. 辨证要点　本方为治疗虚劳瘀血之“干血痨”证的代表方，临床应用以形体羸瘦，肌肤甲错，两目暗黑，舌有瘀斑，脉涩为辨证要点。

2. 加减法　若瘀滞不甚者，去水蛭、蛴螬；若湿热甚者，加茵陈、栀子；若气滞腹胀甚者，加木香、槟榔、青皮、厚朴；若小便不利者，加白茅根、车前子、泽泻；若虚弱甚者，加人参、黄芪、当归。

3. 现代研究与临床运用　药理研究表明，大黄䗪虫丸具有抗肝损伤及肝纤维化、抗血小板聚集、改善血液流变学和微循环指标、保护脑组织、降血脂和抗动脉粥样硬化，促进肠蠕动及减轻肠粘连、改善肾功能、减轻肾间质纤维化程度等作用、并有显著的镇静、镇痛、抗惊厥作用，常用于肝硬化、肝脾肿大、慢性乙型肝炎、脑动脉硬化症、周围血管病、高脂血症、肠粘连、阑尾包块、宫外孕、子宫肌瘤等证属瘀血内结者。

4. 使用注意　方中破血祛瘀之品较多，虽配伍补虚扶正之品，有祛瘀生新之意，但在干血祛除后，仍应施以补益之剂以收全功；有出血倾向者慎用；孕妇禁用。

第二节 止血剂

止血剂，适用于血溢脉外，离经妄行而出现的吐血、衄血、咳血、便血、尿血、崩漏等各种出血症状。常以止血药如小蓟、侧柏叶、槐花、白茅根，或灶心黄土、艾叶、炮姜等为主组成方剂。出血病因有寒热虚实之不同，部位有上下内外之区别，病势有轻重缓急之差异。故止血剂的组方配伍，应随具体证情而异。如血热妄行者，常用凉血止血药为主，配栀子、青黛、大黄等清热泻火药；阳虚不能摄血者，常用温阳止血药为主，配白术、附子等温阳健脾药；上部出血者可配引血下行药如牛膝、代赭石等以降逆；下部出血者则辅以少量升提药如荆芥穗、升麻等兼以升举。如慢性出血，应着重治本，或标本兼顾；突然大出血者急宜止血治标；气随血脱，又急需大补元气，益气固脱为先；出血兼有瘀滞者，又宜止血药中酌配活血之品，以免留瘀之弊。止血应治本，还要审因论治，切勿一味着眼于止血，即前人所谓“见血休止血”。代表方剂如十灰散、小蓟饮子、黄土汤等。

十灰散

《十药神书》

【组成】 大蓟 小蓟 荷叶 侧柏叶 茅根 茜根 山栀 大黄 牡丹皮 棕榈皮各等分（各 9g）

【用法】 上药各烧灰存性，研极细末，用纸包，碗盖于地上一宿，出火毒，用时先将白藕捣汁或萝卜汁磨京墨半碗，调服五钱，食后服下（现代用法：各药烧炭存性，为末，藕汁或萝卜汁磨京墨适量，调服 9～15g；亦可作汤剂，水煎服，用量按原方比例酌定）。

【功用】 凉血止血。

【主治】 血热妄行之上部出血证。呕血、吐血、咯血、嗽血、衄血，血色鲜红，来势急暴，舌红，脉数。

【证治】 本方主治上部出血诸证，乃因火热炽盛，气火上冲，损伤血络，离经妄行所致。火热炽盛，则血色鲜红；热邪迫血妄行，则来势急暴；舌红、脉数亦为火热炽盛之征。本方证属血热妄行之上部出血；治当凉血止血。

【方解】 方中大蓟、小蓟性味甘凉，长于凉血止血，且能散瘀，合为君药。荷叶、侧柏叶、白茅根皆能凉血止血；棕榈皮收涩止血，与君药相配，增强塞流澄源之功，皆为臣药。因气盛火旺，血热妄行，故用栀子、大黄清热泻火，可使邪热从二便分消，使气火得降而血止，为佐药。重用凉降涩止之品，恐致留瘀，故以牡丹皮配大黄凉血祛瘀，使止血而不留瘀，亦为佐药。用法中用藕汁和萝卜汁磨京墨调服，藕汁能清热凉血散瘀，萝卜汁降气清热以助止血，京墨有收涩止血之功，皆属佐药之用。诸药皆炒炭存性，亦可加强收敛止血之力。全方集凉血、止血、清降、祛瘀诸法于一方，但以凉血止血为主，使血热清，气火降，则出血自止。

本方配伍特点是炒炭存性，纳清降以助凉血，佐祛瘀以防留瘀。

【运用】

1. 辨证要点 本方为主治血热妄行所致的各种上部出血证而设，以血色鲜红，来势急暴，舌红，脉数为辨证要点。

2. 加减法　若气火上逆，血热较盛者，可用本方改作汤剂使用，酌加大黄、栀子的用量，并可配入牛膝、代赭石等镇降之品，以引血下行。

3. 现代研究与临床运用　药理研究表明，十灰散方生品及炭药均有促进止血、凝血的作用，缩短凝血酶原、凝血酶时间和血浆复钙时间，促进肝损伤修复，清除内毒素及降低肿瘤坏死因子水平等作用，常用于上消化道出血、痔疮出血、溃疡性结肠炎、急性放射性肠炎、支气管扩张、肺结核咯血、鼻衄、眼前房出血及面部激素依赖性皮炎等证属血热妄行者。

4. 使用注意　本方为散剂，既可内服，亦能外用，但应预先制备，使火气消退，方可使用。方中药物皆烧炭，但应注意“存性”，否则药效不著。虚寒性出血忌用。

【附方】

四生丸(《妇人大全良方》)　生荷叶　生艾叶　生柏叶　生地黄各等分（各 9g）　共研，丸如鸡子大，每服一丸。亦可作汤剂水煎服，用量按原方比例酌定。功效：凉血止血。主治：血热妄行所致之吐血、衄血，血色鲜红，口干咽燥，舌红或绛，脉弦数。

本方与十灰散，均为凉血止血之剂，均可用于治疗血热妄行所致的上部出血证。本方四药生用，为标本兼顾之方。但十灰散诸药炒炭，意在治标。

咳血方

《丹溪心法》

【组成】　青黛水飞（6g）　瓜蒌仁去油（9g）　海粉去砂（9g）　山栀子炒黑（9g）　诃子（6g）（原方未著用量）

【用法】　上为末，以蜜同姜汁为丸，噙化（现代用法：共研末为丸，每服 9g。亦可作汤剂，水煎服）。

【功用】　清肝宁肺，凉血止血。

【主治】　肝火犯肺之咳血证。咳嗽痰稠带血，咯吐不爽，心烦易怒，胸胁作痛，咽干口苦，颊赤便秘，舌红苔黄，脉弦数。

【证治】　本方证系肝火犯肺，灼伤肺络所致。肺为清虚之脏，木火刑金，肺津受灼为痰，清肃之令失司，则咳嗽痰稠，咯吐不爽；肝火灼肺，损伤肺络，血从上溢，故见痰中带血；肝火内炽，故心烦易怒，胸胁作痛，咽干口苦，颊赤便秘；舌红苔黄，脉弦数为火热炽盛之征。本方证属肝火犯肺之咳血，病位虽在肺，但病本则在肝；按治病求本的原则，治当清肝宁肺，凉血止血。

【方解】　方中青黛咸寒，入肝、肺二经，清肝泻火，凉血止血；山栀子苦寒，入心、肝、肺经，清热凉血，泻火除烦，炒黑可入血分而止血，两药合用，澄本清源，共为君药。火热灼津成痰，痰不除则咳不止，咳不止则血不宁，故用瓜蒌仁甘寒入肺，清热化痰，润肺止咳；海粉（现多用海浮石）清肺降火，软坚化痰，共为臣药。诃子苦涩平，入肺与大肠经，生用清降敛肺，化痰止咳，为佐药。诸药合用，共奏清肝宁肺之功，使木不刑金，肺复宣降，痰化咳平，其血自止，实为图本之法。

本方配伍特点是肝肺同治，主以清肝，寓止血于清热泻火之中。

【运用】

1. 辨证要点　本方为治疗肝火犯肺之咳血证的常用方，临床应用以咳痰带血，胸胁作痛，舌红苔黄，脉弦数为辨证要点。

2. 加减法 火热伤阴者，可酌加沙参、麦门冬等以清肺养阴；咳甚痰多者，可加川贝、天竺黄、枇杷叶等以清肺化痰止咳。原著注曰："咳甚者，加杏仁去皮尖，后以八珍汤加减调理。"

3. 现代研究与临床运用 咳血方目前尚未查到现代研究资料。常用于支气管扩张、肺结核、支气管炎或合并肺气肿、肺癌等咳血证属肝火犯肺者。

4. 使用注意 本方寒凉降泄，脾虚便溏及肺肾阴虚者慎用。

小蓟饮子

《济生方》，录自《玉机微义》

【组成】 生地黄 小蓟 滑石 木通 蒲黄 藕节 淡竹叶 当归 山栀子 甘草各等分（各9g）

【用法】 上㕮咀，每服半两（15g），水煎，空心服（现代用法：作汤剂，水煎服，用量据病证酌情增减）。

【功用】 凉血止血，利水通淋。

【主治】 热结下焦之血淋、尿血。尿中带血，小便频数，赤涩热痛，舌红，脉数。

【证治】 本方证因下焦瘀热，损伤膀胱血络，气化失司所致。热结膀胱，损伤血络，络破血溢，故尿中带血，其痛者为血淋，若不痛者为尿血。由于瘀热蕴结下焦，膀胱气化失司，故见小便频数，赤涩热痛。舌红脉数，亦为热结之征。本方证属瘀热结于下焦之血淋、尿血；治当凉血止血，利水通淋。

【方解】 方中小蓟甘凉入血分，功擅清热凉血止血，又可利尿通淋，尤宜于尿血、血淋之症，为君药。生地黄甘寒质润，苦寒清热，入肾经，凉血止血，养阴清热；蒲黄、藕节助君药凉血止血，并能消瘀，共为臣药。君臣相配，止血而不留瘀。热在下焦，宜因势利导，故以滑石、竹叶、木通清热利水通淋；栀子清泄三焦之火，导热从下窍而出；当归辛甘性温，养血和血，引血归经，兼防诸药寒凉滞血，合而为佐。使以甘草缓急止痛，和中调药。诸药合用，凉血清利合法，凉血止血为主，利水通淋为辅，为治疗下焦瘀热所致血淋、尿血的有效方剂。本方是由导赤散加小蓟、藕节、蒲黄、滑石、栀子、当归而成，由清心养阴、利水通淋之方易为凉血止血、利水通淋之剂。

本方配伍特点有二：其一是止血之中寓以化瘀，止血而不留瘀；其二是清利之中寓以养阴，利水而不伤正。

【运用】

1. 辨证要点 本方为治疗下焦瘀热所致血淋、尿血之常用方，临床应用以尿中带血，小便赤涩热痛，舌红，脉数为辨证要点。

2. 加减法 方中甘草应以生甘草为宜，以增强清热泻火之力；若尿道刺痛者，可加琥珀末1.5g吞服，以通淋化瘀止痛；若血淋、尿血日久气阴两伤者，可减木通、滑石等寒滑渗利之品，酌加太子参、黄芪、阿胶等以补气养阴。

3. 现代研究与临床运用 小蓟饮子目前尚未查到现代研究资料。常用于急性泌尿系感染、泌尿系结石、肾结核、紫癜性肾炎、血精等证属下焦瘀热、蓄聚膀胱者。

4. 使用注意 方中药物多属寒凉通利之品，若血淋、尿血日久兼寒或阴虚火动或气虚不摄者，均不宜使用。

槐花散

《普济本事方》

【组成】　槐花炒（12g）　柏叶杵，焙（12g）　荆芥穗（6g）　枳壳麸炒各等分（各6g）

【用法】　上为细末，用清米饮调下二钱（6g），空心食前服（现代用法：为细末，每服6g，开水或米汤调下；亦可作汤剂，水煎服，用量按原方比例酌定）。

【功用】　清肠止血，疏风行气。

【主治】　风热湿毒，壅遏肠道，损伤血络便血证。肠风、脏毒，或便前出血，或便后出血，或粪中带血，以及痔疮出血，血色鲜红或晦暗，舌红苔黄，脉数。

【证治】　本方所治肠风、脏毒，皆因风热或湿热邪毒，壅遏肠道血分，损伤脉络，血渗外溢所致。一般而言，"肠风者，下血新鲜，直出四射，皆由便前而来……脏毒者，下血瘀晦，无论便前便后皆然。"（《成方便读》）本方证属风热湿毒，壅遏肠道，损伤血络便血；治当清肠凉血，疏风行气。

【方解】　方中槐花苦微寒，善清大肠湿热，凉血止血，为君药。侧柏叶味苦微寒，清热止血，可增强君药凉血止血之力，为臣药。荆芥穗辛散疏风，微温不燥，炒用入血分而止血；盖大肠气机为风湿热毒所遏，故用枳壳行气宽肠，以达"气调则血调"之目的，共为佐药。诸药合用，既能凉血止血，又能清肠疏风，俟风热、湿热邪毒得清，则便血自止。

本方配伍特点是寓行气于止血之中，寄疏风于清肠之内，相反相成。

【运用】

1. 辨证要点　本方主治风热湿毒，壅遏肠道，损伤血络之肠风、脏毒下血，临床应用以便血，血色鲜红，舌红，脉数为辨证要点。

2. 加减法　若便血较多，荆芥可改用荆芥炭，并酌加黄芩炭、地榆炭、棕榈炭等，以加强止血之功；若大肠热甚，可加入黄连、黄芩等以清肠泄热；若便血日久血虚，可加入熟地、当归等以养血和血。

3. 现代研究与临床运用　药理研究表明，槐花散具有改善肠道微循环，降低血液黏稠度、抗凝血、维持机体纤维蛋白正常溶解、增强网状内皮系统吞噬功能、消炎镇痛、降低血清促炎因子水平、减轻肠道炎症反应等作用，常用于治疗痔疮出血、溃疡性结肠炎出血、肛裂出血、肠癌便血等证属风热或湿热邪毒、壅遏肠道、损伤脉络者。

4. 使用注意　本方药性寒凉，故只可暂用，不宜久服。便血日久属气虚或阴虚者，以及脾胃素虚者均不宜使用。

黄土汤

《金匮要略》

【组成】　甘草　干地黄　白术　附子炮　阿胶　黄芩各三两（各9g）　灶心黄土半斤（30g）

【用法】　上七味，以水八升，煮取三升，分温二服（现代用法：先将灶心土水煎过滤取汤，再煎余药，阿胶烊化冲服）。

【功用】　温阳健脾，养血止血。

【主治】 脾阳不足、脾不统血证。大便下血，先便后血，以及吐血、衄血，妇人崩漏，血色暗淡，四肢不温，面色萎黄，舌淡苔白，脉沉细无力。

【证治】 本方证因脾阳不足、统摄无权所致。脾主统血，脾阳不足失去统摄之权，则血从上溢而为吐血、衄血；血从下走则为便血、崩漏。血色暗淡，四肢不温，面色萎黄、舌淡苔白，脉沉细无力，皆为中焦虚寒、阴血不足之象。本方证属脾阳不足、脾不统血；治当温阳健脾，养血止血。

【方解】 方中灶心黄土（即伏龙肝），辛温而涩，温中止血，为君药。白术、附子温阳健脾，助君药以复脾土统血之权，共为臣药。然辛温之白术、附子易耗血动血，且出血者，阴血每亦亏耗，故以生地、阿胶滋阴养血止血；更配苦寒之黄芩与阴柔滋润之地黄、阿胶，既可补阴血之不足，又能制约白术、附子过于温燥之性；地黄、阿胶得白术、附子，则滋而不腻，均为佐药。甘草调药和中为使。诸药合用，为温中健脾、养血止血之良方。

本方配伍特点是寓止血于温阳滋阴之中，寒热并用，刚柔相济，吴瑭称本方为“甘苦合用，刚柔互济法”（《温病条辨》）。

【运用】

1. 辨证要点 本方主治脾阳不足所致的便血或崩漏，以血色暗淡，舌淡苔白，脉沉细无力为辨证要点。

2. 加减法 若出血多者，酌加三七、白及等以止血；若气虚甚者，可加人参以益气摄血；若胃纳较差者，阿胶可改为阿胶珠，以减其滋腻之性；若脾胃虚寒较甚者，可加炮姜炭以温中止血。方中灶心黄土，可以赤石脂代之。

3. 现代研究与临床运用 药理研究表明，黄土汤具有止血、止泻、降低炎症反应、促进结肠黏膜修复、缩小胃溃疡面积等作用，常用于消化道溃疡、溃疡性结肠炎、肝硬化食管静脉曲张出血、鼻衄、肺癌咯血、血小板减少性紫癜、功能性子宫出血、先兆流产、崩漏、尿血、呕吐、腹泻等证属脾阳不足者。

4. 使用注意 血热迫血妄行者忌用。

小 结

理血剂主要用于瘀血或出血病证，分为活血剂和止血剂两类。理血剂共选正方 14 首，附方 9 首。

1. 活血剂 本类方剂均有通利血脉以祛除瘀滞的作用，适用于血行不畅或瘀血内阻之证。其中桃核承气汤以破血下瘀、荡涤瘀热为主，用治血热互结于下焦之蓄血证。血府逐瘀汤具有活血祛瘀、行气止痛的功效，适用于血瘀气滞和留结胸中之胸痛、头痛等症。补阳还五汤补气活血通络，为主治气虚血滞、脉络瘀阻所致半身不遂之常用方。复元活血汤主治胁肋疼痛，乃因跌打损伤所致者。温经汤和生化汤两方，均为妇科经产之剂；温经汤温经散寒，养血行瘀，重在温养而非攻逐，为治疗冲任虚寒、瘀血内阻所致月经不调之常用方；生化汤活血祛瘀，温经止痛，多用于产后恶露不行、小腹疼痛证属血虚有寒者。失笑散以活血祛瘀、散结止痛见长，为治疗血瘀心腹疼痛之基础方；丹参饮为活血祛瘀、行气止痛之剂，适用于血瘀气滞之心胃诸痛。大黄䗪虫丸以活血消癥、祛瘀生新见长，为治疗五劳虚极、干血内停证之代表方，适用于形体羸瘦、腹满不能饮食、肌肤甲错、两目暗黑之“干血瘀”证。

2. 止血剂　本类方剂均有止血作用，主治各种出血证。其中十灰散、咳血方、小蓟饮子、槐花散均为凉血止血之剂，皆可治疗火热迫血妄行之出血证。但十灰散凉血止血之中寓有清降、祛瘀，兼以收涩，止血力量较大，可广泛用于上部各种出血证。咳血方主要用于肝火犯肺之咳血，重在清肝火、化痰热而治本。小蓟饮子和槐花散均治下部出血，但前者利水通淋，主要用于血淋或尿血之证；而后者善于清肠疏风，主要用治肠风、脏毒下血。黄土汤重在温阳健脾以摄血，适用于脾阳不足、统摄无权所致之各种出血，尤多用于便血与崩漏。

复习思考题

（1）应用理血剂的注意事项是什么？
（2）如何辨证配伍运用止血剂？
（3）血府逐瘀汤的配伍特点是什么？
（4）比较补阳还五汤与血府逐瘀汤的异同点。
（5）王清任所创的“五逐瘀汤”在功用、主治、用药特点方面有何异同？
（6）比较温经汤与生化汤的异同点。
（7）比较黄土汤与归脾汤的异同点。
（8）为何咳血方是体现“治病求本”治法的方剂？

复习思考题答案

第二十章

治风剂

方论选录　　　　课件　　　　问难

导学

学习目标

熟悉治风剂的概念、适应证、分类及注意事项。掌握治风剂1类方剂（川芎茶调散、羚角钩藤汤、镇肝熄风汤、天麻钩藤饮、大定风珠、地黄饮子）的组成、功用、主用、主要配伍关系及临证使用要点；熟悉2类方剂（大秦艽汤、消风散）的组成、功用、主治、主要配伍关系及临证使用要点；了解3类方剂（小活络丹、牵正散、玉真散）的组成、功用、主治。

凡以辛散祛风或熄风止痉药物为主组成，具有疏散外风或平熄内风作用，用以治疗风病的方剂，统称治风剂。

风病的范围很广，病情也比较复杂，但根据其成因，概括起来，可分为外风和内风两大类。外风是指风邪外袭，侵入人体，留于肌表、经络、肌肉、筋骨、关节等所致的病证。其主要表现为头痛，恶风，肌肤瘙痒，肢体麻木，筋骨挛痛，关节屈伸不利，或口眼㖞斜等。内风是由脏腑功能失调所致的风病，其病机有热极生风、肝阳化风、阴虚动风以及血虚生风等，常表现为眩晕，震颤，四肢抽搐，足废不用，语言謇涩，甚或突然昏倒，不省人事，口眼㖞斜，半身不遂等。

风病有外风和内风之分，外风宜疏散，内风宜平熄，因此治风剂分为疏散外风剂和平熄内风剂两类。

应用治风剂应注意以下几点：

（1）应辨清风病之属内、属外，外风治宜疏散，而不宜平熄；内风只宜平熄，而忌用疏散。但外风与内风之间，亦可相互影响，外风可以引动内风，内风亦可兼夹外风，对这种错综复杂的证候，应分清主次，兼顾治之。

（2）应分清病邪的兼夹以及病情的虚实，进行相应的配伍，如风邪兼寒、兼热、兼湿，或夹痰、夹瘀等，则应与散寒、清热、祛湿、化痰以及活血化瘀等法配合运用，以符合病情的需要。

（3）风为阳邪，易从热化，祛风药又多辛温香燥而助热，故疏散外风剂常配伍清热药；“风胜则干”，风邪浸淫血脉，每易损伤阴血，加之祛风药之辛温香燥亦易耗伤阴血，而阴血既伤，又致血虚生风，故疏散外风剂常配伍养血药。

（4）内风证有虚实之别。内风之实证，或因热盛动风，或因阴虚阳亢。由于热盛易伤津灼痰，或炼液成痰，故平熄内风剂常配伍清热、滋阴、化痰之品。内风之虚证，多因温病后期，阴血亏虚，致虚风内动，常以滋补阴血药为主，配伍平肝潜阳之品。

（5）辛散疏风药多温燥，易伤津液，且易于助火，故阴虚津亏、阳亢有热者应慎用，或佐以滋阴之品。

第一节　疏散外风剂

疏散外风剂，适用于风邪外袭，侵入肌肉、经络、筋骨、关节等处所致诸病证。如风邪上犯头部所致的头痛，风邪中于经络所致的半身不遂，风邪郁于肌腠所致的风疹、湿疹，风中头面经络所致的口眼㖞斜，以及风邪着于肌肉、筋骨、关节所致的关节疼痛、麻木不仁、屈伸不利等。常以辛散祛风药（如羌活、独活、荆芥、防风、川芎、白附子等）为主组方。在配伍方面，应根据病人体质的强弱、感邪的轻重以及病邪的兼夹等不同情况，分别配伍祛寒、清热、祛湿、祛痰、养血、活血之品。代表方如川芎茶调散、大秦艽汤、小活络丹、牵正散、玉真散、消风散等。

川芎茶调散

《太平惠民和剂局方》

【组成】　薄荷叶不见火，八两（240g）　川芎　荆芥去梗，各四两（各120g）　细辛去芦，一两（30g）　防风去芦，一两半（45g）　白芷　羌活　甘草爁，各二两（各60g）

【用法】　上为细末，每服二钱（6g），食后茶清调下（现代用法：共为细末，每次6g，每日2次，饭后清茶调服；亦可作汤剂，用量按原方比例酌减，水煎服）。

【功用】　疏风止痛。

【主治】　外感风邪头痛。偏正头痛或巅顶作痛，或恶风发热，目眩鼻塞，舌苔薄白，脉浮。

【证治】　头为诸阳之会，风邪外袭，循经上犯头目，阻遏清阳之气，故头痛；风邪袭表，邪正相争，则见恶风发热，目眩鼻塞，脉浮等症。若风邪稽留不去，头痛日久不愈，风邪入络，其痛或偏或正，休作无时，即为头风。证属外感风邪、上扰清空所致，治当疏风止痛。

【方解】　方中川芎、羌活、白芷疏风止痛，均为君药。其中，羌活辛温，上行头目，为治诸经头痛之要药，善于祛风活血而止头痛，长于治少阳、厥阴经头痛（头顶或两侧痛）；羌活辛苦温，善治太阳经头痛（后脑牵连项部痛）；白芷辛温，善治阳明经头痛（前额及眉棱骨痛）。细辛散寒止痛，并长于治少阴经头痛，与白芷并用可宣通鼻窍；薄荷用量独重，能清利头目，搜风散热；荆芥、防风辛散上行，疏散上部风邪。上述各药，辅助君药以增强疏风止痛之功，共为臣药。甘草调和诸药，服时以清茶调下，取其苦凉之性，既可清利头目，又能制约诸风药过于温燥与升散，使升中有降，为佐使药。诸药相合，共奏疏风止痛之功。

本方配伍特点有二：其一是基于“伤于风者上先受之”认识，集川芎、白芷、羌活、细辛、防风等风药于一方，充分体现“巅顶之上惟风药可到”的治法；其二，在运用大队温燥升散风药时，以清茶调服，寓清降于辛温升散，使温燥有制，升中有降。

【运用】

1. 辨证要点 本方主治外感风邪之头痛，临床应用以头痛，目眩鼻塞，舌苔薄白，脉浮为辨证要点。

2. 加减变化 若头痛偏于风寒者，重用川芎，加生姜、紫苏叶以散寒祛风；若头痛偏于风热者，可去羌活、细辛，加蔓荆子、菊花以疏散风热；若头痛久而不愈，加全蝎、僵蚕、红花等通络活血。

3. 现代研究与临床运用 药理研究表明，川芎茶调散有显著的解热、镇痛、镇静、抗炎、耐缺氧、抗凝、抗氧化、提高免疫力等作用，常用于感冒头痛、偏头痛、血管神经性头痛、慢性鼻炎所引起的头痛等证属外感风邪、上扰清窍者。

4. 使用注意 本方运用时宜量轻微煎，取其轻清升散之用。

【附方】

1. 菊花茶调散(《丹溪心法附余》) 菊花 川芎 荆芥穗 羌活 甘草 白芷各二两（各60g） 细辛洗净，一两（30g） 防风去节，一两半（45g） 蝉蜕 僵蚕 薄荷各五钱（各15g） 上为末。每服二钱（6g），食后茶清调下。功用：疏风止痛。主治：风热上扰头目之偏正头痛，或巅顶头痛，头晕目眩。

2. 苍耳散(《重订严氏济生方》) 辛夷仁半两（15g） 苍耳子炒，二钱半（7.5g） 香白芷一两（30g） 薄荷叶半钱（1.5g） 并晒干，为细末，每服二钱（6g），用葱、茶清食后调服。功用：疏风止痛，通利鼻窍。主治：风邪上攻之鼻渊。症见鼻塞、流浊涕，不辨香臭，前额头痛等。

川芎茶调散、菊花茶调散、苍耳子散均可治疗外感风邪头痛。川芎茶调散药性偏温，对于风寒头痛更为适宜；菊花茶调散尚伍用疏散风热、清利头目之菊花、僵蚕、蝉蜕，适宜于风热之头痛眩晕；苍耳散中辛夷、苍耳子可宣通鼻窍，故适用于风邪上攻之鼻渊头痛。

大秦艽汤

《素问病机气宜保命集》

【组成】 秦艽三两（90g） 甘草二两（60g） 川芎二两（60g） 当归二两（60g） 白芍药二两（60g） 细辛半两（15g） 川羌活 防风 黄芩各一两（各30g） 石膏二两（60g） 吴白芷一两（30g） 白术一两（30g） 生地黄一两（30g） 熟地黄一两（30g） 白茯苓一两（30g） 川独活二两（60g）

【用法】 上十六味，锉。每服一两（30g），水煎去滓，温服无时（现代用法：为散，每次30g，水煎去滓服；或作汤剂，用量按原方比例酌定，水煎服）。

【功用】 祛风清热，养血活血。

【主治】 风邪初中经络证。口眼㖞斜，舌强不能言语，手足不能运动，风邪散见，不拘一经者。

【证治】 本方所治乃风邪初中经络之证。中风多因正气先虚，风邪乘虚而入，气血痹阻，经络不畅，加之血弱不能养筋，因而口眼㖞斜；血弱不能养筋，故手足不能运动，舌强不能言语。风邪散见，不拘一经者，乃风邪善行而数变，治当祛风通络为主，辅以益气、养血、活血之法。

【方解】 方中重用秦艽，苦辛而平，祛风而通经活络，为君药。羌活、独活、防风、白芷、细辛均为辛温之品，祛风散邪，助君药祛风之力，并为臣药。然言语与手足运动障碍，亦与血虚不能养筋有关，且风药多燥，易伤阴血，故配伍熟地黄、当归、白芍养血柔筋，使祛风而不伤津；复用川芎和当归、白芍相协，使之活血通络，“血活则风散而舌本柔矣”。气能生血，故用白术、茯苓、甘草益气健脾，以助生化之源。风为阳邪，郁而化热，故以生地黄、石膏、黄芩清泄郁热，并可制诸风药辛温行散之性。以上共为佐药。甘草调和诸药，兼为使药。诸药相合，共奏祛风清热、养血活血之效。

本方配伍特点有三：其一是疏养结合，邪正兼顾，辛温行散而不伤血，养血荣筋而不恋邪；其二是治风与活血共施，有“治风先治血，血行风自灭”之妙；其三是辛温升散祛风药与寒凉清热药配伍，既制约祛风药升散太过，又遏制风邪郁而化热。

【运用】

1. 辨证要点 本方主治外感风邪，初中经络证，临床应用以口眼㖞斜，舌强不语，手足不能运动等病程较短，并兼有表证为辨证要点。

2. 加减变化 若无内热者，可去黄芩、石膏、生地黄等清热之品，专以祛风养血通络。原书谓“如遇阴天，加生姜七八片；如心下痞，每两加枳实一钱同煎”，可资临证参佐。

3. 现代研究与临床运用 药理研究表明，大秦艽汤具有抗凝、抗血小板黏附聚集、抗炎、降低血黏度等作用，常用于颜面神经麻痹、脑血管痉挛、脑血栓形成所致语言謇涩、半身不遂等证属风邪初中经络者。

4. 使用注意 本方辛温发散之品较多，阴血亏虚者应慎用；风邪直中脏腑，或属内风者，不宜使用本方。

小活络丹（原名活络丹）

《太平惠民和剂局方》

【组成】 川乌炮，去皮、脐 草乌炮，去皮、脐 地龙去土 天南星炮，各六两（各180g） 乳香研 没药研，各二两二钱（各66g）

【用法】 上为细末，入研药和匀，酒面糊为丸，如梧桐子大，每服二十丸，空心，日午冷酒送下，荆芥茶下亦得（现代用法：为蜜丸，每丸重3g，每次1丸，每日2次，用陈酒或温开水送服；亦可作汤剂，剂量按比例酌减，川乌、草乌先煎）。

【功用】 祛风除湿，化痰通络，活血止痛。

【主治】 风寒湿邪留滞经络之证。肢体筋脉挛痛，关节伸屈不利，疼痛游走不定。亦治中风，手足不仁，日久不愈，经络中有湿痰瘀血，而见腰腿沉重，或腿臂间作痛。

【证治】 风寒湿邪或痰湿瘀血留滞经络，以致气血不得宣通，营卫失其流畅，故见肢体挛痛、关节伸屈不利等症。证属风寒湿痰瘀血闭阻经络，治当祛风除湿，化痰通络，活血止痛。

【方解】 方中川乌、草乌大辛大热，长于祛风除湿、温通经络，并有较强的止痛作用，共为君药。天南星祛风化痰，以除经络中之痰湿，亦有止痛之效，为臣药。乳香、没药行气活血，以化络中之瘀血；地龙性善走窜，通经活络，俾经络气血流畅，则风寒湿邪不易留滞，共为佐药。陈酒送服，以助药势，并引诸药直达病所，为使药。诸药合用，共奏祛风除湿、化痰通络、活血止痛之功，祛除留滞于经络中之风寒湿邪与痰浊瘀血，使气血流畅，经络宣通，则诸症可除。本方以酒面糊为丸者，有“峻药缓投”之意。

【运用】

1. 辨证要点 本方主治风寒湿痹证，临床应用以肢体筋脉挛痛，关节屈伸不利，舌淡紫，苔白为辨证要点。

2. 加减变化 若偏风胜，疼痛游走不定为主者，加防风、大秦艽汤以增祛风之力；若偏湿胜，腰腿沉重而痛者，加苍术、防己、薏苡仁以祛风除湿；若偏寒胜，肢节冷痛为主者，重用川乌、草乌，加肉桂等以散寒止痛。

3. 现代研究与临床运用 药理研究表明，小活络丹具有镇痛、镇静、抗炎、调节免疫、改善血液循环、抗氧化等作用，常用于风湿性关节炎、类风湿性关节炎、骨质增生症、坐骨神经痛、肩周炎等证属风寒湿邪留滞经络者。

4. 使用注意 本方药力峻猛，体实气壮者为宜；阴虚有热者及孕妇慎用；方中川乌、草乌毒性较大，用量应慎。

【附方】

大活络丹(《兰台轨范》) 白花蛇 乌梢蛇 威灵仙 两头尖俱酒浸 草乌 天麻煨 全蝎去毒 首乌黑豆水浸 龟板炙 麻黄 贯仲 甘草炙 羌活 官桂 藿香 乌药 黄连 熟地黄 大黄蒸 木香 沉香各二两（各60g） 细辛 赤芍 没药去油，另研 丁香 乳香去油，另研 僵蚕 天南星姜制 青皮 骨碎补 白蔻 安息香酒蒸 黑附子制 黄芩蒸 茯苓 香附酒浸，焙 玄参 白术各一两（各30g） 防风二两半（75g） 葛根 虎胫骨（禁用保护动物，条例规定需另选替代药） 当归各一两半（各45g） 血竭另研，七钱（21g） 地龙炙 犀角（现用水牛角代） 麝香另研 松脂各五钱（各15g） 牛黄另研 片脑（冰片）另研，各一钱半（5g） 人参三两（90g） 上共五十味为末，蜜丸如桂圆核大，金箔为衣。每服一丸（5g），陈酒送下，一日2次。功用：祛风扶正，活络止痛。主治：中风瘫痪、痿痹、痰厥、阴疽、流注、跌打损伤等。

大活络丹与小活络丹均有祛风通络之功，但前者集祛风、散寒、除湿、清热、行气、活血与补气、养血、补肝肾强筋骨之品于一方，邪正兼顾，故适用于邪实而体虚之证；后者纯为祛邪，药力峻猛，故适用于邪实而正气不虚者。

牵正散

《杨氏家藏方》

【组成】 白附子 白僵蚕 全蝎去毒，并生用，各等分（各6g）

【用法】 上为细末，每服一钱（3g），热酒调下，不拘时候（现代用法：为细末，每次服3g，温酒送服；亦可作汤剂，用量按原方比例酌定，水煎服）。

【功用】 祛风化痰止痉。

【主治】 中风，口眼㖞斜。

【证治】 阳明内蓄痰浊，太阳外中于风，风痰阻于头面经络，经脉不利，筋肉失养，故弛缓不用；无邪之处，气血运行通畅，相对而急，缓者为急者牵引，故口眼㖞斜。证属风痰阻于头面经络，治宜祛风化痰，通络止痉。

【方解】 方中白附子辛温燥烈，功能祛风化痰，尤擅治头面之风，为君药。全蝎、僵蚕均能祛风止痉，其中全蝎长于通络，僵蚕且能化痰，合用既助君药祛风化痰之力，又能通络止痉，共为臣药。热酒调服，可宣通血脉，并能引药入络，直达病所，为佐使药。药虽三味，合而用之，力专而效著，使风散痰消，经络通畅，则㖞斜之口眼得以复正，故名“牵正”。

【运用】

1. 辨证要点　本方主治风痰阻于头面经络之口眼㖞斜，临床应用以口眼㖞斜、舌淡苔白为辨证要点。

2. 加减变化　若风邪上攻兼头痛恶寒者，可加荆芥、防风、白芷以疏风散邪；若风邪窜络较甚，兼见面部肌肉掣动者，可加蜈蚣、地龙、天麻等以祛风通络；若血虚较甚，可加当归、鸡血藤以养血祛风。

3. 现代研究与临床运用　药理研究表明，牵正散有减轻线粒体损伤、保护神经元、抑制细胞坏死及凋亡等作用，常用于颜面神经麻痹、三叉神经痛、偏头痛等证属风痰阻络者。

4. 使用注意　本方药性辛燥，口眼㖞斜偏于寒者较宜。方中白附子、全蝎均为有毒之品，用量宜慎。

【附方】

止痉散(《方剂学》上海中医学院编)　全蝎　蜈蚣各等分　为细末，每服1～1.5g，开水送服，一日2～4次。功用：祛风止痉。主治：痉厥、四肢抽搐等。亦可治疗顽固性头痛、关节痛。

止痉散与牵正散均可祛风止痉。前者全蝎与蜈蚣相伍，祛风止痉之功更强，为治疗痉厥之效方；后者尚可化痰通络，适用于风痰阻于头面经络之证。

玉真散

《外科正宗》

【组成】　天南星　防风　白芷　天麻　羌活　白附子各等分（各6g）

【用法】　上为细末，每服二钱（6g），热酒一盅调服。更敷伤处。若牙关紧急、腰背反张者，每服三钱（9g），用热童便调服（现代用法：共为细末，每次3～6g，每日3次，用热酒或童便调服；外用适量，敷患处。亦可作汤剂，水煎服。服药后需盖被取汗，并宜避风）。

【功用】　祛风化痰，解痉止痛。

【主治】　破伤风。牙关紧急，口撮唇紧，身体强直，角弓反张。

【证治】　《外科正宗》指出破伤风的原因：“因皮肉损破，复被外邪袭入经络，渐传入里。”由此可见，破伤风亦属风邪为患。风邪通过创口侵入经脉后，发为牙关紧急，四肢抽搐，角弓反张。证属风痰阻络，筋脉拘挛，治当祛风化痰，解痉止痛。

【方解】　方中白附子、天南星味辛性温，祛风化痰，解痉止痛，为方中君药。羌活、防风、白芷疏散经络中之风邪，驱邪外出。其中羌活善搜太阳经之风，白芷善祛阳明经之风，防风善散厥阴经之风，共为臣药。天麻长于熄风解痉，为佐药。热酒、童便善通经络，行气血，为使药。诸药相合，共奏祛风化痰、解痉止痛之效。

【运用】

1. 辨证要点　本方主治风毒痰阻之破伤风，临床应用以牙关紧闭，身体强直，角弓反张为辨证要点。

2. 加减变化 若筋脉拘急，已发痉者，常配止痉散（蜈蚣、全蝎）或加地龙、僵蚕等品以增止痉之效。

3. 现代研究与临床运用 玉真散目前尚未查到现代研究资料，常用于破伤风、神经根型颈椎病、面神经麻痹、面神经炎、血管性头痛、舞蹈病等证属风痰阻络者。

4. 使用注意 本方药性偏于辛燥，易伤津耗气，故破伤风后期，津伤气脱者不宜使用。白附子、南星均生用，有毒性，服用不可过量，孕妇忌服。服药后以得汗为度，并忌风，以防复感。破伤风患处出血过多，以致血虚不能养筋而发为痉挛等症者，当以养血舒筋为治，非本方所宜。

【附方】

五虎追风散(《史全恩家传方》) 蝉蜕一两（30g） 天南星二钱（6g） 明天麻二钱（6g） 全虫带尾，七个（30g） 僵蚕炒，七条（20g） 水煎服。另用朱砂1.5g，研细，以黄酒60mL，冲服。服后五心出汗即有效，但出汗与否，应于第二日再服，连服3日。功用：祛风解痉，止痛。主治：风中经络之破伤风。症见牙关紧急，手足抽搐，角弓反张等。

五虎追风散与玉真散均可祛风止痉而主治破伤风，但前者重用虫类药，其解痉定搐之力较强；后者长于祛风化痰，而解痉之力稍逊。

消风散

《外科正宗》

【组成】 当归 生地黄 防风 蝉蜕 知母 苦参 胡麻 荆芥 苍术 牛蒡子 石膏各一钱（各3g） 甘草 木通各五分（各1.5g）

【用法】 水二盅，煎至八分，食远服（现代用法：水煎，空腹服）。

【功用】 疏风养血，清热除湿。

【主治】 风疹、湿疹。皮肤疹出色红，或遍身云片斑点，瘙痒，抓破后渗出津水，苔白或黄，脉浮数有力。

【证治】 风湿或风热之邪侵袭人体，浸淫血脉，内不得疏泄，外不得透达，郁于肌肤腠理之间而发，故见皮肤疹出色红，瘙痒，或抓破后津水流溢。苔白或黄、脉浮数为邪气袭表之征。证属风毒湿热搏于肌腠，治当疏风养血、清热除湿。

【方解】 痒自风来，故止痒必先疏风。方中荆芥、防风、牛蒡子、蝉蜕辛散透邪，疏风止痒，共为君药。湿热相搏，以苍术祛风燥湿，苦参清热燥湿，木通渗利湿热，更以石膏、知母清热泻火，俱为臣药。风热浸淫血脉，易耗伤阴血，故以当归、生地黄、胡麻仁养血活血，滋阴润燥，并寓“治风先治血，血行风自灭”之意，同为佐药。生甘草清热解毒，调和诸药，为佐使药。诸药合用，以祛风为主，兼以祛湿、清热、养血，使风邪得散，湿热得清，血脉调和，则痒疹自消。

本方配伍特点有二：其一是外疏、内清、下渗相结合，既可疏散风毒之邪从外而出，又可清热祛湿，尤能渗利湿热从下而去；其二是寄治血于治风之内，使祛邪而不伤正，邪正兼顾。

【运用】

1. 辨证要点 本方是治疗风疹、湿疹的常用方剂，临床应用以皮肤瘙痒，疹出色红，脉浮数为辨证要点。

2. 加减变化　若风毒偏盛而身热口渴者，加金银花、连翘以清热解毒；若湿热偏盛，胸脘痞满，身重乏力，舌苔黄厚而腻者，加地肤子、车前子、栀子等以清热利湿；若血分热甚，五心烦热，舌红或绛者，加赤芍、牡丹皮、紫草等以凉血解毒。

3. 现代研究与临床运用　药理研究表明，消风散有止痒、抗过敏、抗炎、免疫调节等作用，常用于荨麻疹、湿疹、皮炎、皮肤瘙痒等证属风热或风湿郁结肌肤腠理者。

4. 使用注意　服药期间忌用辛辣、鱼腥、烟酒、浓茶等，以免影响疗效。

第二节　平熄内风剂

平熄内风剂，适用于内风病证。内风的产生主要与肝有关，其病机有虚实之分。内风之实证，或为邪热亢盛，热极动风所致高热不退、抽搐痉厥等症；或为肝阳偏亢，肝风上扰所致的眩晕，头部热痛，面色如醉，甚或卒然昏倒，不省人事，口眼㖞斜，半身不遂等，治宜凉肝平肝熄风。常以凉肝平肝熄风药如羚羊角、钩藤、天麻、石决明、生牡蛎等为主组方。邪热亢盛，易伤津灼液，煎熬成痰，故常配伍清热药（如栀子、黄芩等）和滋阴药（如白芍、龟甲、生地黄等），以及化痰之品（如竹沥、竹茹等）。内风之虚证，多为温病后期，阴液亏虚，虚风内动所致的筋脉挛急、手足蠕动等症，治宜滋阴熄风。常以滋阴养血药（如生地黄、阿胶、白芍、鸡子黄、麦门冬等）为主配伍平肝熄风之品。代表方如羚角钩藤汤、镇肝熄风汤、天麻钩藤饮、大定风珠。

羚角钩藤汤

《通俗伤寒论》

【组成】　羚角片先煎，一钱半（4.5g）　霜桑叶二钱（6g）　川贝母去心，四钱（12g）　鲜生地黄五钱（15g）　双钩藤后入，三钱（9g）　滁菊花三钱（9g）　茯神木三钱（9g）　生白芍三钱（9g）　生甘草八分（2.4g）　淡竹茹鲜刮，与羚羊角先煎代水，五钱（15g）

【用法】　水煎服。

【功用】　凉肝熄风，增液舒筋。

【主治】　肝经热盛，热极动风证。高热不退，烦闷躁扰，手足抽搐，发为痉厥，甚则神昏，舌绛而干，或舌焦起刺，脉弦而数。

【证治】　本方所治之证，为热邪传入厥阴，肝经热盛，热极动风所致。邪热炽盛，故热扰心神，则高热不退，烦闷躁扰，甚则神昏；热极动风，风火相煽，灼伤津液，筋脉失养，而致手足抽搐，发为痉厥；舌绛而干，脉弦而数，为肝经热盛之征象。证属肝经热盛，热极动风，治宜清热凉肝熄风为主，辅以养阴增液舒筋之法。

【方解】　方中羚羊角咸寒，善于凉肝熄风；钩藤甘寒，清热平肝，熄风止痉，共为君药。桑叶、菊花清热平肝，助君药凉肝熄风，且可透入肝之热外达，为臣药。风火相煽，最易耗阴劫液，故用生地黄、白芍养阴增液，柔肝舒筋；邪热炽盛，每多炼液为痰，故以川贝母、鲜竹茹清热化痰；热扰心神，以茯神木宁心安神，共为佐药。甘草，与白芍相合，酸甘化阴，舒筋缓急，并调和诸药，为佐使药。本方诸药相合，共奏凉肝熄风、增液舒筋之效。

本方配伍特点有二：其一是清透并用。热邪传入厥阴，肝经热盛，故治以清泻肝热，透肝热外达，以熄风止痉；其二是标本兼顾，重在凉肝熄风，辅以滋阴、化痰、安神之品。

【运用】

1. 辨证要点 本方主治热极动风证，临床应用以高热烦躁，手足抽搐，舌绛而干，脉弦数为辨证要点。

2. 加减变化 若热邪内闭，甚至昏迷者，可配安宫牛黄丸或紫雪同服；若阴伤较甚，唇焦咽燥者，可酌加天门冬、麦门冬、玄参、石斛等以滋阴生津；若抽搐甚者，可加蝉蜕、僵蚕等以熄风止痉；若见神昏痰鸣者，可加天竺黄或安宫牛黄丸等以清热豁痰。

3. 现代研究与临床运用 药理研究表明，羚角钩藤汤具有降血压、降血脂、解热、抗惊厥、镇静等作用，常用于治疗流行性乙型脑炎、流行性脑脊髓膜炎以及高血压所致的头痛、眩晕、抽搐等证属肝经热盛者。

4. 使用注意 阴虚动风及血虚动风者，不宜使用。

【附方】

钩藤饮(《医宗金鉴》) 人参（3g） 全蝎去毒（0.9g） 羚羊角（0.3g） 天麻（6g） 甘草炙（1.5g） 钩藤钩（9g）（原著本方无用量） 水煎服。功用：清热熄风，益气解痉。主治：小儿天钓，惊悸壮热，眼目上翻，手足瘛疭。

钩藤饮与羚角钩藤汤均属凉肝熄风之剂，皆治高热抽搐之证。但前者重在止痉，兼可益气扶正，适于肝热动风，抽搐较甚而正气受损的小儿天钓；后者清热凉肝之力较强，兼可滋阴、化痰、宁心，适于兼阴伤痰阻之热盛动风证。

镇肝熄风汤

《医学衷中参西录》

【组成】 怀牛膝一两（30g） 生赭石轧细，一两（30g） 生龙骨捣碎，五钱（15g） 生牡蛎捣碎，五钱（15g） 生龟板捣碎，五钱（15g） 生杭芍五钱（15g） 玄参五钱（15g） 天门冬五钱（15g） 川楝子捣碎，二钱（6g） 生麦芽二钱（6g） 茵陈二钱（6g） 甘草一钱半（4.5g）

【用法】 水煎服。

【功用】 镇肝熄风，滋阴潜阳。

【主治】 肝肾阴亏，肝阳上亢，气血逆乱证。头目眩晕，目胀耳鸣，脑部热痛，心中烦热，面色如醉，或时常噫气，或肢体渐觉不利，口眼渐形㖞斜；甚或眩晕颠仆，昏不知人，移时始醒；或醒后不能复原，脉弦长有力。

【证治】 肝为风木之脏，肝肾阴虚，肝阳偏亢，阳亢化风，风阳上扰，故见头目眩晕，目胀耳鸣，脑部热痛，面色如醉；肝胃不和，胃气上逆，故时常噫气；肝阳上亢，血随气逆，气血逆乱，并走于上，则见肢体渐觉不利，口眼渐形㖞斜，甚或眩晕颠扑，昏不知人等。本证以肝肾阴虚为本，肝阳上亢，气血逆乱为标，但以标实为主，治当镇肝熄风，引血下行为主，佐以滋养肝肾为法。

【方解】 方中怀牛膝苦酸性平，归肝肾之经，入血分，性善下行，重用以引血下行，并具补益肝肾之功，为君药。代赭石和龙骨、牡蛎相配，降逆潜阳，镇熄肝风，是为臣药。龟板、白芍、玄参、天门冬滋养阴液，以制阳亢；然肝为刚脏，性喜条达而恶抑郁，若一味潜镇，势必郁遏其升发条达之性，故又以茵陈、川楝子、生麦芽清泄肝热，疏肝理气，以顺肝性；生麦芽合甘草能和胃调中，以防金石介类药物碍胃之弊，均为佐药。甘草调和诸药，兼为使药。诸药相合，共奏镇肝熄风、滋阴潜阳之效。

本方配伍特点有三：其一是标本兼治，以治标为主；其二是体用兼顾，柔肝与疏肝并举；其三是镇潜并用，镇肝与潜阳并施。

【运用】

1. 辨证要点　本方治肝肾阴亏、肝阳上亢、气血逆乱之类中风，临床应用以头目眩晕，脑部热痛，面色如醉，脉弦长有力为辨证要点。

2. 加减变化　若兼夹痰热，胸闷有痰者，加胆南星、川贝母以清热化痰；若肝阳上扰，脑部热痛偏重者，加夏枯草、菊花清肝泻火；若兼夹胃热，心中热甚者，加生石膏以清热泻火；若肾水亏虚较甚，尺脉重按虚者，加熟地黄、山萸肉以滋补肾阴。

3. 现代研究与临床运用　药理研究表明，镇肝熄风汤具有降压、保护心血管、抑制血管平滑肌细胞凋亡、保护视网膜细胞、镇静、催眠、抑制脑神经元凋亡、抗氧化应激、改善运动协调能力、改善自主神经功能等作用，常用于高血压病、脑血栓形成、脑出血、血管神经性头痛等证属肝肾阴虚、肝阳上亢者。

4. 使用注意　方中金石介类药物重镇碍胃，脾胃虚弱者慎用。

【附方】

建瓴汤(《医学衷中参西录》)　生怀山药一两（30g）　怀牛膝一两（30g）　生赭石轧细，八钱（24g）　生龙骨捣碎，六钱（18g）　生牡蛎捣碎，六钱（18g）　生怀地黄六钱（18g）　生杭芍四钱（12g）　柏子仁四钱（12g）　磨取铁锈浓水，以之煎药。功用：镇肝熄风，滋阴安神。主治：肝阳上亢证。症见头目眩晕，耳鸣目胀，心悸健忘，烦躁不宁，失眠多梦，脉弦长而硬。

建瓴汤与镇肝熄风汤均可镇肝熄风，滋阴潜阳，用于肝肾阴亏、肝阳上亢之证。但前者宁心安神之力略优，适用于阴虚阳亢、心神不安、病情较轻者；而后者镇潜清降之力较强，适用于阳亢风动、气血逆乱之重证。

天麻钩藤饮

《中医内科杂病证治新义》

【组成】　天麻（9g）　钩藤后下（12g）　生决明先煎（18g）　山栀　黄芩（各9g）　川牛膝（12g）　杜仲　益母草　桑寄生　夜交藤　朱茯神（各9g）(原著本方无用量)

【用法】　水煎服。

【功用】　平肝熄风，清热活血，补益肝肾。

【主治】　肝阳偏亢、肝风上扰证。头痛、眩晕、失眠。

【证治】　肝肾阴虚，肝阳偏亢，风阳上扰，故头痛、眩晕；肝阳有余，化火扰心，故心神不安，失眠多梦。证属肝肾不足，肝阳偏亢，生风化热，治宜平肝熄风为主，佐以清热安神、补益肝肾之法。

【方解】　方中天麻甘平，钩藤甘寒，石决明咸寒质重，三药合用以平肝熄风，为君药。栀子、黄芩清肝泻火，使肝经之热不致上扰，为臣药。益母草活血利水，有利于肝阳之平降；牛膝引血下行，配合杜仲、桑寄生能补益肝肾以治本；夜交藤、朱茯神宁心安神，俱为佐药。合而成方，共成平肝熄风、清热活血、补益肝肾之剂。

本方配伍特点有二：其一是标本兼顾，以治标为主；其二是心、肝、肾同治，以平肝熄风为主。

【运用】

1. 辨证要点 本方主治肝阳偏亢，肝风上扰证，临床应用以头痛眩晕，失眠，舌红苔黄，脉弦为辨证要点。

2. 加减变化 若头晕头痛甚者，可加珍珠母、白芍以益阴平肝；若兼胃肠燥热而大便干结者，可加大黄等以通腑泻热。

3. 现代研究与临床运用 药理研究表明，天麻钩藤饮具有镇静、催眠、降压、镇痛、抗脑缺血、改善神经元代谢、保护视神经、干预心肌纤维化等作用，常用于高血压病、脑血栓形成、脑出血、脑梗死等证属肝阳上亢、肝风上扰者。

4. 使用注意 肝经实火或湿热所致的头痛，不宜使用本方。

大定风珠

《温病条辨》

【组成】 生白芍六钱（18g） 阿胶三钱（9g） 生龟板四钱（12g） 干地黄六钱（18g） 麻仁二钱（6g） 五味子二钱（6g） 生牡蛎四钱（12g） 麦门冬连心，六钱（18g） 炙甘草四钱（12g） 鸡子黄生，二枚（2个） 鳖甲生，四钱（12g）

【用法】 水八杯，煮取三杯，去滓，入阿胶烊化，再入鸡子黄，搅令相得，分三次服（现代用法：水煎，去渣，入阿胶烊化，再入鸡子黄搅匀，分3次温服）。

【功用】 滋阴熄风。

【主治】 温病邪热久羁，热灼真阴，或因误用汗、下，重伤阴液。神倦瘛疭，脉气虚弱，舌绛苔少，有时时欲脱之势者。

【证治】 温病后期，热邪灼伤，真阴大亏，或因误治重伤阴液，阴不潜阳而虚风内动。肝为风木之脏，阴液大伤，水不涵木，虚风内动，则见手足瘛疭；真阴大亏，故神倦乏力，脉气虚弱，舌绛苔少，有时时欲脱之势。此时，邪热已去八九，真阴仅存一二，治当滋阴养液，以填补欲竭之真阴，平熄内动之虚风。

【方解】 方中鸡子黄、阿胶味甘性平，为血肉有情之品，合用可滋阴养液以熄内风，为君药。重用白芍、生地黄、麦门冬滋阴柔肝，滋水涵木，以助养阴之力；阴虚则阳浮，故配伍龟板、鳖甲滋阴潜阳，均为臣药。麻仁养阴润燥；牡蛎平肝潜阳；五味子、甘草酸甘化阴以增强滋阴熄风之功，俱为佐药。炙甘草调和诸药，兼为使药。诸药合用，共奏滋阴熄风之功。

本方配伍特点是滋养与潜镇合方，以求阴复而阳潜风熄。

【运用】

1. 辨证要点 本方主治阴虚动风证，临床应用以神倦瘛疭，舌绛苔少，脉虚弱为辨证要点。

2. 加减变化 若兼气虚而气短者，可加人参以益气补虚；若阳浮而阴不内守，自汗出者，可加龙骨、浮小麦以收敛止汗；若兼心气虚而见心悸者，可加茯神、人参、小麦以补气宁心。

3. 现代研究与临床运用 药理研究表明，大定风珠具有降低血磷、升高血钙、改善贫血、强心、补锌、稳定肝功能、抗肝纤维化、改善非运动症状等作用，常用于流行性乙型脑炎后期、中风后遗症、眩晕、甲状腺机能亢进、老年性震颤麻等痹证属阴虚风动者。

4. 使用注意　阴液虽亏而邪热犹盛者，不宜使用本方。

【附方】

1. 小定风珠(《温病条辨》)　鸡子黄生用，一枚（1 个）　真阿胶二钱（6g）　生龟板六钱（18g）　童便一杯（15ml）　淡菜三钱（9g）　水五杯，先煮龟板、淡菜，得二杯，去滓，入阿胶，上火烊化，内鸡子黄，搅令相得，再冲童便，顿服之。功用：滋阴熄风止哕。主治：温邪久踞下焦，既厥且哕，脉细而劲。

2. 三甲复脉汤(《温病条辨》)　炙甘草六钱（18g）　干地黄六钱（18g）　生白芍六钱（18g）　麦门冬不去心，五钱（15g）　阿胶三钱（9g）　麻仁三钱（9g）　生牡蛎五钱（15g）　生鳖甲八钱（24g）　生龟板一两（30g）　水八杯，煮取三杯，分三次服。功用：滋阴复脉，潜阳熄风。主治：阴虚风动之痉厥。温病邪热羁留下焦，痉厥，脉细促，心中憺憺大动，甚则心中痛者。

3. 阿胶鸡子黄汤(《通俗伤寒论》)　陈阿胶烊冲，二钱（6g）　生白芍三钱（9g）　石决明杵，五钱（15g）　双钩藤二钱（6g）　大生地黄四钱（12g）　清炙草六分（2g）　生牡蛎杵，四钱（12g）　络石藤三钱（9g）　茯神木四钱（12g）　鸡子黄先煎代水，二枚（2 个）　水煎服。功效：滋阴养血，柔肝熄风。主治：邪热久羁，灼烁阴血。筋脉拘急，手足瘛疭，或头目眩晕，舌绛苔少，脉细数。

4. 黄连阿胶汤(《伤寒论》)　黄连四两（12g）　黄芩二两（6g）　芍药二两（6g）　鸡子黄二枚（2 枚）　阿胶三两（9g）　上五味，以水六升，先煮三物，取二升，去滓，内胶烊尽，小冷，内鸡子黄，搅令相得，温服七合，日三服。功效：滋阴降火，除烦安神。主治：阴虚火旺，心肾不交证。心中烦热，失眠不得卧，口燥咽干，舌红苔少，脉细数。

大小定风珠、三甲复脉汤、阿胶鸡子黄汤及黄连阿胶汤同俱滋阴之功，前四方尚可熄风，用治阴虚风动之证，后方可降火安神，主治心肾不交、心神不安证。其中大定风珠滋阴熄风之力较强，兼能收敛阴气，适用于阴虚风动重证；小定风珠滋阴熄风、之力较弱，但能降火安神，主治阴虚风动轻证伴哕者；三甲复脉汤熄风之力稍逊，但长于复脉，适用于阴虚风动兼心脉失养者；阿胶鸡子黄汤平肝熄风之力较强，并能通络舒筋，适用于阴虚轻而风动症状显著者；黄连阿胶汤养阴与降火并重，适用于阴虚火旺、心肾不交之心烦、失眠，开后世滋阴降火法之先河。

地黄饮子

《黄帝素问宣明论方》

【组成】　熟干地黄　巴戟去心　山茱萸　石斛　肉苁蓉酒浸，焙　附子炮　五味子　官桂　白茯苓　麦门冬去心　菖蒲　远志去心，各等分

【用法】上为末，每服三钱，水一盏半，生姜五片、枣一枚、薄荷少许，同煎至八分，不计时候(现代用法：加生姜 5 片、大枣 1 枚，薄荷 2g，水煎服)。

【功用】　滋肾阴，补肾阳，开窍化痰。

【主治】　喑痱证。舌强不能言，足废不能用，口干不欲饮，脉沉细弱。

【证治】　喑痱乃因下元虚衰，阴阳两亏，虚阳上浮，痰浊随之上泛，堵塞窍道所致。喑指舌强不能言，痱谓足废不能用。下元虚衰，筋骨痿软无力，故足废不能用；痰浊上泛，堵塞机窍，故舌强不能言；阴虚内热，故口干不欲饮；脉沉细弱亦主阴阳两虚。本证以下元虚衰为主，痰浊阻窍为次，治宜补养肾阴肾阳为主，佐以化痰开窍。

【方解】 方中熟地黄甘微温，山茱萸酸涩微温，二药可滋补肾阴；肉苁蓉甘咸温，巴戟天辛甘微温，二药可温补肾阳，四药合用，阴阳并补，共为君药。附子、肉桂大辛大热，补阳益火，引火归原；石斛、麦门冬、五味子滋阴敛液，五味子酸涩收敛，合山茱萸可固肾涩精，伍肉桂能摄纳浮阳，纳气归肾，以上五药助君药阴阳并补，均为臣药。佐以石菖蒲、远志、茯苓开窍化痰，交通心肾。煎药时少加姜、枣以和胃补中，调和药性；引用薄荷，借其轻清疏散之性，以助解郁开窍之力，俱为使药。诸药成方，使下元得到补养，浮阳得以摄纳，水火相济，骨健筋强，痰化窍开，则喑痱可愈。

本方配伍特点有二：其一是阴阳并补，上下同治，标本兼顾，以治下治本为主；其二是补中寓敛，开中含合，以成补养下元，开宣上窍之功。

地黄饮子出自刘河间的《黄帝素问宣明论方》，专为喑痱（风痱病）而设。喑痱病最早见于《素问·脉解篇》。《内经》提出该病的症状主要有三方面：一是运动障碍，称之为“四肢不收”；二是语言障碍，称之为“瘖”，“其言微知”，“甚则不能言”；三是神志障碍，称之为“智乱不甚”。《素问》尤其强调语言障碍和运动障碍。刘河间本于《素问》，进一步将其明确为“舌瘖不能言”“二足废不为用”。风痱病起病隐袭，病势迟缓，主要有慢性虚损引起，尤其是肾元亏乏所致。《内经》云：“肾者作强之官，伎巧出焉。”只有肾脏作强功能正常，人体才能动作协调，精巧自如。肾脏对人体的精巧动作、智力活动、语言表达均有十分重要的作用。肾的功能正常，才能维持精确的人体运动、智力活动和语言表达。肾虚不能作强，则足不履用，行走摇晃；肾虚伎巧不出，则四肢不收，运动失调；肾虚精血不足，则虚风内动，肢颤体摇；肾虚脉络不通，则舌本不利，言语不清；肾虚水浊上泛，则阻滞舌窍，发音难辨；肾虚髓海不足，则脑失所养，智力低下。故风痱病的治疗以补肾为大法，地黄饮子是治疗风痱病的主方（北京中医学院东直门医院神经内科．刘完素学术思想专辑［J］．河北中医，1988（7）：16-18.）。

【运用】

1. 辨证要点 本方主治肾虚喑痱证，临床应用以舌强不能言，足废不能行，脉沉细弱为辨证要点。

2. 加减变化 若阳虚偏重者，酌减石斛、麦门冬等寒凉之品，酌加淫羊藿等温补肾阳；阴虚偏重者，酌减附子、肉桂等辛热之品，加山药、枸杞子等滋补肾阴；兼有气虚者，酌加黄芪、人参以补气；兼有血瘀者，酌加赤芍、川芎以活血。

3. 现代研究与临床运用 药理研究表明，地黄饮子具有提高学习记忆能力、认知能力及生活自理能力，减少脑缺血再灌注损伤、改善糖脂代谢，防治骨质疏松等作用，常用于3级高血压、脑血管疾病、冠心病、慢性肾炎、震颤麻痹、痴呆症、脊髓疾病、骨关节炎等证属肾阴阳两虚者。

4. 使用注意 喑痱兼肝阳上亢者，不宜应用。

小 结

治风剂主要用于风从外感及风自内生所致的风病。共选正方11首，附方11首。

1. 疏散外风剂 本类方剂适用于外风证。其中川芎茶调散长于疏散上部风邪而止头痛，适用于外感风邪，上犯头部所致的偏正头痛。大秦艽汤以疏散风邪为主，兼能养血、活血、清热，适用于风邪初中经络，血虚不能荣筋之口眼㖞斜，舌强不能言语，手足不能运动者。小活络丹功能祛风除湿，化痰通络，活血止痛，主要用于痹证而偏于寒湿血瘀者。牵正散和玉真散俱善于祛风化痰，但前者长于祛头面之风，适用于风痰阻于头面经络之口眼㖞斜；后者祛风止痉之力较大，长于治疗破伤风。消风散疏风除湿，清热养血，是治风疹、湿疹之常用方剂。

2. 平熄内风剂　本类方剂适用于内风证。羚角钩藤汤、镇肝熄风汤、天麻钩藤饮均为平肝熄风之剂，其中羚角钩藤汤清热凉肝熄风之力较大，适用于肝经热盛、热极动风之证；镇肝熄风汤镇肝潜阳熄风之力较强，并善引血下行，多用于肝肾阴虚、肝阳上亢、肝风内动之证；天麻钩藤饮则兼有清热活血安神之功，常用于肝阳偏亢、肝风上扰之头痛眩晕、失眠。大定风珠为滋阴熄风之剂，适用于温病后期、热灼真阴、虚风内动之手足瘛疭等症。地黄饮子功专滋肾阴，补肾阳，开窍化痰，善治下元虚衰、痰浊上犯之喑痱证。

复习思考题

（1）试述疏散外风剂与解表剂之异同。

（2）消风散主治病证及临床表现有哪些？方中为何配伍养血之当归、生地黄？

（3）羚角钩藤汤、镇肝熄风汤均具有平熄内风之功，两方在主治证候、药物配伍、功效等方面有何不同？

（4）试述镇肝熄风汤配伍川楝子、茵陈蒿、麦芽的意义。

（5）地黄饮子主治喑痱证，方中为何用薄荷？

复习思考题答案

第二十一章

治 燥 剂

方论选录　　课件　　问难

导学

学习目标

熟悉治燥剂的概念、适应证、分类及注意事项。掌握治燥剂1类方剂（杏苏散、清燥救肺汤、麦门冬汤、玉液汤）的组成、功用、主治、主要配伍关系及临证使用要点；熟悉2类方剂（养阴清肺汤）的组成、功用、主治、主要配伍关系及临证使用要点；了解3类方剂（桑杏汤、增液汤、益胃汤）的组成、功用、主治。

凡以轻宣辛散或甘凉滋润药为主组成，具有轻宣外燥或滋阴润燥等作用，主治燥证的方剂，统称治燥剂。

燥证有外燥与内燥之分。外燥系指感受秋令燥邪所致，因秋令气候有偏寒、偏热之异，故感邪后所表现的证候又有凉燥、温燥之别。《通俗伤寒论》云："秋深初凉，西风肃杀，感之者多病风燥，此属燥凉，较严冬风寒为轻。若久晴无雨，秋阳以曝，感之者多病温燥，此属燥热，较暮春风温为重。"燥邪易犯肺伤津，初起除发热恶寒外，常见咳嗽、口干、鼻燥等临床表现。内燥是由津亏液耗、脏腑失濡而成，常累及肺、胃、肾、大肠。燥在上者，多责之于肺，症见干咳少痰；燥在中者，多责之于胃，症见呕吐食少；燥在下者，多责之于肾与大肠，症见消渴、便秘等。

根据《素问·至真要大论》中"燥者濡之"之旨，治疗燥证，以濡润为基本大法。具体言之，外燥治宜轻宣，使邪气外达；内燥治宜滋润，令脏腑津液复常，因此治燥剂分为轻宣外燥剂和滋阴润燥剂两类。

应用治燥剂应注意以下几点：

（1）治疗燥证，首先要分清外燥和内燥，外燥中又需区别凉燥和温燥，还需注意外燥与内燥以及上燥、中燥、下燥之间的相互影响。人体内外、脏腑之间相互联系，临床上所见燥证亦多内外相兼，上下互见，治法亦须随证而施。如外感温燥，不仅有发热、头痛等表证，而且兼有咽干鼻燥、咳嗽少痰等上燥证，治疗时当以轻宣燥热与凉润肺金并用；而咽喉燥痛、干咳少痰或痰中带血等上燥证，每与肾阴不足、虚火上炎有关，治宜养阴润肺，金水并调。

（2）外感凉燥证，常配以辛温解表药为主；外感温燥证，常配以辛凉宣肺药为主。

（3）燥邪伤肺，肺气宣降失常，易出现咳嗽等症，故常配以宣肺化痰止咳药；燥邪最易化热，伤津耗气，故常配以益气生津药；若燥热重者，佐以清热泻火之品。

（4）滋阴润燥适用于各种原因所致的内脏阴液亏耗的内燥证。根据燥证所在部位不同而选药：燥在上者，以清燥润肺为主；燥在中者，以生津养胃为主；燥在下者，以养阴滋肾为主。

（5）治燥剂所用甘凉滋润药物易助湿碍胃，素体湿盛或脾虚便溏者均应慎用。

（6）辛香耗津、苦寒化燥之品，易重伤阴津，均非燥证所宜。

第一节　轻宣外燥剂

轻宣外燥剂，适用于外燥证。其中凉燥症见头痛恶寒，咳嗽痰稀，鼻塞咽干，舌苔薄白等，治疗常以苏叶、杏仁等苦辛温润药物为主，配伍桔梗、前胡、陈皮等理肺化痰止咳之品组成；温燥症见头痛身热，干咳少痰，或气逆而喘，口渴鼻燥，舌边尖红，苔薄白而燥或薄黄等，治疗常以桑叶、杏仁、豆豉、沙参等辛凉甘润药物为主，配伍石膏、麦门冬等甘寒清热润燥之品等。代表方如杏苏散、桑杏汤、清燥救肺汤等。

杏苏散

《温病条辨》

【组成】　苏叶（9g）　半夏（9g）　茯苓（9g）　前胡（9g）　苦桔梗（6g）　枳壳（6g）　甘草（3g）　生姜（3g）　大枣（3g）　杏仁（9g）　橘皮（6g）　（原书未著用量）

【用法】　水煎温服。

【功用】　轻宣凉燥，理肺化痰。

【主治】　外感凉燥证。恶寒无汗，头微痛，咳嗽痰稀，鼻塞咽干，苔白，脉弦。

【证治】　凉燥得之于深秋气凉，证类风寒，但较严冬风寒为轻，故有“次寒”“小寒”之称。凉燥袭表，故见恶寒无汗，头微痛；燥伤肺气，肺失宣降，津液失布，则咳嗽痰稀；肺开窍于鼻，今受凉燥所袭，肺气失宣，故鼻塞；失于濡润则咽干。证属凉燥外袭、肺失宣降所致；治当轻宣凉燥，理肺化痰。

【方解】　方中苏叶辛温不燥，发表散邪，宣畅肺气，使凉燥之邪由表而解；杏仁苦温而润，肃降肺气，润燥止咳。二药相伍，轻润温散，宣降肺气，共为君药。前胡疏风散邪，降气化痰，既助苏叶轻宣解表，又助杏仁降气止咳；桔梗、枳壳一升一降，调畅气机，助苏叶、杏仁理肺化痰，同为臣药。半夏燥湿化痰；橘皮理气行滞；茯苓渗湿健脾以杜生痰之源；生姜、大枣调和营卫，滋脾行津以助润燥，俱为佐药。甘草调和诸药，合桔梗宣肺利咽，为佐使药。

本方配伍特点是遵《素问·至真要大论》“燥淫于内，治以苦温，佐以甘辛”之旨，苦温甘辛合法，外可轻宣发表而解凉燥，内可理肺化痰而止咳嗽，令表解痰消，肺气调和。

【运用】

1. 辨证要点　本方主治外感凉燥证，临床应用以恶寒无汗，咳嗽痰稀，咽干，苔白为辨证要点。

2. 加减变化 若无汗、脉弦甚或紧者，加羌活以解表散邪；若汗后咳不止者，可去苏叶，加苏梗以降气止咳；兼泄泻腹满者，加苍术、厚朴以燥湿行气。

3. 现代研究与临床应用 药理研究表明，杏苏散具有显著减轻 PM2.5 致肺损伤和止咳作用，常用于上呼吸道感染、急慢性支气管炎、小儿哮喘等属于外感凉燥或外感风寒轻证、肺失宣降者。

4. 使用注意 本方药性偏温，津伤较重及外感热病者不宜应用。

桑杏汤

《温病条辨》

【组成】 桑叶一钱（3g） 杏仁一钱五分（4.5g） 沙参二钱（6g） 象贝一钱（3g） 香豉一钱（3g） 栀皮一钱（3g） 梨皮一钱（3g）

【用法】 水二杯，煮取一杯，顿服之，重者再作服（现代用法：水煎服）。

【功用】 清宣温燥，润肺止咳。

【主治】 外感温燥证。头痛，身热不甚，微恶风寒，口渴，咽干鼻燥，干咳无痰，或痰少而黏，舌红，苔薄白而干，脉浮数而右脉大者。

【证治】 初秋燥热当令，温燥外袭，伤于肺卫，其病轻浅，故头痛，微恶风寒，而身热不甚；燥邪伤肺，肺失清肃，故干咳无痰，或痰少而黏；温燥为患，耗津灼液，故口渴、咽干、鼻燥；舌红，苔薄白而干，脉浮数而右脉大，乃外感温燥，邪在肺卫之征。证属温燥袭表、肺失清润、津液不足所致；治当清宣燥热，润肺止咳。

【方解】 方中桑叶宣肺清热，以解温燥；杏仁宣利肺气，润燥止咳，共为君药。淡豆豉辛凉透散，助桑叶轻宣燥热；贝母清热化痰，助杏仁止咳化痰；沙参养阴生津，润肺止咳，同为臣药。栀子皮质轻而入上焦，清泄肺热；梨皮清热润燥，化痰止咳，俱为佐药。全方共奏清宣燥热、润肺止咳之功。

本方配伍特点辛凉甘润合法，解表、祛痰、养阴、清热共用，使温燥得除，肺气得复。

【运用】

1. 辨证要点 本方主治外感温燥证，临床应用以身热不甚，干咳无痰，或痰少而黏，右脉数大为辨证要点。

2. 加减变化 若咽干而痛者，加牛蒡子、桔梗以清利咽喉；若鼻衄者，加白茅根、旱莲草以凉血止血；若皮肤干燥、口渴甚者，加芦根、天花粉以清热生津。

3. 现代研究与临床应用 药理研究表明，桑杏汤有促进气道黏液分泌及肺泡表面活性物质分泌、抑制炎性细胞因子“级联反应”、抗金黄色葡萄球菌和假单胞绿脓菌等作用，常用于上呼吸道感染、急慢性支气管炎、支原体肺炎、咳嗽变异性哮喘、慢性干咳、上气道咳嗽综合征等证属外感温燥、邪犯肺卫者。

4. 使用注意 本方所治证候邪浅病轻，故诸药用量宜轻，煎煮时间亦不宜过长，即如原书方后注云：“轻药不得重用，重用必过病所。”

【附方】

翘荷汤(《温病条辨》) 薄荷一钱五分（4.5g） 连翘一钱五分（4.5g） 生甘草一钱（3g） 黑栀皮一钱五分（4.5g） 桔梗三钱（9g） 绿豆皮二钱（6g） 水二杯，煮取一杯，顿服之，日服二剂，甚者日三服。加减法：耳鸣者，加羚羊角、苦丁茶；目赤者，加鲜菊叶、苦丁茶、夏枯草；咽痛者，加牛蒡子、黄芩。功用：清泄燥热，宣利上窍。主治：温燥化火，上扰清窍，发为耳鸣，目赤，咽喉肿痛，牙龈肿胀。

翘荷汤与桑杏汤虽同治温燥，但桑杏汤所治属温燥伤肺，邪在肺卫，临床以身热不甚、干咳等为主症，故用桑叶配杏仁，再合以豆豉、象贝和沙参之类，重在清宣燥热、利肺止咳。翘荷汤所治为温燥化火，上扰清窍，临床以耳鸣目赤、龈胀咽痛等为主症，故用连翘伍薄荷，再合以栀皮、绿豆皮和桔梗之属，旨在清利上窍。

清燥救肺汤

《医门法律》

【组成】　桑叶经霜者，去枝、梗，净叶三钱（9g）　石膏煅，二钱五分（8g）　甘草一钱（3g）　人参七分（2g）　胡麻仁炒，研，一钱（3g）　真阿胶八分（3g）　麦门冬去心，一钱二分（4g）　杏仁泡，去皮尖，炒黄，七分（2g）　枇杷叶刷去毛，蜜涂，炙黄，一片（3g）

【用法】　水一碗，煎六分，频频二三次，滚热服（现代用法：水煎，频频热服）。

【功用】　清燥润肺。

【主治】　温燥伤肺证。身热头痛，干咳无痰，气逆而喘，咽喉干燥，鼻燥，心烦口渴，胸满胁痛，舌干少苔，脉虚大而数。

【证治】　肺合皮毛，燥热伤肺，故身热头痛；燥邪犯肺，失其清肃润降之常，故干咳无痰，气逆而喘；“诸气膹郁，皆属于肺”（《素问·至真要大论》），肺气不降，故胸膈满闷，甚则胁痛；心烦口渴，咽喉干燥，鼻燥，舌干少苔，脉虚数等，皆为燥热灼肺、耗伤气阴之象。证属秋令久旱无雨、温燥伤肺所致；治当清肺润燥，益气养阴。

【方解】　方中重用桑叶为君，以其质轻性寒，轻宣燥热，透邪外出。温燥犯肺，温者属热宜清，燥胜则干宜润，故臣以石膏辛甘而寒，清泄肺热；麦门冬甘寒，养阴润肺。君臣相伍，宣中有清，清中有润，宣肺而不伤肺，清润而不碍宣。《难经·十四难》云“损其肺者，益其气”，而土为金之母，故用人参、甘草益气生津，培土生金；胡麻仁、阿胶养阴润肺，肺得滋润，则治节有权；《素问·藏气法时论》曰“肺苦气上逆，急食苦以泄之”，故用少量杏仁、枇把叶苦降肺气，平喘止咳，以上俱为佐药。甘草调和诸药，兼作使药。全方共奏清燥润肺、养阴益气之功。

本方配伍特点是宣、清、润、补、降五法并用，使肺金之燥热得以清宣，耗伤之气阴得以润补，肺气之上逆得以肃降。

本方与桑杏汤均含桑叶、杏仁，均可轻宣温燥，养阴润肺，用于治疗温燥伤肺之证，然二方所治证候又有轻重之别。桑杏汤治疗外感温燥，邪伤肺卫，肺津受灼之轻证，症见身热不甚，干咳少痰，右脉数大者；清燥救肺汤治疗外感温燥，燥热伤肺，气阴两伤之重证，症见发热，咳嗽，甚则气逆而喘，胸满胁痛，脉虚大而数者。

【运用】

1. 辨证要点　本方主治温燥伤肺重证，临床应用以身热，干咳无痰，气逆而喘，舌红少苔，脉虚大而数为辨证要点。

2. 加减变化　若咯痰黏滞不爽者，加川贝母、瓜蒌以润燥化痰；若咳痰带血者，去人参，加水牛角、生地黄以凉血止血；若燥热较甚，发热较著者，加知母、羚羊角以清热养阴。

3. 现代研究与临床应用 药理研究表明，清燥救肺汤具有抗氧化活性，可增强组织抗氧化应激能力，还有减轻肺组织炎症、抑制肺癌细胞增殖、促进肺癌细胞凋亡、抑制肺纤维化等作用，常用于肺炎、支气管哮喘、急慢性支气管炎、支气管扩张、肺癌、干燥性鼻炎等证属于燥热犯肺、气阴两伤者。

4. 使用注意 本方含滋腻之品，脾胃虚弱者慎用。

【附方】

沙参麦门冬汤(《温病条辨》) 沙参三钱（9g） 玉竹二钱（6g） 生甘草一钱（3g） 冬桑叶一钱五分（4.5g） 麦门冬三钱（9g） 生扁豆一钱五分（4.5g） 天花粉一钱五分（4.5g），水五杯，煮取二杯，日再服。功用：清养肺胃，生津润燥。主治：燥伤肺胃阴分证。咽干口渴，或身热，或干咳少痰，舌红少苔，脉来细数。

沙参麦门冬汤与清燥救肺汤功用、主治相近，但清燥救肺汤证燥热较重，以燥热伤肺，失其清肃，气阴两伤为主，故治疗着重清燥救肺，止咳平喘；本方证燥热较轻，以燥伤肺胃阴津为主，且无气逆见症，故治疗重在清养肺胃，生津润燥。临床应区分轻重，辨别病位，根据邪正双方的消长情况，择宜选用。

第二节 滋阴润燥剂

滋阴润燥剂，适用于脏腑阴津不足之内燥证，症见干咳少痰，咽干鼻燥，口中燥渴，干呕食少，消渴，便秘等。治疗常以甘凉滋润之沙参、麦门冬、玉竹等为主组成。燥热较重，配伍知母、生地、玄参等清热养阴之品；耗气伤津，配伍人参、黄芪、山药等补虚益气之品。代表方剂，如增液汤、养阴清肺汤、麦门冬汤、益胃汤、玉液汤等。

增液汤

《温病条辨》

【组成】 元参一两（30g） 麦门冬连心，八钱（24g） 细生地八钱（24g）

【用法】 水八杯，煮取三杯，口干则与饮，令尽，不便，再作服（现代用法：水煎服）。

【功用】 增液润燥。

【主治】 阳明温病，津亏便秘证。大便秘结，口渴，舌干红，脉细数或沉而无力。

【证治】 热病耗津，阴亏液涸，不能濡润大肠，“无水舟停”，故大便秘结；津液亏乏，阴虚内热，故口渴，舌干红，脉细数；脉沉而无力亦主里虚之候。证属阴亏液涸，“水不足以行舟，而结粪不下者”（《温病条辨》卷二），治当增水行舟，润燥通便。

【方解】 方中重用玄参，苦咸而寒，滋阴润燥，壮水制火，启肾水以润肠燥，为君药。生地黄、麦门冬甘寒，清热养阴，壮水生津，以增玄参滋阴润燥之力，共为臣药。三药合用，大补阴液，增水行舟，润肠通便。

本方配伍特点有二：其一是苦咸甘寒并用，然非重用不为功，且可借三药寒凉之性以清热；其二是“妙在寓泻于补，以补药之体，作泻药之用，既可攻实，又可防虚”（《温病条辨》卷二），使肠燥得润，大便得下。

【运用】

1. 辨证要点 本方主治热病伤阴、津亏便秘证，临床应用以便秘，口渴，舌干红，脉细数或沉而无力为辨证要点。因本方功擅养阴润燥，故又常用于多种内伤阴虚之证。

2. 加减变化 若津亏兼有燥热，服增液汤大便不下者，加生大黄、芒硝以清热泻下；若胃阴不足，舌光，口干唇燥者，加沙参、石斛以养阴生津。

3. 现代研究与临床应用 药理研究表明，增液汤有增强肠道平滑肌动力、改善血液循环、降血糖、改善脂质代谢紊乱、延缓皮肤老化、抗炎、调节免疫等作用，常用于习惯性便秘、慢性咽喉炎、复发性口腔溃疡、糖尿病、皮肤干燥综合征、肛裂、慢性牙周炎等证属阴津不足者。

4. 使用注意 阳明实热便秘，不宜应用本方。

养阴清肺汤

《重楼玉钥》

【组成】 生地黄二钱（6g） 麦门冬一钱二分（9g） 生甘草五分（3g） 元参钱半（9g） 贝母去心，八分（5g） 牡丹皮八分（5g） 薄荷五分（3g） 炒白芍八分（5g）

【用法】 水煎服。

【功用】 养阴清肺，解毒利咽。

【主治】 白喉。喉间起白如腐，不易拭去，咽喉肿痛，初期或发热或不发热，鼻干唇燥，或咳或不咳，呼吸有声，似喘非喘，脉数无力或细数。

【证治】 白喉一证，多由素体阴虚蕴热，复感燥气疫毒而发病。《重楼玉钥》卷上云："缘此症发于肺肾，凡本质不足者，或遇燥气流行，或多食辛热之物，感触而发。"喉为肺系，少阴肾脉循喉咙系舌本，肺肾阴虚，虚火上炎，复加燥热疫毒，熏蒸于上，肺失清肃，故见喉间起白如腐，咽喉肿痛，或咳或不咳，呼吸有声，似喘非喘等症；鼻干唇燥，脉数无力或细数，乃燥热伤津之征。证属肺肾阴虚，虚火上炎，复感疫毒所致，治之之法，"不外肺肾，总要养阴清肺，兼辛凉而散为主。"（《重楼玉钥》卷上）

【方解】 方中重用生地甘寒入肾，滋阴壮水，清热凉血，为君药。麦门冬养阴润肺清热，玄参滋阴解毒利咽，共为臣药。牡丹皮清热凉血，散瘀消肿；白芍敛阴和营；贝母清热润肺，散结消肿；薄荷辛凉散邪利咽，俱为佐药。生甘草清热解毒，调和诸药，为佐使药。全方共奏养阴清肺、解毒利咽之功。

本方配伍特点有二：其一是滋补阴津中寓以凉血解毒、清热散结之法；其二是滋养肺肾之阴以扶其正，疏表利咽以祛其邪。

【运用】

1. 辨证要点 本方主治阴虚燥热之白喉，临床应用以喉间起白如腐，不易拭去，咽喉肿痛，鼻干唇燥，脉数无力为辨证要点。

2. 加减变化 若阴虚较甚者，加熟地黄以滋阴补肾；若热毒甚者，加金银花、连翘以清热解毒；若津伤燥甚者，加天冬、鲜石斛以养阴润燥。

3. 现代研究与临床应用 药理研究表明，养阴清肺汤有镇咳、祛痰、减轻肺组织炎症、改善肺通气、换气功能、抗肺纤维化、缓解急性放射性口腔炎的疼痛和黏膜损伤程度、提高免疫等作用，常用于咳嗽、慢性阻塞性肺气肿、急性扁桃体炎、急慢性咽喉炎、鼻咽癌等证属于阴虚燥热者。

4. 使用注意 白喉忌表，尤忌辛温发汗，据原方后记载“如有内热及发热，不必投表药，照方服去，其热自除。”

麦门冬汤

《金匮要略》

【组成】 麦门冬七升（42g） 半夏一升（6g） 人参二两（9g） 甘草二两（6g） 粳米三合（3g） 大枣十二枚（4 枚）

【用法】 上六味，以水一斗二升，煮取六升，温服一升，日三夜一服（现代用法：水煎服）。

【功用】 清养肺胃，降逆下气。

【主治】

1. 肺痿 咳嗽气喘，咽喉不利，咯痰不爽，或咳唾涎沫，口干咽燥，舌红少苔，脉虚数。

2. 胃阴不足证 呕吐，纳少，呃逆，口渴咽干，舌红少苔，脉虚数。

【证治】 本方证其病在肺，其本在胃，盖土能生金，胃主津液，胃津不足，则肺阴亦亏，母病及子，终成肺胃阴虚之证。肺阴虚而肃降失职，则咳逆上气；肺伤而不布津，加之虚火灼津，则脾津不能上归于肺而聚生浊唾涎沫，随肺气上逆而咳出，且咳唾涎沫愈甚，则肺金损伤愈重，日久不止，发为肺痿；咽喉为肺胃之门户，肺胃阴亏，津不上承，则口干咽燥；胃阴不足，胃气上逆则呕吐；舌红少苔，脉虚数亦为阴虚内热之征。证属肺胃阴虚、气火上逆所致；治当清养肺胃，降逆下气。

【方解】 方中重用麦门冬，甘寒清润，既养肺胃之阴，又清虚热，两擅其功，故为君药。气机逆上，臣以半夏降逆下气，化其痰涎，其性虽属温燥，但与大量麦门冬相伍，则燥性减而降逆之用存，且能开胃行津以润肺，又使麦门冬滋而不腻。人参益气以补肺胃之气；粳米、大枣、甘草益胃气，养胃阴，合人参益气生津，令胃津充足，自能上归于肺，以上俱为佐药。甘草并能调和诸药，兼作使药。全方共奏清养肺胃、降逆下气之功。

本方配伍特点有二：其一是重在甘寒清润肺胃之阴，甘润之中佐以辛温燥之半夏，滋而不腻，温而不燥，润降相宜；其二是肺胃并治，体现了“培土生金”之法。

【运用】

1. 辨证要点 本方主治肺胃阴虚、气火上逆证，临床应用以咳唾涎沫，短气喘促，或口干呕逆，舌红少苔，脉虚数为辨证要点。

2. 加减变化 若津伤甚者，加沙参、玉竹以滋阴润燥；若阴虚胃痛、脘腹灼热者，加石斛、白芍以养阴益胃、缓急止痛。

3. 现代研究与临床应用 药理研究表明，麦门冬汤有镇咳、改善间质性肺炎、改善呼吸道高敏状态、抗肺纤维化、抑制肺癌细胞增殖和转移、抑制幽门螺杆菌、保护胃黏膜、增强免疫能力等作用，常用于慢性支气管炎、慢性咳嗽、慢性咽喉炎、肺结核、肺癌、特发性肺纤维化等证属肺胃阴虚、气火上逆者，亦治胃及十二指肠溃疡、慢性萎缩性胃炎、反流性食管炎等证属胃阴不足、胃气上逆者。

4. 使用注意 虚寒肺痿非本方所宜。

益胃汤

《温病条辨》

【组成】　沙参三钱（9g）　麦门冬五钱（15g）　冰糖一钱（3g）　细生地五钱（15g）　玉竹炒香，一钱五分（4.5g）

【用法】　水五杯，煮取二杯，分二次服，渣再煮一杯服（现代用法：水煎服）。

【功用】　养阴益胃。

【主治】　胃阴不足证。饥不欲食，口干咽燥，大便干结，舌红少津，脉细数。

【证治】　胃为阳土，喜润恶燥，位居中焦，主受纳，其气以降为顺。如热病伤阴，或过食辛辣之物，或过用吐、下之剂，或胃病日久不愈，每致胃阴耗损，虚热内生。胃阴不足，受纳失司，故饥而不欲食；阴津不足，上不能滋润口咽则口干咽燥，下不能濡润大肠则大便干结；舌红少津，脉细数为阴虚内热之征。证属胃阴不足、阴虚生热所致；治当养阴清热，益胃生津。

【方解】　方中重用生地、麦门冬，味甘性寒，养阴清热，生津润燥，为甘凉益胃之上品，共为君药。臣以沙参、玉竹，养阴生津，助生地黄、麦门冬益胃养阴之力。冰糖濡养肺胃，调和诸药，为佐使药。五药配伍，共奏养阴益胃之功。

本方配伍特点是甘凉清润，清而不寒，润而不腻。

【运用】

1. 辨证要点　本方主治胃阴不足证，临床应用以饥不欲食，口干咽燥，舌红少津，脉细数为辨证要点。

2. 加减变化　若汗多，气短者，加党参、五味子以益气敛汗；若食后脘胀者，加陈皮、神曲以理气消食。

3. 现代研究与临床应用　药理研究表明，益胃汤有抑制胃酸分泌、促消化、抗胃黏膜损伤、延缓卵巢衰老等作用，常用于慢性萎缩性胃炎、糖尿病、小儿厌食等证属胃阴不足者。

4. 使用注意　忌鱼腥，禁房事。

玉液汤

《医学衷中参西录》

【组成】　生山药一两（30g）　生黄芪五钱（15g）　知母六钱（18g）　生鸡内金捣细，二钱（6g）　葛根钱半（6g）　五味子三钱（9g）　天花粉三钱（9g）

【用法】　水煎服。

【功用】　益气滋阴，固肾止渴。

【主治】　消渴。口干而渴，饮水不解，小便数多，或小便混浊，困倦气短，舌嫩红而干，脉虚细无力。

【证治】　消渴之证，有虚实燥热之别。本方所治消渴，证属脾肾亏虚、气阴两伤所致。气虚不能升阳布津，津液不得上承，故渴饮而不得解；肾司二便，肾虚不固，故小便数而量多；脾气虚弱，则困倦气短；舌嫩红而干，脉虚细无力，均为气虚津伤之征。故治当补脾益气，滋阴固肾。

【方解】 方中重用黄芪、山药为君，补脾固肾，升清固摄，既能升清阳而转输津液，又可使肾气摄纳而封藏精微。知母、天花粉滋阴清热，生津止渴，是为臣药。佐以葛根助黄芪升发脾胃清阳，输布津液而止渴；鸡内金助脾之健运，化水谷为津液，兼能缩尿；五味子酸收，补肾固精生津，不使水液下趋。全方共奏益气滋阴、固肾止渴之功。

本方配伍特点是滋阴清热生津与补气升阳布津并施，脾肾同治。

【运用】

1. 辨证要点 本方主治消渴之气阴两虚证，临床应用以口渴欲饮，小便频多，困倦气短，脉虚细无力为辨证要点。

2. 加减变化 若神倦乏力，脉虚细者，加人参或西洋参以益气生津；若小便频数者，加菟丝子、山茱萸以固肾缩尿；若烦热渴饮甚者，加石膏、麦门冬以清热养阴。

3. 现代研究与临床应用 药理研究表明，玉液汤有降血糖、提高胰岛素水平、降低胰岛素抵抗、抑制炎症反应、调节脂代谢、保护肾脏、提高认知能力等作用，常用于糖尿病及糖尿病相关疾病、口干症等证属气阴两虚者。

4. 使用注意 忌辛辣。

【附方】

琼玉膏（申铁瓮方，录自《洪氏集验方》） 新罗人参舂一千下，为末，二十四两（750g） 生地黄九月采、捣，十六斤（8kg） 雪白茯苓木舂千下，为末，四十九两（1.5kg） 白沙蜜十斤（5kg） 上药人参、茯苓为细末，蜜用生绢滤过，地黄取自然汁，捣时不得用铁器，取汁尽去滓。用药一处，拌和匀，入银、石器或好磁器内封用。每晨服二匙，温酒化服，不饮者，白汤化之。功用：滋阴润肺，益气补脾。主治：肺痨肺肾阴亏证。干咳少痰，咽燥咯血，气短乏力，肌肉消瘦，舌红少苔，脉细数。

琼玉膏与玉液汤均有益气滋阴之功，用治气阴两伤证。但本方主治肺痨，证属肺肾阴亏所致，以干咳咯血，气短乏力，舌红少苔，脉细数为主要表现，方用生地、白蜜滋养肺肾，人参、茯苓补气健脾；玉液汤主治消渴，证属脾肾两虚所致，以口渴尿多，困倦短气，脉虚细无力为主要表现，方中重用黄芪、山药补脾固肾，配伍滋阴清热之品。

小 结

治燥剂共选正方 8 首，附方 3 首。按功效分为轻宣外燥剂和滋阴润燥剂两类。

1. 轻宣外燥剂 本类方剂适用于外燥证。杏苏散擅长轻宣凉燥，理肺化痰，适用于外感凉燥证，亦可用于风寒犯肺之咳嗽。桑杏汤与清燥救肺汤均治温燥，但桑杏汤清宣凉润，药力较轻，适用于温燥外袭、肺津受灼之轻证；清燥救肺汤清燥润肺，养阴益气，适用于燥热伤肺、气阴两伤之重证。

2. 滋阴润燥剂 本类方剂适用于内燥证。增液汤增液润燥，增水行舟，主治阳明温病，耗伤津液，液涸肠燥之大便秘结。养阴清肺汤重在养阴清肺，兼以解毒利咽，为治疗白喉的有效方剂，亦可用于阴虚燥热所致的咽喉肿痛。麦门冬汤清养肺胃，降逆下气，主治虚热肺痿证，同时也可治疗胃阴不足证。益胃汤专于养阴益胃，主治胃阴损伤所致饥不欲食、口干咽燥之证。玉液汤益气滋阴，固肾止渴，善治消渴气阴两虚之渴饮、小便频多。

复习思考题

（1）外燥与内燥、温燥与凉燥有何异同？
（2）杏苏散中为何配伍温燥之品？
（3）清燥救肺汤中桑叶、石膏、麦门冬的功用及其配伍意义是什么？
（4）养阴清肺汤的组方特点是什么？
（5）麦门冬汤中麦门冬、半夏的功用及其配伍意义是什么？

复习思考题答案

第二十二章

祛湿剂

方论选录　　课件　　问难

导学

学习目标

熟悉祛湿剂的概念、适应证、分类及注意事项。掌握祛湿剂1类方剂（平胃散、藿香正气散、茵陈蒿汤、八正散、三仁汤、五苓散、苓桂术甘汤、真武汤、实脾散、萆薢分清饮、独活寄生汤）的组成、功用、主治、主要配伍关系及临证使用要点；熟悉2类方剂（甘露消毒丹、连朴饮、当归拈痛汤、猪苓汤、防己黄芪汤）的组成、功用、主治、主要配伍关系及临证使用要点；了解3类方剂（二妙散、五皮散、羌活胜湿汤、鸡鸣散）的组成、功用、主治。

凡以祛湿药为主组成，具有化湿利水、通淋泄浊等作用，主治水湿病证的方剂，统称为祛湿剂。属于“八法”中的“消法”。

湿证，分外湿证与内湿证。外湿证多因居住湿地、淋雨涉水、汗出沾衣等，使湿邪从外侵，伤及肌表、经络引起，以肢体沉重，头重身困，筋脉不利，面目浮肿等为主症；内湿证每因过饮酒酪肥甘、恣食生冷等使脏腑功能失常，湿邪从内生所致，以胸脘痞闷，呕恶泄泻，水肿淋浊，黄疸，痿痹等为主症。然肌表与脏腑，表里相关，故外湿、内湿亦可相兼并见。《素问·至真要大论》谓：“湿淫于内，治以苦热，佐以酸淡，以苦燥之，以淡泄。”《素问·汤液醪醴论》曰：“洁净府。”二者皆为祛湿剂的立法依据。

根据湿邪为病的病位、病性以及兼挟邪气的不同，将祛湿剂分为燥湿和胃剂、清热祛湿剂、利水渗湿剂、温化寒湿剂及祛风胜湿剂五类。其中，外湿之证，治以汗法为主，于解表剂中论述；水湿壅盛证，治宜攻逐之法，于泻下剂中论述。

应用祛湿剂应注意以下几点：

（1）要围绕与水液代谢最为相关的肺、脾、肾三脏。调水在肺，肺失宣降，通调水道失职，水津不布，可见头面肢体浮肿、痰饮、小便不利等症，治疗可配伍宣肃肺气之品以化水湿。制水在脾，脾主运化水湿，外合肌肉，外感湿邪，或湿从内生，影响脾对水湿之运化，而见肢体困重，不思饮食，大便溏泄等症，治疗可配伍芳香醒脾燥湿之品。主水在肾，肾阳虚弱，气化不及，水湿为患，而见小便不利、腰痛等症，治疗宜配伍温肾利水之品。

（2）怪病多生湿，湿邪多夹杂，湿从寒化，配伍温热药以温阳散寒；湿从热化，配伍寒凉药以清热祛湿；湿挟风邪，伍用疏散药以祛风胜湿；正气亏虚，则配伍补益药以扶正，从而增强疗效。

（3）湿为阴邪，湿阻气机，湿得气而化，所以辨治湿病，还应配伍理气药，以求气化则湿亦化。

（4）祛湿剂多由辛香温燥或甘淡渗利之品组成，易耗伤阴津，且辛香之品易耗气，渗利之剂有碍胎元，故素体阴亏津伤血虚，病后体弱及孕妇等均应慎用。

第一节　燥湿和胃剂

燥湿和胃剂，适用于湿困脾胃证，症见脘腹胀满，呕吐，泄泻，嗳腐吞酸，苔白腻等。常用燥湿和胃药与芳香化湿药如苍术、藿香、豆蔻、厚朴等为主组成。湿困脾胃，每致胃失和降，故此类方剂常配伍和胃降逆之半夏、生姜等。若兼表邪，可辅以辛散透表之紫苏叶、白芷等。代表方如平胃散、藿香正气散等。

平胃散

《简要济众方》

【组成】 苍术去黑皮，捣为粗末，炒黄色，四两（120g）　厚朴去粗皮，涂生姜汁，炙令香熟，三两（90g）　陈橘皮洗令净，焙干，二两（60g）　甘草炙黄，一两（30g）

【用法】 上药四味，捣罗为散。每服二钱（6g），水一中盏，入生姜二片，枣二枚，同煎至六分，去滓，食前温服（现代用法：散剂，每服6g，姜枣煎汤送服；或作汤剂，加生姜2片，大枣2枚，水煎服）。

【功用】 燥湿运脾，行气和胃。

【主治】 湿困脾胃证。脘腹胀满或疼痛，不思饮食，口淡无味，恶心呕吐，嗳气吞酸，肢体沉重，倦怠嗜卧，下利，舌淡，苔白腻，脉缓。

【证治】 脾主运化，胃司受纳，湿困脾胃，纳运失司，则不思饮食，口淡无味；胃气不降，浊气上逆，则恶心呕吐，嗳腐吞酸；湿邪重浊黏腻，壅滞气机，则脘腹胀满或疼痛；湿浊浸淫肢体，则肢体沉重，倦怠嗜卧；水湿下注肠间，则见下利；舌淡，苔白腻，脉缓，皆为湿困脾胃之征。证属湿困脾胃、气机壅滞所致，治当燥湿运脾，行气和胃。

【方解】 方中苍术辛香苦温，燥湿醒脾运脾，使湿去则脾运有权，脾健则运化水湿，为君药。湿盛气滞，气行则湿化，厚朴苦燥辛散，燥湿行气除满；陈皮辛行温通，理气燥湿醒脾，两药助苍术燥湿醒脾，使湿得气而化，共为臣药。生姜温中和胃，降逆止呕，为佐药。大枣、甘草益气健脾，使“脾强则有制湿之能”（《医方考》），并调和药性，为佐使药。诸药合用，以奏燥湿运脾、行气和胃之效。

本方配伍特点是燥湿与行气并用，以燥湿为主，行气为辅，使湿浊得化，气机调畅，脾得健运，胃气和降，则湿阻气滞诸症自除。

【运用】

1. 辨证要点 本方主治湿困脾胃证，临床应用以脘腹胀满，口淡不渴，肢体困重，苔白腻为辨治要点。

2. 加减变化 若湿从热化，舌苔黄腻者，加黄芩、黄连等清热燥湿；若湿从寒化，形寒肢冷者，加干姜、细辛、肉桂等以温散寒湿；若脾虚者，加白术、茯苓以健脾祛湿；若腹痛明显者，加延胡索、川楝子以活血行气止痛；若呕吐明显者，加半夏、竹茹、代赭石以降逆和胃；若腹泻明显者，加薏苡仁、茯苓以渗湿止泻；若饮食难消，腹胀便秘者，加炒莱菔子、山楂、神曲以消食化滞。

3. 现代研究与临床运用 药理研究表明，平胃散有增强肠胃动力、促进胃排空、调节胃泌素、胃动素等胃肠激素分泌、抗炎、调节肠道菌群、调节细胞和体液免疫功能、调节水液代谢等作用，常用于急慢性胃肠炎、消化性溃疡、慢性胆囊炎、慢性胰腺炎、慢性肝炎、流行性感冒等证属湿困脾胃者。

4. 使用注意 湿热蕴结者慎用本方；方中药物辛苦温燥，易耗气伤津，故阴津不足、脾胃虚弱者及孕妇不宜使用。

【附方】

1. 柴平汤(《景岳全书》) 柴胡 人参 半夏 黄芩 甘草 陈皮 厚朴 苍术(各9g，原著本方无剂量)。水二盅，加姜、枣煎服。功用：和解少阳，祛湿和胃。主治：湿疟。一身尽重，手足沉重，寒多热少，脉濡或缓。

2. 不换金正气散(《易简方》，原名不换金散) 藿香 厚朴 苍术 陈皮 半夏 甘草等分（各9g)。上㕮咀，每服四钱（12g），水一盏，加生姜三片，煎至六分，去滓热服。功用：行气化湿，和胃止呕。主治：脾胃寒湿证。霍乱吐泻，腹痛，舌淡苔腻；或瘴疫。

平胃散、柴平汤与不换金正气散均用苍术、厚朴、陈皮、甘草，均可燥湿运脾，行气和胃。平胃散是主治湿困脾胃证的基础方；不换金正气散中又用藿香、半夏，功用以化湿燥湿降逆为主，兼能解表散寒，用于脾胃寒湿兼有表证者；而柴平汤中又用柴胡、黄芩、人参、半夏，功可和解少阳，祛湿和胃，用治素体多痰湿，复感外邪，湿阻于少阳，寒多热少之湿疟。

藿香正气散

《太平惠民和剂局方》

【组成】 大腹皮 白芷 紫苏 茯苓去皮，各一两（各30g） 半夏曲 白术 陈皮去白 厚朴去粗皮，姜汁炙 苦桔梗各二两（各60g） 藿香去土，三两（90g） 甘草炙，二两半（75g）

【用法】 上为细末，每服二钱（6g），水一盏，姜三片，枣一枚，同煎至七分，热服。如欲出汗，衣被盖，再煎并服（现代用法：散剂，每服6g，生姜3片，大枣1枚，煎汤送服；或为丸剂，每服6g；或作汤剂，加生姜3片，大枣1枚，水煎服）。

【功用】 解表化湿，理气和中。

【主治】 外感风寒、内伤湿滞证。发热恶寒，头痛，无汗，脘腹疼痛，呕吐，腹泻，甚则霍乱，舌苔白腻，脉浮或濡缓；或山岚瘴疟以及水土不服等。

【证治】 外感风寒，侵袭肌表，卫阳被郁，正邪交争，则恶寒发热；经气郁滞不利，则头痛，无汗；内伤湿滞，壅滞气机，则脘腹疼痛；湿浊中阻脾胃，升降失调，则呕吐，腹泻，甚或霍乱吐泻；脉浮，为外感之象；舌苔白腻，脉濡缓，皆为内湿之征。证属风寒侵袭、湿滞脾胃所致，治当解表化湿，理气和中。

【方解】　方中藿香辛温芳香，解表散寒，芳香化湿，和中止呕，重用为君药。脾主化湿，白术、茯苓健脾祛湿，和中止泻；气能化湿，陈皮行气燥湿和胃，厚朴燥湿行气除满，大腹皮行气利水消肿，五药共为臣药。风寒袭表，伍用白芷、紫苏叶，助藿香解表散寒，芳香化湿之力；半夏曲燥湿和胃，降逆止呕；桔梗宣肺利膈，助解表化湿；生姜、大枣内调脾胃，外和营卫，共为佐药。甘草益气和中，调和药性，为使药。诸药相合，共奏解表化湿、理气和中之效。

本方配伍特点有二：其一是表里同治，重在芳香苦燥祛湿治里；其二是邪正兼顾，以外散风寒、健脾化湿祛邪为主。

山岚瘴疟以及水土不服者，亦可以本方散寒祛湿，辟秽化浊，和中醒脾。

【运用】

1. 辨证要点　本方主治外寒内湿证，对夏季感寒伤湿、脾胃失和者尤宜，临床应用以发热恶寒，腹痛吐利，舌苔白腻为辨治要点。

2. 加减变化　若表邪重者，加香薷、荆芥以解表散寒；若里湿重者，加薏苡仁、砂仁、泽泻以渗湿化湿；若气滞，脘腹胀痛较甚者，加木香、沉香以理气消胀。

3. 现代研究与临床运用　药理研究表明，藿香正气散有双向调节胃肠蠕动，调节胃动素、血管活性肠肽等胃肠激素分泌，保护胃肠黏膜作用；调节血清 Na^{+}、K^{+}、Cl^{-} 水平，调节水通道蛋白表达，改善水、电解质紊乱作用；改善胸腺、脾脏功能，增加血清免疫球蛋白 G 含量，增强免疫功能；抗白色念珠菌、金黄色葡萄球菌以及抗病毒、镇吐、解热、抗炎等作用。常用于胃肠型感冒、急性胃肠炎、肠易激综合征、功能性消化不良、糖尿病性腹泻、慢性乙型肝炎、夏季空调综合征等证属外寒内湿者。

4. 使用注意　本方为辛香温燥之剂，湿热或阴虚火旺者慎用；本方重在化湿和中，解表散寒之力不足，服后宜温覆取汗以助解表散邪；纯属风寒外感者不宜使用。

【附方】

六和汤(《太平惠民和剂局方》)　缩砂仁　半夏汤泡七次　杏仁去皮、尖　人参　白术　甘草炙，各一两（各 30g）　赤茯苓去皮　藿香叶拂去尘　白扁豆姜汁略炒　木瓜各二两（各 60g）　香薷　厚朴姜汁制，各四两（各 120g）。上锉，每服四钱（12g），水一盏半，生姜三片，枣子一枚，煎至八分，去滓，不拘时候服。功用：行气化湿，健脾益气。主治：湿滞脾胃夹虚证。霍乱吐泻，倦怠嗜卧，胸膈痞满，舌苔白滑等。

藿香正气散、六和汤皆用藿香、半夏、茯苓、厚朴、甘草，均有化湿和中作用，用治湿伤脾胃证。藿香正气散又用白芷、紫苏叶、大腹皮、陈皮、桔梗、白术等，解表理气化湿之力较强，适合外寒内湿、气滞较重、脾胃不虚者；而六和汤又伍以人参、白扁豆、杏仁、砂仁、木瓜、香薷等，理气之力稍逊，然兼健脾益气之效，故尤宜于素体脾虚、夏月感寒伤湿、气滞较轻者。

第二节　清热祛湿剂

清热祛湿剂主要用于湿热外感，或湿热内蕴，或湿热下注所致的湿热黄疸、湿温、湿热淋浊、痢疾、泄泻等病证。常以清热利湿药（如茵陈、薏苡仁、滑石、通草等）或清热燥湿药（如黄连、黄柏等）为主组方。代表方如茵陈蒿汤、八正散、三仁汤、甘露消毒丹、连朴饮、当归拈痛汤、二妙散等。

茵陈蒿汤

《伤寒论》

【组成】 茵陈蒿六两（18g） 栀子擘，十四枚（14g） 大黄去皮，二两（6g）

【用法】 上三味，以水一斗二升，先煮茵陈，减六升，内二味，煮取三升，去滓。分温三服。小便当利，尿如皂荚汁状，色正赤，一宿腹减，黄从小便去也（现代用法：水煎服）。

【功用】 清热利湿退黄。

【主治】 湿热黄疸。身目发黄，黄色鲜明，发热，无汗或但头汗出，或腹微满，或胁胀，恶心呕吐或食即头眩，大便不爽或秘结，小便不利或黄赤，口渴欲饮，舌红，苔黄腻，脉滑数。

【证治】 湿热蕴结，熏蒸肝胆，疏泄失职，胆汁不循肠道而外泄，则身目发黄，黄色鲜明；正气与湿热相争，故发热；湿热内蕴，热不得外越则无汗，熏蒸于上则但头汗出；湿热挟浊气上冲，则恶心呕吐或食即头眩；湿热胶结，壅滞气机，则腹微满，大便不爽或便秘；湿热内郁不得下行，则小便不利，或湿热下注，见小便黄赤；湿热内郁，津液不化，则口渴欲饮；舌红，苔黄腻，脉滑数，皆为湿热蕴结之征。证属湿热蕴结、邪无出路所致，治当清热利湿退黄。

【方解】 方中茵陈苦泄下降，微寒清热，善清利湿热，疏利肝胆，乃治黄疸之要药，重用为君药。栀子清热燥湿除烦，通利三焦，助茵陈使湿热从小便而去，为臣药。大黄清热泻火，利湿退黄，荡涤肠胃以通腑气，导湿热从大便而去，为佐药。三药相合，共奏清利湿热退黄之效。

本方配伍特点是清热、泻下、利湿并进，通利二便，使湿热前后分消。

【运用】

1. 辨证要点 本方是主治湿热黄疸的基础方，临床应用以身目发黄，黄色鲜明，腹微满，或胁胀，舌红，苔黄腻，脉滑数为辨治要点。

2. 加减变化 若胁痛者，加柴胡、川楝子以疏肝行气止痛；若口苦者，加黄芩、龙胆草以清热燥湿；若小便少者，加滑石、茯苓以清利小便；若食少纳呆者，加山楂、生麦芽以消食和胃。

3. 现代研究与临床运用 药理研究表明，茵陈蒿汤有抑制肝纤维化、减轻肝组织炎症反应、增强胆囊收缩、促进胆汁分泌、调节胆红素代谢、降血脂、降血糖、调节肠道菌群、抗氧化、抗炎、抗病毒、镇痛等作用、常用于急性黄疸型肝炎、乙型病毒性肝炎、化疗性肝损伤、非酒精性脂肪性肝病、肝纤维化、肝硬化、原发性肝癌、急慢性胆囊炎、胆道蛔虫症、胆囊结石等证属湿热蕴结者。

4. 使用注意 寒湿黄疸者不宜应用本方。

【附方】

1. 栀子柏皮汤(《伤寒论》) 栀子十五枚（15g） 甘草炙，一两（3g） 黄柏二两（6g）。上三味，以水四升，煮取一升半，去滓，分温再服。功用：泄热利湿退黄。主治：湿热黄疸。发热，口苦，口干，渴欲饮水，无汗，身目小便黄，黄色鲜明，恶心欲吐，大便干，舌红，苔黄，脉滑数。

2. 茵陈四逆汤(《张氏医通》)　茵陈蒿　炮姜各一钱五分（各5g）　附子　甘草各一钱（各3g）。水煎服。功用：温里散寒，利湿退黄。主治：寒湿黄疸。身目发黄，黄色晦暗，神疲食少，肢体逆冷，大便不实，小便不畅，舌淡苔白或腻，脉沉。

茵陈蒿汤、栀子柏皮汤与茵陈四逆汤均可治黄疸。茵陈蒿汤与栀子柏皮汤均治湿热内蕴所致阳黄，茵陈蒿汤清热利湿并重，主治湿热俱盛之证；栀子柏皮汤清热之力大于利湿，用治热重于湿者；而茵陈四逆汤中用茵陈配伍附子、炮姜、甘草，功用温里散寒利湿，用治寒湿内阻之阴黄。

八正散

《太平惠民和剂局方》

【组成】　车前子　瞿麦　萹蓄　滑石　山栀子仁　甘草炙　木通　大黄面裹煨，去面，切，焙，各一斤（各500g）

【用法】　上为散，每服二钱（6g），水一盏，入灯心草，煎至七分，去滓，温服，食后，临卧。小儿量力与之（现代用法：散剂，每服6g，灯心草煎汤送服；或作汤剂，加灯心草，水煎服）。

【功用】　清热泻火，利水通淋。

【主治】　湿热淋证。尿频尿急，尿时涩痛，淋沥不尽，尿色混赤，甚则癃闭不通，小腹急满，口舌干燥，舌红，苔黄腻，脉滑数。

【证治】　湿热浸淫，蕴结膀胱，气化不利，则尿频尿急，尿时涩痛，淋沥不尽，尿色混赤；湿热胶结，水道不通，则癃闭不通；湿热壅滞，气机不行，则小腹急满；气化不利，水津不行，则口舌干燥；舌红，苔黄腻，脉滑数，皆为湿热浸淫之征。证属湿热浸淫、膀胱不利所致，治当清热泻火，利水通淋。

【方解】　方中木通味苦气寒，其性通利，滑石甘淡而寒，性滑利窍，两药通利水道，泻热利湿，共为君药。车前子、瞿麦、萹蓄助木通、滑石清热利水通淋之功，共为臣药。热结于内，以大黄泻热祛湿，使湿热从大便而去；栀子清热燥湿，通利三焦，使湿热从小便而去，共为佐药。炙甘草缓急止痛，并调和药性，为佐使药。煎加灯心草以助利水通淋之力。诸药相合，共奏清热泻火、利水通淋之效。

本方配伍特点是清热、利水、泻下三法合一，重在利水通淋。

【运用】

1. 辨证要点　本方主治湿热淋证，临床应用以尿频尿急，尿色混赤，小腹急满，舌红，苔黄腻，脉滑数为辨治要点。

2. 加减变化　若热伤膀胱血络、尿中带血者，加小蓟、生地黄、白茅根以凉血止血；若石淋者，加金钱草、海金砂、鸡内金以化石通淋；若小便浑浊较甚者，加萆薢、菖蒲以分清利浊；若心烦明显者，加竹叶、知母以清心除烦。

3. 现代研究与临床运用　药理研究表明，八正散具有促进尿液排泄，降低TNF-α、IL-1β、IL-6等炎症因子水平，抑菌，改善尿路感染，增强尿道局部免疫功能及保护肾功能等作用，常用于膀胱炎、急性输尿管炎、急性肾盂肾炎、急慢性前列腺炎、尿道综合征、泌尿系结石、生殖道衣原体感染等证属下焦湿热者。

4. 使用注意 寒湿淋证慎用；淋证日久，肾虚气弱者慎用；孕妇慎用。

【附方】

五淋散(《太平惠民和剂局方》) 赤茯苓六两（180g） 当归去芦 甘草生用，各五两（各150g） 赤芍药 山栀子仁各二十两（各600g） 。上为细末，每服二钱（6g），水一盏，煎至八分，空心，食前服。功用：利水通淋，清热凉血。主治：湿热血淋。小便热涩刺痛，或尿血，或尿如豆汁，或尿如砂石，或淋沥不畅，舌红，苔薄黄，脉数或弦。

八正散与五淋散均能利水通淋，主治湿热下注所致淋证。八正散中清热利水药与清热泻火药相伍，导湿热之邪前后分消，其清热通淋之力较强，适宜于热淋；五淋散清热利湿之力稍逊，然配伍赤芍、当归以增凉血活血作用，尤宜于血淋，兼治瘀热。

三仁汤

《温病条辨》

【组成】 杏仁五钱（15g） 飞滑石六钱（18g） 白通草二钱（6g） 白蔻仁二钱（6g） 竹叶二钱（6g） 厚朴二钱（6g） 生薏苡仁六钱（18g） 半夏五钱（15g）

【用法】 甘澜水八碗，煮取三碗，每服一碗，日三服（现代用法：水煎服）。

【功用】 清利湿热，宣畅气机。

【主治】 湿温初起或暑温夹湿证。头痛恶寒，午后身热，面色淡黄，身体困重或疼痛，胸闷不饥，或大便不畅，苔白略黄腻，脉弦细而濡。

【证治】 湿温初起，郁遏卫阳，经气不利，则头痛恶寒；湿重于热，热为湿遏，则午后身热；湿热壅滞，阻遏气血不得外荣，则面色淡黄；湿热重浊困阻，则身体困重或疼痛；湿热郁遏胸中气机，则胸闷；湿热困阻脾胃，则不饥；湿热壅滞大肠，则大便不畅；苔白略黄腻，脉弦细而濡，皆为湿热以湿为主之征。证属湿热浸淫三焦，湿重热轻，气机不畅所致，治当清利湿热，宣畅气机。

【方解】 方中杏仁苦温，宣利上焦肺气，使气化则湿亦化；白蔻仁辛温，芳香化湿，畅中焦气机；薏苡仁甘淡寒，渗湿健脾，渗利下焦气机。三药相合，宣上、畅中、渗下以三焦兼顾，共为君药。通草、滑石清热利湿，疏导下焦，共为臣药。半夏燥湿和胃，散结消痞；厚朴芳香化湿，理气畅中；竹叶清透上、中焦之热，又可通利小便，俱为佐药。诸药合用，以奏清利湿热、宣畅气机之效。

本方配伍特点是芳香化湿、淡渗利湿、苦温燥湿并用，宣上、畅中、渗下并行，使上焦水道通调，中焦湿浊运化，下焦水湿得渗，则三焦湿热分消，诸症自解。

【运用】

1. 辨证要点 本方主治湿温初起，湿重于热证，临床应用以头痛恶寒，面色淡黄，胸闷不饥，苔白略黄腻，脉弦细而濡为辨治要点。

2. 加减变化 若湿气盛者，加茯苓、泽泻以渗湿利水；若午后身热甚者，加柴胡、广藿香以芳香辛散，疏达气机；若卫分症状明显者，加广藿香、香薷等以解表化湿；若大便不畅者，加火麻仁、枳实以润肠理气通便；若身体困重甚者，加苍术、川芎等以燥湿行气活血。

3. 现代研究与临床运用 药理研究表明，三仁汤有抑菌、改善肠道菌群紊乱、恢复肠黏膜屏障功能、减少肠源性内毒素入血而发挥抗内毒素作用；另具有调节胃动素、胃泌素分泌和抗炎、改善血液流变学、调节免疫等作用，常用于上呼吸道感染、肠伤寒、肾盂肾炎、慢性阻塞性肺病、慢性乙型肝炎、非酒精性脂肪性肝病、功能性消化不良、慢性结肠炎、布氏杆菌病、风湿性关节炎等证属湿热内蕴者。

4. 使用注意　寒湿证者慎用；本方淡渗利湿，宣畅气机，易伤气阴，不宜久服。

【附方】

1. 藿朴夏苓汤(《重订广温热论》引《医原》)　杜藿香二钱（6g）　真川朴一钱（3g）　姜半夏钱半（5g）　赤苓三钱（9g）　光杏仁三钱（9g）　生薏苡仁四钱（12g）　白蔻末六分（1.8g）　猪苓钱半（4.5g）　淡香豉三钱（9g）　建泽泻钱半（4.5g）。水煎服。功用：解表化湿。主治：湿温初起证。身热恶寒，肢体倦怠，胸闷口腻，苔腻薄黄，脉濡缓。

2. 黄芩滑石汤(《温病条辨》)　黄芩三钱（9g）　滑石三钱（9g）　茯苓皮三钱（9g）　大腹皮二钱（6g）　白蔻仁一钱（3g）　通草一钱（3g）　猪苓三钱（9g）。水六杯，煮取二杯，渣再煮一杯，分温三服。功用：清热利湿。主治：湿温证。发热身痛，汗出热解，继而复热，渴不多饮，或不渴，舌苔淡黄而滑，脉缓。

三仁汤、藿朴夏苓汤、黄芩滑石汤三方均具化湿利湿作用，用治湿温证。其中三仁汤与藿朴夏苓汤同用杏仁、薏苡仁、白蔻仁、半夏、厚朴，可分消三焦湿热，适宜湿温初起、表里合邪、湿重于热者。三仁汤又用竹叶，清热之力较藿朴夏苓汤明显；藿朴夏苓汤则用藿香、赤茯苓、猪苓、淡豆豉、泽泻，利湿化湿作用较三仁汤明显，且兼解表之用。黄芩滑石汤方中则用黄芩、茯苓皮、大腹皮、猪苓，清热利湿兼顾，宜于湿温证湿热并重者。三方相较，祛湿之力以藿朴夏苓汤为佳，其次为黄芩滑石汤、三仁汤；而清热之力则以黄芩滑石汤为优，三仁汤为次，藿朴夏苓汤另兼解散表寒之效。

甘露消毒丹（又名普济解毒丹）

《医效秘传》

【组成】　飞滑石十五两（450g）　淡黄芩十两（300g）　绵茵陈十一两（330g）　石菖蒲六两（180g）　川贝母　木通各五两（各150g）　藿香　连翘　白蔻仁　薄荷　射干各四两（各120g）

【用法】　生晒研末，每服三钱（9g），开水调下，或神曲糊丸，如弹子大，开水化服亦可（现代用法：散剂，每服9g；或丸剂，每服9g；或作汤剂，水煎服）。

【功用】　利湿化浊，清热解毒。

【主治】　湿热疫毒证。发热倦怠，胸闷腹胀，肢酸咽肿，颐肿口渴，身目发黄，小便短赤，或泄泻淋浊，舌苔淡黄或厚腻，脉滑；或水土不服诸病。

【证治】　本方为治湿热时疫，邪在气分，湿热并重之证的常用方。湿热疫毒充斥气分，则发热；湿热壅滞，气机不畅，则胸闷腹胀；湿热交蒸，则倦怠肢酸；湿热疫毒上壅，则咽肿、颐肿；湿热郁滞于内，熏蒸肝胆，则身目发黄；湿热下注，则小便短赤、泄泻、淋浊；湿热疫毒伤津，则口渴；舌苔淡黄或厚腻，脉滑，皆为湿热疫毒之征。证属湿热疫毒充斥三焦所致，治当利湿化浊，清热解毒。

【方解】　方中滑石甘淡寒，性滑利窍，清热利湿解暑；茵陈苦寒，其气清芬，清利湿热退黄；黄芩苦寒，清热解毒燥湿，三药相合，清热利湿之功著，共为君药。菖蒲开窍化湿和胃，藿香芳香化湿和中，白蔻仁化湿行气醒脾，三药芳香化湿；热毒蕴结，以连翘清热解毒，散结消肿，俱为臣药。川贝母清热化痰利咽；木通利湿清热，导湿下行；射干解毒利咽；薄荷辛凉透热，清利咽喉，共为佐药。诸药相互为用，以奏利湿化浊、清热解毒之效。

本方配伍特点是集清解、化湿、渗利于一方，清上、化中、渗下以除三焦弥漫之湿热疫毒。

【运用】

1. 辨证要点 本方主治湿热疫毒证，临床应用以发热倦怠，身目发黄，颐肿口渴，泄泻淋浊，舌苔淡黄或厚腻，脉滑为辨治要点。

2. 加减变化 若黄疸者，加栀子、大黄以泻热退黄；若咽肿甚者，加山豆根、板蓝根等以清热解毒利咽；若热淋、小便涩痛者，加萹蓄、车前子等清热通淋。

3. 现代研究与临床运用 药理研究表明，甘露消毒丹具有促进NK细胞杀伤效应，诱生干扰素，调节细胞免疫功能，抗炎，抑制IL-4、TNF-α等炎性因子表达；抗柯萨奇、H1N1、EV71病毒以及调节脂质代谢，抗肝纤维化等作用，常用于肠伤寒、病毒性肝炎、钩端螺旋体病、流行性出血热、新型冠状病毒肺炎、手足口病、胆汁反流性胃炎、小儿急性化脓性扁桃体炎等证属湿热疫毒者。

4. 使用注意 阴虚津伤者慎用本方。

连朴饮

《霍乱论》

【组成】 制厚朴二钱（6g） 川连姜汁炒 石菖蒲 制半夏各一钱（各3g） 香豉炒 焦栀各三钱（各9g） 芦根二两（60g）

【用法】 水煎温服（现代用法：水煎服）。

【功用】 清热化湿，理气和中。

【主治】 湿热霍乱证。上吐下泻，脘腹疼痛，胸膈痞满，小便短赤，舌红，苔黄腻，脉滑数。

【证治】 湿热内蕴，扰乱脾胃，清气不升，浊气不降，清浊混杂，逆乱上下，则上吐下泻；湿热壅滞，气机不通，则脘腹疼痛，胸膈痞满；湿热浸淫于下，则小便短赤；舌红，苔黄腻，脉滑数，皆为湿热内蕴之征。证属湿热侵扰肠胃所致，治当清热化湿，理气和中。

【方解】 方中黄连苦寒，清热燥湿；厚朴辛苦温，理气化湿，以气行则湿化，两药相合，祛湿热，畅气机，共为君药。栀子苦寒，清热泻火燥湿，导湿热下行，助黄连之功；石菖蒲辛苦温，化湿和胃，助厚朴化湿降逆，共为臣药。湿浊上逆，半夏辛苦温燥，燥湿醒脾，降逆和胃；热伤阴津，以芦根清热生津，除烦止呕，并可渗湿利水；淡豆豉透热外泄，共为佐药。诸药合用，以奏清热化湿、理气和中之效。

本方配伍特点是辛开苦降，寒热并用，斡旋中上二焦，可使气畅湿去热清。

【运用】

1. 辨证要点 本方主治湿热霍乱证，临床应用以上吐下泻，脘腹疼痛，舌红，苔黄腻，脉滑数为辨治要点。

2. 加减变化 若呕吐者，加陈皮、竹茹以降逆止呕；若泻下甚者，加茯苓、薏苡仁以渗湿止泻；若胸腹胀满较甚者，加白蔻仁、草果以理气消胀。

3. 现代研究与临床运用 药理研究表明，连朴饮具有促进胃黏膜损伤修复、改善胃黏膜微循环、抗幽门螺旋杆菌和痢疾杆菌、抗炎、抗氧化、抗病毒等作用，可调节神经内分泌系统功能、调节机体免疫功能、改善血脂紊乱，常用于急慢性胃炎、反流性食管炎、消化性溃疡、功能性消化不良、非酒精性脂肪性肝病、细菌性痢疾、高脂血症等证属湿热郁遏者。

4. 使用注意　寒湿吐泻者慎用本方。

当归拈痛汤（又名拈痛汤）

《医学启源》

【组成】羌活半两（15g）　防风三钱（9g）　升麻一钱（3g）　葛根二钱（6g）　白术一钱（3g）　苍术三钱（9g）　当归身三钱（9g）　人参二钱（6g）　甘草五钱（15g）　苦参酒浸，二钱（6g）　黄芩炒，一钱（3g）　知母酒洗，三钱（9g）　茵陈酒炒，五钱（15g）　猪苓三钱（9g）　泽泻三钱（9g）

【用法】上锉，如麻豆大。每服一两（30g），水二盏半，先以水拌湿，候少时，煎至一盏，去渣，温服，待少时，美膳压之（现代用法：水煎服）。

【功用】利湿清热，疏风止痛。

【主治】风湿热痹证。遍身肢节烦痛，或肩背沉重，或脚气肿痛，脚膝生疮，舌苔黄腻，脉弦数。

【证治】本方所治之证乃湿热内蕴，外受风邪，或风湿化热所致。风湿热邪浸淫留滞于肌肉关节筋脉，壅滞血脉，经气不通，则遍身肢节烦痛，或肩背沉重，或脚气肿痛；湿热化毒，热灼血脉，气血壅滞，则脚膝生疮；舌苔黄腻，脉弦数，皆为风湿热相搏之征。证属风湿热浸淫，筋脉痹阻所致，治当利湿清热，疏风止痛。

【方解】方中羌活辛苦温，祛风胜湿，通痹止痛；茵陈味苦微寒，清热利湿，导湿热从下而去，二药相伍，使风湿热邪内外分消，共为君药。防风祛风胜湿，除周身痹痛；湿热浸淫，苦参、知母、黄芩清热燥湿；脾能化湿，人参、白术、苍术益气健脾，醒脾燥湿，共为臣药。辛开透达，升麻、葛根辛散助羌活祛风湿于外，并透达蕴热；血活风自灭，当归补血活血，通经止痛；治湿下行，泽泻、猪苓渗利湿热从小便而去，俱为佐药。甘草益气，调和诸药，为佐使药。诸药相合，以奏利湿清热、疏风止痛之效。

本方配伍特点有三：其一是外散风邪，内清湿热，表里同治；其二是疏风于上，渗湿于下，上下分消；其三是疏风清热祛湿，益气健脾养血，邪正兼顾。

【运用】

1. 辨证要点　本方主治风湿热痹证，临床应用以遍身肢节疼痛或沉重，舌苔黄腻，脉弦数为辨治要点。

2. 加减变化　若脚膝肿甚者，加木瓜、防己、薏苡仁以祛湿消肿；若身痛甚者，加姜黄、川芎以活血行气止痛；局部红肿灼热者，加忍冬藤、连翘清热解毒。

3. 现代研究与临床运用　药理研究表明，当归拈痛汤可降低IL-1β、TNF-α等炎症因子水平，抑制氧化应激反应，发挥抗炎镇痛作用，具有降尿酸，增强机体免疫力，改善微循环等作用，常用于风湿性关节炎、类风湿性关节炎、骨性关节炎、痛风性关节炎、高尿酸血症、糖尿病周围神经病变、湿疹、过敏性紫癜等证属风湿热者。

4. 使用注意　风寒湿痹证者慎用本方。

【附方】

宣痹汤（《温病条辨》）　防己五钱（15g）　杏仁五钱（15g）　滑石五钱（15g）　连翘三钱（9g）　山栀三钱（9g）　薏苡仁五钱（15g）　半夏醋炒，三钱（9g）　晚蚕沙三钱（9g）　赤小豆皮三钱（9g）。水八杯，煮取三杯，分温三服。痛甚，加片子姜二钱（6g），海桐皮三钱（9g）。

功用：清热利湿，宣痹止痛。主治：风湿热痹证。寒战热炽，骨节烦疼，面目萎黄，舌红苔黄，或舌色灰滞。

当归拈痛汤与宣痹汤均能治湿热痹证，当归拈痛汤中又用升麻、葛根、防风、羌活等辛散祛风胜湿药，功用以清热利湿，兼疏散风邪为主，宜于痹证之风湿热俱甚者；而宣痹汤祛风之力稍逊，重在清热利湿，适用于痹证之湿热偏甚者。

二妙散

《丹溪心法》

【组成】 黄柏炒 苍术米泔浸，炒（各 12g，原著本方无用量）

【用法】 上二味为末，沸汤，入姜汁调服（现代用法：散剂，每服 6g，姜汁调服；或作汤剂，水煎服）。

【功用】 清热燥湿。

【主治】 湿热下注证。筋骨疼痛，或两足痿软，或足膝红肿疼痛，或湿热带下，或湿疹，湿疮，小便短赤，舌红，苔黄腻，脉滑。

【证治】 湿热浸淫，流注肌肉，侵扰筋脉，壅滞关节，则筋骨疼痛；湿热侵袭筋脉，弛缓不收，则两足痿软；湿热灼腐经脉，则足膝红肿疼痛；湿热郁滞肌肤，则见湿疮；湿热下注于带脉、前阴，则带下色黄，小便短赤；舌红，苔黄腻，脉滑皆为湿热下注之征。证属湿热下注所致，治当清热燥湿。

【方解】 方中黄柏苦寒沉降，清热燥湿，善清下焦湿热，为君药。苍术辛苦温，燥湿运脾，既除内停之湿，又杜生湿之源，为臣药。两药寒温相合，清热而无寒凝之弊，苦温而无动火之虞。姜汁调服，散水湿，和胃气。诸药相合，共奏清热燥湿之效。

本方配伍特点是寒温并用，标本并治。

【运用】

1. 辨证要点 本方主治湿热下注证，临床应用以筋骨疼痛，痿软，或带下，小便短赤，舌苔黄腻，脉滑为辨治要点。

2. 加减变化 若湿热痿证者，加木瓜、萆薢、五加皮以祛湿热强筋骨；若湿热脚气者，加木瓜、槟榔、薏苡仁以渗湿降浊；若下部湿疮者，加赤小豆、土茯苓以清利湿热，愈疮解毒；若湿热带下者，加椿根白皮、赤茯苓以渗湿止带。

3. 现代研究与临床运用 药理研究表明，二妙散具有抗炎镇痛作用，可抑制巨噬细胞分化，降低 IL-1β、IL-6 等炎症因子水平，抑制热板法所致小鼠疼痛反应和二甲苯引起的小鼠耳肿胀，以及降尿酸，抑制机体免疫反应，缓解胃肠平滑肌痉挛等作用，常用于湿疹、过敏性紫癜、关节炎、阴部毛囊炎、阴道炎、脚癣、口腔溃疡、糖尿病足、慢性前列腺炎等证属湿热下注者。

4. 使用注意 寒湿者慎用本方。

【附方】

1. 三妙丸（《医学正传》） 黄柏切片，酒拌，略炒，四两（120g） 苍术米泔浸一二宿，细切，焙干，六两（180g） 川牛膝去芦，二两（60g）。上为细末，面糊为丸，如梧桐子大，每服五七十丸（10g），空心姜、盐汤下。忌鱼腥、荞麦、热面、煎炒等物。功用：清热燥湿，强健筋骨。主治：湿热下注之痿痹证。两脚麻木，或如火烙之热。

2. 四妙丸（《成方便读》）　苍术　黄柏　牛膝　薏苡仁（各9g，原书未著剂量）。水泛为丸，每服10g，温开水送下。功用：清热利湿，强健筋骨。主治：湿热下注之痿痹证。两足麻木，痿软，肿痛。

二妙散、三妙丸、四妙丸三方均有清热燥湿功用，均治湿热下注之痿痹证。二妙散为治疗湿热下注证的基础方，三妙散即二妙散加牛膝以补肝肾，强筋骨，引药下行，宜于肝肾亏虚、湿热下注者；四妙丸则在三妙丸基础之上又用薏苡仁增强利湿作用。

第三节　利水渗湿剂

利水渗湿剂，适用于水湿内盛证，症见小便不利，水肿，淋浊，癃闭，泄泻等症。常用利水渗湿药，如茯苓、泽泻、猪苓、滑石等为主组方。常配伍人参、白术、黄芪等益气健脾药及桂枝、干姜等温阳化气药。代表方如五苓散、猪苓汤、防己黄芪汤、五皮散等。

五苓散

《伤寒论》

【组成】　猪苓去皮，十八铢（2.25g）　泽泻一两六铢（3.75g）　白术十八铢（2.25g）　茯苓十八铢（2.25g）　桂枝去皮，半两（1.5g）

【用法】　上五味，捣为散，以白饮和，服方寸匕（5g），日三服。多饮暖水，汗出愈，如法将息（现代用法：散剂，每服6g，多饮热水，取微汗；或作汤剂，水煎服，温服取微汗）。

【功用】　利水渗湿，温阳化气，兼以解表。

【主治】

（1）蓄水证。头痛发热，烦渴欲饮，或渴欲饮水，水入则吐，小便不利，舌苔白，脉浮。

（2）水湿内停证。水肿，泄泻，小便不利及霍乱吐泻等。

（3）痰饮。脐下动悸，吐涎沫而头眩，或短气而咳者。

【证治】《伤寒论》用本方治太阳表邪不解，循经内传太阳之腑，致膀胱气化不利，而成太阳经腑同病之蓄水证。表证未解，则头痛发热，脉浮；膀胱气化不行，水气内停，则小便不利；水湿内停，气不化津，水津不布，则烦渴欲饮；饮水不得输布而上逆，故水入则吐，发为水逆证；水湿内停，泛溢肌肤，则为水肿；下注大肠，则为泄泻；水气上逆下注，则上吐下泻，甚或霍乱吐泻；水停下焦，水气内动，则脐下动悸；水气上攻于头，则吐涎沫而头眩；水停为饮，上犯凌肺，肺气不利，则短气而咳。证属水湿内停、膀胱气化不利所致，治当利水渗湿、温阳化气为主。外有表证，兼以解表。

【方解】　方中泽泻甘淡，“此为利水第一良品”（《药品化义》），渗利水湿，重用为君药。茯苓、猪苓助泽泻以利水渗湿，共为臣药。脾能化湿，白术健脾燥湿以制水；阳能化水，桂枝温阳化气以行水，若病有表证，则解表散邪，共为佐药。若欲解其表，当服后多饮暖水，以水热之气，助人体阳气以资发汗，使表邪从汗而解。五药相互为用，共奏利水渗湿、温阳化气兼以解表之效。

本方配伍特点有二：其一是解表利水同施，表里并治，重在利水治里；其二是渗湿化气兼顾，标本同治，重在渗湿治标。

【运用】

1. 辨证要点 本方主治水湿内停证，临床应用以小便不利，舌苔白，脉浮或缓为辨治要点。

2. 加减变化 若少腹拘急者，加小茴香、通草以温阳通淋行水；若腹胀者，加陈皮、枳实以行气消胀；若小便疼痛者，加连翘、瞿麦以清热解毒利水；若大便干者，加大黄、栀子以泻火通便，使热从下而去；若水肿甚者，加大腹皮、茯苓皮、车前子以行气利水消肿；若水肿兼有表证者，可合用越婢汤以发汗解表祛湿。

3. 现代研究与临床运用 药理研究表明，五苓散可抑制水的重吸收，抑制肾素-血管紧张素-醛固酮系统发挥利尿作用，具有降血压，促进尿酸、肌酐排泄，降血脂，改善胰岛素抵抗，保肝利胆，止泻以及双向调节肠胃平滑肌等作用，常用于肾病综合征、急慢性肾小球肾炎、慢性心力衰竭、脂肪性肝病、肝硬化腹水、急性胃肠炎、高尿酸血症、神经性遗尿、尿潴留等证属水湿内停者。

4. 使用注意 阴虚火旺者慎用本方。本方渗利之力较强，不宜久服。

【附方】

1. 四苓散（《明医指掌》） 白术 茯苓 猪苓 泽泻（各 12g，原书未著剂量）。水煎服。功用：渗湿利水。主治：脾胃蕴湿证。饮食不佳，脘腹胀满，小便短赤，大便溏泄等。

2. 茵陈五苓散（《金匮要略》） 茵陈蒿末十分（7.5g） 五苓散五分（3.75g） 上二味合，先食，饮方寸匕（5g），日三服。功用：利湿退黄。主治：湿热黄疸。身目发黄，肢体困重，小便短少。

3. 胃苓汤（《丹溪心法》） 五苓散 平胃散（各 5g，原书未著剂量）。上合和，姜枣煎，空心服。功用：祛湿和胃，行气利水。主治：湿伤脾胃证。水谷不分，泄泻不止。

四苓汤、茵陈五苓散与胃苓汤均以五苓散为基础方，均可用治水气证。四苓汤组成较五苓散少桂枝，温阳化气之力不及五苓散，功专健脾利湿；茵陈五苓散即五苓散加茵陈，增强利湿清热退黄作用，用治黄疸之湿多热少、小便不利者；胃苓汤乃五苓散合用平胃散，增强燥湿运脾、行气和胃作用，适用于湿伤脾胃证。

猪苓汤

《伤寒论》

【组成】 猪苓去皮 茯苓 泽泻 阿胶 滑石碎，各一两（3g）

【用法】 以水四升，先煮四味，取二升，去滓，内阿胶烊消。温服七合，日三服（现代用法：水煎服，阿胶烊化）。

【功用】 清热利水养阴。

【主治】 水热互结伤阴证。小便不利，或尿中带血，小便涩痛，发热，渴欲饮水，或心烦失眠，或下利，或呕吐，或咳嗽，舌红，苔薄略滑，脉细数。

【证治】《伤寒论》用本方治伤寒之邪入里化热，与水相搏所致水热互结、邪热伤阴之证。水热互结，气化不利，则小便不利，或小便涩痛；水津不布，加之热邪伤阴，阴津亏虚不能上荣，则渴欲饮水；热灼膀胱脉络，则尿中带血；阴虚生热，邪热上扰，则发热，心烦失眠；水热互结，迫于肠道则下利，上逆于胃则呕吐，上犯于肺则咳嗽；舌红，苔薄略滑，脉细数，皆为阴虚水气之征。证属水热内扰、阴津不足所致，治当清热利水养阴。

【方解】 方中猪苓甘淡渗泄，利水清热，为君药。泽泻、滑石甘淡寒，泄热利水，导热下行；脾主化湿，茯苓健脾益气，利水渗湿，共为臣药。阴津不足，阿胶养血益阴润燥，兼防利水药伤阴，为佐药。五药合用，以奏清热利水养阴之效。

本方配伍特点：渗利与清热养阴并进，渗利为主，利水不伤阴，滋阴不恋邪。

猪苓汤与五苓散皆为利水渗湿之常用方剂，均含有泽泻、猪苓、茯苓三药，皆可用于水气内停之小便不利、身热口渴等症。五苓散配伍桂枝温阳化气，兼解太阳未尽之邪；白术健脾燥湿，共成温阳化气利水之剂，主治膀胱气化不利、水湿内盛证。猪苓汤配伍滑石清热利湿，阿胶滋阴润燥，共成利水清热养阴之方，用治水热互结、灼伤阴津而成里热阴虚、水湿停蓄之证。

【运用】

1. 辨证要点 本方主治水热互结伤阴证，临床应用以小便不利，心烦，口渴，舌红，苔薄略滑，脉细数为辨治要点。

2. 加减变化 若血淋者，加白茅根、大蓟、茜草以清热凉血止血；若结石者，加金钱草、海金沙、鸡内金以清热利水，通淋化石；若小便热涩刺痛者，加栀子、木通、竹叶以清热利湿止痛等。

3. 现代研究与临床运用 药理研究表明，猪苓汤有改善肾功能，改善肾脏局部炎症，利尿，抑制肾结石形成，抑制大肠杆菌、变形杆菌，抗肿瘤等作用，常用于慢性肾小球肾炎、慢性肾盂肾炎、肾病综合征、肝硬化腹水、泌尿系感染、老年性阴道炎、前列腺增生、癌性腹水、小儿轮状病毒性肠炎等证属水热互结阴虚者。

4. 使用注意 寒湿者慎用本方。

防己黄芪汤

《金匮要略》

【组成】 防己一两（12g）　甘草炒，半两（6g）　白术七钱半（9g）　黄芪去芦，一两一分（15g）

【用法】 上锉，麻豆大，每抄五钱匕（6g），生姜四片，大枣一枚，水盏半，煎八分，去滓，温服，良久再服。服后当如虫行皮中，从腰下如冰，后坐被上，又以一被绕腰以下，温令微汗，瘥（现代用法：水煎服）。

【功用】 益气祛风，健脾利水。

【主治】 卫表不固，风水或风湿。肌肉关节疼痛，眼睑水肿，身重，汗出，恶风寒，舌淡，苔白，脉浮或沉缓。

【证治】 正虚卫外不固，风湿乘虚侵袭肌腠关节，壅滞不利，则肌肉关节疼痛；水湿浸淫肌肤，困阻阳气，则身重；风水内生，充斥于上，则眼睑水肿；卫气不能固护于外，则恶风寒；表虚不固，营阴不得内守，则汗出；舌淡，苔白，脉浮，皆为风水或风湿侵袭之象。证属表卫不固、风水或风湿浸淫肌表经络所致，治当益气祛风，健脾利水。

【方解】 方中防己辛苦寒，祛风除湿，利水消肿，为治风湿、风水要药；黄芪甘温，益气固表，并可利水消肿，两药益气利水，邪正兼顾，共为君药。脾主制水，白术益气健脾制水，且助黄芪益气实卫，为臣药。辛散透发，生姜辛散祛风，宣散水气；大枣益气健脾，与生姜调和营卫，共为佐药。甘草益气和中，调和诸药，为佐使药。诸药相互为用，以奏益气祛风、健脾利水之效。

本方配伍特点是祛风利水除湿与益气健脾固表并用，标本并治，邪正兼顾，使利水不伤正，固表不留邪。

【运用】

1. 辨证要点 本方主治风水或风湿，临床应用以肌肉关节疼痛，或眼睑水肿，汗出恶风，舌淡苔白，脉浮为辨治要点。

2. 加减变化 若腹痛者，加芍药以缓急止痛；若气喘者，加麻黄、杏仁以宣降肺气，利水平喘；若水逆胸咽者，加桂枝、茯苓、泽泻以温阳化饮，平冲降逆；若寒盛者，加细辛、附子以温阳散寒化饮；若胸腹胀满或疼痛者，加枳壳、陈皮、紫苏梗以行气宽胸利膈。

3. 现代研究与临床运用 药理研究表明，防己黄芪汤有利尿，降低血尿素氮、尿蛋白水平，抑制肾纤维化，改善肾功能，增强免疫功能作用；以及清除氧自由基，抗风湿，降血压、抗炎镇痛，减轻肺缺血再灌注损伤等作用，常用于肾病综合征、慢性肾小球肾炎、风湿性关节炎、类风湿性关节炎、慢性心力衰竭等属风水或风湿证者。

4. 使用注意 阴虚火旺证者慎用本方。

【附方】

防己茯苓汤（《金匮要略》） 防己三两（9g） 黄芪三两（9g） 桂枝三两（9g） 茯苓六两（18g） 甘草二两（6g）。上五味，以水六升，煮取二升，分温三服。功用：益气温脾，通阳利水。主治：脾虚水泛证。四肢浮肿沉重，体倦，肌肉跳动，手足不温，或面目浮肿，舌淡，苔白滑，脉沉。

防己黄芪汤与防己茯苓汤均用防己、黄芪、甘草，均可益气利水，主治气虚水湿证。防己黄芪汤中伍用白术、生姜、大枣，功用偏于健脾益气；而防己茯苓汤中又用桂枝、茯苓，且药量较重，偏于温阳利水消肿。

五皮散

《华氏中藏经》

【组成】 生姜皮 桑白皮 陈橘皮 大腹皮 茯苓皮各等分（各9g）

【用法】 上为粗末，每服三钱（9g），水一盏半，煎至八分，去滓，不计时候温服，忌生冷油腻硬物（现代用法：水煎服）。

【功用】 利水消肿，理气健脾。

【主治】 皮水。一身悉肿，肢体沉重，心腹胀满，上气喘急，小便不利，以及妊娠水肿，苔白腻，脉缓。

【证治】 脾主运化水湿，湿困于脾，失于健运，水气内停，外溢肌肤，则一身悉肿，肢体沉重；水湿浸淫于内，壅滞气机，则心腹胀满；水气上逆，肺气不降，则上气喘急；水气阻遏于下，则小便不利；苔白腻，脉缓，皆为脾湿水气之征。证属湿困于脾，水停气滞，水气外溢所致，治当利水消肿，理气健脾。

【方解】 方中茯苓皮甘淡，渗利行水消肿，为君药。气行则水化，大腹皮行气利水，消胀除满；陈橘皮理气和胃，健脾化湿，共为臣药。生姜皮辛温散水；桑白皮肃降肺气，通调水道，利水消肿，共为佐药。五药皆用皮，取其善行皮间水气之功，相互为用，共奏利水消肿，理气健脾之效。本方药性平和，故可用治妇人妊娠水肿证属脾虚湿盛者。

本方配伍特点是集“五皮”于一方，利水行气并进，健脾降肺同施。

【运用】

1. 辨证要点　本方是主治脾湿水肿证的基础方，临床应用以一身悉肿，肢体沉重，小便不利，苔白腻为辨治要点。

2. 加减变化　若脾虚者，加白术、白扁豆、党参以健脾祛湿；若寒湿内盛，水肿甚者，加干姜、桂枝、泽泻以温阳利水消肿；外感风邪，腰以上肿者，加紫苏叶、白芷、防风以祛风胜湿。

3. 现代研究与临床运用　药理研究表明，五皮散具有调节肾功能、利尿、抗炎等作用，常用于肾病综合征、慢性心力衰竭、肝硬化腹水、糖尿病肾病、妊娠水肿、骨折术后肢体肿胀等证属脾湿水肿者。

4. 使用注意　阴血虚者慎用本方。

第四节　温化寒湿剂

温化寒湿剂，适用于阳虚不能化饮或湿从寒化所致之痰饮、水肿等。其临床表现多为肢体浮肿，重着，小便不利，淋浊等症。其处方常选用温阳祛寒药如附子、干姜、桂枝等，配伍健脾祛湿药如茯苓、白术、猪苓、泽泻等为主组方。气能行水，湿阻气滞者宜配伍行气导滞药如厚朴、木香、大腹皮等。代表方如苓桂术甘汤、甘草干姜茯苓白术汤、真武汤、实脾散、萆薢分清饮等。

苓桂术甘汤

《伤寒论》

【组成】　茯苓四两（12g）　桂枝去皮，三两（9g）　白术　甘草炙，各二两（各 6g）

【用法】　上四味，以水六升，煮取三升，去滓，分温三服（现代用法：水煎服）。

【功用】　温阳化饮，健脾利湿。

【主治】　中阳不足之痰饮。胸胁支满，眩晕心悸，短气而咳，舌苔白滑，脉弦滑或沉紧。

【证治】　本方为治疗痰饮病之主方，其证乃由中阳不足、饮停心下所致。脾胃虚弱，痰饮内生，壅滞胸胁，则胸胁支满；痰饮上蒙清阳，则头晕目眩；气逆冲胸，上凌心肺，则心悸，短气而咳；舌苔白滑，脉弦滑或沉紧，皆为痰饮内停之征。证属中阳不足，脾失健运，气化不利，湿聚为饮。遵仲景“病痰饮者，当以温药和之”之旨（《金匮要略》），治以温阳化饮，健脾利湿。

【方解】　方中茯苓甘淡而平，健脾渗湿，能补能泻，补则益中气，泻则利水湿，重用为君药。臣以辛甘温之桂枝温阳化气，平冲降逆。苓、桂相伍，一利一温，温化渗利，气化而湿除。湿源于脾，故佐以白术健脾燥湿，助脾运化，助茯苓健运中州，杜绝生湿之源。甘草益气和中，合茯苓、白术培土制水，合桂枝辛甘助阳化气，又调和诸药，为佐使药。四药合用，共奏温阳化饮、健脾利湿之效。在《金匮要略》中，本方用法有服药后“小便则利”之说，此乃饮邪从小便而去之征，即仲景“夫短气有微饮，当从小便去之”之意。

本方配伍特点是温阳化气与健脾利水同用，温而不燥，利而不峻，标本兼顾，为治疗痰饮病之和剂。

本方与五苓散均为温阳化饮之常用方，五苓散以泽泻为君，功能以利水渗湿为主，主治饮停下焦之头目眩晕，脐下动悸，或吐涎沫等症；苓桂术甘汤以茯苓为君，主治饮停中焦之胸胁支满、气逆冲胸、短气心悸等症。

【运用】

1. 辨证要点 本方主治中阳不足痰饮病，临床应用以胸胁支满，眩晕心悸，舌苔白滑为辨证要点。

2. 加减变化 若大便溏者，加山药、扁豆以健脾运化水湿；若腹胀者，加厚朴、砂仁以行气除胀；若舌苔白腻者，加草豆蔻、苍术以芳香化湿；若头晕者，加陈皮、半夏以理气化湿降逆等。

3. 现代研究与临床运用 药理研究表明，苓桂术甘汤具有利尿、抗心肌缺血缺氧、抗心律失常、保护胃黏膜、抑制神经兴奋、增强免疫功能、抗炎等作用，常用于神经性呕吐、慢性肠胃炎、胃肠神经官能症、胃及十二指肠溃疡、慢性支气管炎、慢性心力衰竭、高血压病、肝硬化腹水等属中阳不足之痰饮证者。

4. 使用注意 痰热证慎用本方。

【附方】

甘草干姜茯苓白术汤（《伤寒论》） 甘草 白术各二两（各 6g） 干姜 茯苓各四两（各 12g） 上四味，以水五升，煮取三升，分温三服，腰中即温。功用：温补肾阳，散寒除湿。主治：肾着寒湿证。腰中冷痛困重，如坐水中，身体沉重，形如水状，或腰痛俯仰困难，不渴，小便自利，舌淡，苔薄或滑腻，脉沉。

苓桂术甘汤与甘草干姜茯苓白术汤均用甘草、白术、茯苓，苓桂术甘汤又伍用桂枝，功用偏于温阳化气，主治中阳不足、饮停心下之痰饮病；而甘草干姜茯苓白术汤则重用干姜，功用偏于温阳散寒，主治寒湿下注、痹阻腰部之肾着病。

真武汤

《伤寒论》

【组成】 茯苓三两（9g） 芍药三两（9g） 生姜切，三两（9g） 白术二两（6g） 附子炮，去皮，破八片，一枚（9g）

【用法】 上五味，以水八升，煮取三升，去滓。温服七合，日三服（现代用法：水煎服）。

【功用】 温阳利水。

【主治】 （1）阳虚水泛证，症见小便不利，四肢沉重疼痛，腹痛下利，或肢体浮肿，舌淡，苔白滑，脉沉；

（2）太阳病，症见发汗，汗出不解，其人仍发热，心下悸，头眩，身瞤动，振振欲擗地。

【证治】 肾阳虚不能化气行水，脾阳不足不能运化水湿，以致水湿内停，则小便不利；水湿外溢肌肤，则肢体水肿，或四肢沉重疼痛；水湿下注于肠，则腹痛下利；水气凌心，则心悸；水气上逆，阻遏清阳，则头眩；舌淡，苔白滑，脉沉，皆为阳虚水泛之征。诸症皆由脾肾阳虚、气化不行、水湿内停所致，治当温补脾肾之阳，利水消肿。

【方解】 方中附子大辛大热，补益命门真火，温肾阳使水有所主，化气行水，兼暖脾土以温运水湿，温散寒凝而止腹痛，为君药。白术、茯苓益气健脾，祛湿利水，使水有所制，共为臣药。水溢肌肤，生姜温散肌表之水湿，助附子温阳化气；芍药“利小便”（《神农本草经》）以去水气，柔肝缓急以止腹痛，敛阴舒筋以止身瞤动，且可防附子燥热伤阴，俱为佐药。诸药相互为用，以奏温阳利水之效。

本方配伍特点有三：其一是脾肾兼顾，既主水又制水；其二是辛温渗利合法，以治内外之水；其三是利水养阴相配，治水不伤阴。

【运用】

1. 辨证要点 本方主治阳虚水泛证，临床应用以小便不利，四肢沉重疼痛，或肢体浮肿，腹痛下利，舌苔白滑，脉沉为辨证要点。

2. 加减变化 若咳嗽者，加干姜、细辛以散肺寒，五味子以敛肺气；若小便利者，去茯苓；下利甚者，去芍药，加干姜以温里散寒；若呕者，重用生姜以温胃降逆散水；若气虚者，加人参等以益气补虚。

3. 现代研究与临床运用 药理研究表明，真武汤有拮抗肾素-血管紧张素-醛固酮系统、增强心肌收缩力、改善心室重构、上调水通道蛋白表达水平、降低尿蛋白、利尿、改善肾功能以及改善微循环、降血脂、提高机体免疫力、清除自由基、抗炎等作用，常用于慢性心力衰竭、慢性肾小球肾炎、慢性肾盂肾炎、肾病综合征、糖尿病肾病等证属阳虚水泛者。

4. 使用注意 阴虚水气证者禁用本方。

【附方】

附子汤（《伤寒论》） 附子炮，去皮，破八片二枚（10g） 茯苓三两（9g） 人参二两（6g） 白术四两（12g） 芍药三两（9g） 上五味，以水八升，煮取三升，去滓。温服一升，日三服。功用：温经助阳，祛寒除湿。主治：肾阳虚寒湿证。身体疼痛，骨节疼痛，手足寒冷，口中和，脉沉。

真武汤与附子汤均用附子、白术、茯苓、芍药，均能主治阳虚水湿证。真武汤中又用生姜，兼可发散水气，主治脾肾阳虚之水湿泛溢证；而附子汤中附子、白术倍量于真武汤，又伍以人参，功用偏于温经助阳、祛寒除湿，主治阳气虚衰之寒湿痹证。

实脾散

《重订严氏济生方》

【组成】 厚朴去皮，姜制，炒　白术　木瓜去瓤　木香不见火　草果仁　大腹子　附子炮，去皮脐　白茯苓去皮　干姜炮，各一两（各30g）　甘草炙，半两（15g）

【用法】 上㕮咀，每服四钱（12g），水一盏半，生姜五片，枣子一枚，煎至七分，去滓温服，不拘时候（现代用法：加生姜5片，大枣1枚，水煎服）。

【功用】 温阳健脾，行气利水。

【主治】 阳虚水肿证。肢体浮肿，身半以下肿甚，手足不温，口淡不渴，胸腹胀满，大便溏薄，舌苔厚腻，脉沉迟。

【证治】 肾主水，脾制水，肾虚不能主水，脾虚不能制水，水津不得温化而为水气。水气浸淫于外，则肢体浮肿，以身半以下肿甚；阳虚不能温养，则手足不温；阳虚则阴津不布，故口淡不渴；阳虚不化，水气内盛，壅滞气机，则胸腹胀满；水湿下注，则大便溏薄；舌苔厚腻，脉沉迟，皆为阳虚水气内盛之征。证属脾肾虚寒、水气内盛，治当温阳健脾，行气利水。

【方解】 方中干姜辛热，温运脾阳，温化水湿；附子辛热，温壮肾阳，化气行水，二者相须为用，温肾暖脾，扶阳抑阴，共为君药。脾能制水，白术、茯苓益气健脾，燥湿利水，共为臣药。木瓜芳香化湿，醒脾和胃；厚朴行气下气，醒脾化湿；木香、大腹子（槟榔）行气导滞；草果仁温中行气化湿，五药醒脾化湿，行气导滞，使气化湿化，共为佐药。煎加生姜温散水气，大枣、甘草益脾和中，且甘草调和诸药，兼为使药。诸药合用，共奏温阳健脾、行气利水之功。本方温补脾土功效显著，脾实则水湿运化，以实脾而治水，故名“实脾”。

本方配伍特点是温阳祛寒、健脾利水与行气化湿之品相配，重在温脾阳以利水，标本兼顾。

【运用】

1. 辨证要点 本方主治阳虚水肿，临床应用以肢体浮肿，手足不温，胸腹胀满，舌苔厚腻，脉沉为辨证要点。

2. 加减变化 若水肿甚者，加泽泻、猪苓以利水消肿；若大便溏泄者，加大腹皮、薏苡仁以利水渗湿止泻；若大便秘结者，加牵牛子以通利二便等。

3. 现代研究与临床运用 药理研究表明，实脾散有抗炎、抗氧化、防止足细胞损伤，抗肾脏纤维化及利尿等作用，常用于肝硬化腹水、慢性肾小球肾炎、肾病综合征、糖尿病肾病、慢性心力衰竭、慢性支气管炎等证属阳虚水肿者。

4. 使用注意 阴虚水气证者慎用本方。

萆薢分清饮

《杨氏家藏方》

【组成】 益智仁 川萆薢 石菖蒲 乌药各等分（各 12g）

【用法】 上剉，每服五钱（15g），水煎，入盐一捻，食前服（现代用法：水煎服）。

【功用】 温阳利湿，分清化浊。

【主治】 膏淋、白浊。小便频数，浑浊不清，白如米泔，凝如膏糊，舌淡苔白，脉沉。

【证治】 本方主治之膏淋、白浊，乃由下焦虚寒、湿浊不化所致。肾气虚弱，不能固摄，封藏失职，膀胱失约，故小便频数，浑浊如米泔，或凝如膏糊；舌淡苔白，脉沉亦为虚寒之象。证属肾气虚弱、湿浊内结所致，治宜温肾利湿，分清化浊。

【方解】 方中川萆薢味苦性平，长于利湿，分清化浊，为治膏淋、白浊之要药，为君药。益智仁温肾阳，缩小便，止遗浊，为臣药。乌药温肾寒，暖膀胱，助益智仁温阳固摄；石菖蒲化浊除湿，共为佐药。诸药相互为用，以奏温阳利湿、分清化浊之效。

本方配伍特点是全方以利湿泌浊药与温阳化气药配伍，泄中有补，标本兼治，利湿化浊以治标，温暖下元以固本。

【运用】

1. 辨证要点 本方主治下焦虚寒之膏淋、白浊，临床应用以小便白如米泔，凝如膏糊，舌淡，脉沉为辨证要点。

2. 加减变化　若腹痛者，加肉桂、小茴香以温中祛寒；若气虚者，加人参、黄芪、白术以益气健脾；若腰酸腰痛者，加鹿角胶、杜仲以温壮肾阳等。

3. 现代研究与临床运用　药理研究表明，萆薢分清饮具有降低血浆尿酸水平、改善肾功能、重塑肠道菌群结构、调节水液代谢紊乱、提高机体免疫力、抗炎及抗氧化等作用，常用于慢性前列腺炎、乳糜尿、慢性盆腔炎、慢性肾炎等证属虚寒膏淋者。

4. 使用注意　本方药性偏温，膏淋、白浊证属湿热下注者，不宜使用。

【附方】

程氏萆薢分清饮（《医学心悟》）　川萆薢二钱（6g）　黄柏炒褐色　石菖蒲各五分（各 2g）　茯苓　白术各一钱（各 3g）　莲子心七分（2g）　丹参　车前子各一钱五分（各 5g）　水煎服。功用：清热利湿，分清化浊。主治：湿热膏淋、白浊。小便混浊，尿后余沥，或疼痛，舌苔黄腻，脉涩。

萆薢分清饮两方皆用萆薢、石菖蒲分清化浊，均可用治膏淋、白浊。然《杨氏家藏方》萆薢分清饮中又用乌药、益智仁等温阳散寒之品，宜用于下焦虚寒之膏淋、白浊者；而《医学心悟》程氏萆薢分清饮中则用黄柏、茯苓、白术、莲子心、丹参、车前子等以清热祛湿，适用于下焦湿热之膏淋、白浊。

第五节　祛风胜湿剂

祛风胜湿剂，适用于风湿之邪侵犯肌表、经络、关节之证，症见头痛身重，关节痹痛，筋脉挛急，麻木不仁等。常以祛风胜湿药如羌活、独活、细辛、秦艽、防风等为主组方。如风邪为胜，则以防风、羌活等为主；如寒邪偏盛，则以川乌、附子等为主；如湿邪偏盛，则以苍术为主。兼筋脉不利、肢体麻木不仁者，常配伍舒筋活络药如木瓜、伸筋草、海风藤等；兼气血不足者，常配伍补气养血药如黄芪、党参、当归、地黄等；兼肝肾亏损、筋脉失养者，常配伍补肝肾、强筋骨药如杜仲、续断、狗脊、桑寄生等。代表方如羌活胜湿汤、独活寄生汤等。

羌活胜湿汤

（《内外伤辨惑论》）

【组成】　羌活　独活各一钱（各 3g）　藁本　防风　甘草炙　川芎各五分（各 1.5g）　蔓荆子三分（1g）

【用法】　上㕮咀，都作一服，水二盏，煎至一盏，去滓，食后温服（现代用法：水煎服）。

【功用】　祛风胜湿，散寒止痛。

【主治】　风湿在表证。肩背痛不可回顾，头痛身重，或腰脊疼痛，难以转侧，苔白，脉浮。

【证治】　外感风湿侵袭肌表经络，气血运行不畅，以致肩背痛不可回顾，头痛身重，或腰脊疼痛，难以转侧；苔白，脉浮，皆为风湿侵袭，经络郁滞之征。治当祛风胜湿，散寒止痛。

【方解】 方中羌活、独活辛苦温散，芳香燥烈，善祛风胜湿，通络止痛，其中羌活善祛身半以上之风寒湿，独活善祛身半以下之风寒湿，合而用之，则能发散周身风寒湿邪而止痹痛，共为君药。防风祛风解表，胜湿止痛；川芎活血行气，祛风止痛；藁本散风寒湿邪而止头痛；蔓荆子疏散头面之风而止痛，共为臣药。甘草益气补中，并调和诸药，兼为佐使药。诸药相互为用，共奏祛风胜湿、散寒止痛之效。

本方配伍特点有二：其一是集辛温升散之品，重在祛风胜湿止痛；其二是剂量轻清，取其轻而扬之之法，使其微微发汗，风湿自除。

【运用】

1. 辨证要点 本方主治风湿客于肌表经络证，临床应用以肩背痛不可回顾，难以转侧，苔白，脉浮为辨证要点。

2. 加减变化 若头痛甚者，酌加川芎用量，再加桂枝、麻黄以散寒通经止痛；若身重甚者，加苍术、厚朴以芳香化湿；若腰痛甚者，加杜仲、桑寄生以强健腰骨等。

3. 现代研究与临床运用 药理研究表明，羌活胜湿汤具有抗炎镇痛、提高免疫力等作用，常用于风湿性关节炎、类风湿性关节炎、坐骨神经痛、骨性关节炎、神经性头痛、颈椎病等证属风寒湿客于经络者。

4. 使用注意 服药后应避风寒，不可发汗太过。风湿热痹证、素体阴血虚者忌用。

【附方】

蠲痹汤（《杨氏家藏方》） 当归去土，酒浸一宿 羌活去芦头 姜黄 黄芪蜜炙 白芍药 防风去芦头，各一两半（各 45g） 甘草炙，半两（15g） 上㕮咀，每服半两（15g），水二盏，加生姜五片，枣三枚，同煎至一盏，去滓温服，不拘时候。功用：益气和营，祛风胜湿。主治：风寒湿邪痹阻经络之证。肩项臂痛，举动艰难，手足麻木等。

羌活胜湿汤与蠲痹汤均能祛风胜湿，主治风寒湿邪侵袭肌表经络之证，组成中均有羌活、防风、甘草。羌活胜湿汤中又用独活、藁本、川芎、蔓荆子，功擅通痹止痛，主治风湿在表之证，以头身重痛、肩背或腰脊疼痛为主；蠲痹汤中又用当归、黄芪，兼有益气和营之功，主治营卫两虚、风寒湿邪痹阻经络之证，以肩项臂痛、举动艰难、手足麻木为主。

独活寄生汤

《备急千金要方》

【组成】 独活三两（90g） 桑寄生 杜仲 牛膝 细辛 秦艽 茯苓 桂心 防风 川芎 人参 甘草 当归 芍药 干地黄各二两（各 60g）

【用法】 上十五味，㕮咀，以水一斗，煮取三升，分三服，温身勿冷也（现代用法：水煎服）。

【功用】 祛风湿，止痹痛，补肝肾，益气血。

【主治】 风寒湿痹证日久，肝肾两虚，气血不足证。腰膝疼痛，肢节屈伸不利，或麻木不仁，畏寒喜温，心悸气短，舌淡苔薄，脉弱或沉。

【证治】 肾主骨，腰为肾之府；肝主筋，膝为筋之府。风寒湿侵袭，痹阻肢体关节、经络、筋骨，日久不愈，损及肝肾，暗耗气血，导致筋脉骨节失养，故腰膝疼痛，肢节屈伸不利或麻木不仁；寒邪久侵，不能温煦，则畏寒喜温；气血不足，滋养乏源，则心悸气短；舌淡苔薄，脉弱或沉，皆为风寒湿侵袭，肝肾气血不足之征。证属风寒湿侵袭、肝肾不足、气血虚弱所致，治当祛风湿，止痹痛，补肝肾，益气血。

【方解】 方中独活辛苦温，祛风胜湿散寒，蠲痹止痛，擅祛除下焦与筋骨间的风寒湿邪；桑寄生苦燥甘补，祛风湿，补肝肾，强筋骨，共为君药。防风、秦艽祛风除湿，通络止痛，助独活治痹痛；杜仲、牛膝补益肝肾，强壮筋骨，助桑寄生补肝肾，共为臣药。桂心温阳祛寒，通利血脉；细辛散寒止痛；当归、川芎、干地黄、芍药养血活血以治痹，寓有“治风先治血，血行风自灭”之义；合益气健脾之人参、茯苓、甘草，气血双补，共为佐药。甘草并调和诸药，兼为使药。诸药合用，共奏祛风湿、止痹痛、补肝肾、益气血之功。

本方配伍特点是以祛风寒湿药为主，辅以补肝肾、养气血之品，邪正兼顾，祛邪不伤正，扶正不碍邪。

【运用】

1. 辨证要点 本方主治风寒湿痹证日久、肝肾两虚、气血不足证，临床应用以腰膝疼痛，肢节屈伸不利或麻木不仁，畏寒喜温，舌淡苔薄，脉弱或沉为辨证要点。

2. 加减变化 若疼痛甚者，加川乌、草乌以逐寒止痛；若寒甚者，加附子、干姜以温阳散寒；若湿盛者，去干地黄，加薏苡仁、苍术以利湿燥湿等。

3. 现代研究与临床运用 药理研究表明，独活寄生汤有调节 Th17/Treg 细胞平衡，抑制免疫反应；抗炎，抑制 TNF-α、白细胞介素、超敏 C 反应蛋白等细胞因子表达；以及抗氧化，解热镇痛，减缓软骨细胞损伤，促进关节软骨再生等作用。常用于膝关节骨性关节炎、强直性脊柱炎、类风湿关节炎、颈椎病、腰椎间盘突出症等证属风寒湿痹、肝肾两虚、气血不足者。

4. 使用注意 本方重在祛风散寒止痛，药性偏于温散，若痹证属湿热实证者，不宜服用。

【附方】

三痹汤（《妇人大全良方》） 川续断　杜仲去皮，切，姜汁炒　防风　桂心　华阴细辛　人参　白茯苓　当归　白芍药　甘草各一两（各 30g）　秦艽　生地黄　川芎　川独活各半两（各 15g）　黄芪　川牛膝各一两（各 30g）　上㕮咀为末，每服五钱（15g），水二盏，姜三片，枣一枚，煎至一盏，去滓，热服，无时候，但腹稍空服。功用：益气养血，祛风胜湿。主治：血气凝滞。手足拘挛，风痹，气痹等疾。

独活寄生汤与三痹汤均能主治风寒湿所致肌肉关节疼痛，独活寄生汤中既用通络止痛药，又用滋补肝肾药、益气补血药，主治病证以风寒湿痹阻、肝肾亏虚、气血虚弱为主；三痹汤侧重于益气和血，祛风除湿，主治气血凝滞之手足拘挛疼痛等。

鸡鸣散

《类编朱氏集验医方》

【组成】 槟榔七枚（15g）　陈皮　木瓜各一两（各 30g）　吴茱萸二钱（6g）　桔梗半两（15g）　生姜和皮，半两（15g）　紫苏茎叶，三钱（9g）

【用法】 上为粗末，分作八服。隔宿用水三大碗，慢火煎，留碗半，去滓；留水二碗，煎滓取一小碗。两次以煎相和，安顿床头，次日五更分二三服。只是冷服，冬月略温亦得。服了，用饼饵压下。如服不尽，留次日渐渐吃亦可。服此药至天明，大便当下一碗许黑粪水，即是肾家感寒湿毒气下来也。至早饭前后，痛住肿消。但只是放迟迟吃物，候药力过（现代用法：水煎服）。

【功用】 行气降浊，温化寒湿。

【主治】

（1）湿脚气。足胫肿重无力，麻木冷痛，行动不便，或挛急上冲，甚则胸闷泛恶，舌淡苔白腻，脉沉细无力。

（2）风湿流注。发热恶寒，脚足痛不可忍，筋脉浮肿。

【证治】 本方是治疗湿脚气偏寒之肿痛证的首选方剂。寒湿浸淫，阻滞经络，气血不得宣通，则足胫肿胀冷痛，重着无力，挛急麻木；气逆上壅，则胸闷泛恶；感风湿之邪初起，可见发热恶寒；舌淡，苔白腻，脉沉细，皆为寒湿浸淫气血之征。证属寒湿壅阻经络，气血不得宣畅，治当逐邪祛湿，温化寒湿，宣通气机。

【方解】 方中槟榔质重下达，行气逐湿，“水肿脚气，脚气冲心者尤须用之”（《本草从新》），乃治脚气病之要药，用为君药。木瓜舒筋通络化湿，陈皮理气燥湿宽中，助槟榔行气除湿之功，共为臣药。佐以紫苏叶、桔梗宣通气机，外散表邪，上开郁结；吴茱萸、生姜温中散寒化湿，泄降下逆止呕。诸药合用，开上、畅中、导下、温宣，共奏行气降浊、宣化寒湿、通络开壅之功，使寒湿之邪随阳气升发而散。

本方配伍特点是行气祛湿药为主，温散寒凝药为辅，总以宣通寒湿壅滞之气机为要。

【运用】

1. 辨证要点 本方主治寒湿脚气证，临床应用以足胫肿大，重着无力，麻木冷痛为辨证要点。

2. 加减变化 若表证明显，风湿偏胜，兼有恶寒发热者，加桂枝、防风、苍术以祛风散湿；瘙痒剧烈者，加花椒、蛇床子以祛风燥湿止痒；寒湿偏胜，形寒怕冷者，加附子、肉桂以温阳散寒除湿；溃烂明显者，加黄芪、当归益气养血，生肌消肿。

3. 现代研究与临床运用 药理研究表明，鸡鸣散具有抗炎镇痛、抗凝血等作用。临床主要用于治疗慢性膝关节炎、痛风性关节炎、慢性充血性心力衰竭、慢性肾炎、不宁腿综合征、功能性水肿等属寒湿证者。

4. 使用注意 干脚气及湿热脚气慎用此方。

小 结

祛湿剂选正方 20 首，附方 20 首，根据临床应用又分燥湿和胃剂、清热祛湿剂、利水渗湿剂、温化寒湿剂和祛风胜湿剂五类。

1. 燥湿和胃剂 本类方剂适用于湿困脾胃证。其中平胃散功效是燥湿运脾，行气和胃，为治疗湿困脾胃证之基础方；藿香正气散功效解表化湿，理气和中，适用于外寒内湿证。

2. 清热祛湿剂 本类方剂适用于湿热外感，或湿热内蕴，或湿热下注所致的湿热黄疸、湿温、湿热淋浊、痢疾、泄泻等。其中茵陈蒿汤清热利湿退黄，为治湿热黄疸证之基础方；八正散清热泻火，利水通淋，主治湿热淋证，尿频尿急，尿时涩痛，淋沥不尽，尿色混赤，甚则癃闭不通，小腹急满，口舌干燥，舌红，苔黄腻，脉滑数。三仁汤清利湿热，宣畅气机，为湿温初起，湿重于热证之基础方；甘露消毒丹利湿化浊，清热解毒并行，适用于湿热并重之湿热疫毒证；连朴饮功效是清热化湿，理气和中，适用于湿热霍乱证；当归拈痛汤利湿清热，又疏风止痛，适用于痹证之风湿热俱甚者。二妙散为湿热下注诸证基础方。

3. 利水渗湿剂　本类方剂适用于水湿内盛证。五苓散功效利水渗湿，温阳化气，兼以解表，适用于水湿内停、气化不利之证；猪苓汤功效是清热利水养阴，适用于水热互结伤阴证；防己黄芪汤功效益气祛风，健脾利水，适用于表虚湿盛之风水或风湿证；五皮散功效利水消肿，理气健脾，主治脾湿水肿证。

4. 温化寒湿剂　本类方剂适用于阳虚气不化水所致之水肿、痰饮等证。其中苓桂术甘汤功效是温阳化饮，健脾利湿，适用于中阳不足之痰饮证；真武汤温阳利水，适用于阳虚水泛证；实脾散功效是温阳健脾，行气利水，适用于阳虚水肿证；萆薢分清饮（《杨氏家藏方》）功效是温肾利湿，分清化浊，适用于虚寒白浊、膏淋证。

5. 祛风胜湿剂　本类方剂适用于风湿之邪侵犯肌表、经络、关节所致痹证。其中羌活胜湿汤功效是祛风胜湿，散寒止痛，适用于风湿在表证；独活寄生汤功效是祛风湿，止痹痛，补肝肾，益气血，适用于风寒湿痹、肝肾两虚、气血不足证；鸡鸣散功效是行气降浊，温化寒湿，适用于湿脚气及风湿流注。

复习思考题

（1）平胃散与藿香正气散有何异同？

（2）五苓散与猪苓汤有何异同？

（3）理解三仁汤证与禁汗、润、下法之间的关系。

（4）试述大黄在茵陈蒿汤、八正散、桃核承气汤、大黄附子汤、大承气汤中的配伍意义。

（5）试述桂枝在五苓散、苓桂术甘汤、小建中汤、肾气丸、当归四逆汤、炙甘草汤、桃核承气汤、桂枝茯苓丸、桂枝汤、温经汤中的配伍意义。

（6）试述黄芪在防己黄芪汤、当归补血汤、补阳还五汤、玉屏风散、补中益气汤、固冲汤中的配伍意义。

（7）羌活胜湿汤与独活寄生汤有何异同？

（8）祛湿剂中为何配伍理气药？

复习思考题答案

第二十三章

祛痰剂

方论选录　　课件　　问难

导学

学习目标

熟悉祛痰剂的概念、适应证、分类及注意事项。掌握解表剂 1 类方剂（二陈汤、温胆汤、半夏白术天麻汤）的组成、功用、主治、主要配伍关系及临证使用要点。熟悉 2 类方剂（清气化痰丸、小陷胸汤、止嗽散）的组成、功用、主治、主要配伍关系及临证使用要点。了解 3 类方剂（茯苓丸、滚痰丸、贝母瓜蒌散、苓甘五味姜辛汤、三子养亲汤、定痫丸）的组成、功用、主治。

凡以祛痰药为主组成，具有消除痰饮作用，治疗各种痰病的方剂，统称祛痰剂，属“八法”中的“消法”。

痰病的范围很广，临床表现多样，“在肺则咳，在胃则呕，在头则眩，在心则悸，在背则冷，在胁则胀，其变不可胜穷也”（《医方集解》）。常见病症有咳嗽、喘促、头痛、眩晕、胸痹、呕吐、中风、痰厥、癫狂、惊痫以及痰核、瘰疬等。

痰病的种类较多，就其性质而言，可分湿痰、热痰、燥痰、寒痰、风痰等。因此，祛痰剂相应分为燥湿化痰剂、清热化痰剂、润燥化痰剂、温化寒痰剂和治风化痰剂五类。

应用祛痰剂应注意以下几点：

（1）治疗痰病，不仅要消除已生之痰，而且要着眼于杜绝生痰之本。《景岳全书》云：“五脏之病，虽俱能生痰，然无不由乎脾肾。盖脾主湿，湿动则为痰，肾主水，水泛亦为痰，故痰之化，无不在脾，而痰之本，无不在肾。”因此，治痰剂中每多配伍健脾祛湿药，有时酌配益肾之品，以图标本同治。

（2）祛痰剂中又常配伍理气药。因痰随气而升降，气滞则痰聚，气顺则痰消，诚如庞安常所说：“善治痰者，不治痰而治气，气顺则一身之津液亦随气而顺矣。”

（3）痰流经络、肌腠而为瘰疬、痰核者，常结合软坚散结之法，并随其虚实寒热而调之。

（4）应用祛痰剂时，首先应辨别痰病的性质，分清寒热燥湿的不同；同时应注意病情，辨清标本缓急。

（5）有咳血倾向者，不宜使用燥热之剂，以免引起大量出血。

（6）表邪未解或痰多者，慎用滋润之品，以防壅滞留邪，病久不愈。

第一节　燥湿化痰剂

燥湿化痰剂，适用于湿痰证，症见咳吐大量稠痰，痰滑易咯，胸脘痞闷，恶心呕吐，眩晕，肢体困重，食少口腻，舌苔白腻或白滑，脉缓或滑等。常以燥湿化痰药如半夏、南星等为主，配伍健脾祛湿药物如白术、茯苓等及理气之品如陈皮、枳实等组成方剂。代表方如二陈汤、温胆汤、茯苓丸等。

二陈汤

《太平惠民和剂局方》

【组成】　半夏汤洗七次　橘红各五两（各9g）　茯苓三两（9g）　甘草炙，一两半（3g）

【用法】　上药㕮咀。每服四钱（12g），用水一盏，生姜七片，乌梅一个，同煎六分，去滓，热服，不拘时候（现代用法：加生姜7片，乌梅1个，水煎温服）。

【功用】　燥湿化痰，理气和中。

【主治】　湿痰证。咳嗽痰多，色白易咯，恶心呕吐，胸膈痞闷，肢体困重，或头眩心悸，舌苔白滑或腻，脉滑。

【证治】　本方为治湿痰证之主方。湿痰为病，犯肺致肺失宣降，则咳嗽痰多；停胃令胃失和降，则恶心呕吐；阻于胸膈，气机不畅，则感痞闷不舒；留注肌肉，则肢体困重；阴浊凝聚，阻遏清阳，则头眩心悸。证属脾失健运，湿阻气滞，郁积生痰；治疗既要燥湿化痰、理气行滞以祛已生之痰，又需健脾运湿以杜生痰之源。

【方解】　方中半夏辛温性燥，善能燥湿化痰，且又和胃降逆，为君药。橘红既可理气行滞，又能燥湿化痰，为臣药。君臣相配，寓意有二：一为等量合用，不仅相辅相成，增强燥湿化痰之力，而且体现“治痰先理气，气顺则痰消”之意；二为半夏、橘红皆以陈久者为良，而无过燥之弊，故方名“二陈”，此为本方燥湿化痰的基本结构。茯苓健脾渗湿，渗湿以助化痰之力，健脾以杜生痰之源。鉴于橘红、茯苓是针对痰因气滞和生痰之源而设，故二药为祛痰剂中理气化痰、健脾渗湿的常用组合。煎加生姜，既能制半夏之毒，又能协助半夏化痰降逆、和胃止呕；复用少许酸收之乌梅，敛气护阴，与半夏、橘红相伍，散中兼收，防其燥散伤正，以上均为佐药。甘草健脾和中，调和诸药，为佐使药。诸药配伍，共奏燥湿化痰、理气和中之功。

本方配伍特点有二：一是标本兼顾，燥湿理气祛已生之痰，健脾助运杜生痰之源；二是散收相合而无燥散伤正之虞。

【运用】

1. 辨证要点　本方主治湿痰证，临床应用以咳嗽痰多，色白易咯，恶心呕吐，舌苔白腻，脉滑为辨证要点。

2. 加减变化　若湿痰重，可加苍术、厚朴以增燥湿化痰之力；若治热痰，可加胆星、瓜蒌以清热化痰；若治寒痰，可加干姜、细辛以温化寒痰；若治风痰眩晕，可加天麻、僵蚕以化痰熄风；若治食痰，可加莱菔子、麦芽以消食化痰；若治郁痰，可加香附、青皮、郁金以解郁化痰；若治痰流经络之瘰疬、痰核，可加海藻、昆布、牡蛎以软坚化痰。

3. 现代研究与临床运用 药理研究表明，二陈汤具有镇咳祛痰、调节脂代谢、抗衰老等作用，常用于慢性支气管炎、慢性胃炎、梅尼埃病、神经性呕吐等属湿痰证者。

4. 使用注意：本方药性偏于温燥，故燥痰者慎用；吐血、消渴、阴虚、血虚者忌用本方。

【附方】

1. 导痰汤（《传信适用方》引皇甫坦方） 半夏四两，汤洗七次（12g） 天南星一两，细切，姜汁浸（3g） 枳实去瓤，一两（3g） 橘红一两（3g） 赤茯苓一两（3g） 上为粗末。每服三大钱（9g），水二盏，生姜十片，煎至一盏，去滓，食后温服。功用：燥湿祛痰，行气开郁。主治：痰浊壅滞证。胸膈痞塞，胁肋胀满，头痛呕逆，喘急痰嗽，涕唾稠黏，舌苔厚腻，脉滑。亦治突然昏倒、喉中有声或呕吐涎沫、呼吸气粗之痰厥证。

2. 涤痰汤（《奇效良方》） 南星姜制 半夏汤洗七次，各二钱半（各 7.5g） 枳实麸炒，二钱（6g） 茯苓去皮，二钱（6g） 橘红一钱半（4.5g） 石菖蒲 人参各一钱（各 3g） 竹茹七分（3g） 甘草半钱（1.5g） 上作一服。水二盅，生姜五片，煎至一盅，食后服。功用：涤痰开窍。主治：中风痰迷心窍证。舌强不能言，喉中痰鸣，漉漉有声，舌苔白腻，脉沉滑或沉缓。

3. 金水六君煎（《景岳全书》） 当归二钱（6g） 熟地三五钱（9～15g） 陈皮一钱半（4.5g） 半夏二钱（6g） 茯苓二钱（6g） 炙甘草一钱（3g） 水二盅，生姜三五七片，煎七八分，食远温服。功用：滋养肺肾，祛湿化痰。主治：肺肾不足，水泛为痰证。咳嗽呕恶，喘急痰多，痰带咸味，或咽干口燥，自觉口咸，舌质红，苔白滑或薄腻。

以上三方皆由二陈汤化裁而成，均有燥湿化痰之功。导痰汤是二陈汤去乌梅、甘草，加天南星、枳实而成。天南星增半夏燥湿化痰之力，枳实助橘红理气化痰之功，故燥湿化痰行气之力较二陈汤为著，主治痰浊壅滞甚或痰随气升之痰厥证。涤痰汤又在导痰汤基础上加石菖蒲、竹茹、人参、甘草，较之导痰汤又多开窍扶正之功，常用治中风痰迷心窍之舌强不能言。金水六君煎是二陈汤去乌梅，加熟地黄、当归滋阴养血，肺肾并调，金水相生，故适用于年迈者肺肾不足、水泛为痰之证。

温胆汤

《三因极一病证方论》

【组成】 半夏汤洗七次 竹茹 枳实麸炒，去瓤，各二两（各 6g） 陈皮三两（9g） 甘草一两，炙（3g） 茯苓一两半（4.5g）

【用法】 上锉为散。每服四大钱（12g），水一盏半，姜五片，枣一个，煎七分，去滓，食前服（现代用法：加生姜 5 片，大枣 1 枚，水煎服）。

【功用】 理气化痰，和胃利胆。

【主治】 胆郁痰扰证。胆怯易惊，心烦不眠，或惊悸不宁，或呕吐呃逆，或眩晕，或癫痫，苔白腻，脉弦滑。

【证治】 胆为清净之府，性喜宁谧而恶烦扰。若胆为邪扰，失其宁谧，则心烦不眠，夜多异梦，惊悸不安；胆胃不和，胃失和降，则呕吐痰涎，或呃逆；痰蒙清窍，则可发为眩晕，甚至癫痫；胆怯易惊、苔白腻、脉弦滑，为胆失决断、痰浊内盛之象。患者素体胆气不足，复由情志不遂，证属胆失疏泄，脾湿内生，气郁生痰，痰浊蕴热，胆胃不和；治当理气化痰、健脾和胃以利胆。

【方解】 方中半夏辛温，燥湿化痰，和胃止呕，为君药。竹茹甘而微寒，清热化痰，除烦止呕。半夏与竹茹相伍，一温一凉，化痰和胃，止呕除烦之功备；陈皮辛苦温，理气行滞，燥湿化痰；枳实辛苦微寒，破气导滞，消痰除痞。陈皮与枳实相合，亦为一温一凉，而理气化痰之力增，以上为臣药。茯苓健脾渗湿，以杜生痰之源；煎加生姜、大枣调和脾胃，且生姜兼制半夏毒性，以上为佐药。甘草调和诸药，为使药。诸药相伍，共奏理气化痰、和胃利胆之功。

本方配伍特点有三：一是理气与化痰合用，气畅则痰消；二是和胃以利胆气，胃和胆郁得舒而无邪扰；三是温凉兼进，令全方不寒不燥。

【运用】

1. 辨证要点 本方治疗胆郁痰扰、胆胃不和证，临床应用以胆怯易惊，苔白腻，脉弦滑为辨证要点。

2. 加减变化 若失眠重者，加琥珀粉、远志以宁心安神；若惊悸重者，加珍珠母、生牡蛎、生龙齿以重镇定惊；若呕吐呃逆重者，酌加苏叶或梗、枇杷叶、旋覆花以降逆止呕；若眩晕重者，可加天麻、钩藤以平肝熄风；若癫痫抽搐重者，可加胆星、钩藤、全蝎以熄风止痉；若治痰浊化热而痰热内扰者，可加黄连、胆南星以清热化痰。

3. 现代研究与临床应用 药理研究表明，温胆汤具有抗失眠、抗抑郁、镇静、镇痛、抗惊厥、抗精神分裂症、降血脂、抗心肌纤维化、调节胃肠平滑肌、抗衰老等作用，常用于神经官能症、急慢性胃炎、消化性溃疡、慢性支气管炎、梅尼埃病、更年期综合征、癫痫、冠状动脉粥样硬化性心脏病等证属胆郁痰扰者。

4. 使用注意 呕吐呃逆、癫痫等属寒痰证者，不宜使用。

【附方】

十味温胆汤（《世医得效方》） 半夏汤洗七次 枳实去瓤，切，麸炒 陈皮去白，各三两（各9g） 茯苓去皮，一两半（4.5g） 酸枣仁微炒 大远志去心，甘草水煮，姜汁炒，各一两（各3g） 五味子 熟地黄切，酒炒 人参各一两（各3g） 粉草五钱（1.5g） 上锉散，每服四钱（12g），水盏半，姜五片、枣一枚煎，不以时服。功用：化痰宁心，益气养血。主治：心胆虚怯，痰浊内扰证。触事易惊，惊悸不眠，夜多恶梦，气短自汗，耳鸣目眩，四肢浮肿，饮食无味，胸中烦闷，坐卧不安，舌淡苔腻，脉沉缓。

十味温胆汤即由本方减去竹茹，加入益气养血、宁心安神的人参、熟地、五味子、酸枣仁、远志而成，适用于心胆虚怯、痰浊内扰所致神志不宁诸证。

茯苓丸（治痰茯苓丸）

《是斋百一选方》，录自《全生指迷方》

【组成】 茯苓一两（6g） 枳壳麸炒，去瓤，半两（3g） 半夏二两（9g） 风化朴硝一分（3g）

【用法】 上四味为末，生姜汁煮糊为丸，如梧桐子大，每服三十丸（6g），生姜汤下（现代用法：为末，姜汁糊丸，每服6g，生姜汤或温开水送下；作汤剂，加生姜水煎去滓，风化硝溶服）。

【功用】 燥湿行气，软坚化痰。

【主治】 痰伏中脘，流注经络证。两臂酸痛或抽掣，不得上举，或左右时复转移，或两手麻木，或四肢浮肿，舌苔白腻，脉沉细或弦滑。

【证治】 四肢禀气于脾，若脾失健运，聚湿生痰，停伏中脘，流注四肢，则麻木酸痛、活动受限，甚则抽掣或浮肿。证属痰伏中脘，流注经络；治当从祛痰立法，切不可误以风湿论治。

【方解】 方中以半夏燥湿化痰为君，茯苓健脾渗湿为臣，两者合用，既消已生之痰，又杜生痰之源。佐以枳壳理气宽中，使气顺则痰消。然中脘之伏痰，非一般化痰药所能及，故又佐以软坚润下之风化朴硝，取其消痰破结之功，与半夏相合，一燥一润，一辛一咸，意在消解顽痰，相制为用；与茯苓相伍，可从二便分消结滞之伏痰。更以姜汁糊丸，姜汤送服，既能开胃化痰，又可兼制半夏毒性。诸药配伍，共奏燥湿行气、软坚化痰之功。

本方配伍特点是标本兼顾，消下并用，润燥相宜。

茯苓丸较二陈汤少橘红、甘草、乌梅，多枳壳、风化朴硝。二方燥湿行气之力相近，而软坚消痰之力则以茯苓丸为优，原治中脘伏痰上行致肩臂之疼痛，以丸剂渐消缓化中脘伏痰，俾脾运复健，自然流于四肢之痰亦潜消默运，实属"治病求本"之方。临证对咳痰稠黏不爽、胸脘满闷及眩晕、梅核气等由顽痰所致者，亦可酌情用之。

【运用】

1. 辨证要点 本方主治痰伏中脘，流注经络之证，临床应用以两臂酸痛，舌苔白腻，脉沉细或弦滑为辨证要点。

2. 加减变化 治两臂酸痛或肢体麻木较甚者，可加入桂枝、姜黄、鸡血藤等活血通络之品；治手臂抽掣者，可酌加全蝎、僵蚕等以熄风止痉；治咳痰稠黏者，可酌加浮海石、瓜蒌等以润燥化痰。

3. 现代临床应用 常用于上肢血管性水肿、慢性支气管炎、颈椎病、前列腺增生等证属顽痰停伏者。

4. 使用注意 凡属风湿臂痛者忌用本方。

第二节 清热化痰剂

清热化痰剂，适用于热痰证，症见咳吐黄痰，稠黏不爽，舌红苔黄腻，脉滑数，也可兼见胸脘痞闷、眩晕、惊悸、癫狂等。多以胆南星、瓜蒌等清热化痰药为主，配伍理气药如枳实、陈皮等组成方剂。代表方如清气化痰丸、小陷胸汤、滚痰丸等。

清气化痰丸

《医方考》

【组成】 陈皮去白 杏仁去皮尖 枳实麸炒 黄芩酒炒 瓜蒌仁去油 茯苓各一两（各 6g） 胆南星 制半夏各一两半（9g）

【用法】 姜汁为丸（现代用法：以上 8 味，除瓜蒌仁霜外，其余黄芩等 7 味药粉碎成细粉，与瓜蒌仁霜混匀，过筛。另取生姜 100g，捣碎加水适量，压榨取汁，与上述粉末泛丸，干燥即得。每服 6～9g，1 日 2 次，小儿酌减；亦可作汤剂，加生姜水煎服）。

【功用】 清热化痰，理气行滞。

【主治】 热痰证。咳嗽气喘，咯痰黄稠，胸膈痞闷，或恶心呕吐，或烦躁不寐，舌质红，苔黄腻，脉滑数。

【证治】 热痰壅肺则肺失清肃，故见咳嗽气喘，咯痰黄稠；痰阻气机，则胸膈痞闷；热痰犯胃则胃失和降，故见恶心呕吐；热扰心神，可见烦躁不宁。舌质红、苔黄腻、脉滑数为痰热之象。证属痰阻气滞，气郁化火，痰热互结；治当清热化痰，理气行滞。

【方解】 方中胆南星苦凉、瓜蒌仁甘寒，均长于清热化痰，瓜蒌仁尚能导痰热从大便而下，二者共为君药。制半夏虽属辛温之品，但与苦寒之黄芩相配，前药化痰散结，后药清热降火，既相辅相成，又相制相成，共为臣药。治痰者当降其火，治火者必顺其气，故佐以杏仁降利肺气以宣上，陈皮理气化痰以畅中，枳实破气以宽胸化痰。茯苓健脾渗湿以杜生痰之源，亦为佐药。以姜汁为丸，开痰之先导，为使药。诸药合用，共奏清热化痰、理气行滞之功。

本方配伍特点有二：其一是化痰与清热、理气并进；其二是健脾渗湿与降肺宽胸同施。

【运用】

1. 辨证要点 本方为治疗痰热内结之证，临床应用以咯痰黄稠，胸膈痞闷，舌红苔黄腻，脉滑数为辨证要点。

2. 加减变化 若痰多气急者，可加鱼腥草、桑白皮以清热泄肺化痰；若痰稠胶黏难咯者，可减半夏用量，加浮海石、海蛤壳以清热软坚化痰；若恶心呕吐明显者，加竹茹、生姜以清热和胃止呕；若烦躁不眠者，可去黄芩，加黄连、山栀以清热除烦，并酌加琥珀粉、远志等以宁心安神。

3. 现代研究与临床应用 药理研究表明，清气化痰丸具有镇咳、祛痰、平喘、解热、抗炎、镇静、利尿等作用，常用于肺炎、急性支气管炎、慢性支气管炎急性发作、浅表性胃炎、失眠、腔隙性脑梗死、声带息肉样变等证属痰热内结者。

4. 使用注意 忌辛辣、油腻之品；体弱便溏、孕妇及非实火痰热者忌服；咳嗽属风寒者或干咳无痰者忌服。

【附方】

清金降火汤（《古今医鉴》） 陈皮一钱五分（4.5g） 半夏泡，一钱（3g） 茯苓一钱（3g） 桔梗一钱（3g） 枳壳麸炒，一钱（3g） 贝母去心，一钱（3g） 前胡一钱（3g） 杏仁去皮尖，一钱半（4.5g） 黄芩炒，一钱（3g） 石膏一钱（3g） 瓜蒌仁一钱（3g） 甘草炙，三分（1g） 上锉一剂，加生姜三片，水煎，食远，临卧服。功用：清金降火，化痰止嗽。主治：热痰咳嗽。

清气化痰丸与本方均用瓜蒌仁、黄芩、半夏、杏仁、陈皮、茯苓清热化痰，治疗痰热所致咳嗽。但清气化痰丸重用胆星、半夏，又配枳实，姜汁为丸，化痰行气之功较优，应用范围并不限于痰热咳嗽，为痰热内结之通用方；本方中尚含石膏、桔梗、枳壳、贝母、前胡、炙甘草，加生姜水煎，清肺止咳之力较强，专治热痰咳嗽。

小陷胸汤

《伤寒论》

【组成】 黄连一两（6g） 半夏半升，洗（12g） 瓜蒌实大者一枚（30g）

【用法】 上三味，以水六升，先煮瓜蒌，取三升，去滓，内诸药，煮取二升，去滓，分温三服（现代用法：先煮瓜蒌，后纳他药，水煎温服）。

【功用】 清热涤痰，宽胸散结。

【主治】 痰热结胸证。心下痞闷，按之则痛，或胸膈闷痛，或咳痰黄稠，舌红苔黄腻，脉浮滑或滑数。

【证治】 本方原治伤寒表证误下，邪热内陷，与痰浊互结于心下的小结胸证。痰热互结心下，气郁不通，故胃脘痞闷，按之则痛；结聚之痰热如影响胸膈气机升降则胸膈闷痛，影响肺气宣降则咳痰黄稠；脉浮滑者，浮主热盛，滑主痰壅；苔黄腻、脉滑数亦为痰热之象。证属痰热互结心下或胸膈，气郁不通；治当清热涤痰，宽胸散结。

【方解】 方中全瓜蒌甘寒，清热涤痰，宽胸散结，用时先煮，意在“以缓治上”而通胸膈之闭，为君药。黄连苦寒泄热除痞，半夏辛温化痰散结，为臣药。两者合用，一苦一辛，体现辛开苦降之法；与瓜蒌相伍，润燥相宜，是为清热涤痰、散结开痞的常用组合。

本方配伍特点是润燥相宜，辛开苦降。

【运用】

1. 辨证要点 本方主治痰热结胸证，临床应用以胃脘痞闷，按之则痛，舌红苔黄腻，脉滑数为辨证要点。

2. 加减变化 方中加入破气除痞之枳实，可提高疗效。若心胸闷痛者，加桔梗、郁金、延胡索等以行气活血止痛；若咳痰黄稠难咯者，可减半夏用量，加胆南星、杏仁、贝母等以清润化痰。

3. 现代研究与临床应用 药理研究表明，小陷胸汤具有促进胃排空、调血脂、抗肿瘤等作用，常用于急性胃炎、胆囊炎、肝炎、冠心病、肺心病、急性支气管炎、胸膜炎、胸膜粘连等证属痰热结胸者。

【附方】

柴胡陷胸汤（《重订通俗伤寒论》） 柴胡一钱（3g） 姜半夏三钱（9g） 小川连八分（2.5g） 苦桔梗一钱（3g） 黄芩钱半（4.5g） 瓜蒌仁杵，五钱（15g） 小枳实钱半（4.5g） 生姜汁四滴，分冲 水煎服。功用：和解清热，涤痰宽胸。主治：邪陷少阳，痰热结胸证。寒热往来，胸胁痞满，按之疼痛，呕恶不食，口苦且黏，目眩，或咳嗽痰稠，苔黄腻，脉弦滑数。

柴胡陷胸汤乃小柴胡汤与小陷胸汤两方加减化裁而成，即小柴胡汤去人参、甘草、大枣扶正之品，合小陷胸汤加枳实、苦桔梗以清热化痰，利气宽胸，共奏和解少阳、清热涤痰、宽胸散结之功，对于少阳、结胸合病之胸膈痞满、按之疼痛者，较为适宜。

滚痰丸（礞石滚痰丸）

《医方集解》

【组成】 青礞石一两（30g），沉香半两（15g），大黄、黄芩各八两（各240g）。

【用法】 将礞石打碎，用朴硝一两同入瓦罐，盐泥固济，晒干，火煅，石色如金为度，研末，和诸药，水丸梧子大，每服四五十丸，临卧食后服（现代用法：以上4味，粉碎成细粉，过筛，混匀，用水泛丸，干燥，即得。口服，1次6～12g，1日1次。必须临睡就床，用热水一口许，只送过咽，即使仰卧，令药在咽膈间徐徐而下）。

【功用】 泻火逐痰。

【主治】 实火老痰证。癫狂昏迷，或惊悸怔忡，或不寐怪梦，或咳喘痰稠，或胸脘痞闷，或眩晕耳鸣，大便秘结，苔黄厚腻，脉滑数有力。

【证治】 本方为治实火老痰所致多种怪证的常用方。痰火上蒙清窍，则发为癫狂、昏迷；扰乱心神，则为惊悸怔忡、不寐怪梦；内壅于肺，则咳嗽痰稠；阻塞气机，则胸脘痞闷；痰火上蒙，清阳不升，则发于眩晕耳鸣；痰火胶结，无下行之路，故大便秘结；苔黄厚腻、脉滑数有力者，为实火顽痰佐证。证属痰火郁结，久积不去所致；治当降火逐痰。

【方解】 方中以礞石为君，取其咸能软坚，质重沉坠，功专下气坠痰，兼可平肝镇惊，为治顽痰之要药。以苦寒之大黄为臣，荡涤实热，开痰火下行之路。佐以黄芩苦寒泻火，消除痰火之源；沉香降逆下气，亦即治痰必先顺气之法。方中大黄、黄芩用量独重，一清上热之火，一开下行之路，有正本清源之意，"二黄得礞石、沉香，则能迅扫直攻老痰巢穴，浊腻之垢而不少留，滚痰之所由名也"(《医宗金鉴·删补名医方论》)。四药配合，组成降火逐痰、气火同降之峻剂。

礞石入药须用火硝煅制，《本草问答》谓："礞石，必用火硝煅过，性始能发，乃能坠痰，不煅则石质不化，药性不发，又青又散，故必用煅。"在服法上要求临睡用温开水送过咽，令药在咽膈间徐徐而下，使药力缓缓而发，是峻药缓用之意。

本方配伍特点是通腑逐痰，气火同降。

【运用】

1. 辨证要点 本方主治实火老痰所致多种怪证，临床应用以大便干燥，苔黄厚腻，脉滑数有力为辨证要点。

2. 加减变化 可根据病情之轻重、病势之缓急以及药后反应而增减药量：急重病，每服9～12g；慢性病，每服6～9g，均临卧服。次夜剂量根据腹泻次数及症状缓解程度而进行调整。本方虽药力峻猛，但药后除有腹泻外，副作用较少，部分患者出现咽喉稠涎而壅塞不利者，乃药力相攻，痰气上泛之象，不必惊慌，少顷自安。一般次日早晨当有大便，其余几次泻下痰片黏液，此为顽痰浊垢自肠道而下之象。

3. 现代临床应用 常用于精神分裂症、癫痫、神经官能症、慢性支气管炎、病毒性脑炎以及中风、偏头痛、眩晕、夜游症、失眠等证属实火老痰者。

4. 使用注意 因本方药力峻猛，体虚之人及孕妇均不宜使用，以免损伤正气。

第三节　润燥化痰剂

润燥化痰剂，适用于燥痰证，症见咳嗽甚或呛咳，咯痰不爽，或痰黏成块，胸闷胸痛，口鼻干燥，舌干少津，苔干，脉涩等。临证常以润肺化痰药如贝母、瓜蒌等为主，配伍生津润燥药（如天花粉）、宣肺利气之品（如桔梗）等组成方剂。代表方如贝母瓜蒌散等。

贝母瓜蒌散

《医学心悟》

【组成】 贝母一钱五分（4.5g），瓜蒌一钱（3g），花粉、茯苓、橘红、桔梗各八分（各2.5g）。

【用法】 水煎服。

【功用】 润肺清热，理气化痰。

【主治】 燥痰证。咳嗽呛急，痰白稠黏，咯痰不爽，涩而难出，咽喉干燥哽痛，苔白而干。

【证治】 津亏肺燥，肺不布津，津凝为痰，燥痰不化，清肃无权，以致肺气上逆，咳嗽呛急；“燥胜则干”（《素问·阴阳应象大论》），燥伤津液，故咯痰不爽，涩而难出，咽喉干燥哽痛；苔白而干亦为燥痰证之舌象。证属燥热伤肺，肺失宣降；治宜润肺清热，理气化痰。

【方解】 方中贝母苦甘微寒，润肺清热，化痰止咳；瓜蒌甘寒微苦，清肺润燥，开结涤痰，与贝母相须为用，是为润肺清热化痰的常用组合，共为君药。燥痰成因乃由燥热伤肺为患，宜清宜润，故以天花粉为臣药，既清降肺热，又生津润燥，可助君药之力。痰因湿聚，湿自脾来，痰又易阻滞气机，无论湿痰抑或燥痰，皆须配伍橘红理气化痰、茯苓健脾渗湿，此乃祛痰剂配伍通则，但橘红温燥、茯苓渗利，故用量颇轻，作为佐药配伍于大量贝母、瓜蒌、花粉等寒性药中，则可去性存用，能加强脾运，以输津而润肺燥。桔梗宣肺化痰，且引诸药入肺经，为佐使药。诸药相配，共奏润肺清热、理气化痰之功。

本方配伍特点是清润宣化并用，肺脾同调，以润肺化痰为主，且润肺而不留痰，化痰又不伤津。

本方与清燥救肺汤、麦门冬汤同治燥咳，但主治病机不尽相同，因而立法、用药亦随之而异。本方主治津亏肺燥，肺不布津，津凝为痰所致燥痰咳嗽、痰稠难出等，故方中以贝母、瓜蒌为主，旨在润燥化痰；清燥救肺汤主治新感温燥，耗气伤阴所致身热头痛、干咳少痰、气逆而喘、鼻燥口渴等温燥伤肺重证，故方中以桑叶宣肺，配伍石膏清热、麦冬润燥、人参益气，旨在清宣燥热；麦门冬汤主治肺胃阴虚，气火上逆所致咳唾涎沫、虚羸少气等虚热肺痿证，故方中以大量麦冬配伍半夏、人参，旨在滋阴润肺，降逆下气。

【运用】

1. 辨证要点 本方主治燥痰证，临床应用以咳嗽呛急，咯痰难出，咽喉干燥，苔白而干为辨证要点。

2. 加减变化 若兼感风邪，咽痒而咳，微恶风者，可加桑叶、杏仁、蝉蜕、牛蒡子等以宣肺散邪；若燥热较甚，咽喉干涩哽痛明显者，可加麦冬、玄参、生石膏等以清燥润肺；若声音嘶哑、痰中带血者，可去橘红，加南沙参、阿胶、白及等以养阴清肺，化痰止血。

3. 现代研究与临床应用 药理研究表明，贝母瓜蒌散具有镇咳、祛痰、抗菌、抗癌等作用，常用于肺炎、支气管炎、咽喉炎、肺结核以及结核性胸膜炎等属燥痰证者。

4. 使用注意 对于肺肾阴虚、虚火上炎之咳嗽，则非本方所宜。

【附方】

二母散（《证治准绳·类方》引《太平惠民和剂局方》） 知母、贝母各等分（各10g），上为细末。临睡时白汤调，温服。功用：清热化痰，润燥止咳。主治：肺热燥咳，痰黄稠黏难咯者。

本方与贝母瓜蒌散均用贝母清热化痰、润燥止咳，用治燥咳，咯痰不爽者。但本方配伍知母，意取“苦寒胜热，润能去燥也”（《成方切用》），侧重滋阴清肺润燥，适用于肺热燥咳，痰黄稠黏难咯者；贝母瓜蒌散配伍瓜蒌、花粉、茯苓、橘红、桔梗，重在润肺理气化痰，适用于燥痰咳嗽、痰白稠黏难咯者。

第四节 温化寒痰剂

温化寒痰剂，适用于寒痰证，症见咳吐白痰，胸闷脘痞，气喘哮鸣，畏寒肢冷，舌苔白腻，脉弦滑或弦紧等。临证常以温化寒痰药如干姜、细辛、白芥子、苏子等为主组方。代表方如苓甘五味姜辛汤、三子养亲汤等。

苓甘五味姜辛汤

《金匮要略》

【组成】 茯苓四两（12g） 甘草三两（9g） 干姜三两（9g） 细辛三两（6g） 五味子半升（6g）

【用法】 上五味，以水八升，煮取三升，去滓，温服半升，日三服（现代用法：水煎温服）。

【功用】 温肺化饮。

【主治】 寒饮停肺证。咳嗽痰多，清稀色白，或喜唾涎沫，胸闷不舒，舌苔白滑，脉弦滑。

【证治】 肺气虚寒，津液失布，留而为饮，寒饮停肺，宣降失常，故咳嗽痰多，清稀色白；饮阻气机，故胸闷不舒；饮邪犯胃，则喜唾涎沫。证属肺中虚冷，寒饮内停；治当温肺暖脾，散寒化饮。

【方解】 方以干姜辛热为君，既温肺散寒以化饮，又温运脾阳以化湿。细辛辛散温通，助干姜温肺散寒以化饮；茯苓健脾渗湿，化饮利水，既导水饮之邪从小便而去，又以杜绝生饮之源，合干姜温化渗利，健脾助运，二药为臣。佐以五味子敛肺止咳，又可防干姜、细辛温散耗气，诚如《素问·脏气法时论》所谓“肺欲收，急食酸以收之”之意。五味子与干姜、细辛相伍，一温一散一敛，俾散不伤正，敛不留邪，且能调节肺司开阖之职，为仲景用治寒饮犯肺咳喘的常用组合。甘草和中调药，为佐使药。五药相伍，组成温化寒饮之良剂。

本方配伍特点是温散并行，开阖相济，肺脾同治，标本兼顾。

【运用】

1. 辨证要点 本方主治寒饮犯肺证，临床应用以咳痰稀白，舌苔白滑，脉象弦滑为辨证要点。

2. 加减变化 若痰多欲呕者，加半夏以温化寒痰，降逆止呕；若咳甚喘急者，加杏仁、厚朴以降气止咳；若脾虚食少者，可加人参、白术、陈皮等以益气健脾。

3. 现代临床应用 常用于慢性支气管炎、肺气肿等证属寒饮犯肺者。

4. 使用注意 凡肺燥有热、阴虚咳嗽、痰中带血者，忌用本方。

【附方】

冷哮丸（《张氏医通》） 麻黄泡 川乌生 细辛 蜀椒 白矾生 牙皂去皮弦子，酥炙 半夏曲 陈胆星 杏仁 甘草生，各一两（各30g） 紫菀 款冬花各二两（各60g） 共为细末，姜汁调神曲末打糊为丸，每遇发时，临卧生姜汤服二钱（6g），羸者一钱（3g），更以三建膏（天雄、附子、川乌各一枚，桂心、官桂、桂枝、细辛、干姜 蜀椒各二两。上切为片，麻油二斤，煎熬去滓，黄丹收膏，摊成，加麝香少许）贴肺俞穴中。服后时吐顽痰，胸膈自宽。服此数日后，以补脾肺药调之，候发如前，再服。功用：散寒涤痰。主治：寒痰哮喘。背受寒邪，遇冷即发，喘嗽痰多，胸膈痞满，倚息不得卧。

冷哮丸所治寒痰哮喘为内外俱寒之实证。方中以麻黄合细辛散外寒，蜀椒合川乌温里寒，皂角合胆星化顽痰，白矾合半夏燥湿痰，紫菀、冬花、杏仁利肺止咳化痰。方中用药较为燥烈，虚人慎用。

三子养亲汤

《韩氏医通》

【组成】 紫苏子（9g） 白芥子（9g） 莱菔子（9g）（原书未著剂量）

【用法】 上药各洗净，微炒，击碎。看何证多，则以所主者为君，余次之。每剂不过三钱（9g），用生绢袋盛之，煮作汤饮，随甘旨，代茶水啜用，不宜煎熬太过（现代用法：三药微炒，捣碎，布包微煮，频服）。

【功用】 温肺化痰，降气消食。

【主治】 痰壅气逆食滞证。咳嗽喘逆，痰多胸痞，食少难消，舌苔白腻，脉滑。

【证治】 本方原为“高年咳嗽，气逆痰痞”者而设。年老中虚，纳运无权，每致食停痰生，痰盛壅肺，肺失宣降，故见咳嗽喘逆、痰多胸痞、食少难消等症。证属痰壅食滞，肺逆不降；治宜温肺化痰，降气消食。

【方解】 方中白芥子温肺化痰，利气散结；苏子降气化痰，止咳平喘；莱菔子消食导滞，下气祛痰。三药相合，各有所长，其中白芥子长于豁痰，苏子长于降气，莱菔子长于消食。临证当视痰壅、气逆、食滞三者之孰重孰轻而定何药为君，余为臣佐。

对于方中三药的炮制，原书要求“微炒、击碎”，可防止辛散耗气，减少辛味对咽喉、肺胃的不良刺激，尤能使莱菔子由生用性升变为炒后性降，以下气导滞；捣碎则利于有效成分煎出。在用法上，每剂不过三钱，布包微煎，代茶频服，可使药力缓行。

【运用】

1. 辨证要点 本方主治痰壅气逆食滞证，临床应用以咳嗽痰多，食少胸痞，舌苔白腻，脉滑为辨证要点。

2. 加减变化 常与二陈汤合用，有助于提高疗效。若兼有表寒者，可再合用三拗汤。如病情得以缓解，可改用六君子汤以善其后。

3. 现代研究与临床应用 药理研究表明，三子养亲汤具有祛痰平喘镇咳、消食等作用，常用于慢性支气管炎、支气管哮喘、肺气肿、肺源性心脏病、顽固性咳嗽等证属痰壅气逆食滞者。

4. 使用注意 无论男女老少，皆可用之，尤以老年人为宜。本方终属治标之剂，绝非治本之图，服后一俟病情缓解，即当标本兼治。气虚者不宜单独使用。

第五节 治风化痰剂

治风化痰剂，适用于风痰证。因风邪有内外之分，故风痰证有外风挟痰、内风挟痰之别。外风挟痰者，症见咳嗽痰多，兼见恶寒发热等，治宜疏风化痰，常用疏风散邪药如荆芥、防风与化痰止嗽药如紫菀、款冬花为主，配伍宣利肺气之品如桔梗、白前、杏仁等组方，代表方如止嗽散等；内风挟痰者，症见眩晕、头痛、中风（中经络）、呕吐痰涎或发癫痫，甚则昏厥等，治宜熄风化痰，常用平肝熄风药如天麻、全蝎、僵蚕与化痰药如半夏、胆南星、竹沥、贝母为主，配伍健脾祛湿药如茯苓、白术等组合而成，代表方如半夏白术天麻汤、定痫丸等。

止嗽散

《医学心悟》

【组成】 桔梗炒 荆芥 紫菀蒸 百部蒸 白前蒸，各二斤（各 9g） 甘草炒，十二两（3g） 陈皮水洗，去白，一斤（6g）

【用法】 共为末。每服三钱（9g），开水调下，食后、临卧服；初感风寒，生姜汤调下（现代用法：共为末，每服 6～9g，温开水或姜汤送下。亦可作汤剂，水煎服。初感风寒加生姜 3 片）。

【功用】 宣利肺气，疏风化痰。

【主治】 风痰咳嗽。咽痒咳嗽，咯痰不爽，或微有恶风发热，舌苔薄白，脉浮缓。

【证治】 本方主治风痰咳嗽证。常用于外感咳嗽，经服解表宣肺药后，咳仍不止者。风邪稽肺，虽经发散，因解表不彻而风邪未尽，以致肺失宣畅，津液不布，痰阻气滞，故仍咽痒咳嗽，咯痰不爽。此时外邪十去八九，故微有恶风发热。证属风邪稽肺，痰阻气滞；治疗针对“风、痰、气”相因为患，以肺失宣畅为核心的病机特点，以及肺为娇脏，不耐寒热，过散、过寒、过热均非所宜的生理特点，宜用苦辛温润、不寒不热之品，以宣利肺气为主，兼化痰疏风。

【方解】 方中紫菀、百部入肺经，苦甘温润，且温而不热、润而不腻，功善润肺下气，紫菀宣肺化痰，百部润降止嗽，两药同用，以宣利润肺、化痰止嗽，适用于新久咳嗽，故为君药。桔梗苦辛性平，善于宣肺祛痰；白前苦辛微温，长于降气化痰，两药一宣一降，增强君药化痰止嗽之力，为臣药。佐以陈皮理气化痰；荆芥辛而微温，疏风散邪。甘草调和诸药，合桔梗又有宣肺利咽止咳之功，是为佐使之用。诸药合用，共奏宣利肺气、疏风化痰之功。

本方配伍特点是温而不燥，润而不腻，散寒不助热，解表不伤正。

【运用】

1. 辨证要点 本方原治“诸般咳嗽”，临床应用以咽痒咳嗽，咯痰不爽，舌苔薄白等为辨证要点。

2. 加减变化 若风寒袭肺而咳嗽声重、鼻塞流清涕、无汗者，合用三拗汤以宣肺散寒；若风热犯肺而咳嗽气粗，或咳声嘎哑，咽痛口渴者，合用桑菊饮以宣肺清热；若风燥伤肺而咳嗽呛急，咽喉干痒，唇鼻干燥，痰涩难出者，合用贝母瓜蒌散以润燥化痰；若兼肺热而咳痰稠黄不爽者，合用苇茎汤加杏仁、贝母以清润化痰。对于久嗽伤阴，可参照程钟龄经验：朝用地黄丸滋肾水，午用止嗽散去荆芥，加知母、贝母以开火郁。

3. 现代临床应用 常用于上呼吸道感染、支气管炎、百日咳等证属外感风痰咳嗽者。

4. 使用注意 外感初起以表证为主者，不宜使用本方；阴虚劳嗽或肺热咳嗽者，慎用本方。

半夏白术天麻汤

《医学心悟》

【组成】 半夏一钱五分（4.5g） 天麻 茯苓 橘红各一钱（各3g） 白术三钱（9g） 甘草五分（1.5g）

【用法】 生姜一片，大枣二枚，水煎服（现代用法：加生姜1片、大枣2枚，水煎服）。

【功用】 化痰熄风，健脾祛湿。

【主治】 风痰上扰证。眩晕或头痛，胸膈痞闷，恶心呕吐，舌苔白腻，脉弦滑。

【证治】 脾虚生痰，并肝风内动，风痰上扰，蒙蔽清阳，故眩晕、头痛；痰阻气滞，升降失司，故胸膈痞闷，恶心呕吐；内有湿痰，则舌苔白腻；脉来弦滑，主风主痰。证属脾虚不运，湿痰壅遏，引动肝风，风痰上扰；治当化痰熄风以治标为主，辅以健脾祛湿以治本。

【方解】 方中半夏苦温而燥，燥湿化痰，降逆止呕；天麻甘平，平肝熄风而止头眩，两者合用，为治风痰眩晕头痛之要药，故为君药。白术、茯苓健脾祛湿以治生痰之源，为臣药。橘红理气化痰，使气顺则痰消；生姜、大枣调和脾胃，其中生姜兼制半夏之毒，共为佐药。甘草和中调药，为佐使药。本方亦系二陈汤加味而成，在原燥湿化痰的基础上，加入健脾燥湿之白术、平肝熄风之天麻，而组成化痰熄风之剂。

本方配伍特点是风痰并治，标本兼顾，但以化痰熄风治标为主，健脾祛湿治本为辅。

【运用】

1. 辨证要点 本方主治风痰上扰证，临床应用以眩晕或头痛，舌苔白腻，脉弦滑为辨证要点。

2. 加减变化 若眩晕较甚者，可加僵蚕、胆南星等以加强化痰熄风之力；若头痛甚者，加蔓荆子、白蒺藜等以祛风止痛；若呕吐甚者，可加代赭石、旋覆花以镇逆止呕；若湿痰偏盛，舌苔白滑者，可加泽泻、桂枝以渗湿化饮；若兼气虚者，可加党参、黄芪以益气健脾；若肝阳偏亢者，可加钩藤、代赭石以平肝潜阳。

3. 现代研究与临床应用 药理研究表明，半夏白术天麻汤具有降低血压、降糖、减肥、调节脂代谢、改善胰岛素抵抗等作用，常用于耳源性眩晕、神经性眩晕、高血压病、癫痫、面神经瘫痪、癔病性失明等证属风痰上扰者。

4. 使用注意 阴虚阳亢或气血不足所致之眩晕、头痛，不宜使用本方。

定痫丸

《医学心悟》

【组成】 明天麻一两（30g） 川贝母一两（30g） 胆南星九制者，五钱（15g） 半夏姜汁炒，一两（30g） 陈皮洗，去白，七钱（21g） 茯苓蒸，一两（30g） 茯神去木，蒸，一两（30g） 丹参酒蒸，二两（60g） 麦门冬去心，二两（60g） 石菖蒲石杵碎，取粉，五钱（15g） 远志去心，甘草水泡，七钱（21g） 全蝎去尾，甘草水洗，五钱（15g） 僵蚕甘草水洗，去嘴，炒，五钱（15g） 真琥珀腐煮，灯草研，五钱（15g） 辰砂细研，水飞，三钱（9g）

【用法】 用竹沥一小碗，姜汁一杯，再用甘草四两煮膏，和药为丸，如弹子大，辰砂为衣，每服一丸（现代用法：共为细末，用甘草120g煮膏，加竹沥汁100ml、生姜汁50ml，和匀调药为小丸，1 次 9g，化后吞服或鼻饲；亦可作汤剂，加甘草水煎，去渣，入竹沥、姜汁、琥珀、朱砂冲服，用量按原方比例酌定）。

【功用】　涤痰熄风，清热定痫。

【主治】　风痰蕴热之痫病发作。忽然眩仆倒地，目睛上视，口吐白沫，喉中痰鸣，叫喊作声，甚或手足抽搐，舌苔白腻微黄，脉弦滑略数。亦可用于癫狂。

【证治】　本方为治疗风痰蕴热之痫病发作的常用方。每因惊恐恚怒，气机逆乱，阳亢化风，触动积痰，痰随风动，上蒙脑窍而猝然眩仆倒地；肝风内动，故见目睛上视，甚或手足抽搐；痰涎壅盛则口吐白沫，喉中痰鸣；舌脉为风痰蕴热之象。证属风痰蕴热，上蒙脑窍；急当涤痰开窍、熄风止痉、清热定痫为治。

【方解】　方中竹沥清热豁痰，镇惊利窍，善“治痰迷大热，风痉癫狂”（《本草从新》），为君药。川贝母、胆南星清热化痰，其中川贝母功擅开郁散结，胆南星兼具熄风解痉，共助竹沥清热化痰、熄风镇惊之功，为臣药。半夏、陈皮、茯苓相合，温燥化痰，理气和中，是取二陈汤之意；全蝎、僵蚕、天麻功专平肝熄风而止痉；石菖蒲、远志、茯神祛痰开窍，宁心安神；丹参、麦门冬偏凉清心，麦冬甘润又能养阴润燥，合川贝母可防半夏、陈皮、全蝎、僵蚕辛烈伤阴；琥珀、朱砂镇心安神；加入姜汁者，意在温开以助化痰利窍，并防竹沥、胆星、川贝母寒凉有碍湿痰之消散，以上同为佐药。甘草和中调药，为佐使。诸药相配，共奏涤痰熄风、清热定痫之功。

本方配伍特点有二：其一是化痰开窍与熄风止痉并施；其二是寒热兼进，润燥得宜。

【运用】

1. 辨证要点　本方主治风痰蕴热之痫病发作期，临床应用以舌苔白腻微黄，脉弦滑略数为辨证要点。

2. 加减变化　对久病频发者，原方加人参三钱以调补正气；既愈之后，用原书所附的河车丸（紫河车一具，茯苓、茯神、远志各一两，人参五钱，丹参七钱。炼蜜为丸，每早开水下三钱），以培元固本，宁心安神。

3. 现代研究与临床应用　药理研究表明，定痫丸具有确切的抗痫作用，且有起效快、安全性好、副作用小等特点，对发作频繁而需迅速控制的癫痫有明显优势，常用于原发性癫痫、继发性癫痫病发作期，多发性脑梗塞性痴呆，重度自主神经功能紊乱，精神分裂症、脑囊虫病等证属风痰蕴热者。

4. 使用注意　因本方着重涤痰熄风先治其标，一俟痫病缓解，则须化痰熄风与培本扶正兼顾，并应注意饮食，调摄精神，以收全功。

小　　结

祛痰剂主要用于各种痰病。共选正方 12 首，附方 8 首。

1. 燥湿化痰剂　本类方剂适用于湿痰证。其中二陈汤为治痰的基础方剂，尤善治湿痰证。温胆汤理气化痰、和胃利胆，适用于胆郁痰扰证。茯苓丸燥湿行气、软坚化痰，适用于痰伏中脘所致的臂痛等。

2. 清热化痰剂　本类方剂适用热痰证。其中清气化痰丸清热化痰，理气行滞，为治热痰证通用之方；小陷胸汤清热涤痰，宽胸散结，适用于痰热互结胸脘的小结胸证。滚痰丸善能泻火逐痰，适用于实火老痰所致的惊悸癫狂、怔忡昏迷等种种怪证。

3. 润燥化痰剂 本类方剂适用于燥痰证。贝母瓜蒌散具有润肺化痰之功，适用于燥痰所致的咳嗽痰稠、咯之不爽、涩而难出、咽喉干燥者。

4. 温化寒痰剂 本类方剂适用于寒痰证。其中苓甘五味姜辛汤为温肺化饮的常用方剂，适用于寒饮停肺证。三子养亲汤温肺化痰，降气消食，适用于痰壅气逆食滞之证。

5. 治风化痰剂 本类方剂适用于风痰证。其中止嗽散宣利肺气、疏风化痰，适用于外感风痰之新久咳嗽。半夏白术天麻汤燥湿化痰与平肝熄风并用，善治风痰上扰的眩晕呕吐及痰厥头痛。定痫丸具有涤痰熄风、清热定痫之功，专治风痰蕴热所致的痫病发作。

复习思考题

（1）如何正确理解二陈汤为“治痰通剂”？

（2）二陈汤中使用乌梅有何用意？

（3）如何理解温胆汤证临床特征及“胆郁痰扰”病机？

（4）如何理解清气化痰丸为治“痰火通用之方”？

（5）小陷胸汤的配伍特点是什么？

（6）临证如何区别使用贝母瓜蒌散与清燥救肺汤？

（7）苓甘五味姜辛汤与苓桂术甘汤均治痰饮之证，二方在主治和功效方面有何区别？

（8）比较半夏白术天麻汤与天麻钩藤饮在主治证候、组方配伍、功用方面的异同。

复习思考题答案

第二十四章

消积剂

方论选录　　课件　　问难

导学

学习目标

掌握消积剂的概念、适应证、分类及注意事项。掌握消积剂1类方剂（保和丸、枳实导滞丸、健脾丸）的组成、功用、主治、主要配伍关系及临证使用要点；熟悉2类方剂（鳖甲煎丸、桂枝茯苓丸）的组成、功用、主治、主要配伍关系及临证使用要点；了解3类方剂（枳术丸、枳实消痞丸、葛花解酲汤、硝石矾石散、消石散、胆道排石汤、石韦散、海藻玉壶汤、内消瘰疬丸、犀黄丸、小金丹）的组成、功用、主治。

凡由消食导滞、化石排石、软坚化痰、活血散结药物为主组成，具有消食导滞、化石排石、散结消瘿、消癥化积等作用，主治食积、结石、瘿瘤、癥瘕等病证的方剂，称为消积剂，属于“八法”中“消法”的范畴。《素问·至真要大论》中论述的“坚者削之，结者散之，留者攻之”等是消法的立论依据。

消法的适用范围很广，凡是气、血、痰、食、水、虫等郁积所导致的气滞、血瘀、痰凝、食滞、水湿停聚、虫积等疾病都可以采用消法治疗。诚如程钟龄《医学心悟》所说：“消者，去其壅也。脏腑、经络、肌肉之间，本无此物，而忽有之，必为消散，乃得其平。”因此，理气、活血、祛痰、消食、祛湿和驱虫等方剂广义上皆属消法范畴。但本章方剂主要适用于食积、结石、瘿瘤、癥积等有形之邪所导致的疾病，可分为消食滞剂、消结石剂、消瘿瘤剂和消癥积剂四类。

应用消积剂应注意以下几点：

（1）消积剂主要采用渐消缓散的方法去除体内的有形之邪。由于有形之邪有食、石、瘀、痰的不同，其相应治疗方剂的配伍也有所区别。

（2）此类方剂功效虽缓，但仍属攻伐之剂，不宜长期服用。

（3）临证当分病证虚实，采取消积法或消补兼施法。对于癥积证，不要一味强调活血化瘀或者以毒攻毒，应视其虚实，配伍扶助正气的药物，以免邪去而正伤。

(4) 砂石阻滞所致的结石急症，若服用中药不缓解者，宜采用手术治疗。对于有瘿瘤同时伴高碘患者，应避免使用海藻、海带等富碘药物。

第一节 消食滞剂

消食滞剂主要适用于食积内停证，症见脘腹胀满、嗳腐吞酸、恶心呕吐、厌食、大便臭秽、小便黄、苔黄腻、脉滑等。常以山楂、神曲、麦芽、莱菔子、鸡内金、谷芽等消食药物为主组成。食积易阻遏气机，因此本类方剂常配伍枳实、厚朴、陈皮、木香、槟榔等行气药以行气消积。对于食积生湿化热者常配清热除湿之品，如泽泻、茯苓、黄连、黄芩等。对于食积重证，则应配伍泻下药大黄、槟榔等泻下导滞。若脾胃素虚，饮食不消，或食积日久，损伤脾胃者，尚需配伍健脾益气药，如人参、白术、党参、甘草等以消补兼施。对酒食积滞，宜以解酒药葛花、葛根等为主组方，适当配伍渗利之品以分消酒湿。代表方剂，如保和丸、枳实导滞丸、健脾丸、枳术丸、枳实消痞丸和葛花解酲汤等。

保和丸

《丹溪心法》

【组成】 山楂六两（180g） 神曲二两（60g） 半夏 茯苓各三两（各90g） 陈皮 连翘 莱菔子各一两（各30g）

【用法】 上为末，炊饼为丸，如梧桐子大。每服七八十丸，食远白汤送下（现代用法：共为末，水泛为丸，每服6～9g，食后温开水送下。亦可做汤剂，水煎服）。

【功用】 消食和胃。

【主治】 食积证。胸脘痞闷，脘腹胀痛，嗳腐吞酸，恶心呕吐，厌食恶食，大便臭秽，舌苔腻微黄，脉滑或弦滑。

【证治】 食积多因饮食不节引起。饮食过度，脾运不及，食停中脘，阻遏气机，则胸痞脘闷，脘腹胀痛。胃失和降，则恶心呕吐，厌食吐泻；食停化腐则嗳腐吞酸，大便臭秽；食积化热，生湿化痰，则见苔腻、脉滑。证属食积内停，胃气失和，升降反作；治当消食和胃。

【方解】 山楂酸、甘，微温，善消饮食积滞，尤善消肉食油腻之积，方中重用山楂为君药。神曲消积健胃，善化酒食陈腐之积。《本经逢源》谓其“功专于消化谷麦酒积，陈久者良”。莱菔子下气消食，偏于消谷面之积，二药共为臣药。佐以半夏和胃降逆以止呕；陈皮理气健脾，使气机通畅，既可消胀，又利于消食化积，二者又可消食积所化之痰湿。食积易生湿化热，以茯苓健脾渗湿，和中止泻，连翘清热散结，亦为佐药。诸药合用，共奏消食和胃之功。

本方的配伍特点是药性缓和，以消食药为主，着重于消食化积以治本，配合行气、祛痰、化湿、清热以治标，诚如张秉成所云：“此方虽纯用消导，毕竟是平和之剂，故特谓之保和耳。”

【运用】

1. 辨证要点 本方为主治一切食积轻证的常用方，临床应用以脘腹胀满、嗳腐吞酸、厌食泻下、苔腻、脉滑为辨证要点。

2. 加减变化 若食积较重、胀满明显者，可加枳实、厚朴、槟榔等行气化滞，增强消导之力；若食积化热较甚，见苔黄、脉数者，酌加蒲公英、黄芩、黄连等清热之品；若大便秘结者，加大黄以泻下通便；若兼脾虚者，宜加白术、党参、甘草等健脾益气。

3. 现代研究与临床运用　药理研究表明，保和丸有促进胃肠蠕动，抑制肠痉挛，减少胃酸分泌，提高胃蛋白酶活性，增加胰液和胆汁分泌，调节肠道菌群等作用。常用于消化不良、急慢性胃肠炎等食积内停者。

4. 使用注意　本方消导之力较缓，一般适宜于食积不甚、正气未虚而偏热者，若正气已虚，或偏寒者，当慎用。

【附方】

大安丸（《丹溪心法》）　山楂二两（60g）　神曲炒　半夏　茯苓各一两（各30g）　陈皮　萝卜子　连翘各半两（各15g）　白术二两（60g）　上为末，粥糊丸服。功用：消食健脾。主治：食积兼脾虚证，饮食不消，脘腹胀满，大便泄泻，以及小儿食积。

本方较保和丸多白术一味，余药用量也较之减少。全方配伍于消食之中兼有健脾之功，消中兼补，故适用于食积兼脾虚者，对于小儿食积证尤宜。

枳实导滞丸

《内外伤辨惑论》

【组成】　大黄一两（30g）　枳实麸炒，去瓤　神曲炒各五钱（各15g）　茯苓去皮　黄芩去腐　黄连拣净　白术各三钱（各9g）　泽泻二钱（6g）

【用法】　上为细末，汤浸蒸饼为丸，如梧桐子大。每服五十至七十丸，温水送下，食远，量虚实加减服之（现代用法：共为细末，水泛小丸，每服6～9g，饭后温开水送下，每日2次。）

【功用】　消食导滞，清热祛湿。

【主治】　湿热食积证。脘腹胀痛，下痢泄泻，或大便不爽，小便短赤，舌苔黄腻，脉沉数。

【证治】　食积内停，阻滞气机，则脘腹胀痛。食积不消，生湿化热，下迫大肠，故下痢或腹泻。湿热胶结，腑气不畅，故大便不爽。湿热下注膀胱，气化失司，故小便短赤。苔黄腻，脉沉数，皆为湿热征象。证属湿热食积内停，治宜消食导滞；治当清热祛湿，消积导滞。

【方解】　大黄苦寒，方中大黄用量较重，重在攻积泻热，使积热从大便而下，为君药。枳实行气导滞消积，既除痞满胀痛，又增大黄泻下之功，二者相伍，泻下与行气并举，重在祛湿热实邪，为"通因通用"治法；神曲消食和胃以除陈腐之积，二者共为臣药。佐以黄芩、黄连清热燥湿；白术、茯苓、泽泻健脾利水渗湿止泻，使湿热从小便分消，与通腑之大黄相配，使邪从二便分消。诸药合用，共奏消食导滞、清热祛湿之效，对于湿热食积证较重者尤为适宜。

本方配伍特点有二：其一是消下并行，消导与泻下并用，以下助消，偏治其实；其二是清利与渗下并用，清热燥湿中兼有利水渗湿，使湿热无留着之处。

【运用】

1. 辨证要点　本方主治湿热食积证，临床应用以脘腹胀痛、泻痢不爽、苔黄腻、脉沉实为辨证要点。

2. 加减变化 若胀满甚者，可加木香、槟榔以增行气消胀之力；若纳差者，宜加山楂、鸡内金等以增消食之力；若腹痛明显者，可加芍药、甘草等以缓急止痛。

3. 现代研究与临床运用 药理研究表明，枳实导滞丸有促进胃肠动力的作用。常用于胃肠功能紊乱、细菌性痢疾、急性肠炎等证属湿热食积者。

4. 使用注意 脾虚泻痢者，不宜使用。

【附方】

木香槟榔丸（《儒门事亲》） 木香 槟榔 青皮 陈皮 广茂烧 黄连麸炒 枳壳麸炒，去瓤各一两（各 30g） 黄柏 大黄各三两（各 90g） 香附子炒 牵牛各四两（各 120g） 上为细末，水丸如小豆大。每服三十丸，食后生姜汤送下。功用：行气导滞，攻积泻热。主治：湿热积滞证。脘腹痞满胀痛，或泄泻痢疾，里急后重，或大便秘结，舌苔黄腻，脉沉实。

木香槟榔丸与枳实导滞丸均为消下清利之剂，皆可以治湿热积滞所致痢疾或便秘。木香槟榔丸行气攻积之力较强，用于湿热积滞较甚，气机壅阻，郁而化热，正气未虚者；枳实导滞丸祛湿之效较强，用于湿热积滞较轻者。

健脾丸

《证治准绳》

【组成】 白术白者，炒，二两半（75g） 木香另研 黄连酒炒 甘草各七钱半（各 22g） 白茯苓去皮，二两（60g） 人参一两五钱（45g） 神曲炒 陈皮 砂仁 麦芽炒，取面 山楂取肉 山药 肉豆蔻面裹煨热，纸包捶去油，各一两（各 30g）

【用法】 上为细末，蒸饼为丸，如绿豆大。每服五十丸，空心、下午各一次，陈米汤下（现代用法：共为细末，糊丸或水泛小丸，每服 6～9g，温开水送下，日 2 次）。

【功用】 健脾和胃，消食止泻。

【主治】 脾虚食积证。食少难消，脘腹痞闷，大便溏薄，倦怠乏力，舌苔腻而微黄，脉虚弱。

【证治】 脾胃虚弱，运化乏力，则食少难消；食滞于中，阻碍气机，则脘腹痞闷；脾虚生湿，湿邪下注，则大便溏薄；食积生湿化热，故舌苔腻而微黄；倦怠乏力，脉象虚弱，皆为脾虚之象。本证脾虚为本，食积为标，故治当健脾消食。

【方解】 方中重用白术、茯苓、人参健脾助运，化湿止泻，共为君药。山楂、神曲、麦芽消食化滞；山药补脾养胃以助健运，共为臣药。木香、砂仁、陈皮、肉豆蔻芳香醒脾，开胃进食，以除痞闷，又使全方补而不滞；黄连清热燥湿，为食积生湿化热而设，共为佐药。全方配伍，健脾为主，消食为辅，兼以芳香醒脾，共达健脾和胃、消食止泻之功。

本方的配伍特点是消补兼施，补气健脾药与行气消食药同用，以达补而不滞、消不伤正的目的，且益气健脾之品居多，故补大于消，且食消脾健，故名“健脾”。

【运用】

1. 辨证要点 健脾丸为脾虚食积之常用方，临床应用以食少便溏、脘闷纳呆、苔腻微黄、脉弱为辨证要点。

2. 加减变化 若气虚较重者，可加黄芪以增加益气健脾之力；若湿胜腹泻者，宜加薏苡仁、白扁豆、泽泻以渗湿止泻；若食积较重者，加槟榔、莪术、鸡内金以行气消导。

3. 现代研究与临床运用 药理研究表明，健脾丸具有促胃肠动力、抗疲劳、增强免疫等作用，常用于慢性胃肠炎、消化不良等属于脾虚食停者。

4. 使用注意　食积属实证者不宜使用。

【附方】

资生丸（《先醒斋医学广笔记》）　白术　人参各三两（各90g）　薏苡仁一两半（45g）　白茯苓一两五钱（45g）　山楂肉　橘红各二两（各60g）　川黄连三钱（9g）　白豆蔻仁　泽泻各三钱五分（各10g）　桔梗　藿香叶　甘草炙，各五钱（15g）　白扁豆　莲肉各一两半（各45g）　淮山药炒　芡实炒，各一两五钱（各45g）　麦芽炒，一两（30g）（一方无泽泻，有砂仁）共研细末，炼蜜为丸，重二钱（6g），每服一丸，用白汤或清米汤、橘皮汤、炒砂仁汤嚼化下。忌桃李雀蛤生冷。功用：健脾开胃，消食止泻。主治：妊娠三月，阳明脉衰，或胎元不固。又治脾虚失运，不思饮食，呕吐泄泻，小儿疰夏。

枳术丸

《内外伤辨惑论》

【组成】　白术二两（60g）　枳实麸炒黄色，去瓤一两（30g）

【用法】　同为极细末，荷叶裹烧饭为丸，如梧桐子大。每服五十丸，用白汤送下，不拘时候（现代用法：共为末，糊丸，每服6～9g，荷叶煎汤或温开水送下，日2次）。

【功用】　健脾消痞。

【主治】　脾虚气滞，饮食停聚。胸脘痞满，不思饮食，舌苔腻而微黄，脉虚弱。

【证治】　脾虚不运，则不思饮食，或食少难消；食滞于中，阻碍气机，则胸脘痞满。

【方解】　白术苦、甘，温，方中重用白术为君，重在健脾祛湿，助脾胃运化。枳实为臣，下气化滞，消痞除满。白术用量倍于枳实，意在以补为主，重补于消。更以荷叶烧饭为丸，取其养脾胃而升清，以助白术健脾益胃之功。荷叶与枳实相伍，共奏升清降浊之功，使脾胃调和，脾健积消。

本方的配伍特点是消补兼施，重在于补，补重于消。

【运用】

1. 辨证要点　枳术丸为脾虚气滞之食积，临床应用以胸脘痞满，不思饮食，舌苔腻而微黄，脉虚弱为辨证要点。

2. 加减变化　若脾虚较重者，可加党参、茯苓等益气健脾；若痞满甚者，可加木香、槟榔以行气消痞；若食积较重者，宜加山楂、鸡内金等以增消食之力。

3. 现代研究与临床运用　药理研究表明，枳术丸具有促胃肠动力、降低内脏高敏感性、调节水通道蛋白、修复胃黏膜损伤等作用。常用于治疗功能性消化不良、便秘、消化性溃疡、胃下垂、胃食管反流病等消化系统疾病。

4. 使用注意　食积属实证者不宜使用。

【附方】

1. 曲蘖枳术丸（《医学入门》）　枳实七枚（120g）　白术二两（60g）　炒神曲一两（30g）　炒麦蘖一两（30g）。功用：健脾消食。主治：饮食太过，致心腹满闷不快。

2. 橘半枳术丸（《医学入门》）　白术二两（60g）　枳实麸炒黄色，去瓤一两（30g）　橘皮一两（30g）　半夏一两（30g）。功用：健脾化痰，理气消痞。主治：饮食伤脾，停积痰饮，心胸痞闷。

3. 香砂枳术丸（《摄生秘剖》） 白术一斤土炒（480g） 枳实八两（240g） 木香一两（30g） 砂仁一两（30g） 上为末，荷叶煨，陈米饭为丸，如椒目大，白滚汤送下三钱（6～9g）。功用：健脾行气。主治：脾虚食少，或宿食不消，胸脘痞闷。

枳术丸、曲蘖枳术丸、橘半枳术丸及香砂枳术丸均由《金匮要略》枳术汤变化而来。枳术丸重用白术，意在健脾补虚，配合枳实行气消积，主治脾虚重于积滞证；曲蘖枳术丸由枳术汤加炒神曲、炒麦蘖而成。方中枳实用量倍于白术，以行气消痞为主，主治积滞所致的心腹满闷不快；橘半枳术丸即枳术丸加橘皮、半夏，故燥湿化痰力增，用于积滞所致的痰饮停滞及心胸痞闷；香砂枳术丸由枳术丸加木香、砂仁，理气醒脾力增，主治脾虚或积滞所致的气滞证。

枳实消痞丸（失笑丸）

《兰室秘藏》

【组成】 干生姜一钱（3g） 炙甘草 麦蘖面 白茯苓 白术各二钱（各6g） 半夏曲 人参各三钱（各9g） 厚朴炙，四钱（12g） 枳实 黄连各五钱（各15g）

【用法】 为细末，汤浸蒸饼为丸，梧桐子大，每服五七十丸，白汤下，食远服（现代用法：水丸，每服6～9g，一日2次；或作汤剂，水煎服）。

【功用】 行气消痞，健脾除湿。

【主治】 脾虚湿阻气滞之痞证。心下痞满，不思饮食，倦怠乏力，大便溏滞，苔腻微黄，脉沉弱。

【证治】 脾胃虚弱，纳运失司，故不思饮食，倦怠乏力，大便不调；升降失常，湿聚气壅，故见心下痞满；苔腻微黄，为湿郁化热之象；脉沉弱，为脾虚之脉象。本证脾胃气虚为本，湿阻气滞为标，故治宜健脾和胃，行气除湿，散结消痞。

【方解】 枳实苦、辛，微寒，方中重用枳实为君，行气消痞以除满。厚朴下气除满，为臣药，二者合用，共成消痞除满之功。黄连清热燥湿以泻痞，半夏降逆散结以除痞，干姜温中散寒，三药相合，辛开苦降，调其寒热，助枳实、厚朴开痞除满；人参、茯苓、白术、炙甘草健脾益气，祛湿和中；麦蘖面（麦芽曲）消食和胃，以上共为佐药。甘草调和诸药，兼为使药。诸药合用，共奏行气消痞、健脾和胃之效。

本方的配伍特点是消补兼施，温清并用，消重于补，清多于温。

【运用】

1. 辨证要点 本方主治脾虚湿阻气滞之痞证，临床运用以心下痞满，食少倦怠，大便溏滞，苔腻微黄为辨证要点。

2. 加减变化 若偏寒湿者，减黄连用量，加重干姜，或加高良姜等以温中散寒除湿；若胀甚者，可酌加槟榔、木香等以行气消胀。

3. 现代研究与临床运用 药理研究表明枳实消痞丸有促胃肠动力、促进胃泌素和胃动素分泌、抑制胃酸及胃蛋白酶分泌等作用，常用于慢性胃炎、胃肠神经官能等证属脾虚气滞、寒热错杂者。

4. 使用注意 本方清热消导之力较强，对于脾虚湿盛偏寒者慎用。

葛花解酲汤（葛花解酒汤、解酲汤、葛花汤）

《内外伤辨惑论》

【组成】 白豆蔻仁 缩砂仁 葛花各五钱（各15g） 干生姜 神曲炒黄 泽泻 白术各二钱（各6g） 橘皮去白 猪苓去皮 人参去芦 白茯苓各一钱五分（各4.5g） 木香五分 莲花青皮去瓤，三分（0.9g）

【用法】 上为极细末，称和匀，每服三钱匕（9g），白汤调下，但得微汗，酒病去矣（现代用法：共为极细末，和匀，每服9g，温开水调下）。

【功用】 解酒化湿，健脾利水。

【主治】 酒积伤脾证。头痛心烦，眩晕呕吐，胸膈痞闷，食少体倦，小便不利，大便泄泻，舌苔腻，脉滑数。

【证治】 本方为酒积伤脾所制。酒为水谷之精所酿，体湿性热，其性剽悍，恣饮无度，酿湿生热，熏蒸清窍，则头晕、头痛；湿热内扰心神则心烦；酒食伤脾，湿浊中阻，升降失常，则呕吐泄泻，食少体倦；湿热下注，则小便不利；湿阻气滞，则胸膈痞闷。苔腻，脉滑数，为湿热之象。本方证为湿热内蕴，中气不足，治当解酒化湿，健脾利水。

【方解】 方选葛花为君，甘寒芳香，为醒脾解酒之良品，《名医别录》载其“消酒”。葛花轻清发散，能促使酒湿从表而解，“但得微汗，酒病去矣”。臣以神曲消酒食陈腐之积；白蔻仁、砂仁芳香醒脾化湿；猪苓、白茯苓、泽泻渗湿止泻，引酒湿从小便而解。湿伤中气，故以人参、白术健脾益气；干姜辛热散湿；木香、青皮、陈皮行气化湿，以上共为佐药。诸药合用，共奏解酒行气化湿、健脾益气利水之功。

本方的配伍特点有二：其一是内外分消，发汗和利尿合用，使酒湿从内外分消；其二是邪正兼顾，芳香化湿与补气健脾并用，使脾健则湿除。

【运用】

1. 辨证要点 本方主治酒湿伤脾证，临床运用以头痛眩晕，胸闷呕吐，食少体倦，苔腻等为辨证要点。

2. 加减变化 若呕吐明显者，宜加竹茹、生姜以和胃止呕；食少纳呆者，加生山楂、生麦芽等以消食化积；若湿热较重者，加黄连、黄芩以清热燥湿；若气滞较重者，加槟榔、厚朴以行气导滞。

3. 现代研究与临床运用 药理研究表明，葛花解酲汤具有抗酒精性肝纤维化、抗肝细胞凋亡、保肝和提高免疫力等作用，常用于饮酒过量致醉或酒精依赖症等。

4. 使用注意 本方耗气伤津，不宜久服。李杲曰：“此药气味辛辣，偶因酒病服之，则不损元气，何者？敌酒病故也，若频服之，损人天年。”（《内外伤辨惑论》）。

第二节 消结石剂

消结石剂主要针对胆石证和尿石证而设，症见胁痛，或绞痛剧烈，或身目发黄，小便黄而不利，舌暗或有瘀斑，脉涩；或小便淋沥频数，小腹急满疼痛，舌红苔黄腻，脉滑数。本类方剂以瞿麦、萹蓄、茵陈、车前草、滑石、矾石等清热利湿药物为主组成。由于沙石容易阻遏气机而致气滞血瘀，故常配伍当归、王不留行、枳壳、木香等活血行气药物。沙石瘀滞较甚者，可配伍泻下药物如大黄、芒硝等加强泻下消石之功。代表方剂，如硝石矾石散、胆道排石汤、石韦散等。

硝石矾石散

《金匮要略》

【组成】 硝石 矾石烧，等分

【用法】 二味为散，以大麦粥汁和服方寸匕（2g），日三服。病随大小便去，小便正黄，大便正黑，是候也（现代用法：共为极细末，和匀，每服1.5～2g，温开水调下）。

【功用】 清热祛湿，消瘀利水。

【主治】 肝胆瘀血湿热证。胁痛固定不移，疼痛难忍，入夜尤甚，身目发黄，其色晦滞，小便黄而不利，大便黑而时溏，日晡发热，五心烦热，足下热，不思饮食，肢体倦怠，微汗出，舌暗或有瘀斑，脉涩。

【证治】 瘀血结于肝胆，故胁痛固定不移，疼痛难忍，入夜尤甚。湿瘀阻滞肝胆，疏泄不利，胆汁外溢，故身目发黄，其色晦滞，小便黄而不利，大便黑而时溏。湿瘀化热，故日晡发热，五心烦热，足下热。木不疏土，健运失职，气血不足，故不思饮食，肢体倦怠，微汗出。舌暗或有瘀斑，脉涩，皆为瘀阻之象。证属肝胆瘀血湿热，乃虚实夹杂之证，由湿浊瘀阻肝胆，疏泄失职，累及脾土所致；治当清热祛湿，消瘀利水。

【方解】 硝石即火硝，味苦咸性寒入血分，活血散瘀除热，为君药；矾石即皂矾，性寒味酸入气分，化湿利水，为臣药；佐以味甘性平之大麦粥和服，健脾养胃，缓硝矾之悍性。诸药合用，共奏清热祛湿、消瘀利水之功。

本方配伍特点是硝、矾活血消瘀利水为主，用药峻烈；兼用大麦和胃气，消中寓补，全方用药消补兼施，以消为主。

【运用】

1. 辨证要点 本方主治肝胆瘀血湿热证，临床运用以胁痛固定不移，身目发黄，小便黄而不利，舌暗或有瘀斑，脉涩为辨证要点。

2. 加减变化 若瘀血较重者，可加大黄、桃仁以增活血下瘀之力；若湿热甚者，加茵陈、栀子、车前草、虎杖等清热利湿；若脾虚较重，加白术、党参、茯苓等健脾益气；若肾虚者，加牛膝、川断、熟地黄等补肾之品。

3. 现代研究与临床运用 药理研究表明，硝石矾石散具有促进胆红素代谢、利胆、抗肝损伤等作用。常用于胆结石、淤胆型肝炎、肝硬化、钩虫病等属于肝胆湿热瘀血证者。

4. 使用注意 本方峻烈，年老体弱、孕妇、婴童当慎用或忌用。

【附方】

消石散（《仁斋直指方》） 硝石一两，乳香一分，上为细散，每服二钱（6g），蜀葵子30粒（打开），煎汤调下。功效：活血化瘀通淋。主治：石淋。茎内痛割，尿不能出，尿中有砂石，令人闷绝。

硝石矾石散与消石散均为消结石剂。硝石矾石散活血消瘀利水力强，用于肝胆瘀血湿热证。消石散以硝石为主药，活血消瘀力强，用于诸淋。

胆道排石汤

《中西医结合治疗急腹症》

【组成】 金钱草30～60g　茵陈　郁金　枳壳　木香　生大黄各9～12g

【用法】 先煎诸药，后下大黄，温服频服，以泻利为度。

【功用】 泻热利湿，行气止痛，利胆排石。

【主治】 胆道结石证。右上腹疼痛剧烈，绞痛，四肢发冷，舌红，苔黄腻，脉弦紧。

【证治】 胆主疏泄，以通为用，湿热内蕴，结聚成石，结石阻滞，胆腑瘀滞，不通则痛，故右上腹疼痛剧烈；肝胆郁滞，阳气郁逆而不伸，故四肢发冷。舌红，苔黄腻，为湿热之象。脉弦紧，主痛。证属肝胆湿热内蕴，结聚成石，阻滞胆腑，故治当泻热利湿，行气止痛，利胆排石。

【方解】 方中重用金钱草味甘微苦，性凉，清热利湿，利胆排石，散瘀消肿；生大黄味苦性寒，清热利湿，活血化瘀，攻积导滞，以通腑排石，二者共为君药。茵陈清热利湿退黄；郁金行气解郁利胆，凉血活血止痛，加强君药清湿热，利肝胆之力，共为臣药。枳壳、木香通畅腑气，行气止痛，共为佐药。诸药合用，共奏清热利湿、行气止痛、利胆排石之功。

本方配伍的特点：一是泻下利湿并重，使邪从二便分消；二是泻下行气并举，使气行腑通。

【运用】

1. 辨证要点 本方主治胆道结石证，临床应用以右上腹疼痛剧烈，绞痛，四肢发冷，舌红，苔黄腻，脉弦紧为辨证要点。

2. 加减变化 若疼痛较重者，可加白芍、赤芍、延胡索、川楝子活血行气止痛；若湿热较甚者，加虎杖、海金沙等清热利湿排石；若气滞较重者，加莱菔子、厚朴、枳实以行气通腑。

3. 现代研究与临床运用 药理研究表明，胆道排石汤有降低胆汁黏蛋白含量的作用。常用于急性胆囊炎、胆道结石、尿路结石等证属湿热瘀滞者。

4. 使用注意 本方药性峻烈，年老体弱、孕妇、婴童当慎用。若服药后腹痛加重，胆道结石仍不缓解，应考虑外科会诊。

【附方】

胆宁片（《中国药典》2020年版第一部） 青皮288g　陈皮288g　郁金432g　虎杖720g　山楂720g　白茅根432g　大黄48g　薄膜衣片，0.36g/片，口服，一次5片，一日3次，饭后服。功用：疏肝利胆，清热通下。主治：肝郁气滞，湿热未清所致的慢性胆囊炎，症见右上腹隐隐作痛，食入作胀，胃纳不香，嗳气，便秘，口不干，舌苔薄腻，脉平或弦。

石韦散

《外台秘要》

【组成】 通草二两（60g）　石韦去毛，二两（60g）　王不留行一两（30g）　滑石三两（90g）　甘草炙，二两（60g）　当归二两（60g）　白术　瞿麦　芍药　冬葵子各三两（90g）

【用法】 上十味，捣筛为散。先食以麦粥清服方寸匕（5g），日三服。

【功用】 清热利水，通淋排石。

【主治】 石淋。小便不利，淋沥频数，小腹急满，脐腹疼痛，舌红，苔黄腻，脉滑数。

亦可用治劳淋、热淋属湿热者。

【证治】 石淋亦称砂淋，多由湿热蕴结下焦，使尿中杂质凝结成砂而成。湿热砂石，阻滞膀胱，气机不通，则见小腹急满，脐腹疼痛；湿热蕴结，膀胱气化失司，则小便不利，淋沥频数。舌红、苔黄腻、脉滑数为湿热之象。本证由湿热蕴结，凝聚成石，阻于膀胱，气化失司所致，治当清热利水，通淋排石。

【方解】 方中石韦清热利水通淋，为君药。冬葵子、滑石、瞿麦清热利水通淋，为臣药。通草、当归、王不留行活血通经止痛；白术健脾燥湿；芍药、甘草缓急止痛，共为佐药。甘草调和诸药，兼为使药。全方配伍，共奏清热利水、通淋排石之功。

配伍特点是以大队清热利水通淋药配伍活血通经止痛药，使热清、湿利、瘀祛而淋通痛止，为利水与活血的有机组合。

【运用】

1. 辨证要点 本方主治湿热石淋。临床运用以小便不利，淋沥频数，脐腹疼痛，舌红，苔黄腻，脉滑数为辨证要点。

2. 加减变化 湿热石淋甚者，加海金沙、鸡内金等增利湿排石之功；血淋者，可加小蓟、琥珀、赤芍以凉血止血；若疼痛较重者，加延胡索、蒲黄以活血止痛。

3. 现代研究与临床运用 药理研究表明，本方具有一定辅助排石、抗炎、改善肾功能作用。常用于急性尿路感染、尿路结石等证属湿热瘀滞者。

4. 使用注意 服药后应多饮水，以促进结石排出。对于服药后仍然不缓解，疼痛剧烈者，当请外科会诊。

【附方】

三金汤（《中医症状鉴别诊断学》引上海曙光医院经验方） 金钱草 海金沙 鸡内金 石韦 冬葵子 瞿麦各 30g 水煎服。功用：清热利湿，通淋排石。主治：石淋。

第三节 消瘿瘤剂

消瘿瘤剂为瘿瘤病证而设，症见颈部瘿瘤，累累如串珠，坚硬如石，推之不移，皮色不变，或肿或痛，坚硬不消等。本类方剂常以软坚化痰药物如海藻、海带、昆布等为主，配伍半夏、贝母等燥湿化痰或清热化痰药物组方；然痰之生，常由气之郁，故本类方剂常配伍青皮、陈皮等行气之药；气之郁结，易于化火，故亦常配伍夏枯草、连翘等清热泻火药物；气滞痰凝又导致血瘀，故本类方剂又常配伍当归、川芎等活血药物以活血散结。代表方剂，如海藻玉壶汤、内消瘰疬丸等。

海藻玉壶汤

《外科正宗》

【组成】 海藻 贝母 陈皮 昆布 青皮 川芎 当归 半夏 连翘 甘草节 独活各一钱（各 3g） 海带五分（1.5g）

【用法】 水二盅，煎八分，量病上下，食后服之（现代用法：水煎温服）。

【功用】 化痰软坚，理气散结。

【主治】　瘿瘤初起，或肿或硬，或赤或不赤，但未破者，舌暗红，苔白腻，脉弦。

【证治】　瘿瘤的发生多由七情不遂，肝脾失调，气滞痰凝，由气及血，气滞血瘀，致痰气瘀结于颈前而成。证属气滞痰凝血瘀，治当以化痰软坚、理气散结之法。

【方解】　方中海藻、海带、昆布化痰软坚，散结消瘿，共为君药。青皮、陈皮疏肝理气，使气行痰消；半夏、浙贝母化痰散结，共为臣药。当归、川芎活血行气化瘀，使气畅血行，瘿瘤消散；独活辛散通络；"痞坚之处，必有伏阳"，故以连翘清热散结，上药共为佐药。甘草调和诸药，且与海藻相反相激，以助化痰软坚之力，为佐使药。诸药相配伍，共奏化痰软坚、行气散结之功。

本方的配伍特点有二：其一是治痰为主，行气活血为辅，痰气同调，气血并治；其二是甘草与海藻相反相激，以助药力。

【运用】

1. 辨证要点　本方主治瘿瘤初起，临床应用以颈部瘿瘤，或肿或硬，或赤或不赤，但未破者，舌暗红，苔白腻，脉弦为辨证要点。

2. 加减变化　若气滞痰凝较重者，加旋覆花、厚朴下气消痰散结；若血瘀甚者，配伍玫瑰花、牡丹皮、赤芍等活血散瘀，亦可加僵蚕、露蜂房等通络散结。

3. 现代研究与临床运用　药理研究表明，海藻玉壶汤具有抗氧化、改善甲状腺功能、抑制甲状腺肿大等作用，常用于甲状腺机能亢进、单纯性甲状腺肿、脂膜炎、乳腺增生、淋巴结核、结核性腹膜炎、多发性疖病等证属气滞痰凝血瘀者。

4. 使用注意　高碘摄入所致的甲状腺结节等疾病忌用，或者减去方中的海带、海藻、昆布方可以使用。服药期间，少吃厚味荤腥，保持情绪舒畅。方中海藻、甘草为十八反，应用时应警惕毒副作用的发生。

【附方】

消瘿五海饮（《古今医鉴》）　海带　海藻　海昆布　海蛤　海螵蛸各三两半（各 105g）　木香　三棱　莪术　桔梗　细辛　香附各二两（各 60g）　猪琰子七个，陈壁土炒，去油，焙干　为末，每服七分半（2.3g），食远米汤送下。功用：软坚散结，化痰消瘿。主治：脂瘤、气瘤。

海藻玉壶汤与消瘿五海饮均可软坚散结，化痰消瘿，皆可治疗瘿瘤。海藻玉壶汤治痰为主，行气活血为辅，痰气同调，气血并治，用于瘿瘤属气滞痰凝血瘀证者。消瘿五海饮理气化痰之力强，用于脂瘤、气瘤证属气滞痰凝者。

内消瘰疬丸

《疡医大全》

【组成】　夏枯草八两（240g）　玄参　青盐各五两（各 150g）　海藻　川贝母　薄荷叶　天花粉　海粉　白蔹　连翘去心　熟大黄　生甘草　生地　桔梗　枳壳　当归　硝石各一两（各 30g）

【用法】　共磨细，酒糊丸，桐子大。临卧白汤送下三钱（9g）（现代用法：以芒硝化水，用夏枯草浸膏泛丸，如蔓荆子大，干燥，即得。每服 6～9g，每日 2～3 次，用温开水送服）。

【功用】　清热化痰，软坚散结。

【主治】　瘰疬，痰核，颈项瘿瘤。皮色不变，或肿或痛，舌红，苔黄腻，脉沉涩。

【证治】　本病所主的瘰疬、痰核、颈项瘿瘤等证多由气郁化火，灼津为痰，痰凝瘀滞，聚结于颈项、经络所致，见颈项结核，累累如串珠，皮色不变，或肿或痛；舌红苔腻，脉沉涩为肝火痰凝之象。证属痰火结聚，瘀痰互结，故治当清热化痰，软坚散结。

【方解】 方中夏枯草清肝泻火，散结消瘰；海藻软坚散结，清热消痰，专治瘰疬、瘿瘤，两药相伍，清肝泻火，软坚散结，共为君药。枳壳、桔梗、海蛤粉、贝母行气化痰散结，共为臣药。玄参泻火解毒，软坚散结；大青盐咸寒，咸以软坚，寒以泻热，能消痰火凝聚；连翘、白蔹清热解毒；生地黄、天花粉养阴清热；当归活血散结；大黄、硝石泻火于下，使痰瘀下行；薄荷辛散于上，疏肝解郁；生甘草清热解毒，与海藻相反相激，且能调和诸药，为佐使药。诸药合用，共奏清热化痰、软坚散结之功。

本方配伍特点有三：其一是以清肝为主，兼以疏肝养肝；其二是软坚与泻下并行，软坚以化痰散结，泻下给痰火出路；其三为甘草与海藻相反相激，以助药力。

【运用】

1. 辨证要点 本方主治瘰疬、痰核、颈项瘿瘤，临床应用以局部结块皮色不变，或肿或痛，舌红苔黄腻为辨证要点。

2. 加减变化 若瘀滞较甚，可加僵蚕、牡丹皮、赤芍等活血散结；若痰火盛者，加瓜蒌、皂角刺清热化痰；若阴虚火旺者，加知母、黄柏降火清热；若肝火重者，加龙胆草、黄芩以增强清热之力。

3. 现代研究与临床运用 药理研究表明，内消瘰疬丸具有辅助左氧氟沙星等二线抗痨药治疗耐多药肺结核，利于痰菌阴转、病灶吸收和空洞闭合。常用于颈部淋巴结结核、单纯性甲状腺肿、乳腺增生、多发性疖病、痤疮等证属气郁化火、瘀滞痰凝者。

4. 使用注意 对伴有高碘的甲状腺结节等疾病忌用，或减去方中的海带、蛤粉方可使用。本品寒凉攻下，大便稀溏者慎用，孕妇和妇女经期慎用。方中海藻、甘草为十八反配伍禁忌，应用时应注意不良反应的发生。

【附方】

消瘰丸（《医学心悟》） 元参蒸 牡蛎煅，醋研 贝母去心，蒸各四两（各 120g） 共为末，炼蜜为丸，梧桐子大，每服 9g，开水下，每日二服。功用：清热化痰，软坚散结。主治：瘰疬、痰核，症见咽干，舌红，脉弦滑者。

本方与内消瘰疬丸均可用于治疗阴虚痰火引起的瘰疬、痰核、瘿瘤。内消瘰疬丸长于清肝泻火、化痰消肿，消散之力较强，适用于痰凝瘀滞日久、气郁化火的瘰疬、痰核、瘿瘤等证；消瘰丸则偏重滋阴清热化痰，消散之力较弱，适用于阴虚内热、坚结不甚的瘰疬、痰核者。

第四节 消癥积剂

消癥积剂为血瘀结滞的积证而设，如疟母、癥瘕、痰核、乳岩等。常以鳖甲、当归、桃仁、乳香、没药等活血化瘀药物为主组成方剂。积证血瘀的形成常由热毒蕴结所致，故本类方剂也常配伍牛黄、木鳖子等清热解毒药物；血瘀阻络，常配伍地龙、蜂房、麝香等通络散结药物。代表方剂，如鳖甲煎丸、桂枝茯苓丸、犀黄丸等。

鳖甲煎丸

《金匮要略》

【组成】 鳖甲炙，十二分（90g） 射干 黄芩 鼠妇熬 干姜 大黄 桂枝 石韦去毛

厚朴　紫葳　阿胶炙，各三分（各 22.5g）　柴胡　蜣螂熬，各六分（各 45g）　芍药　牡丹皮去心　䗪虫熬，各五分（各 37g）　蜂窠炙，四分（30g）　赤硝十二分（90g）　瞿麦　桃仁各二分（各 15g）　人参　半夏　葶苈各一分（各 7.5g）

【用法】 上二十三味，取煅灶下灰一斗，清酒一斛五斗，浸灰，候酒尽一半，着鳖甲于中，煮令泛烂如胶漆，绞取汁，内诸药，煎为丸，如梧桐子大。空心服七丸，日三服（现代用法：除硝石、鳖甲胶、阿胶外，20 味烘干碎断，加黄酒 600g 拌匀，加盖封闭，隔水炖至酒尽药熟，干燥，与硝石等三味混合粉碎成细粉，炼蜜为丸，每丸重 3g。每次服 3～6 丸，一日 2～3 次，温开水送下）。

【功用】 行气活血，祛湿化痰，软坚消癥。

【主治】 疟母、癥瘕。疟疾日久不愈，胁下痞鞕成块，结成疟母；以及癥瘕结于胁下，推之不移，腹中疼痛，肌肉消瘦，饮食减少，时有寒热，女子经闭，舌紫暗，苔白腻，脉沉涩。

【证治】 疟邪久踞少阳，正气虚衰，气血亏损，痰湿瘀阻，结于胁下，日久而为疟母。癥瘕亦属气滞血瘀，渐积所成。瘀血有形，结于胁下，故推之不移；瘀阻气滞，腹中疼痛；瘀血阻滞，新血不生，故肌肉消瘦；痰湿瘀阻胁下，肝胆郁滞，枢机不利，故往来寒热；肝胆郁滞，横克中土，健运失司，故饮食减少；舌紫暗，苔白腻，脉沉涩为痰湿瘀阻之象。综合观之，疟母、癥瘕成因颇近，均为痰湿瘀阻，结于胁下，气滞血凝日久渐积所成，治当行气活血，祛湿化痰，软坚消癥。

【方解】 方以鳖甲咸寒，软坚化癥，消癥祛积，与消癥祛积之灶下灰、活血通经之清酒同煮如胶，以增活血化瘀、软坚消癥之效，为君药。赤硝、大黄、䗪虫、蜣螂、鼠妇均为攻逐之品，共助破血消癥之力，为臣药。柴胡、黄芩、白芍和少阳而调肝气；厚朴、射干、葶苈子、半夏行气郁而消痰癖；干姜、桂枝辛甘温中，与黄芩苦寒清热相伍，辛开苦降而调解寒热；人参、阿胶补气养血而扶正气；桃仁、牡丹皮、紫葳、蜂窠活血化瘀而去干血；瞿麦、石韦利水祛湿，均为佐药。柴胡引诸药入肝经，兼为使药。全方配伍，共收行气活血、祛湿化痰、软坚消癥之效。

本方配伍特点有二：其一是破血消癥为主，兼以行气化痰，利湿攻逐，给邪以出路；其二是寒热并用，消补兼施，气血津液同治，诸法兼备，确为消癥良剂。

【运用】

1. 辨证要点　本方为治疟母、癥瘕之代表方，临床应用以胁下痞块，推之不移，腹痛，消瘦，时作寒热，舌紫暗，脉沉涩为辨证要点。

2. 加减变化　若血瘀甚者，加三棱、莪术破血行气；若气滞甚者，加枳壳、木香行气导滞；若偏湿热者，加茵陈、栀子以清热利湿；若腹水者，加茯苓、猪苓、车前子等以利水消肿；若寒湿甚者，加附子、肉桂以温经散寒。

3. 现代研究与临床运用　药理研究表明，鳖甲煎丸有抗肿瘤、改善肝损伤、抗纤维化等作用，常用于治疗肝硬化、脾肿大、肝癌、子宫肌瘤、卵巢囊肿、腹部其他肿瘤等属气血瘀滞证者。

4. 使用注意　本方乃破血克伐之剂，故孕妇、年老、体弱者慎用。

【附方】

化积丸（《杂病源流犀烛》）　三棱　莪术　阿魏　海浮石　瓦楞子　香附　雄黄　五灵脂　槟榔　苏木　水丸。每次 3～6 克，温开水送下。功用：活血散瘀，祛痰散结。主治：

诸积。

鳖甲煎丸与化积丸同有活血散瘀、祛痰散结之功，用于诸积证。区别在于鳖甲煎丸破血祛瘀，祛湿化痰，软坚消癥力强，适用于疟母、癥瘕重症；化积丸偏于破血消痰，其力较弱，适用积之轻者。

桂枝茯苓丸

《金匮要略》

【组成】 桂枝 茯苓 丹皮 桃仁去皮尖 芍药各等分（各 6g）

【用法】 上五味，末之，炼蜜和丸，如兔屎大，每日食前服一丸（3g），不知，加至三丸（9g）（现代用法：共为末，炼蜜丸，每日服 3～5g，一日 1～2 次；胶囊剂，每粒 0.31g，口服，一次 3 粒，一日 3 次，或遵医嘱）。

【功用】 活血化瘀，缓消癥块。

【主治】 瘀阻胞宫证。妇人素有癥块，妊娠后胎动不安，漏下不止，血色紫黑晦暗，腹痛拒按，或经闭腹痛，或产后恶露不尽而腹痛拒按，舌质紫暗或有瘀点，脉沉涩。

【证治】 妇人素有癥块，瘀血阻滞，妊娠后血不养胎，故见胎动不安；瘀阻血脉，血不归经，故妊娠初期漏下不止，或产后恶露不尽，血色紫黑晦暗；瘀血内阻胞宫，血行不畅，故见经闭，腹痛拒按；舌质紫暗或有瘀点，脉沉涩为瘀血之象。证属瘀阻胞宫，治宜活血化瘀，缓消癥块。

【方解】 方中桂枝温通血脉，以行瘀滞，为君药。桃仁既可活血祛瘀，助君药以化瘀消癥，又能润燥滑肠，助瘀血下行，为臣药。牡丹皮、赤芍味苦微寒，能凉血散瘀助消癥；茯苓甘淡平，渗湿利水，以助消癥之功，使瘀血化水而解，共为佐药。丸以白蜜，甘缓而润，以缓诸药破泄之力，为使药。诸药合用，共奏活血化瘀、缓消癥块之功。

本方配伍特点有三：其一是寒温并用，既用桂枝温通血脉，又佐牡丹皮、赤芍以凉血散瘀；其二是“通因通用”，漏下之症，采用行血之法，癥块消散，漏下得止；其三是活血化瘀与利水相配伍，使瘀血化为水而解。

《济阴纲目》将本方改为汤剂，易名为催生汤，有催生之功。

【运用】

1. 辨证要点 本方主治妇人瘀阻胞宫之胎动不安证，临床应用以少腹有癥积，下血紫黑晦暗，腹痛拒按为辨证要点。妇女闭经、痛经，以及产后恶露不尽等属瘀阻胞宫者，亦可用本方加减治之。

2. 加减变化 若瘀血腹痛者，可加乳香、没药等以化瘀止痛；若漏下甚者，可加三七、益母草以祛瘀止血。

3. 现代研究与临床运用 药理研究表明，桂枝茯苓丸具有改善微循环、降低血黏度、抗炎、抗动脉粥样硬化、调节机体免疫功能、调节内分泌及脂代谢异常、抑制前列腺增生等作用，常用于治疗子宫肌瘤、子宫内膜异位症、卵巢囊肿、附件炎、慢性盆腔炎等属瘀血留滞者。

犀黄丸（西黄丸）

《外科证治全生集》

【组成】 牛黄三分（1g） 麝香一钱五分（4.5g） 乳香 没药各一两（各 30g）

【用法】 共研和，取黄米饭一两（30g）捣烂，入末再捣为丸，如萝卜子大，晒干，忌烘，每服三钱（9g），热陈酒送下。患生上部，临卧服；下部，空心服（现代用法：水丸，每 20 粒重 1g，口服，一次 3g；胶囊，一次 4～6 粒，口服，一日 2 次）。

【功用】 解毒消痈，化痰散结。

【主治】 乳岩、横痃、痰核、瘰疬、流注、小肠痈等属火痰凝滞、气滞血瘀证。

【证治】 本方主治乳癌、横痃、痰核、瘰疬、流注、小肠痈等，是《内经》"异病同治"之法的体现，诸病皆因气火内郁，痰浊内聚，渐至痰火壅滞，气血凝结而成。治当解毒消痈，化痰散结，活血祛瘀。

【方解】 方中牛黄（犀黄）味苦性凉，清热解毒，豁痰散结，为君药。臣以辛香走窜之麝香，活血散结，消肿止痛，通经活络。君、臣合用，化痰消肿，活血散结之功更著。佐以乳香、没药活血散瘀，消肿止痛。黄米饭为丸，使攻邪而不伤正。复以陈酒送服药丸，取酒能通血脉、助药力，同为佐使药。全方共奏解毒消痈、化痰散结之功。

本方配伍特点有二：其一是清热解毒与活血消肿同用，既能清热解毒消痰火，又能活血化瘀以散肿痛；其二是方中犀黄配伍麝香，寒温并用，犀黄得麝香之温通，则解毒散结之力尤著。

【运用】

1. 辨证要点 本方主治痰火凝滞、气滞血瘀之乳岩、横痃、痰核、瘰疬、流注、小肠痈等证，临床应用以体质尚实，局部肿块，或痛或肿，舌质偏红，脉滑数等为辨证要点。

2. 现代研究与临床运用 药理研究表明，犀黄丸对肝癌、乳腺癌、肺癌等有抑制作用。常用于治疗淋巴结炎、淋巴结核、乳腺囊性增生、乳腺癌、多发性脓肿、骨髓炎等属火郁痰凝、气滞血瘀证者。

【附方】

1. 醒消丸（《杂外科全生集》） 乳香　没药末各一两（30g）　麝香一钱半（4.5g）　雄精五钱（15g）　共研和，取黄米饭一两（30g）　捣烂，入末再捣为丸，如萝卜子大，晒干，忌烘，每服三钱（9g）热陈酒送下。醉盖取汗。功用：活血散结，解毒消痈。主治：一切红肿痈毒。

2. 蟾酥丸（《外科正宗》） 蟾酥二钱，酒化（6g）　轻粉五分（1.5g）　枯矾　寒水石煅　铜绿　乳香　没药　胆矾　麝香各一钱（各 3g）　雄黄二钱（6g）　蜗牛二十一个　朱砂三钱（10g）　上药为末，现将蜗牛研烂，同蟾酥和研，再入各药为丸，用葱白五寸，嚼烂后，热酒一盅送服，盖被取汗。功用：解毒消肿，活血定痛。主治：疔疮、发背、脑疽、乳痈、附骨、臀腿等疽，及一切恶疮。

犀黄丸、醒消丸、蟾酥丸三方均可用于治疗疔疮痈疽。但西黄丸清热解毒之力较强，并能化痰散结、散瘀消肿，用于治疗气火内郁、痰瘀内结之乳岩、横痃、痰核、瘰疬、流注、小肠痈等；醒消丸以雄黄易犀黄，其性偏温燥，清热化痰之力弱，而解毒消痈力增，用治痈疡红肿热痛而未溃者；而蟾酥丸偏于温散，主治疔疮、发背、脑疽、乳痈、附骨、臀腿等疽及一切恶疮等偏于寒毒痰瘀凝滞者。

小金丹

（《外科证治全生集》）

【组成】 白胶香　草乌　五灵脂　地龙　木鳖制末，各一两五钱（各 45g）　乳香　没药　归身各净末，七钱五分（各 22.5g）　麝香三钱（9g）　墨炭一钱二分（3.6g）

【用法】 以糯米粉一两二钱（36g），为厚糊和入诸末，捣千槌为丸，如芡实大。此一料，约为二百五十丸，晒干忌烘。临用热陈酒送下一丸，醉盖取汗。如流注初起，及一应痰核、瘰疬、乳岩、横痃，初起服，消乃止。如流注将溃及溃久者，以十丸均作五日服完，以杜流走不定，可绝增入者。如小儿不能服煎剂，以一丸研碎，酒调服之，但丸内有五灵脂，与人参相反，断不可与参剂同口服（现代用法：以上十味，除麝香外，其余木鳖子等九味粉碎成细粉，将麝香研细，与上粉末配研，过筛。每 100g 粉末加淀粉 25g，混匀。另用淀粉 5g 制稀糊泛丸，阴干或低温干燥即得。每服 2～5 丸，一日两次，小儿酌减）。

【功用】 化痰除湿，祛瘀通络。

【主治】 寒湿痰瘀、阻滞凝结所致之阴疽。如流注、痰核、横痃、瘰疬、乳岩、贴骨疽等初起，见皮色不变或黯淡，肿硬疼痛，舌黯淡，苔白，脉沉涩。

【证治】 阴疽之发多由寒湿痰瘀，阻滞凝结于经络、肌肉、筋骨而成，故见皮色不变或黯淡，局部肿硬疼痛；舌黯淡，苔白腻，脉沉涩为寒痰瘀滞之象。本证为寒湿痰瘀，凝滞经络；治当化痰除湿，祛瘀通络。

【方解】 方中草乌大辛大热，祛风除湿，温经散寒，为君药。白胶香活血解毒，消疽散结；木鳖子祛痰解毒，消肿散结；墨炭消肿化痰，三药重在化痰散结消疽，共为臣药。五灵脂、乳香、没药、当归活血祛瘀，消肿定痛；地龙通络活络；麝香走窜经络，散结开壅，上药共为佐药。糯米粉为丸，益胃和中，祛邪不伤正。诸药配伍，温通、活血、消痰、散结之力较强，共奏化痰除湿、祛瘀通络之功。

【运用】

1. 辨证要点 本方主治阴疽。临床应用以痈疽皮色不变，肿硬疼痛，舌黯淡，苔白，脉沉涩为辨证要点。

2. 现代研究与临床运用 药理研究表明，小金丹有抗肿瘤、调节免疫、增效减毒等作用。常用于类风湿性关节炎、乳腺小叶增生、乳腺纤维瘤、乳腺癌、子宫肌瘤、子宫内膜异位症、卵巢囊肿、骨结核、淋巴结核、膝关节结核、甲状腺癌、甲状腺瘤等属寒痰瘀滞者。

3. 使用注意 本方药力峻猛，体质虚弱、孕妇及妇女月经期慎用。

【附方】

乳癖消片（《临床用药须知》） 鹿角　蒲公英　昆布　天花粉　鸡血藤　三七　赤芍　海藻　漏芦　木香　玄参　牡丹皮　夏枯草　连翘　红花　口服，一次 5～6 片，一日 3 次。功用：软坚散结，活血消痈，清热解毒。主治：痰热互结所致的乳癖、乳痈，症见乳房结节，数目不等、大小形态不一、质地柔软，或产后乳房结块、红热疼痛；乳腺增生、乳腺炎早期见上述证候者。

小金丹和乳癖消片均可治疗乳岩或者乳癖、乳痈。小金丹偏于温散寒凝，化痰除湿，祛瘀通络，适用于寒湿痰瘀、阻滞凝结之乳岩或者乳癖、乳痈；而乳癖消片偏重清热解毒，活血散结，适用于痰热互结所致的乳癖、乳痈。

小　结

消积剂共选正方 16 首，附方 15 首，主要用于食积、结石、瘿瘤、癥瘕等病证，因此本章方剂分为消食滞剂、消结石剂、消瘿瘤剂和消癥积剂四类。

1. 消食滞剂　本类方剂适用于食积内停证。其中保和丸以消食药为主，着重于消食化积以治本，配合行气、祛痰、化湿、清热以治标，其性较缓和，适用于食积轻证。枳实导滞丸泻下与清热祛湿并重，其攻破之力较强，主治湿热食积之证。健脾丸补气健脾药与消食行气药同用，为消补兼施之剂，补大于消，适用于脾虚食积之证。枳实消痞丸行气消痞，健脾和胃，平调寒热，其行气之力较大，适用于脾虚气滞、寒热错杂之食积气滞证。葛花解酲汤芳化、渗利、发汗合用，使酒湿从上下分消，同时配伍消食理气与补气健脾之品以求邪正兼顾，故适用于中虚嗜酒、湿伤脾胃证。

2. 消结石剂　本类方剂适用于胆石证和尿石证。其中硝石矾石散活血消瘀利水为主，兼和胃气，用药峻烈，适用于湿热瘀阻之胆石黄疸证。胆道排石汤泻下行气利湿，主治胆石症属于湿热蕴结者。石韦散清热通淋，活血通经，主治湿热蕴结之石淋证。

3. 消瘿瘤剂　本类方剂适用于瘿瘤病。其中海藻玉壶汤行气化痰，活血化瘀，软坚散结，主治气滞血瘀痰凝之石瘿。内消瘰疬丸清火化痰，散结消肿，泻下积滞，主治肝火痰凝、痰瘀互结之瘰疬。

4. 消癥积剂　本类方剂适用于血瘀结滞的积证。其中鳖甲煎丸行气活血，祛湿化痰，软坚消癥，攻补兼施，主治疟疾日久之疟母、癥瘕。桂枝茯苓丸活血消痰利水，主治瘀阻胞宫之癥瘕。犀黄丸清热解毒之力强，又可以活血散结，主治乳岩、横痃、痰核、瘰疬、流注、小肠痈等属于火郁痰凝、血瘀气滞者。小金丹温通消散，功可化痰除湿，祛瘀通络，主治寒痰湿滞之阴疽，如流注、痰核、横痃、瘰疬、乳岩、贴骨疽等。

复习思考题

(1) 消积剂的常用组方配伍方法有哪些？

(2) 保和丸中消食积用药特点是什么？方中为什么要配伍连翘？

(3) 健脾丸和枳实消痞丸均为消补兼施剂，两方在组成、功效、主治、配伍方面有何异同？

(4) 葛花解酲汤的配伍特点是什么？

(5) 比较硝石矾石散和胆道排石汤在组成、功效、主治、配伍方面有何异同？

(6) 海藻玉壶汤和内消瘰疬丸均治瘿瘤，其配伍特点有何不同？方中为何甘草与海藻同用？

(7) 鳖甲煎丸与桂枝茯苓丸均可消癥，两方主治证及配伍特点有何不同？

(8) 犀黄丸主治证与配伍特点是什么？方中配伍麝香的意义是什么？

复习思考题答案

第二十五章

驱虫剂

方论选录　　课件　　问难

导学

学习目标

熟悉驱虫剂的概念、适应证、分类及注意事项。掌握驱虫剂1类方剂（乌梅丸）的组成、功用、主治、主要配伍关系及临证使用要点；了解3类方剂（肥儿丸、布袋丸、化虫丸、伐木丸）的组成、功用、主治。

凡以驱虫药为主组成，具有驱虫、杀虫、止痛等作用，用以治疗虫证的方剂，统称驱虫剂。本类方剂属于“八法”中的“消法”。《素问·至真要大论》云“坚者削之”“结者散之”，皆为驱虫剂立论根据。

虫证多因饮食不洁，虫卵随饮食入口，或湿热蕴蒸所致。症见脐腹作痛，时发时止，痛后能食，面色萎黄，或面白唇红，或面生干癣样白色虫斑，或睡中齘齿，或胃中嘈杂，呕吐清水，舌苔剥落，脉象乍大乍小等。如蛔虫见症常有耳鼻作痒，嗜食异物，下嘴唇内侧有红白疹点，白睛上有青灰色斑块。若蛔虫逆行胆胃，又会出现呕吐蛔虫，右上腹钻顶样疼痛，时发时止，手足厥冷等蛔厥症状。此外，如迁延失治，日久则形体消瘦，不思饮食，精神萎靡，目暗视弱，毛发枯槁，肚腹胀大，青筋暴露，成为疳积之证。

驱虫剂以驱虫或杀虫药为主组方，常以乌梅、苦楝根皮、使君子、槟榔等为基础药物。但虫证的发生和疾病发展与寒、热、湿、食积、脏腑失调及患者体质关系密切，因此，驱虫剂又有各种不同的配伍方法，以适应临床治疗的需要。

蛔虫因湿热内蕴所致者，多配伍清热燥湿之品；蛔虫喜动善窜，易逆乱气机而致剧烈腹痛，宜配安蛔止痛之品；蛔虫寄生于肠道，喜温恶寒，虫证多因肠寒所致，故多配伍温脏散寒之品；虫证日久可损脾伤正，使脾虚失运，食积内停而成疳积，故多配伍健脾消食除疳之品；虫证病势急骤属实者，又宜配伍攻逐疏导里实之品。

代表方如乌梅丸、肥儿丸、布袋丸、化虫丸、伐木丸。

应用驱虫剂应注意以下几点：

（1）驱虫药多系攻伐或有毒之品，对年老、体弱、孕妇宜慎用或禁用。同时还要注意用量，剂量过大或连续服用则易伤正或中毒，剂量不足则难以达到驱虫之目的。

（2）驱虫剂宜在空腹时服用，尤以临睡前服用为妥，并应忌食油腻香甜之物。

（3）有时需适当配伍泻下药物，以助排除虫体。有的驱虫药（如槟榔、使君子等）兼具缓下作用，一般无需配用泻下药。服药后应检查大便内有无虫体排出。虫去之后，可适当调补脾胃以善其后，使虫去而正不伤。尤其是脾虚的患者，纵有虫病，还当以健脾为主，若专事驱虫，恐虫去而正气亦伤，招致它变。

（4）虫证患者更要讲究卫生，注意饮食，避免重复发病。一定时间后，当复查大便，必要时可反复使用驱虫之剂。

乌梅丸

《伤寒论》

【组成】 乌梅三百枚（480g）　细辛六两（180g）　干姜十两（300g）　黄连十六两（480g）　当归四两（120g）　附子六两，炮去皮（180g）　蜀椒四两，出汗（120g）　桂枝六两，去皮（180g）　人参六两（180g）　黄柏六两（180g）

【用法】 上十味，异捣筛，合治之。以苦酒渍乌梅一宿，去核，蒸之五斗米下，饭熟，捣成泥，和药令相得，内臼中，与蜜杵二千下，丸如梧桐子大，每服十丸，食前以饮送下，日三服，稍加至二十丸。禁生冷、滑物、臭食等（现代用法：乌梅用50%醋浸一宿，去核捣烂，和入余药捣匀，烘干或晒干，研末，加蜜制丸，每服9g，日服2～3次，空腹温开水送下。亦可作汤剂，水煎服，用量按原方比例酌减）。

【功用】 温脏安蛔。

【主治】 脏寒蛔厥证。脘腹阵痛，时发时止，烦闷呕吐，得食则吐，甚则吐蛔，手足厥冷。亦治久泻久痢。

【证治】 本方为治疗脏寒蛔厥证的常用方。蛔厥之证，是因患者素有蛔虫，复由肠寒上热、蛔虫上扰所致。蛔虫本喜温而恶寒，故有“遇寒则动，得温则安”之说。肠道虚寒，而胆胃有热，则蛔虫易于窜动上扰而致气机逆乱，故脘腹阵痛，烦闷，呕吐，甚则吐蛔。由于蛔虫起伏无时，虫动则发，虫伏则止，故腹痛与呕吐时发时止。气机逆乱，乃致阴阳不相顺接，阳气不得布达四肢，故四肢厥冷，发为蛔厥。针对寒热错杂，蛔虫上扰的病机，治当寒热并调，温脏安蛔之法。柯琴说“蛔得酸则静，得辛则伏，得苦则下”，诚为治蛔用药基本原则。

【方解】 方中重用味酸之乌梅为君药，取其酸能安蛔，使蛔静则痛止，且收涩大肠可兼治久泻久痢。蛔动因于肠寒，故臣以辛温之蜀椒、细辛，辛可伏蛔，温可温脏祛寒。黄连、黄柏性味苦寒，苦能下蛔，寒能清解因蛔虫上扰、气机逆乱所生之热；附子、桂枝、干姜皆为辛热之品，既可增强温脏祛寒之功，亦有辛可伏蛔之效；当归、人参补养气血，且合桂枝以养血通脉，以解四肢厥冷，均为佐药。以蜜为丸，甘缓和中，为使药。诸药配伍，共建温脏清热、安蛔止痛之效。

本方配伍特点有二：其一是体现治蛔用药原则，酸、苦、辛三味并进，使“蛔得酸则静，得辛则伏，得苦则下”；其二是寒热并用，邪正兼顾，清热寓于温脏散寒之中，扶正寓于泻实止痛之中。

关于久泻久痢，多呈脾胃虚寒、肠滑失禁、气血不足而湿热积滞未去之寒热虚实错杂证候，本方集酸收涩肠、温阳补虚、清热燥湿诸法于一方，切中病机，故亦可奏效。

【运用】

1. 辨证要点 本方为治疗脏寒蛔厥证的常用方。临床应用以腹痛时作，烦闷呕吐，常自吐蛔，手足厥冷为辨证要点。

2. 加减法 本方安蛔止痛效好，杀虫之力较弱，临床运用时可酌加使君子、苦楝根皮、榧子、槟榔等以增驱虫之效；若热重者，可酌减附子、干姜；若寒重者，可酌减黄连、黄柏；口苦、心下疼热甚者，重用乌梅、黄连，并加川楝子、白芍；若无虚者，可去人参、当归；若呕吐者，可加吴茱萸、半夏；若大便不通者，可加大黄、槟榔。

3. 现代研究与临床运用 药理研究表明，乌梅丸能够抑杀多种寄生虫、细菌、真菌、病毒，还具有利胆、抗肝纤维化、促进溃疡修复、抗疲劳、耐缺氧、镇痛等作用。常用于胆道蛔虫症、慢性菌痢、慢性胃肠炎、结肠炎等属寒热错杂、气血虚弱证者。

4. 使用注意 本方为扶正补虚祛邪方，若实证之暴泻及湿热痢均不宜使用。原方用药性质偏温，证以寒重者为宜。

【附方】

1. 理中安蛔汤（《类证治裁》） 人参三钱（9g） 白术一钱半（4.5g） 茯苓一钱半（4.5g） 川椒十四粒（1g） 乌梅三个（6g） 干姜一钱半，炒黑（4.5g） 水煎服。功用：温中安蛔。主治：中阳不振，蛔虫腹痛。便溏尿清，腹痛肠鸣，四肢不温，饥不欲食，甚则吐蛔，舌苔薄白，脉沉迟。

2. 连梅安蛔汤（《重订通俗伤寒论》） 胡黄连一钱（3g） 川椒十粒，炒（2g） 白雷丸三钱（9g） 乌梅肉二枚（5g） 生川柏八分（2g） 尖槟榔二枚，磨汁冲（9g） 水煎服。功用：清热安蛔。主治：肝胃郁热，虫积腹痛。饥不欲食，食则吐蛔，甚则蛔动不安，脘痛烦躁，手足厥逆，面赤口燥，舌红，脉数。

乌梅丸、理中安蛔汤、连梅安蛔汤三方均为安蛔驱虫之剂，均可治疗蛔虫证，但因蛔虫证的病机不同，制方亦各异。乌梅丸治疗寒热错杂之蛔厥重证，故方中酸辛苦合用，寒热并调，邪正兼顾，以温肠胃为主，兼清郁热而安蛔。理中安蛔汤即理中汤去甘草，加茯苓健脾化湿，川椒温中散寒，乌梅安蛔，故能用治中焦虚寒之蛔虫腹痛。连梅安蛔汤治肝胃热盛之蛔厥证，故方以苦、辛、酸并用，清降肝胃之热，兼以驱蛔。

肥儿丸

《太平惠民和剂局方》

【组成】 神曲十两，炒（300g） 黄连十两，去须（300g） 肉豆蔻五两，面裹煨（150g） 使君子五两，去皮壳（150g） 麦芽五两，炒（150g） 槟榔细锉，晒，二十个（120g） 木香二两（60g）

【用法】 上为细末，猪胆汁为丸，如粟米大。每服三十丸，量岁数加减，热水下，空心服（现代用法：照调整量比例放大若干倍，碾细筛净。取鲜猪胆汁和为小丸，每丸约重3g。开水调化，空腹时服一丸。一岁以下小儿服量酌减）。

【功用】 杀虫消积，清热健脾。

【主治】 小儿虫积疳疾。腹痛，消化不良，面黄体瘦，肚腹胀满，发热口臭，大便稀溏，舌苔黄腻，脉虚弱。

【证治】 本方证多发于体弱小儿，是由饮食不节、虫食之积郁而化热，日久脾胃虚弱，而成疳疾。脾虚生化乏源，机体失养，故见面黄体瘦、脉虚弱，水湿不运则大便稀溏、舌苔腻，气机郁滞则腹胀，发热口臭、舌苔发黄则为积热所致。针对虫积成疳，治当杀虫消积，清热健脾。

【方解】 方中取神曲重在消食，使君子专于杀虫，亦能补脾健胃，二者共为君药，针对致病主因，消虫食之积而不伤脾胃。臣以麦芽消食和胃，以谷类药健脾和中、消积食；槟榔既能驱虫，又能行气消积除胀；黄连苦寒下虫，清热燥湿，泻疳积之蕴湿郁热。佐以肉豆蔻芳香健胃而止泻，木香行气而止腹痛；更佐以苦寒之猪胆汁和药为丸，与黄连相合加强泻中焦积热之力。全方功可消积驱虫、清热燥湿、理气健脾，标本兼顾，患儿服之，虫去积消，邪去正安，气机调畅，脾胃健运，消瘦体形日渐肥健，故名“肥儿”。

本方配伍特点是杀虫消积并用，扶正祛邪兼顾。

【运用】

1. 辨证要点 本方为治疗小儿疳积的常用方。临床应用以面黄体瘦、肚腹胀大、发热口臭为辨证要点。

2. 加减法 本方杀虫消积而不伤脾胃，临床运用时可酌加苦楝根皮、榧子等以增驱虫之效；若脾虚腹泻明显者，加白术、茯苓、山药以健脾止泻。

3. 现代研究与临床运用 药理研究表明，肥儿丸有驱虫、改善胃分泌功能及胃肠黏膜超微结构，提高血清微量元素锰、铁含量等作用。常用于小儿肠道蛔虫病、钩虫病、小儿厌食、慢性消化不良等属虫积疳疾者。

4. 使用注意 本方实属消积克伐之剂，没有明显补益作用，不宜因“肥儿”之名而久服误用。

布袋丸

《补要袖珍小儿方论》

【组成】 夜明砂二两，拣净（60g）　芜荑二两，炒，去皮（60g）　使君子二两（60g）　白茯苓半两，去皮（15g）　白术半两，无油者，去芦（15g）　人参半两，去芦（15g）　甘草半两（15g）　芦荟半两，研细（15g）

【用法】 上为细末，汤浸蒸饼和丸，如弹子大（约 10g），每服一丸。以生绢袋盛之，次用精猪肉二两（60g），同药一处煮，候肉熟烂，提取药于当风处悬挂，将所煮肉并汁，令小儿食之。所悬之药，第二日仍依前法煮食，只待药尽为度（现代用法：全方按调整量比例，碾细筛净，配作散剂，每次服 3g，用猪肉汤调化服，每日晨起空腹时服一次）。

【功用】 驱蛔消疳，益气健脾。

【主治】 小儿虫疳。体热面黄，肢细腹大，发焦目暗，舌淡苔白，脉弱。

【证治】 本方证属脾疳范围，为脾虚虫积所致，属正虚邪实之候。虫积日久，损害脾胃，以致运化失职，气血生化无源，故虫扰食减，面黄体瘦，肢细腹大，时发虚热；肝血亏虚，毛发及双目失养，则毛发枯焦，目光黯淡，视力减退；脾虚气滞，则肚腹胀大；舌淡苔白、脉虚弱亦是气血不足之候，日久形成正虚邪实之虫疳。治宜驱蛔消疳，补养脾胃，驱虫与健脾两法并举，邪正兼顾。

【方解】 方中芜荑辛苦温，消积杀虫，“去三虫，化食”（《神农本草经》），使君子甘温，杀虫消积健脾，“主小儿五疳”（《开宝本草》），二者均为驱蛔消疳之要药，合用为君。虫疳之证，脾虚是致病之本，故以人参、白术、茯苓、甘草益脾固本为臣，使祛邪而不伤脾碍胃。芦荟苦寒，合君药以增驱蛔之效，又可泻热通下，导虫体随大便而下；虫积日久，肝血亏而生郁热，故以辛寒之夜明砂，清肝明目，散积消疳，合用为佐；甘草调和诸药，兼为使药。全方攻补兼施，适用于正虚邪实之证，乃治小儿虫疳之要剂。

本方配伍特点是寓杀虫消疳于益气健脾之中，祛邪而不伤正。

【运用】

1. 辨证要点 本方为治疗小儿脾虚虫疳的常用方。临床应用以面黄发焦、肢细腹大为辨证要点。

2. 加减法 本方消积健脾，标本兼顾，若郁热重者，酌加胡黄连以退疳热；兼食积者，可加神曲、鸡内金以消食。

3. 现代研究与临床运用 药理研究表明，布袋丸主要有驱虫、广谱抑菌、保肝、抗溃疡、调节胃肠运动、促进造血、增强机体免疫功能及促进糖、脂肪、蛋白质、水盐代谢等作用，常用于小儿虫疳、消化不良、营养不良等属脾虚虫积者。

4. 使用注意 本方不宜作汤剂水煎服，调剂之法当遵原方主旨。

化虫丸

《太平惠民和剂局方》

【组成】 胡粉（即铅粉）五十两，炒（1500g） 鹤虱五十两，去土（1500g） 槟榔五十两（1500g） 苦楝根五十两，去浮皮（1500g） 白矾十二两半，枯（370g）

【用法】 上为末，以面糊为丸，如麻子大。一岁儿服五丸，温浆水入生麻油一二点，调匀，下之；温米汤饮下亦得，不拘时候，其虫细小者，皆化为水，大者自下（现代用法：上方按调整量配齐，碾细筛净，水泛为丸。每丸如麻子大，一岁儿服五丸，空腹时米汤送服）。

【功用】 驱杀肠中诸虫。

【主治】 肠中诸虫。发作时腹中疼痛，往来上下，其痛甚剧，呕吐清水，或吐蛔虫等。

【证治】 本方原书主治小儿诸虫，善治肠道多种寄生虫，每由脏腑寒热错杂或饮食不洁而致。诸虫居于肠中，扰动不安，虫动则腹痛阵作；胃失和降，气机上逆则呕吐清水，甚或吐蛔。治当驱杀肠中诸虫。

【方解】 方中鹤虱苦辛平，有小毒，归脾、胃经，杀虫消积，擅治虫积腹痛，小儿疳积。苦楝根苦寒有毒，杀虫力强，可驱杀诸虫，为“去虫杀疥之药”（《本草汇言》）。槟榔苦辛，力主杀虫消积，且借其行气缓泻之功而逐虫下行。枯矾酸寒有收涩之性，能解毒伏虫。铅粉有毒，性能化虫。全方诸药，皆为驱虫之品，且能泻下行气，效专力雄，可治疗各种虫患，是谓化虫。

本方配伍特点是集诸杀虫药于一方，驱虫与行气泻下并举。

【运用】

1. 辨证要点 本方为治疗肠道诸虫之通剂，尤善驱杀蛔虫，并用以驱杀蛲虫、绦虫、囊虫、姜片虫等多种虫体，宜参考化验虫卵结果以确诊。临床应用以呕吐清水或吐蛔，发作时腹痛为辨证要点。

2. 加减法 本方驱杀诸虫之力较强，临床运用时还可酌加使君子、芜荑、榧子、雷丸等以增驱虫之效；若体弱者加党参、白术等补益之品。

3. 现代研究与临床运用　药理研究表明，化虫丸主要有较强的抗蛔虫及驱杀其他寄生虫、广谱抗菌、镇痛等作用。常用于蛔虫、绦虫、蛲虫、姜片虫等多种寄生虫病。

4. 使用注意　本方药性强烈且具毒性，使用时当适可而止。药后应调补脾胃，恢复元气，防止虫疾再发。若虫未尽，可间隔一周再服，不宜连续服用。

伐木丸（又名术矾丸）

《绛雪园古方选注》引《张三丰仙传方》

【组成】 茅山苍术二斤，米泔水浸二宿，去皮毛切片晒干（600g）　黄酒面曲（即煮酒用的酒曲）四两，同苍术合炒为深红色（120g）　皂矾（即绿矾）一斤，醋拌晒干，入阳城罐火煅（置陶器罐中炖化）（300g）

【用法】 上制为末，醋糊丸，梧子大，每服三四十丸，好酒或米汤下，日二三次（现代用法：照上法配制为丸，每丸约重8g，每次服一丸，食后米汤送下）。

【功用】 消积，燥湿，泻肝，驱虫。

【主治】 黄肿病（多见于钩虫病）。面色萎黄，浮肿，心悸，气促，肢倦无力，舌苔白腻，脉濡。

【证治】 本方主治脾湿食积之黄肿病，为由积食不化，脾湿不运或肝旺克脾引起。脾为湿困，色现于外而发黄；湿邪内蕴，泛于肌肤则面目浮肿；脾虚生化无力，机体失养则心悸，气促，肢倦无力；舌苔白腻，脉濡皆因脾虚而湿阻。故此证总以脾虚而为病，肝木克脾，又多由钩虫为患所引起，故又称为“食劳疳黄”。治当消积驱虫燥湿，运脾而泻肝。

【方解】 方中重用苍术，辛香苦温，气味雄厚，燥湿运脾而为君，《本草正义》谓其“凡湿困脾阳，倦怠嗜卧，肢体酸软，胸膈满闷，甚至腹胀而舌浊厚腻者，非苍术芳香猛烈，不能开泄，而痰饮弥漫，亦非此不化”。臣以煮酒用的酒曲，长于消积食。佐以酸涩性寒之皂矾，燥湿化痰，消积杀虫，经火煅后成枯矾，如《本草纲目》所载“盖此矾色绿味酸，烧之则赤，既能入血分伐木，又能燥湿化涎，利小便，消食积，故胀满、黄肿、疟痢、疳疾往往用之”，故善能化湿泻肝而驱虫，历来为治疗黄肿胀满、血虚萎黄、疳积虫证的要药。三药合用，使湿去食消肿退，邪去正复。

本方的配伍特点是辛苦酸涩并用，肝脾同调。

【运用】

1. 辨证要点　本方为治疗脾湿食积之黄肿病的常用专方。临床应用以面黄浮肿、心悸乏力为辨证要点。

2. 加减法　本方功在除湿驱虫，若用后虫积未除，亦可考虑再用布袋丸以扶正驱虫；若湿盛者，可合用平胃散；若体弱而气血不足者，可与八珍汤合用。

3. 现代研究与临床运用　药理研究表明，伐木丸主要有抗钩虫病、抑菌、利尿、调节血糖作用。常用于钩虫病及贫血等属脾虚肝旺食积者。

4. 使用注意　本方无补益作用，正虚者不宜单独使用。

小 结

驱虫剂主要用于各种虫证。共选正方5首，附方2首。

本类方剂均能安蛔驱虫，由于辨证不同，所以主治各异。其中乌梅丸长于温脏补虚、清热安蛔，适用于上热下寒、寒热错杂之蛔厥呕吐或久泻久利，又主厥阴经寒热错杂诸证。肥儿丸与布袋丸均治虫疳，前者重在健脾消积、清热杀虫，宜于病情偏实兼有郁热者，后者则是驱虫消疳、补中健脾，攻补兼施，适用于中焦脾胃虚弱者。化虫丸专为驱杀肠中诸虫而设，集多味杀虫药于一方，杀虫之力强，是主治各种肠道寄生虫病之通剂。伐木丸有消积驱虫、燥湿泻肝之功，适用于中焦食积湿滞之虫证，尤以钩虫为患最宜。

复习思考题

（1）请分析乌梅丸的配伍组方结构。

（2）乌梅丸为何既可治脏寒蛔厥证，又可治久泻久痢？

（3）肥儿丸与布袋丸临证如何鉴别使用？

复习思考题答案

第二十六章

涌吐剂

方论选录　　课件　　问难

导学

学习目标

了解涌吐剂的概念、适应证、分类及注意事项。了解涌吐剂3类方剂（瓜蒂散、救急稀涎散、盐汤探吐方）的组成、功用、主治。

凡以涌吐药为主组成，具有涌吐痰涎、宿食、毒物等作用，用以治疗痰厥、食积、误食毒物的方剂，统称涌吐剂，属“八法”中的“吐法”、“十剂”中的“宣剂——宣可去壅”范畴。《素问·阴阳应象大论》云：“其高者，因而越之。”此为涌吐剂的立论根据。

涌吐剂的作用，主要是使停蓄在咽喉、胸膈、胃脘之中的痰涎、宿食、毒物从口中吐出，常用于治疗中风、癫狂、喉痹之痰涎壅塞，宿食停滞胃脘，毒物尚留胃中，干霍乱吐泻不得等属于病情急迫而又急需吐出之证。

中风、癫狂、喉痹之痰涎壅盛，阻塞咽喉，呼吸急迫，痰声如锯等，使用本类方剂通关豁痰，令痰涎排出，可使病情趋于好转。宿食停滞胃脘，胸闷脘胀，时时欲吐不能者，可用涌吐剂以除宿食；误食毒物，病发不久，毒物尚留胃中者，用吐法吐出毒物是一种简便易行的急救方法；干霍乱吐泻不得乃中焦气机窒塞，上下不通所致，以涌吐剂涌吐，令气机开通，则窒塞可解。

应用涌吐剂应注意以下几点：

（1）涌吐剂易伤胃气，当中病即止，年老体弱者、孕妇及其产后均应慎用。

（2）若服用涌吐剂后不吐者，则应助其涌吐，常以翎毛或手指探喉，或多饮开水，以助其吐。

（3）因服药得吐后，阳气随之上升，往往同时汗出，故务必避风，以防吐后体虚而患外感。

（4）药后注意调理脾胃，食以稀粥自养，切勿骤进油腻及不易消化食物，以免重伤胃气。

（5）若服后呕吐不止者，可服姜汁少许，或服用冷粥、冷开水以止之。倘若吐仍不止，则应根据所服吐药的不同而进行处理。如服瓜蒂散而吐不止者，可服麝香0.03～0.06g，或丁香末 0.3～0.6g 解之；若服三圣散而吐不止者，可用葱白煎汤解之；若吐后气逆不止，宜予和胃降逆之剂以止之。

代表方：瓜蒂散、救急稀涎散、盐汤探吐方。

瓜蒂散

《伤寒论》

【组成】 瓜蒂熬黄，一分（3g） 赤小豆一分（3g）

【用法】 上二味，各别捣筛，为散已，合治之，取一钱匕（2g），以香豉一合（9g），用热汤七合（140ml），煮作稀糜，去滓。取汁合散，温，顿服之。不吐者，少少加，得快吐者乃止（现代用法：将二药研细末和匀，每服 1～3g，用香豉 9g 煎汤送服。不吐者，用洁净翎毛探喉取吐）。

【功用】 涌吐痰涎、宿食。

【主治】 痰涎宿食壅滞胸脘证。胸中痞硬，懊憹不安，欲吐不出，气上冲咽喉不得息，寸脉微浮，或寸脉浮紧数，或寸口独沉迟者。

【证治】 本方为涌吐痰涎宿食之代表方。痰涎宿食填塞，气机被遏而脉沉迟，见胸中痞硬，懊憹不安。气滞逆上，故欲吐不出，气上冲咽喉不得息，故寸脉浮紧数。治当因势利导，遵《素问·阴阳应象大论》"其高者，因而越之"的原则，以涌吐痰食。

【方解】 方中瓜蒂性寒，味苦有毒，效力峻猛，为涌吐痰涎宿食之要药，故为君药。臣以赤小豆性味酸平，能祛湿除烦满。君臣二药配伍，相得益彰，苦泄酸涌，增强催吐之力。佐以豆豉煎汤调服，取其轻清宣泄之性，宣解胸中壅滞，利于涌吐，又可安中护胃，使在快吐之中兼顾护胃气。三药合用，涌吐痰涎宿食，宣越胸中邪气，使壅滞胸脘之痰食得以涌吐排出，诸症自解。

本方配伍特点有二：其一是苦寒之瓜蒂与酸平之赤小豆相合，取"酸苦涌泄"之意；其二是借香豉轻浮升发之性以宣发胸中郁结，助涌吐痰涎宿食。

【运用】

1. 辨证要点 本方主治痰涎宿食，壅滞胸脘证，临床应用以胸膈痞硬，懊憹不安，气上冲咽喉不得息，或误食毒物尚在胃中为辨证要点。

2. 加减变化 本方去豆豉，用治急黄之心下坚硬，渴欲饮水，气息喘粗，目黄等（《外台秘要》引《延年秘录》）。《温病条辨》以本方去豆豉加山栀子，亦名瓜蒂散，治太阴温病，得之二三日，心烦不安，痰涎壅盛，胸中痞塞欲吐者。

3. 现代研究与临床运用 目前尚未查到现代研究资料。常用于暴饮暴食之胃扩张、误食毒物、精神分裂症、精神抑郁症等属于痰食壅滞胸脘证者。

4. 使用注意 本方为涌吐祛邪方，且瓜蒂苦寒有毒，易于伤气败胃，非形体俱实者慎用；若宿食已离胃入肠，痰涎不在胸膈者，均不宜使用。

【附方】

三圣散（《儒门事亲》） 防风三两（3g） 瓜蒂三两，炒黄用（3g） 藜芦去苗心，加减用之，或一两，或半两，或一分（1g） 共为粗末，齑汁煎，徐徐服之，以吐为度，不必尽剂。亦可鼻内灌之。功用：涌吐风痰。主治：中风闭证。失音闷乱，口眼㖞斜或不省人事，牙关紧闭，脉浮滑实者。对于癫痫，浊痰壅塞胸中，上逆时发者；误食毒物停于上脘等证，亦可用之。

三圣散与瓜蒂散皆有涌吐之功，三圣散的涌吐作用大于瓜蒂散，长于涌吐风痰，主要用于中风痰涎和浊痰上壅之癫痫；瓜蒂散善于涌吐痰食，主要用于痰涎宿食壅塞胸脘，胸中痞硬，气上冲喉咽不得息者。

救急稀涎散

《经史证类备急本草》引孙尚药方

【组成】 猪牙皂角须是肥实不蛀者，削去黑皮，四挺（15g）　白矾光明通莹者，一两（30g）

【用法】 二味同捣，罗为细末，再研为散。如有患者，可服半钱（1.5g），重者三字匕（2.25g），温水调灌下，不大呕吐，只有微涎稀冷而出，或一升、二升，当时惺惺，次缓而调治。不可便大段吐之，恐过伤人命（现代用法：共为细末，每服1.5～2.25g，温水调下）。

【功用】 开关涌吐。

【主治】 痰涎壅盛之中风闭证。喉中痰声漉漉，气闭不通，心神瞀闷，四肢不收，或倒仆不省，或口角似歪，舌红苔浊腻，脉滑实有力。亦治喉痹。

【证治】 由于痰涎壅盛，气道不利，故喉中痰声漉漉；痰浊蒙闭心窍，故心神瞀闷，或倒仆不省人事；痰气流窜，阻于经络，筋脉失养，故四肢不收或口角㖞斜。喉痹乃因咽喉痰涎阻塞，气机郁闭不通所致。中风闭证，痰涎壅盛，或喉痹阻塞气道，病情危急，治当立即疏通咽喉，以缓解之，然后再随证调治。

【方解】 本方的功效偏于化痰开窍，而涌吐之力较弱。方中白矾酸苦涌泄，能化顽痰，并有开闭催吐之功，为君药。皂角辛能通窍，咸能软坚，善能涤除浊腻之痰，为臣药。二者相合，具有稀涎催吐、开窍通关的作用，能使冷涎微微从口中吐出。对于中风闭证，痰涎壅盛，阻塞气机，妨碍呼吸者，先以本方催吐，使其痰涎稀出，咽喉疏通便止，然后续进他药，随证调治。

因本方具有稀涎之效，使痰涎微微从口中吐出，而解救中风闭证及喉痹急症，故名“救急稀涎散”。

【运用】

1. 辨证要点　本方主治中风闭证、痰涎壅盛证，临床以喉中痰声漉漉，气闭不通，心神瞀闷，苔浊腻，脉滑实有力为辨证要点。

2. 加减变化　《御药院方》所载，本方加雄黄、藜芦，名如圣散，为末，搐鼻，治时气缠喉风，渐入咽塞，水谷不下，牙关紧，不省人事；若中风，加藜芦以涌吐风痰；若痰重，加半夏增强化痰之力；若喉痹，可加黄连以解毒。

3. 现代研究与临床运用　目前尚未查到现代研究资料。常用于中风昏迷、气厥、痰厥等证者。

4. 使用注意　本方属于涌吐劫伐之剂，只宜于实证，若中风脱证，或阴竭阳越，戴阳痰壅者禁用。本方用量宜轻，以痰出适量为度，不可令大吐，否则使气机有升无降，将会加重窍闭。

盐汤探吐方

《金匮要略》

【组成】 盐一升（30g）　水三升（600ml）

【用法】 上二味，煮令盐消，分三服，当吐出食，便瘥（现代用法：将盐用开水调成饱和盐汤，每服 2～3 碗，服后探吐，以吐尽宿食为度）。

【功用】 涌吐宿食。

【主治】 宿食、秽浊、毒物停滞上脘之证。胸脘腹痞闷不通，心烦满；或干霍乱，脘腹胀痛，欲吐不得吐，欲泻不得泻；或误食毒物，毒物尚停留于胃者，脉右关如豆大。

【证治】 本方所治为有形实邪中阻，病位偏上。或因宿食停积；或因感受秽浊之气，使气机升降受阻，上下不得宣通；或毒物尚在胃中，故见脘腹胀痛，吐泻不得诸症。气机以畅为顺，应速吐为快，盖吐则气通，宿食亦随吐而出，邪得出路，则气机得以通畅，满胀痛可止。

【方解】《素问·至真要大论》云："咸味涌泄为阴。"以浓盐水取涌泄之势催人吐出停滞在胃脘的宿食、秽浊、毒物。张璐《本经逢原》曰："咸能下气，过咸则引涎水聚于膈上，涌吐以泄之也"，单用盐即可"令人吐"（《神农本草经》）。但盐汤涌吐之力较弱，故服后须探喉助吐，吐之不尽，再服前法。《儒门事亲》曾以此方治嬉笑不止，服后以钗探喉中令吐。对于饱食填胃所致的食厥、肝气郁极所致的气厥，亦可采用本方。本方药性平和，配制便捷。

【运用】

1. 辨证要点 本方主治涌吐宿食、毒物及干霍乱，临床以脘腹胀痛不舒，欲吐不得吐，欲泻不得泻为辨证要点。

2. 加减变化 若食厥者，可加姜汁，以其辛散之性，豁痰通闭；若干霍乱，可加姜汁、童便，以祛痰降火；若癃闭，可加防风以助肺气宣发，提壶揭盖而通利水道。

3. 现代研究与临床运用 盐汤探吐方目前尚未查到现代研究资料。常用于暴食暴饮所致的急性胃扩张、食物中毒早期，以及食厥、气厥、干霍乱、癃闭等证者。

4. 使用注意 若服后不吐，可以手指或翎毛探喉中，以助其吐，务使得吐乃佳。

小 结

涌吐剂主要用于痰厥、食积、误食毒物等情况，共选正方 3 首，附方 1 首。

瓜蒂散力峻，善于涌吐痰食，主要用于痰涎宿食壅塞胸脘，胸中痞硬，气上冲喉咽不得息者。救急稀涎散善于开关涌越稀涎，主要用于中风闭证之痰涎壅盛，喉中痰声漉漉，气闭不通，心神瞀闷者。盐汤探吐方药性平和，取材方便，为涌吐宿食、毒物、干霍乱的常用方。

复习思考题

瓜蒂散、救急稀涎散、盐汤探吐方的功用、适应证各有何异同？

复习思考题答案

第二十七章

治疡剂

方论选录　　课件　　问难

导学

学习目标

熟悉治疡剂的概念、适应证、分类及注意事项。掌握治疡剂 1 类方剂（仙方活命饮、阳和汤）的组成、功用、主治、主要配伍关系及临证使用要点；熟悉 2 类方剂（大黄牡丹汤、苇茎汤）的组成、功用、主治、主要配伍关系及临证使用要点；了解 3 类方剂（牛蒡解肌汤、透脓散、内补黄芪汤、小金丹、薏苡附子败酱散）的组成、功用、主治。

凡具有清热解毒、散结消肿、逐瘀排脓、生肌敛疮等作用，主治痈疽疮疡的方剂，统称为治疡剂。常用于治疗体表痈、疽、疔疮、丹毒、流注以及内在脏腑的痈疽等病证。本类方剂属“八法”中的“消法”。

痈疽疮疡，简称痈疡、疮疡，痈疡根据其发病部位可分为发于体表的外疡和发于体内脏腑的内痈二大类。外疡即生于体表部位的痈疡，内痈指发生于脏腑之痈。其产生的原因一般分为外因、内因二大类。外因如六淫之邪或特殊之毒侵入皮肤、肌肉、经络；或金刃刀伤、烫伤、跌打损伤及虫兽咬伤等外来伤害，导致肌肤经脉阻滞，气血不和，郁久化热，甚则肉腐成脓。内因多为情志内伤、饮食不节、房事损伤等，如五志过极、辛热太过、饮酒房劳致生湿生热，化火化毒蕴结肌肤；或五脏不调、脏腑虚损使阳虚寒凝，营血虚滞，痰浊内生，流注于经脉、肌肉，或附着于筋膜关节之间，凝聚不散。但是诸因之中，尤以湿热火毒最为常见，故《医宗金鉴》指出“痈疽原是火毒生，经络阻隔气血凝”；《灵枢》曰：“营卫稽留于经脉之中，则血泣而不行，不行则卫气从之而不通，壅遏而不得行，故热。大热不止，热胜则肉腐，肉腐则为脓，故命曰痈。”因此，无论外疡还是内痈，多由湿热火毒或寒痰凝滞导滞经络阻塞、气滞血瘀、血败肉腐而成。

痈疡的辨证需将全身情况与局部症状相结合综合，考虑，分清其在表、在里，属阴、属阳，为虚、为实，以及疾病的善恶顺逆，内外传变。如热毒炽盛，向里传变致“走黄”“内陷”则为恶、为逆。临床需仔细分辨，防止诊断不清，延误治疗。

多采用外治法与内治法相结合的方法治疗痈疡，本章方剂主要适用于内治法。内治则分别采用消、托、补三法。消法，适用于痈疡初起，局部尚未成脓者。治疗以祛邪为主，多配伍解表、通里、清热、温散、祛痰、行气、活血等，使疮疡“消散于无形”，杜绝成脓，则避免手术切开之苦；托法，适用于痈疡中期，由于正虚毒盛，不能托毒外出，或邪盛毒深，或正虚邪陷，致脓成难溃或脓出不畅。治疗以扶正祛邪并重，多选用补益气血、透脓外出的透托法和补托法。透托以消散透脓为主，兼以扶正；补托兼顾扶正与透脓，达到正气充足、成脓、溃破的目的，以防止毒邪内传；补法，适用于痈疡后期。脓液清稀、久不收口者，正气不足，气血亏虚，治以扶正为主，多用补益与敛疮之品配合，促其新肉生长，疮口早愈。外治法有局部敷贴膏药、手术切开及挂线等方法，本章未有涉及。本章方剂分为治外疡和治内痈剂两类。

临床运用治疡剂应注意以下几点：

（1）首先应辨清内外表里、寒热虚实、分期，以及脓未成或脓已成，继以确立相应治法。若有疮毒内陷致疔疮走黄，需配合西医治疗。

（2）痈疡余毒未尽，也不宜过早补益，以免恋邪。

（3）疮疡治疗需与患者体质、致病因素、病情轻重等结合辨证。

第一节　治外疡剂

外疡系指发生在肌体的痈、疽、疔、疖、瘰疬、痰核、无名肿毒等疾病的总称。临床见肿形高起，范围局限，根脚收缩，皮肤红、肿、热、痛者为阳证；外形平塌，坚硬或棉软，范围松散，皮肤不红、不热，兼肿、痛者为阴证。阳证早期治疗多用清热解毒之金银花、野菊花、蒲公英，配合疏散外邪之防风、白芷，活血化瘀之当归、赤芍、乳香、没药等；中、后期则用补益气血之黄芪、当归，与穿山甲、皂角刺配合，以托毒溃脓。阴证治疗多用温阳补血之熟地、鹿角胶，配合温散之炮姜、肉桂，祛皮里膜外之痰之白芥子，以使阳和结散。代表方剂如仙方活命饮、透脓散、阳和汤等。

仙方活命饮

《校注妇人良方》

【组成】 白芷　贝母　防风　赤芍药　当归尾　甘草节　皂角刺　炒穿山甲　炙天花粉　乳香　没药各一钱（各 3g）　金银花　陈皮各三钱（各 9g）

【用法】 用酒一大碗，煎五、七沸服（现代用法：水煎服，或水酒各半煎服）。

【功用】 清热解毒，消肿溃坚，活血止痛。

【主治】 一切阳证痈疡初起。红肿热痛，或身热凛寒，舌苔薄白或黄，脉数有力。

【证治】 本病多由外感六淫邪从火化，或嗜食膏粱厚味，痰热内生，致邪毒壅聚、经络阻塞，气血凝滞，发于肌肤见局部红肿热痛，甚则热盛肉腐，肉腐成脓；邪正交争，故身热凛寒，脉数有力；疾病初期，故苔薄白或黄。证属疮疡初起，热毒壅聚，气滞血瘀；治当清热解毒，消肿溃坚，活血止痛。

【方解】 方中重用热毒疮痈之要药——金银花，取其甘寒清轻，清热解毒，疏散邪热，为君药。配伍归尾、赤芍、乳香、没药，以活血散瘀、消肿止痛；陈皮行气，以助消肿止痛。五药合用，使气血通畅，邪无滞留之所，共为臣药。疮疡初起，其邪多羁留于肌肤腠理之间，病变偏表，故用防风、白芷辛越发散，疏散外邪，散结消肿，正合《黄帝内经》所谓“汗之则疮已”；贝母、天花粉清热化痰，软坚散结，使脓未成即消；穿山甲、皂角刺通行经络，透脓溃坚，使脓已成即溃，均为佐药。甘草清热解毒，并调和诸药；酒煎则借其活血而行周身，以助药力直达病所，共为使药。

本方配伍特点是集清热解毒、理气活血、溃坚散结于一体，是阳性痈疡初起“消法”治疗的具体体现，为“疮疡之圣药，外科之首方”。为外科阳证“消法”的代表方剂。

【运用】

1. 辨证要点　本方主治阳证痈疡肿毒初起，临床应用以患处红、肿、热、痛俱备，脉数有力为辨证要点。

2. 加减变化　若热毒盛者，酌加蒲公英、紫花地丁、野菊花等以清热解毒；若疮疡范围不大不深者，去穿山甲、皂角刺，减乳香、没药用量。另外，根据痈疡部位加引经药，若疮疡在头加川芎，在颈加桔梗，在胸加柴胡，在腰加秦艽，在上肢加姜黄，在下肢加牛膝。

3. 现代研究与临床运用　药理研究表明，仙方活命饮对金黄色葡萄球菌、乙型链球菌等多种细菌有抑菌作用，还具有解热、抗炎、抗肿瘤、调节免疫等作用。常用于化脓性炎症如蜂窝组织炎、疖肿、脓疱疮、深部脓肿、扁桃腺炎、急性乳腺炎等阳证疮疡初起证属热毒蕴结、气滞血瘀者。

4. 使用注意　若脓已溃，或阴证疮疡者禁用。

【附方】

1. 五味消毒饮（《医宗金鉴》）　金银花三钱（20g）　野菊花　蒲公英　紫花地丁　紫背天葵各一钱二分（15g）　水一盅，煎八分，加无灰酒半盅，再滚二三沸时热服，被盖出汗为度。功效：清热解毒，消散疔疮。主治：阳证痈疡疖肿初起，局部红肿热痛，疮形如粟，坚硬根深，或伴发热恶寒，舌红，苔黄，脉数。

2. 四妙勇安汤（《验方新编》）　金银花　玄参各三两（各 90g）　当归二两（30g）　甘草一两（15g）　水煎服，一连十剂……药味不可少，减则无效。功效：清热解毒，活血止痛。主治：脱疽，热毒炽盛致患肢黯红微肿灼热，溃烂腐臭，疼痛剧烈，或见发热口渴，舌红脉数。

仙方活命饮、五味消毒饮、四妙勇安汤三方均俱清热解毒、消痈散结之功。其中仙方活命饮、五味消毒饮均用于痈疡肿毒初起、脓未成者。但仙方活命饮以清热解毒，疏风解表，化瘀散结诸法联用；五味消毒饮则以大队苦寒之清热解毒药为主，效专力宏；四妙勇安汤则集解毒、活血、养阴于一方，药少量重，连续服用，治疗热毒脱疽，使毒解肿消。

牛蒡解肌汤

《疡科心得集》

【组成】　牛蒡子（12g）　薄荷（6g）　荆芥（9g）　连翘（9g）　山栀子（9g）　牡丹皮（9g）　石斛（9g）　玄参（9g）　夏枯草（12g）（原书未注明用量）

【用法】　原方未注明用法（现代用法：水煎服）。

【功用】　疏风解毒，凉血消肿。

【主治】　风邪热毒上攻之痈疡。头面颈项痈毒，局部红肿热痛，寒轻热重，汗少口渴，小便黄，脉浮数，苔白或黄；或风热牙痛，烂喉丹痧初起。

【证治】 外感风温、风热之邪，或五志过极，气郁化火，痰热蕴结于头面颈项，气血凝滞，热盛肉腐而成。证属风热上攻，血瘀毒聚；治当疏风解毒，凉血消肿。

【方解】 方中重用苦寒牛蒡子疏散风热，解毒散肿，为君药。薄荷、荆芥疏风散邪；连翘、夏枯草清热解毒，消痈散结，四者共为臣药，其中薄荷、连翘、夏枯草亦可增强君药的疏散之功，使清中有散，邪从表解，火郁发之。佐以牡丹皮、栀子、玄参泻火清热、凉血散瘀，解毒消肿；石斛养阴生津清热。诸药协同，共奏疏风解毒、凉血消肿之功。

本方配伍特点为既能祛邪于上，又能解毒消肿。

【运用】

1. 辨证要点 本方主治风邪热毒上攻之痈疡，临床应用以头面颈项痈疡、局部红肿热痛兼风热表证为辨证要点。

2. 加减变化 若表证较重者，加防风、白芷以加强疏散；若热毒较甚者，加金银花、野菊花以清热解毒；若局部红肿较甚者，加赤芍、丹参以活血；若便秘者，重用牛蒡子，加瓜蒌仁以润肠通便；若属于痰热，加白僵蚕、贝母以清热化痰；若发于两颐、耳鬓，加柴胡、蒲公英；若发于项后，加羌活；若肿块化脓者，去荆芥、牛蒡子、薄荷，加穿山甲、皂角刺。

3. 现代研究与临床运用 药理研究表明，牛蒡解肌汤具有抑菌、抗炎、抗病毒等作用。常用于头颈部急性化脓性淋巴结炎、流行性腮腺炎、急性咽炎、猩红热、牙痛等属风邪热毒上攻者。

4. 使用注意 脾胃虚寒者慎用。

透脓散

《外科正宗》

【组成】 生黄芪四钱（12g） 川芎三钱（9g） 当归二钱（6g） 皂角刺一钱五分（4.5g） 穿山甲一钱，炒末（3g）

【用法】 水二盅，煎一半，随病前后服，临服入酒一杯亦可（现代用法：水煎服，临服入酒适量亦可）。

【功用】 益气养血，托毒溃脓。

【主治】 气血不足，痈疡脓成难溃。痈疡脓成，外不溃破，漫肿无头，或酸胀热痛。

【证治】 痈疡内已成脓，若正气不足，气血亏虚，无力托毒外出，致脓成难溃，故见漫肿无头，或酸胀热痛。证属气血不足，脓成难溃；治当补益气血，托毒透脓，既可达正胜邪却，毒邪外泄之用，又可避免邪毒内陷，变生它证。

【方解】 方中重用甘温之疮家圣药——生黄芪，补气托毒排脓，为君药。配川芎活血行气通络；当归补血活血，消肿止痛，为臣药，君臣相合气血充盈，托毒外出。再配善于穿透散结的穿山甲、皂角刺，可直达病所，软坚溃脓；临服加酒，活血通脉以助药力，均为佐药。全方合用，既补气血，又通血脉，达体虚不能速溃者，促其透脓速溃；不能托毒化脓者，促其托毒透脓之效。

本方配伍特点为扶正与托毒透脓兼顾，补而不敛邪，托而不伤正。

【运用】

1. 辨证要点 本方为正虚不能托毒外透，致痈疡脓成难溃，临床应用以痈疡漫肿无头，脓已成而无力外溃为辨证要点。

2. 加减变化　若气虚甚，无力溃脓外出者，宜加人参、党参加强补气托毒之力；若脓出清稀为阳虚寒甚，宜加肉桂、鹿角片以温阳托毒。

3. 现代研究与临床运用　药理研究表明，透脓散具有抗炎、抗氧化损伤、改善微循环等作用，还具有一定的抗病原微生物的作用。常用于多种化脓性疾病属于气血不足、脓成难溃者。

4. 使用注意　痈疡肿痛初起无虚，或未成脓者忌用。

【附方】

托里透脓汤（《医宗金鉴》）　人参　白术土炒　穿山甲炒研　白芷各一钱（3g）　升麻　甘草节各五分（2g）　当归二钱（6g）　生黄芪三钱（10g）　皂角刺一钱五分（5g）　青皮炒，五分（2g）　水三盅，煎一盅。病在上部，先饮煮酒一盅，后热服此药；病在下部，先服药，后饮酒；疮在中部，药内兑酒半盅热服。功效：补益气血，托里透脓。主治：气血亏损之一切痈疽。见痈疡将溃时，根脚散大，紫陷无脓者。

透脓散和托里透脓散同有扶正祛邪之功，同治痈疡脓成难溃之证。其区别在于透脓散是补气和血与消散透邪并用，功在托邪外出；托里透脓散是益气升阳与托毒透脓并用，功在升阳提毒外出。

内补黄芪汤

《外科发挥》

【组成】　黄芪盐水拌炒　麦门冬去心　熟地黄酒拌　人参　茯苓各一钱（各3g）　甘草炙　白芍药炒　远志去心，炒　川芎　官桂　当归酒拌，各五分（各2g）。

【用法】　作一剂，水二锺，姜三片，枣一枚，煎八分，食远服（现代用法：水煎服）。

【功用】　补益气血，养阴生肌。

【主治】　痈疽溃后，气血亏虚。溃处疼痛，脓水清稀，久不愈合，伴倦怠少食，自汗，口干或发热，舌淡，脉细弱。

【证治】　痈疽溃后，气血亏虚，疮口不敛。气血亏虚则疮口久不愈合；气虚失固则自汗；阴血不足则虚热内生而口干、发热；气血皆亏，故倦怠少食，舌淡，脉细弱，证属气血亏虚，治当补益气血，养阴生肌，以达气血充盈、去腐生新、疮口逐渐愈合之目的。

【方解】　方中用黄芪、人参、甘草甘温益气扶正；四物汤养血补血；肉桂温阳，可使阳生阴长，助生肌敛疮。配麦门冬养阴生津，清内生虚热；远志、茯苓既宁心安神，又消散痈肿。生姜、大枣益气和胃。诸药配合，共达气血充盈、腐祛肌生、收敛疮口之功。

本方由补益气血虚损之通用方，即十全大补汤去白术，避其温燥伤津；加麦冬、远志、姜枣。

本方的配伍特点是气血双补，俾阳生阴长，脓排肌生。

【运用】

1. 辨证要点　本方主治气血亏虚之痈疽溃后，久不收口，临床运用以溃处疼痛，脓水清稀，久不愈合，倦怠乏力为辨证要点。

2. 加减变化　若痈肿痛甚，可加乳香、没药以活血定痛；若患处坚硬，可加穿山甲、皂角刺溃坚散结。

3. 现代研究与临床运用　药理研究表明，内补黄芪汤有增强免疫力、扩张血管、降压、改善微循环、增强造血功能等作用。常用于各种痈疡疾病脓成之后溃破久不收口属气血亏虚者。

4. 使用注意 痈疽初期，或尚未成脓者慎用。

阳和汤

《外科证治全生集》

【组成】 熟地一两（30g） 白芥子二钱，炒，研（6g） 鹿角胶三钱（9g） 肉桂一钱，去皮，研粉（3g） 姜炭五分（2g） 麻黄五分（2g） 生甘草一钱（3g）

【用法】 原方未注明用法（现代用法：水煎服）。

【功用】 温阳补血，散寒通滞。

【主治】 阴疽。患处漫肿无头，皮色不变，酸痛无热，口不渴，舌淡苔白，脉沉细或迟细；或贴骨疽、脱疽、流注、痰核、鹤膝风等。

【证治】 素体阳虚，营血不足，寒痰内生，痹阻关节、筋骨、肌肉、血脉，见局部漫肿无头，皮色不变，口不渴，酸痛无热；营血亏虚，则舌淡苔白，脉沉细或沉迟。证属阳虚血亏，寒凝痰滞；治当温阳补血，散寒通滞，以标本兼顾。

【方解】 方中重用味甘微温之熟地，与甘咸性温之鹿角胶为君药，以血肉有情之品助益精补血，温补肾阳之用。配味辛性热之肉桂、炮姜为臣药，既温里散寒通脉，又领熟地、鹿角胶直入血分，补火助阳补虚，以收速效。麻黄、白芥子为佐药，一辛温发越阳气，散肌表腠理之寒凝；一辛温散寒通滞，祛皮里膜外之寒痰，二药相合既内外宣通，散阴邪于外，又使熟地、鹿角胶补而不滞。生甘草为使药，解毒而调和诸药。七药合用，阳壮血足，寒散滞通，用于阴疽，犹如离照当空，阴霾自散，故以“阳和”名之。

本方配伍特点是温阳补血药与辛散通滞药相伍，补不敛邪，散不伤正，相反相成。

【运用】

1. 辨证要点 本方主治寒痰凝滞、阳虚精血大亏之阴疽，临床应用以患部漫肿无头、皮色不变、酸痛无热为辨证要点。

2. 加减变化 若气虚明显者，加党参、黄芪以益气补虚；若阴寒较重者，与附子同用，以温散寒凝；若血脉不畅者加当归、丹参以养血通脉；若瘀血阻滞者，加桃仁、海藻、莪术以活血散结。

3. 现代研究与临床运用 药理研究表明，阳和汤对革兰氏阳性菌、革兰氏阴性菌、结核杆菌等多种细菌有抑制作用，还具有抗炎、抗心力衰竭、抗肿瘤、延缓关节软骨退变、促骨折愈合、改善微循环等作用。常用于骨结核、淋巴结结核、骨膜炎、慢性骨髓炎、慢性淋巴结炎、类风湿性关节炎、血栓闭塞性脉管炎、肌肉深部脓肿等证属阳虚血亏、寒凝痰滞者。另外，慢性支气管炎、慢性关节炎、妇女痛经、坐骨神经痛等证属阳虚血亏、寒盛痰凝者也可加减运用。

4. 使用注意 方中麻黄用量宜少，以防辛散太过损伤正气。痈疡阳证、阴虚有热或阴疽已溃者，均不宜使用本方。

第二节 治内痈剂

内痈是指发于体内的痈疡类疾病，有脏腑之别。内痈在肺则名肺痈，见咳嗽、胸痛、发热，甚则咳吐腥臭浊痰；在肠则名肠痈，见少腹肿痞，伴转移性右下腹疼痛，按之痛甚。常用清热化湿（痰）、逐瘀排脓药，如薏苡仁、冬瓜仁、桃仁等为主组成。肺痈者，常配清泻肺热之苇茎；肠痈者，常配泻热破瘀之大黄、芒硝等。代表方剂如苇茎汤、大黄牡丹汤、薏苡附子败酱散。

苇茎汤

《外台秘要》引《古今录验方》

【组成】 苇茎二升，切，加水二斗，煮取五升，去滓（60g）　薏苡仁半升（30g）　瓜瓣半升（24g）　桃仁三十枚（9g）

【用法】 上四味㕮咀，纳苇汁中，煮取二升，服一升，再服，当吐如脓（现代用法：水煎服）。

【功用】 清肺化痰，逐瘀排脓。

【主治】 肺痈。咳嗽，胸痛，发热，吐腥臭浊痰，咳则痛甚，舌红苔黄腻，脉滑数。

【证治】 外邪化热，内侵于肺，炼液成痰或痰热素盛，蒸灼肺脏，使肺失清肃，故见咳嗽浊痰；热壅血瘀酝酿成痈，血败肉腐则化脓，见发热，咳吐腥臭脓痰；痰热瘀阻肺络，致肺络不通则胸痛，咳则痛甚。证属热毒壅滞，痰瘀互结；治当清肺化痰，逐瘀排脓。

【方解】 方中重用甘寒质轻，善清肺热，逐痰排脓之苇茎为君药。配冬瓜仁、薏苡仁清肺热，化痰湿，排脓浊为臣药，君臣相合，则清肺涤痰排脓之力更著。桃仁活血逐瘀以消热结为佐药。四药配合共达清热化痰、逐瘀排脓之功。为治肺痈之要方。

方中苇茎一药，现多用芦根；冬瓜子一药在原书中为“瓜瓣”，前人认为“瓜瓣即甜瓜子”（《张氏医通》）。后人常以冬瓜子代瓜瓣，现代临床上通用冬瓜子。

本方配伍特点有二：其一是集清热、化痰、逐瘀、排脓于一方；其二是根据肺和大肠相表里关系，润下通便，使邪从大肠而解。

【运用】

1. 辨证要点　本方主治肺痈，临床应用以胸痛，咳嗽，吐腥臭脓痰，舌红苔黄腻为辨证要点。

2. 加减变化　若肺痈初起，尚未成脓，见胸痛，咳嗽痰多者，宜与银翘散合用；若热毒壅肺脓未成，宜加鱼腥草、蒲公英、金银花、桔梗等以清热解毒、祛痰消痈；若热毒蕴结脓已成，见咯吐大量脓痰，腥臭异常者，宜加贝母、桔梗、败酱草等以清热解毒、消痈排脓；若热壅络阻，胸痛明显者，宜加乳香、没药、郁金、赤芍以通瘀和络。

3. 现代研究与临床运用　药理研究表明，苇茎汤具有镇咳祛痰、控制气道炎症反应、解热、调节免疫力、抑制肿瘤转移、促细胞凋亡等作用，常用于肺脓肿、肺炎、急性支气管炎、慢性支气管炎继发感染、百日咳等病属痰热瘀血蕴结于肺者。

4. 使用注意　孕妇慎用。

大黄牡丹汤

《金匮要略》

【组成】 大黄四两（18g）　牡丹一两（9g）　桃仁五十个（12g）　冬瓜子半升（30g）　芒硝三合（9g）

【用法】 上五味，以水六升，煮取一升，去滓，内芒硝，再煎沸，顿服之（现代用法：水煎服）。

【功用】 泻热破瘀，散结消肿。

【主治】 肠痈初起。右下腹疼痛，按则痛剧，右腿喜屈而不伸，甚或局部肿痞，伴反复发热、汗出恶寒，舌苔黄腻，脉滑数。

【证治】 湿热内蕴肠道，气血瘀滞，瘀热相搏，则血败肉腐成痈肿；瘀热蕴结，腑气不通，气血不畅，故腹痛拒按，甚至局部肿痞；瘀滞以右下腹为主，故右足屈则痛减，伸则痛剧；湿热阻滞气血，营卫失调而发热、恶寒。证属湿热瘀滞；治当泻热破瘀，散结消肿。

【方义】 方中用性味苦寒，入大肠之大黄泻热通瘀，解毒散结，与既活血逐瘀，又泄热通便，散结消痈之桃仁，共为君药。配芒硝助大黄荡涤实热，使瘀热之邪从下而解，又软坚散结；牡丹皮助君药凉血逐瘀而通滞，共为臣药。冬瓜仁清肠中湿热，善排脓消痈，为佐药。全方相配，共奏泻热破瘀、散结消肿之功。

本方配伍特点是集苦寒泻下、清热除湿、破瘀散结于一体，俾邪无留止而诸症自除。

【运用】

1. 辨证要点 本方主治湿热瘀滞肠痈初起，临床应用以右下腹疼痛拒按，喜屈不伸，舌苔黄腻，脉滑数为辨证要点。

2. 加减变化 若热毒壅盛而见高热者，宜加石膏、蒲公英、大血藤、败酱草等以清热解毒、排脓消痈；若气滞重而见腹部胀痛者，可加枳实、青皮、丹参等以行气止痛。

3. 现代研究与临床运用 药理研究表明，大黄牡丹汤具有增强肠胃蠕动、调节肠道菌群及其代谢产物、改善微循环、调节机体免疫力等作用。常用于急性阑尾炎、阑尾脓肿、单纯性肠梗阻、胆囊炎、胰腺炎、子宫附件炎、盆腔炎、输精管结扎术后感染等证属湿热郁蒸、血瘀气滞者。

4. 使用注意 痈脓已溃者忌用；老人、孕妇、体质虚弱者慎用。

薏苡附子败酱散

（《金匮要略》）

【组成】 薏苡仁十分（30g） 附子二分（6g） 败酱草五分（15g）

【用法】 三药杵为末，每取方寸匕，以水二升，煎减半，顿服（现代用法：水煎服）。

【功用】 排脓消肿。

【主治】 肠痈内已成脓。身无热，肌肤甲错，腹皮紧，如肿胀，按之濡软，面色苍白，脉数。

【证治】 寒湿瘀血互结，腐败成脓所致。脉数本提示有热，但身无热而脉数，是内有痈脓之候。肌肤甲错，乃荣滞于中，血燥于外。气血郁滞，肠无燥屎，故按之濡软。证属寒湿瘀血，腐败成脓；治当祛湿化瘀，排脓消肿。

【方解】 方中薏苡仁性味甘淡寒，清热利湿，排脓消肿，故重用为君。败酱草辛苦寒，清热解毒，破血排脓，与薏苡仁相配，增强排脓消痈之功，使脓溃结散痈消，为臣药。少佐以附子之辛热，既利于散寒湿排脓，又行郁滞之气；此外，因久病损伤阳气，附子还能温助阳气。

本方配伍特点为利湿、排脓、破瘀消肿并用，使湿瘀并除，脓排肿消。

【运用】

1. 辨证要点　本方主治肠痈内脓已成者，临床应用以右下腹胀满或痛，身无热，脉数为辨证要点。

2. 加减变化　若腹痛甚者，加白芍、延胡索以缓急止痛；若腹中有肿块，为气血郁滞较甚，加桃仁、丹皮、当归以化瘀消肿，加枳壳、橘核以行气散结；若身疲体倦，食少，脉弱者，加黄芪、白术、茯苓以益气健脾。

3. 现代研究与临床运用　药理研究表明，薏苡附子败酱散具有抗炎、促进组织修复、改善血液循环、增强免疫功能等作用。常用于急性阑尾炎脓肿已成、慢性阑尾炎急性发作、盆腔炎、溃疡性结肠炎、卵巢癌、肝癌等阳虚者。

4. 使用注意　阴虚津伤者、孕妇慎用。

小　　结

治疡剂主要用于痈疡类疾病。共选正方 8 首，附方 3 首。

1. 治外疡剂　本类方剂适用于发于肌表的疮疡肿毒，有阳证、阴证之分。仙方活命饮清热解毒，消肿溃坚，活血止痛，主治一切红、肿、热、痛之阳证疮疡。仙方活命饮长于治气滞血瘀之阳证痈肿初起，尚未成脓者。牛蒡解肌汤疏风解毒，凉血消肿，主治风热痰毒上攻之痈疡。透脓散、内补黄芪汤则适用于疮疡中后期，元气亏虚不能托毒排脓者，见脓液已成无力溃破或溃不收口。二方均可补益气血，透脓散长于透脓溃坚；内补黄芪汤则长于敛疮生肌。阳和汤可温阳补血，散寒通滞，主治阴疽。

2. 治内痈剂　本类方剂适用于脏腑的痈疡肿毒。苇茎汤清肺化痰，逐瘀排脓，主治肺痈。肠痈治疗用大黄牡丹汤、薏苡附子败酱散，前者集苦寒泻下、清热除湿、消瘀散结三法于一体，旨在荡涤湿热瘀滞从大便而出；后者治以散寒祛湿，化瘀散结，排脓消肿。

复习思考题

（1）仙方活命饮、五味消毒饮、四妙勇安汤均为治疗阳证疮疡的常用方，试述三方在功效主治、药物组成方面的异同点。

（2）试述黄芪在透脓散、内补黄芪汤、补中益气汤、玉屏风散、当归补血汤、补阳还五汤、防己黄芪汤中的配伍作用。

（3）请结合方名，试述阳和汤的组成、主治、配伍特点。

（4）治疗内痈的苇茎汤、大黄牡丹汤在组方配伍及适应证候上有何不同？

复习思考题答案

方剂歌诀

第八章　解表剂

第一节　辛温解表剂

1. 麻黄汤

七十杏仁三两麻，一甘二桂效堪夸；
喘而无汗头身痛，温覆休教粥到牙。

[附] 麻黄加术汤

烦疼湿气裹寒中，发汗为宜忌火攻，
莫讶麻黄汤走表，术加四两里相融。

麻杏苡甘汤

风湿身疼日晡期，当风取冷病之基；
薏麻半两十枚杏，炙草扶中一两宜。

华盖散、三拗汤

华盖麻黄杏橘红，桑皮苓草紫苏供；
三拗只用麻甘杏，肺寒痰喘力最雄。

大青龙汤

二两桂甘三两姜，膏如鸡子六麻黄；
枣十二枚五十杏，无汗烦而且躁方。

2. 桂枝汤

项强头痛汗憎风，桂芍生姜三两同；
枣十二枚甘二两，解肌还藉粥之功。

[附] 桂枝加葛根汤

葛根四两走经输，项背几几反汗濡；
只取桂枝汤一料，加来此味妙相须。

桂枝加厚朴杏子汤

下后喘生及喘家，桂枝汤外更须加；
朴加二两五十杏，此法微茫未有涯。

桂枝加桂汤

气从脐逆奔豚寒，汗为烧针启病源；
只取桂枝汤本味，再加二两桂枝痊。

桂枝加芍药汤

桂枝倍芍转输脾，泄满升邪止痛宜。

注解：泄满升邪，是指桂枝汤误用下法，损伤脾阳，肝木克脾，因而腹满（泄满）；升邪，此邪指浊阴不降（邪升），而为䐜胀。

3. 九味羌活汤

九味羌活用防风，细辛苍芷与川芎；
黄芩生地同甘草，三阳解表益姜葱；
阴虚气弱人禁用，加减临时再变通。

[附] 大羌活汤

大羌活汤即九味，己独知连白术暨；
散热培阴表里和，伤寒两感差堪慰。

4. 小青龙汤

桂麻姜芍草辛三，夏味半升记要谙；
表不解兮心下水，咳而发热句中探。
若渴去夏取蒌根，三两来加功亦壮；
微利去麻加荛花，熬赤取如鸡子样；
若噎去麻炮附加，只用一枚功莫上；
麻去再加四两苓，能除尿短小腹胀；
若喘除麻加杏仁，须去皮尖半升量。

[附] 射干麻黄汤

喉中咳逆水鸡声，三两干辛款菀行；
夏味半升枣七粒，姜麻四两破坚城。

小青龙加石膏汤

小龙分两照原方，二两膏加仔细详；
水饮得温方可散，欲除烦躁藉辛凉。

第二节 辛凉解表剂

1. 桑菊饮

桑菊饮中桔梗翘，杏仁甘草薄荷饶；
芦根为引轻清剂，热盛阳明入母膏。

2. 银翘散

银翘散主上焦疴，竹叶荆牛豉薄荷；
甘桔芦根凉解法，风温初感此方瘥；
咳加杏贝渴花粉，热甚栀芩次第多。

3. 麻杏甘石汤

四两麻黄八两膏，二甘五十杏同熬；
须知禁桂为阳盛，喘汗全凭热势操。

[附] 越婢汤

一身悉肿属风多，水为风翻涌巨波；
二草三姜十二枣，石膏八两六麻和。

4. 柴葛解肌汤

陶氏柴葛解肌汤，邪在三阳热势张；
芩芍桔草姜枣芷，羌膏解表清热良。

[附] 柴葛解肌汤

程氏也有同名方，柴葛草芍芩地黄；
丹皮二母一并入，发热口渴宜煎尝。

5. 升麻葛根汤

升麻葛根钱氏方，再加芍药甘草尝；
阳明发热与头痛，无汗恶寒效力彰；
时疫阳斑两兼顾，痘疹已出勿莽苍。

[附] 竹叶柳蒡汤

竹味柳蒡干葛知，蝉衣荆芥薄荷司；
石膏粳米参甘麦，初起风痧此可施。

宣毒发表汤

宣毒发表升葛翘，杏桔荆防枳薄草；
前胡木通牛蒡竹，催疹现点此方饶。

第三节 扶正解表剂

1. 败毒散

人参败毒草苓芎，羌独柴前枳桔从；
薄荷少许姜三片，四时感冒有奇功。

[附] 荆防败毒散

若须消散疮毒肿，去参加入荆防风。

仓廪散

败毒配入陈仓米，噤口痢疾此为宗。

2. 参苏饮

参苏饮内用陈皮，枳壳前胡半夏宜；
干葛木香甘桔茯，内伤外感此方奇。

3. 再造散

再造散用参芪甘，桂附羌防芎芍掺，
细辛加枣煨姜入，阳虚无汗法当谙。

[附] 麻黄附子细辛汤

麻黄二两细辛同，附子一枚力最雄；
始得少阴反发热，脉沉的证奏奇功。

麻黄附子甘草汤

甘草麻黄二两乖，一枚附子固根荄；
少阴得病二三日，里证全无阳气衰。

4. 加减葳蕤汤

加减葳蕤用白薇，豆豉生葱桔梗随；
草枣薄荷共八味，滋阴发汗此方魁。

5. 葱白七味饮

葱白七味《外台》方，新豉葛根与生姜；
麦冬生地千扬水，血虚外感最相当。

第九章 泻下剂

第一节 寒下剂

1. 大承气汤

大黄四两朴半斤，枳五硝三急下云；
朴枳先熬黄后入，去滓硝入火微熏。

[附] 小承气汤

朴二枳三四两黄，小承微结好商量；
长沙下法分轻重，妙在同煎切勿忘。

调胃承气汤

调和胃气炙甘功，硝用半升地道通；
草二大黄四两足，法中之法妙无穷。

复方大承气汤

大承气汤有复方，腑实胀满痛难当；
桃仁赤芍莱菔子，急性梗阻塞在肠。

2. 大陷胸汤

一钱甘遂一升硝，六两大黄力颇饶，
日晡热潮腹痛满，胸前结聚此方消。

[附] 大陷胸丸

大陷胸丸法最超，半升葶苈杏硝调；
项强如痉君须记，八两大黄取急消。

第二节　温下剂

1. 大黄附子汤

胁下偏疼脉紧弦，若非温下恐迁延，
大黄三两三枚附，二两细辛可补天。

2. 温脾汤

温脾参附与干姜，甘草当归硝大黄；
寒热并行寒积去，脐腹绞结痛非常。

3. 三物备急丸

三物备急巴豆研，干姜大黄不需煎；
猝然腹痛因寒积，速投此方急救先。

第三节　润下剂

1. 麻子仁丸

一升杏子二升麻，枳芍半斤效可夸；
大黄一斤朴一尺，缓通脾约丸饮下。

[附] 五仁丸

五仁柏子加松米，桃杏两仁陈郁李；
血虚津枯肠中燥，理气润肠通便秘。

润肠丸

润肠丸用归羌活，大黄桃麻两仁合；
劳倦纳呆便秘涩，风结血秘服之瘥。

2. 济川煎

济川归膝肉苁蓉，泽泻升麻枳壳从；
肾虚阳亏肠中燥，寓降于升通补中。

[附] 半硫丸

半夏硫磺等分研，生姜取汁渣水煎；
合用泛丸不多服，元阳不足冷秘痊。

第四节　逐水剂

1. 十枣汤

大戟芫花甘遂平，妙将十枣煮汤行；
中风表证全除尽，里气未和此法程。

[附] 控涎丹

控涎白芥戟甘遂，等分为丸姜汤催；
顽痰留饮膈上下，诸痛难忍肺与胃。

2. 舟车丸

舟车牵牛及大黄，遂戟芫花槟木香；
青皮橘皮加轻粉，燥实阳水却相当。

3. 疏凿饮子

疏凿槟榔及商陆，苓皮大腹同椒目；
赤豆艽羌泻木通，煎益姜皮阳水服。

第五节　攻补兼施剂

1. 黄龙汤

黄龙枳朴硝大黄，参归桔草枣生姜；
地气蒸腾云致雨，腑实阳明气血伤。

[附] 新加黄龙汤

新加黄龙海硝黄，参草当归增液汤；
姜汁微点通胃气，阳明温病气阴伤。

2. 增液承气汤

增液承气玄地冬，更加硝黄力量雄；
温病津亏实热结，无水行舟便不通。

[附] 承气养荣汤

承气养荣枳朴黄，生地知母归芍尝；
蓄血留瘀津不济，数下热结阴不伤。

第十章　和解剂

第一节　和解少阳剂

1. 小柴胡汤

柴胡八两少阳凭，枣十二枚夏半升；
三两姜参芩与草，去滓重煎有奇能。

[附] 柴胡枳桔汤

柴胡枳桔陈皮茶，黄芩生姜与半夏；
痰热内蕴胸满痛，少阳气滞脉弦滑。

2. 蒿芩清胆汤

俞氏蒿芩清胆汤，陈皮半夏竹茹襄；
赤苓枳壳兼碧玉，少阳湿热此法良。

3. 柴胡达原饮

柴胡达原枳朴榔，黄芩炙草荷梗襄；
草果青皮桔梗入，痰疟胸膈上下尝。

[附] 达原饮

达原饮用朴槟芩，草果知母寻病根；
芍药甘草泻肝木，邪伏膜原寒热频。

[附] 清脾饮

清脾饮用青朴柴，苓术半夏甘芩偕；
更加草果姜煎服，积痰中阻寒热来。

第二节　调和肝脾剂

1. 四逆散

枳甘柴芍数相均，热厥能回察所因；
白饮和匀方寸匕，泻肝扶脾阳气伸。

[附] 枳实芍药散

烦满不卧腹疼频，枳实微烧芍等平；
羊肉汤方应反看，散调麦粥稳而新。
注："羊肉汤"指当归生姜羊肉汤。

[附] 柴胡疏肝散

四逆散加陈附芎，枳实易壳行气功；
柴胡疏肝顺木性，气中血滞瘀不同。

2. 逍遥散

[附] 加味逍遥散

逍遥散用当归芍，柴苓草术姜薄饶；
散郁除蒸功最速，丹皮栀子气血消。

[附] 黑逍遥散

生熟二地黑逍遥，血虚血热自了了。

3. 痛泻要方

痛泻要方白术芍，陈皮防风肝脾饶；
土薄木乘痛必作，虚实两关脉难调。

第三节　调和肠胃剂

半夏泻心汤

三两姜参炙草芩，一连痞证呕多寻；
半升半夏枣十二，去滓重煎守古箴。

[附] 甘草泻心汤

下余痞作腹雷鸣，四甘姜芩参三平；
一两黄连半升夏，枣枚十二效更灵。

[附] 生姜泻心汤

汗余痞证四生姜，芩草人参三两行；
一两干姜枣十二，一连半夏半升量。

[附] 黄连汤

腹疼呕吐藉枢能，二两人参夏半升；
连桂姜甘各三两，枣枚十二妙层层。

第四节　表里双解剂

1. 大柴胡汤

八柴四枳五生姜，芩芍三两二大黄；
半夏半升十二枣，少阳实证下之良。

[附] 厚朴七物汤

厚朴七物君八两，草黄三两五两姜；
枣十枳五二两桂，气滞成实莫彷徨。

2. 防风通圣散

防风通圣大黄硝，荆芥麻黄栀芍翘；
甘桔芎归膏滑石，薄荷芩术力偏饶；
表里交攻阳热盛，外科疡毒总能消。

3. 石膏汤

石膏三黄芩柏连，栀子麻黄豆豉全；
姜枣细茶煎热服，表里三焦热盛宜。

4. 葛根黄芩黄连汤

三两连芩二两甘，葛根八两论中谈；
喘而汗出脉兼促，误下风邪利不堪。

5. 五积散

五积消滞又温中，麻黄苍芷芍归芎；
枳桔桂苓甘草朴，两姜陈皮半夏冲；
除桂枳陈余略炒，熟料尤增温散功；
理气解表祛寒湿，散痞调经辨证从。

[附] 柴胡桂枝干姜汤

八柴二草蛎干姜，芩桂宜三栝四尝；
不呕渴烦头汗出，少阳枢病要精详。

第十一章 清热剂

第一节 清气分热剂

1. 白虎汤

阳明白虎辨非难，难在阳邪背恶寒；
知六膏斤甘二两，米加六合服之安。

[附] 白虎加人参汤

服桂渴烦大汗倾，液亡肌腠涸阳明；
膏斤知六参三两，二草六粳米熟成。

[附] 白虎加桂枝汤

白虎原汤论已详，桂加三两另名方；
无寒但热为温疟，骨节烦疼呕又妨。

[附] 白虎加苍术汤

白虎苍术可活人，汗多胸腹满湿温；
上热头痛下湿冷，妄言原是高热因。

2. 竹叶石膏汤

竹叶石膏汤人参，麦冬半夏竹叶存；
甘草生姜兼粳米，暑烦热渴脉虚寻。

第二节 清营凉血剂

1. 清营汤

清营脉虚寐不安，烦渴舌赤时语谵；
丹犀银翘玄连竹，麦地更把阴来全。

[附] 清宫汤

清宫更加莲子心，减去丹参银地连。

2. 犀角地黄汤

犀角地黄芍药丹，血升胃热火邪干；
斑黄阳毒皆堪治，或益柴芩总伐肝。

第三节 清热解毒剂

1. 黄连解毒汤

黄连解毒汤四味，黄柏黄芩栀子备；
吐衄斑黄痢疽疔，躁狂大热呕不寐。

[附] 泻心汤

火热上攻心气伤，清浊二道血洋洋；
大黄二两芩连一，釜下抽薪请细详。

2. 普济消毒饮

普济消毒蒡芩连，甘桔蓝根勃翘玄；
升柴陈薄僵蚕入，大头瘟毒服之痊；
虚用人参实大黄，邪在上焦心肺间。

3. 凉膈散

凉膈硝黄栀子翘，黄芩甘草薄荷饶；
再加竹叶调蜂蜜，膈上如焚一服消。

第四节 气血两清剂

清瘟败毒饮

清瘟败毒地连芩，丹膏栀草竹叶存；
犀角玄翘知芍桔，大中小剂细逡巡。

[附] 化斑汤

化斑汤用膏玄参，粳米甘犀知母存；
或入银丹大青地，温邪斑毒又神昏。

[附] 神犀丹

神犀丹内犀玄参，芩蒲地银板蓝根；

翘豉金汁天花粉，紫草合治热毒深。

第五节 清脏腑热剂

1. 导赤散

导赤生地与木通，草梢竹叶四般攻；
口糜淋痛小肠火，引热同归小便中。

[附] 清心莲子饮

清心莲子石莲参，地骨柴胡茯苓因；
芪草麦冬车前子，躁烦消渴及崩淋。

2. 龙胆泻肝汤

龙胆泻肝栀芩柴，生地车前泽泻偕；
木通甘草当归合，肝经湿热力能排。

[附] 泻青丸

泻青丸用龙胆栀，泻火下行大黄资；
羌防升散芎归养，火郁肝经此方施。

[附] 当归龙荟丸

当归龙荟用四黄，龙胆芦荟木麝香；
黑栀青黛姜汤下，郁散实下伐木方。

3. 左金丸

左金茱连六一丸，肝经火郁吐吞酸。

[附] 戊己丸

再加芍药名戊己，湿热泻痢痛在脐。

4. 泻白散

泻白甘桑地骨皮，再加粳米四般宜；
秋伤燥令成痰嗽，火气乘金此方奇。

[附] 黄芩泻白散

黄芩泻白地骨皮，桑皮甘草四般宜；
木火刑金右胁痛，左金平木肺气逆。

[附] 葶苈大枣泻肺汤

喘而不卧肺痈成，口燥胸痛数实呈；
葶苈一丸十二枣，雄军直入夺初萌。

5. 清胃散

清胃散用升麻连，当归生地牡丹全；
或益石膏散胃火，口疮吐衄及牙宣。

[附] 泻黄散

泻黄甘草与防风，石膏栀子藿香充；
炒香蜜酒调和服，脾热口疮并见功。

6. 玉女煎

玉女煎用熟地黄，膏知牛膝麦冬襄；
少阴不足阳明火，雨润甘露龙火藏。

7. 芍药汤

芍药芩连与锦纹，桂甘槟木及归身；
别名导气除甘桂，枳壳加之效若神。

注：去掉甘草和肉桂，加上枳壳，叫做导气汤。对痢疾初起、气滞里急较重者，效果更佳。

[附] 黄芩汤

黄芩汤用甘芍并，二阳合利枣加烹；
此方遂为治痢祖，后人加味或更名；
再加生姜与半夏，前症兼呕此能平；
单用芍药与甘草，散逆止痛能和营。

[附] 香连丸

香连痢门通用剂，湿热泻痢又里急。

8. 白头翁汤

三两黄连柏与秦，白头二两妙通神；
病缘热利时思水，下重难通此药珍。

[附] 白头翁加甘草阿胶汤

白头方见伤寒歌，二两阿胶甘草和；
产后利成虚已极，滋而且缓莫轻过。

第六节 清虚热剂

1. 青蒿鳖甲汤

青蒿鳖甲知地丹，阴分伏热病难痊；
夜热早凉虚无汗，先入后出服之安。

2. 清骨散

清骨散用银柴胡，胡连秦艽鳖甲符；
地骨青蒿知母草，劳热因虚热在骨。

[附] 秦艽鳖甲散

秦艽鳖甲治风劳，地骨柴胡及青蒿；
当归知母乌梅合，止嗽除蒸敛汗高。

3. 当归六黄汤

火炎汗出六黄汤，二地芩连柏与当；
倍用黄芪偏固表，苦坚妙用敛浮阳。

第十二章 祛暑剂

第一节 祛暑清热剂

清络饮

清络饮用荷叶边，竹丝银扁翠衣添；
鲜用清凉轻清剂，暑伤肺络服之安。

第二节 祛暑解表剂

香薷散

三物香薷豆朴先，若云热盛加黄连；
或加苓草名五物，利湿祛暑木瓜宜；
再加参芪与陈术，兼治内伤十味全；
二香合入香苏饮，仍有藿薷香葛传。

[附] 新加香薷饮

新加香薷朴银翘，扁豆鲜花一齐熬；
暑温口渴汗不出，寒客卫表火中包。

第三节 祛暑利湿剂

1. 六一散

[附] 益元散、碧玉散、鸡苏散

六一滑石同甘草，解肌行水燥中消；
表里三焦一统治，热渴暑烦泻痢饶；
益元碧玉与鸡苏，朱黛薄荷热毒焦。

2. 桂苓甘露饮

桂苓甘露猪苓膏，术泽寒水滑石草；
六月盛暑水中蓄，暑热霍乱利中消。

第四节 清暑益气剂

清暑益气汤

清暑益气西洋参，竹叶知草荷梗寻；
麦冬米斛连瓜翠，伏暑为火伤气津。

[附] 李东垣清暑益气汤

东垣清暑益气汤，参芪归草白术苍；
升葛泽曲麦味合，青陈黄柏湿热扬。

第十三章 温里剂

第一节 温中散寒剂

1. 理中丸

吐利腹疼用理中，丸汤分两各三同；
术姜参草刚柔济，服后还余啜粥功。

[附] 附子理中丸

呕哕腹痛阴寒盛，再加附子力更雄。

[附] 桂枝人参汤

人参汤即理中汤，加桂后煎痞利尝；
桂草方中皆四两，同行三两术参姜。

2. 小建中汤

建中即是桂枝汤，倍芍加饴绝妙方；
饴取一升六两芍，悸烦腹痛有奇长。

[附] 黄芪建中汤

小建汤加两半芪，诸虚里急治无遗；
急当甘缓虚当补，愈信长沙百世师。

[附] 当归建中汤

补中方用建中汤，四两当归虚瘀良；
产后虚羸诸不足，调荣止痛补劳伤。

3. 大建中汤

痛呕食艰属大寒，腹冲头足触之难；
干姜四两椒二合，参二饴升食粥安。

4. 吴茱萸汤

升许吴萸三两参，生姜六两救寒侵；
枣投十二中宫主，吐利头疼烦躁寻。

第二节 回阳救逆剂

1. 四逆汤

生附一枚两半姜，草须二两少阴方；
建功姜附如良将，将将从容藉草匡。

[附] 通脉四逆汤

一枚生附草姜三，招纳亡阳此指南；

外热里寒面赤厥，脉微通脉法中探。

［附］四逆加人参汤

四逆原方主救阳，加参一两救阴方；
利虽已止知亡血，须取中焦变化乡。

［附］白通汤

葱白四茎一两姜，全枚生附白通汤；
脉微下利肢兼厥，干呕心烦尿胆襄。

［附］六味回阳饮

六味回阳归地参，四逆三味再来寻；
命门火衰阴无阳，先天不足是主因。

注：四逆指四逆汤。

2. 参附汤

阴盛阳虚汗自流，肾阳脱汗附参求；
脾阳遏郁术和附，若是卫阳芪附投。

［附］独参汤

功建三才得令名，脉微血脱可回生；
人参二两五枚枣，阴中救阳令来行。

3. 回阳救急汤

回阳救急用六君，桂附干姜五味群；
加麝三厘或胆汁，三阴寒厥见奇勋。

［附］回阳救急汤

又方名同治稍异，去苓加入麦辰砂。

［附］黑锡丹

黑锡丹中蔻硫黄，桂附楝木沉茴香；
芦巴故纸阳起石，痰喘男妇虚肾阳。

第三节　温经散寒剂

1. 当归四逆汤

［附］当归四逆加吴茱萸生姜汤

三两辛归桂芍行，枣须廿五脉重生；
甘通二两能回厥，寒入吴萸姜酒烹。

2. 黄芪桂枝五物汤

血痹如风体不仁，桂枝三两芍芪均；
枣枚十二生姜六，须令阳通效自神。

第十四章　补益剂

第一节　补气

1. 四君子汤

［附］异功散、六君子汤、香砂六君子汤

苓术参甘四味同，方名君子取谦冲；
增来陈夏痰涎涤，再入香砂痞满通；
水谷精微阴以化，阳和布护气斯充；
若删半夏六君内，钱氏书中有异功。

［附］保元汤

保元补托总偏温，桂草参芪四味存；
男妇虚劳幼科痘，通中有补用桂神。

2. 参苓白术散

参苓白术扁豆陈，山药甘莲砂薏仁；
桔梗上浮兼保肺，枣汤调服益脾神。

［附］七味白术散

七味白术苓草参，木香藿香又葛根；
羸瘦烦渴惊痫作，津伤不食吐泻频。

3. 补中益气汤

补中益气芪术陈，升柴参草当归身；
虚劳内伤功独擅，亦治阳虚外感因；
木香苍术易归术，调中益气畅脾神。

注：调中益气指李东垣的调中益气汤。

［附］升阳益胃汤

升阳益胃芪术参，柴芍连夏防草陈；
苓泽姜枣羌独活，体重节痛湿困因。

益气聪明汤

益气聪明汤蔓荆，参芪黄柏葛根升；
芍药炙草泻肝木，耳聋目障体健轻。

举元煎

举元煎中芪术参，甘草升麻用更神；
血崩亡脱中气陷，阳衰四逆莫逡巡。

升陷汤

升陷汤中芪知柴，桔梗升麻气上抬；

宗气下陷有似喘，胸闷咽干寒热来。

4. 人参蛤蚧散

罗氏人参蛤蚧散，肺痿咯血痰热喘；
桑皮二母草杏苓，金水相生土中间。

5. 生脉散

生脉麦味与人参，保肺清心治暑淫；
气少汗多兼口渴，病危脉绝急煎斟。

6. 玉屏风散

珍贵如玉玉屏风，芪术防风走表形；
腠理不密易感冒，每服三钱过不灵。

第二节　补血剂

1. 四物汤

［附］桃红四物汤、胶艾汤、圣愈汤

四物归地芍川芎，血症诸方括此中；
胎动不安胶艾草，圣愈参芪妇外通；
原来跌扑伤科用，若为瘀重引桃红。

2. 当归补血汤

气虚身热有奇方，古有当归补血汤；
五倍黄芪归一分，卫气得补摄浮阳。

3. 归脾汤

归脾汤用术参芪，归草茯神远志随；
酸枣木香龙眼肉，煎加姜枣益心脾；
怔忡健忘俱可却，肠风崩漏总能医。

第三节　气血双补剂

1. 八珍汤

［附］十全大补汤、人参养荣汤

四君四物八珍名，气虚肝血肾中精；
十全大补桂芪入，补中有通阳气行；
去芎再加志陈味，人参养荣心悸平。

［附］泰山磐石散

泰山磐石八珍全，去茯加芪芩断联；
再益砂仁及糯米，妇人胎动可安痊。

2. 炙甘草汤

结代脉须四两甘，枣枚三十桂姜三；
半升麻麦一斤地，二两参胶酒水涵。

［附］加减复脉汤

加减复脉阴血伤，参桂姜枣须隐藏；
乙癸同源白芍入，为保心君温病方。

第四节　补阴剂

1. 六味地黄丸

六味地黄六味全，山药萸苓泽牡丹；
小儿肝肾精血弱，能治五迟与五软。

［附］知柏地黄丸

再加知柏成八味，阴虚火旺可煎餐。

［附］杞菊地黄丸

六味再加杞与菊，目视昏花治可痊。

［附］都气丸

六味再加五味子，丸名都气虚喘安。

［附］麦味地黄丸

地黄丸中加麦味，八仙长寿盗汗喘。

2. 左归丸

左归丸内山药地，萸肉枸杞与牛膝；
菟丝龟鹿二胶合，阴损及阳要八益。

［附］左归饮

左归饮用熟地黄，枸杞茯苓炙草尝；
乙木己土萸山药，真阴枯涸阳不藏。

3. 大补阴丸

大补阴丸绝妙方，地黄知柏滋兼降；
蜜丸加入猪脊髓，龟板沉潜制亢阳。

［附］虎潜丸

虎潜脚痿是神方，虎胫陈皮地锁阳；
龟版干姜知柏芍，再加羊肉捣丸尝。

4. 一贯煎

一贯煎中生地黄，沙参归杞麦冬襄；
少佐川楝理肝气，金生丽水涵木良。

［附］二至丸

二至女贞与旱莲，桑椹熬膏和成丸；
冬夏至日阴阳极，滋水涵木乙癸源。

［附］石斛夜光丸

石斛夜光枳膝芎，二地二冬杞丝茯；
青葙草决犀羚角，参味连苓蒺草风；
再与杏菊山药配，养阴明目第一功。

5. 百合固金汤

百合固金二地黄，玄参贝母桔甘藏；
麦冬芍药当归配，喘咳痰血肺家伤。

［附］补肺阿胶汤

补肺阿胶马兜铃，牛蒡糯米甘草杏；
燥金虚火痰中血，培土生金咳喘平。

［附］月华丸

月华清冷金水生，二冬二地沙贝苓；
山药百部胶三七，獭肝桑菊劳瘵宁。

第五节　补阳剂

1. 肾气丸

［附］加味肾气丸、十补丸

肾气少火暖丹田，丹泽苓三地八添；
四两萸薯桂附一，精能化气水病痊；
济生走下通水道，肾气更加牛车前；
十补鹿茸五味子，精亏阳损虚劳源。

2. 右归丸

右归丸中地附桂，山药茱萸菟丝归；
杜仲鹿胶枸杞子，命门火衰精髓亏。

［附］右归饮

右归饮治肾阳虚，附桂杜仲山茱萸；
草地山药枸杞子，气怯神疲脾肾居。

第六节　阴阳并补剂

龟鹿二仙胶

龟鹿二仙最守真，补人三宝气精神，
人参枸杞和龟鹿，益寿延年实可珍。

［附］七宝美髯丹

七宝美髯归杞乌，牛膝故纸芝茯菟；
筋痿骨软齿动摇，治在乙癸水涵木。

［附］二仙汤

二仙仙茅仙灵脾，黄柏知母归巴戟；
阴阳两虚阴火升，烘热汗出更年期。

第十五章　固涩剂

第一节　固表止汗剂

牡蛎散

牡蛎散内用黄芪，浮麦麻根合用宜；
自汗盗汗心之液，气虚阳浮阴来齐。

第二节　敛肺止咳剂

九仙散

九仙米壳最有功，桔梗桑皮贝母充；
胶参冬花乌梅味，久嗽咳伤气阴同。

第三节　涩肠固脱剂

1. 真人养脏汤

真人养脏木香诃，当归肉蔻罂粟壳；
术芍桂参甘草共，脱肛久痢即安和。

［附］桃花汤

一斤石脂一升粳，脂半磨研桃花名；
一两干姜同煮服，少阴脓血痢不停。

2. 四神丸

四神故纸与吴萸，肉蔻除油五味须；
大枣须同姜煮烂，五更泄泻肾阳虚。

第四节　涩精止遗剂

1. 金锁固精丸

金锁固精芡实研，莲须龙牡蒺藜连；
莲粉糊丸盐汤下，无梦滑泄服之蠲。

［附］水陆二仙丹

水陆二仙金樱芡，精遗带下都能痊。

2. 桑螵蛸散

桑螵散是女劳方，龟板龙骨远志菖；
参归茯神补心肾，神不驭精遗泄忙。

[附] 缩泉丸

缩泉固肾下虚寒，台乌山药益智全；
糊丸空心盐汤下，遗尿溲频淋如泉。

第五节　固崩止带剂

1. 固冲汤

固冲龙牡海螵蛸，芪术五倍茜草芍；
血山崩倒棕边炭，妙在山萸八钱高。

2. 固经丸

固经龟板白芍君，黄柏椿皮香附芩；
水涸火动崩漏下，为末酒丸寒中温。

3. 完带汤

完带汤中二术陈，人参甘草车前仁；
柴芍淮山黑芥穗，土郁木中为白淫。

[附] 易黄汤

易黄芡实与车前，山药黄柏白果添；
带若浓茶气腥秽，任虚热在下焦间。

[附] 清带汤

清带汤中海螵蛸，龙牡山药加茜草；
赤白之下清稀带，土中固肾阖中消。

第十六章　安神剂

第一节　重镇安神剂

朱砂安神丸

安神丸剂亦寻常，归草朱连生地黄；
昏乱怔忡时不寐，操存须令守其乡。

注：操存即“操则存”，出自《孟子》之《告子章句上》，原文为“操则存，舍则亡”，意为把握住就存在。此处代指心神内守而不寐自愈。

[附] 磁朱丸

磁朱丸是《千金方》，四两神曲发清阳；
清心滋肾水火济，聪耳明目治癫狂。

[附] 孔圣枕中丹

孔子大圣枕中丹，菖蒲远志龙龟板；
或丸或散黄酒下，聪明皆因窍无痰。

[附] 珍珠母丸

珍珠母丸归地参，犀角茯神柏枣仁；
沉香龙齿朱砂衣，法在交通肾与心。

第二节　滋养安神剂

1. 天王补心丹

天王遗下补心丹，为悯山僧请课难；
归地二冬酸柏远，三参苓桔味为丸。

[附] 柏子养心丸

柏子养心地玄参，枸杞当归草茯神；
菖蒲交通心与肾，营血不足美梦寻。

2. 酸枣仁汤

酸枣二升先煮汤，茯知二两佐之良；
芎甘各一相调剂，服后恬然足睡乡。

[附] 定志丸

定志丸中参菖蒲，茯苓远志茯神木；
朱砂和蜜制成丸，虚在心肾神恍惚。

3. 甘麦大枣汤

妇人脏躁欲悲伤，如有神灵太息长；
小麦一升三两草，十枚大枣力相当。

第十七章　开窍剂

第一节　凉开剂

1. 安宫牛黄丸

安宫牛黄开窍方，芩连栀郁朱雄黄；
犀角真珠冰麝箔，温病热闭中风良。

[附] 牛黄清心丸

牛黄清心朱芩连，山栀郁金蜜和圆；
痰闭心窍炎炎热，中风惊厥急救先。

2. 紫雪

紫雪犀羚朱朴硝，硝磁寒水滑和膏；
丁沉木麝升玄草，更用赤金法亦超。

[附] 小儿回春丹

回春丹中用四香，蔻枳星夏并牛黄；
钩蚕陈贝麻全蝎，朱砂草竹共大黄。

3. 至宝丹

至宝朱砂麝息香，雄黄犀角与牛黄；
金银二箔兼龙脑，琥珀还同玳瑁良。

[附] 行军散

诸葛行军痧瘴方，珍珠牛麝冰雄黄；
硼硝金箔共研末，三军无疫战沙场。

第二节　温开剂

苏合香丸

苏合香丸麝息香，木丁薰陆荜檀香；
犀冰术沉诃香附，衣用朱砂中恶尝。

[附] 冠心苏合丸

冠心苏合猝心痛，苏檀冰木乳香共；
寒痰中风瘴疠气，口服含服效不同。

紫金锭

玉枢丹有麝朱雄，五倍千金米糕舂；
大戟慈姑共为末，霍乱痧胀疔疮肿。

第十八章　理气剂

第一节　行气剂

1. 越鞠丸

六郁宜施越鞠丸，芎苍曲附并栀餐；
食停气血湿痰火，得此调和顷刻安。

2. 枳实薤白桂枝汤

痞连胸胁逆攻心，薤白半升四朴寻；
一个瓜蒌一两桂，四枚枳实撤浮阴。

[附] 瓜蒌薤白白酒汤

胸为阳位似天空，阴气弥沦痹不通；
薤白半升蒌一个，七升白酒奏奇功。

[附] 瓜蒌薤白半夏汤

胸背牵疼不卧时，半升半夏一蒌施；
薤因性湿惟三两，斗酒同煎涤饮奇。

3. 半夏厚朴汤

半夏厚朴叶紫苏，茯苓生姜痰饮逐；
炙脔咽中妇人病，郁在肺胃气来疏。

4. 金铃子散

金铃子散妙如神，须辨诸痛作止频；
胡索金铃调酒下，制方原是远温辛。

[附] 延胡索汤

延胡妇人七情伤，木香蒲黄与姜黄；
归芍生姜乳没草，枯木须把桂来尝。

5. 厚朴温中汤

厚朴温中陈草苓，干姜草蔻木香停；
生姜三片散水气，胀满皆因寒湿凝。

[附] 良附丸

良姜香附等分研，米汤姜汁盐成丸；
寒客中州凝木气，当与理中细细参。

6. 四磨汤

[附] 五磨饮子、六磨汤

四磨汤治七情伤，人参乌药沉槟榔；
浓磨煎服下气速，实者枳壳易参良；
去参加入木香枳，五磨饮子白酒尝；
五磨再邀川军入，攻营拔寨六磨汤。

7. 天台乌药散

天台乌药木茴香，巴豆制楝槟榔姜；
再用青皮为细末，一钱酒下痛疝尝。

[附] 橘核丸

橘核丸中楝桂存，枳朴延胡藻带昆；

桃仁木通木香合，癞疝顽痛盐酒吞。

［附］导气汤

寒疝痛用导气汤，川楝茴香与木香；
吴萸泡以长流水，散寒通气和小肠。

8. 暖肝煎

暖肝煎中杞当归，乌药沉香桂小茴；
生姜茯苓散水气，疝气虚寒精血亏。

第二节 降气剂

1. 苏子降气汤

苏子降气半夏归，前胡桂朴草姜随；
风寒咳嗽痰涎喘，苏叶大枣表里推。

2. 定喘汤

定喘白果与麻黄，款冬半夏白皮桑；
苏杏黄芩兼甘草，肺寒膈热喘哮尝。

3. 旋覆代赭汤

五两生姜夏半升，草旋三两噫堪凭；
人参二两赭石一，枣十二枚力始胜。

［附］小半夏汤

呕家见渴饮当驱，不渴应知支饮居；
半夏一升姜八两，源头探得病之虞。

［附］大半夏汤

从来胃反责冲乘，半夏二升蜜一升；
三两人参劳水煮，纳冲养液有奇能。

4. 橘皮竹茹汤

哕逆因虚热气乘，一参五草八姜并；
枣枚三十二升橘，生竹青皮刮二升。

［附］丁香柿蒂汤

丁香柿蒂人参姜，呃逆因寒中气戕；
济生香蒂仅二味，或加竹橘用皆良。

［附］橘皮竹茹汤

《济生》同方加苓半，麦冬再把枇杷添；
热劫脾胃戊己土，呃呕多伤气与阴。

第十九章 理血剂

第一节 活血剂

1. 桃核承气汤

五十桃仁四两黄，桂硝二两草同行；
膀胱热结如狂证，外解方攻用此汤。

［附］下瘀血汤

脐中着痛瘀为殃，廿粒桃仁二两黄；
更有䗪虫二十个，酒煎大下亦何伤？

［附］抵当汤

大黄三两抵当汤，里指任冲不指胱；
虻蛭桃仁各三十，攻其血下定其狂。

2. 血府逐瘀汤

血府当归生地桃，红花甘草壳赤芍；
柴胡芎桔牛膝等，血化下行不作劳。

［附］通窍活血汤

通窍全凭好麝香，桃仁大枣老葱姜；
川芎黄酒赤芍药，表里通经第一方。

［附］膈下逐瘀汤

膈下逐瘀桃牡丹，赤芍乌药元胡甘；
归芎灵脂红花壳，香附开郁血亦安。

［附］少腹逐瘀汤

少腹茴香与炒姜，元胡灵脂没芎当；
蒲黄官桂赤芍药，种子安胎第一方。

［附］身痛逐瘀汤

身痛逐瘀膝地龙，羌秦香附草归芎；
黄芪苍柏量加减，要紧五灵桃没红。

3. 补阳还五汤

补阳还五赤芍芎，归尾通经佐地龙；
四两黄芪为主药，血中瘀滞用桃红。

4. 复元活血汤

复元活血归柴胡，花粉甘草炮甲珠；
桃仁红花大黄配，瘀在胁下水酒服。

［附］七厘散

七厘散治跌打方，血竭红花冰麝香；
乳没儿茶朱共末，内服外敷烧烫伤。

［附］活络效灵丹

活络效灵主丹参，当归乳香没药存；
癥瘕积聚心腹痛，外疮内疡跌打因。

5. 温经汤

温经芎芍草归人，胶桂丹皮二两均；
半夏半升麦倍用，姜萸三两对君陈。

6. 生化汤

生化产后第一方，归芎桃草加炮姜；
童便黄酒各半服，参芪补之痛难当。

7. 失笑散

失笑蒲黄及五灵，晕平痛止积无停。

8. 丹参饮

丹参一两为主君，钱半砂檀恭其身；
心胃诸痛皆所主，热药不效审其因。

9. 大黄䗪虫丸

干血致劳穷病源，缓中补虚治何难？
蛴䗪半升蛭百枚，桃杏虻虫一升添；
一两干漆十地黄，更用大黄十分全；
三甘四芍二黄芩，五劳要证用此蠲；
此方世医勿惊疑，起死回生力无边。

第二节　止血剂

1. 十灰散

十灰大小蓟大黄，栀子茅根茜草襄；
棕榈牡丹荷叶柏，莱菔藕汁京墨尝。

［附］四生丸

四生丸用三般叶，侧柏艾荷生地协；
等分生捣如泥煎，血热妄行止衄惬。

2. 咳血方

咳血方中诃子收，海石山栀并瓜蒌；
青黛蜜丸口噙化，木火刑金痰血瘳。

3. 小蓟饮子

小蓟饮子藕蒲黄，木通滑石生地襄；
归草黑栀淡竹叶，血蓄下焦在膀胱。

4. 槐花散

槐花脏毒与肠风，侧柏黑荆枳壳从；
等分为末米饮下，治在广肠湿热壅。

5. 黄土汤

远血先便血续来，半斤黄土莫徘徊；
术胶附地芩甘草，三两同行血证该。

第二十章　治风剂

第一节　疏散外风剂

1. 川芎茶调散

［附］菊花茶调散

川芎茶调散荆防，辛芷薄荷甘草羌；
为末二钱清茶下，偏正头痛鼻鼽康；
若加僵蚕蝉蜕入，菊花茶调风热良。

［附］苍耳散

苍耳辛荑白芷襄，薄荷葱茶并煎汤；
胆热鼻渊前额痛，为取通窍少用凉。

2. 大秦艽汤

大秦艽汤羌独防，芎芷辛芩二地黄；
石膏归芍苓术草，风中经络服之康。

3. 小活络丹

小活络丹川草乌，地龙乳没胆星足；
湿痰死血留经络，风痹节痛中风除。

［附］大活络丹

大活络丹药味综，四君四物减川芎；
白乌两蛇蚕竭蔻，麻辛附葛羌防风；
乳没灵仙芩连贯，草乌首乌丁地龙；
南星青皮骨碎补，木香沉香官桂同；
天麻台乌息香茯，虎龟犀麝玄牛从；
两头尖外又松脂，大黄香附竭冰共；
瘫痪痿痹悉可疗，蜜丸箔衣陈酒送。

4. 牵正散

牵正散治口眼㖞，白附僵蚕全蝎乖；
混合研细酒调下，络中风痰病能该。

［附］止痉散

止痉全蝎与蜈蚣，等分为末开水冲；
头风痹痛惊厥热，瘛疭脑炎一般同。

5. 玉真散

玉真散治破伤风，牙关紧闭体张弓；
星麻白附羌防芷，外敷内服一方通。

［附］五虎追风散

五虎追风亦解痉，蝉退天麻加南星；
全蝎僵蚕一并入，风痰祛散破伤风。

6. 消风散

消风散中有荆防，蝉蜕胡麻苦参苍；
知膏蒡通归地草，风疹湿疹服之康。

第二节　平熄内风剂

1. 羚角钩藤汤

羚羊钩藤茯菊桑，贝草竹茹芍地黄；
风火相煽耗阴液，惊厥神昏起谵狂。

［附］钩藤饮

钩藤饮是《金鉴》方，羚角全蝎天麻襄；
参草土中泻肝木，急惊天钓小儿尝。

2. 镇肝熄风汤

镇肝熄风芍天冬，玄参龟板赭茵从；
龙牡麦芽膝草楝，清金生水平木冲。

［附］建瓴汤

建瓴高屋重用膝，赭石龙牡生地齐；
芍药柏仁加淮山，引血下行快淋漓。

3. 天麻钩藤饮

天麻钩藤石决明，杜仲栀芩膝寄生；
夜藤茯神益母草，不寐眩晕与耳鸣。

4. 大定风珠

大定风珠鸡子黄，麻麦胶草芍地尝；
三甲并同五味子，瘈疭脉虚真阴伤。

［附］小定风珠

小定风珠鸡子黄，阿胶龟板淡菜匡；
引药下行加童便，痉厥呃逆虚火扬。

［附］三甲复脉汤

三甲复脉蛎龟鳖，地芍麻仁胶草麦；
憺憺大动心中痛，厥深热甚阴已衰。

［附］阿胶鸡子黄汤

阿胶鸡子黄汤好，地芍牡蛎钩藤草；
决明茯神络石藤，瘈疭心烦肝火饶。

［附］黄连阿胶汤

四两黄连三两胶，二枚鸡子取黄敲；
二两芩芍心烦治，更治难眠睫不交。

5. 地黄饮子

地黄饮子山茱斛，麦味菖蒲远志茯；
苁蓉桂附巴戟天，少入薄荷姜枣服；
喑厥风痱中风后，补肾开窍痰来除。

第二十一章　治燥剂

第一节　轻宣外燥剂

1. 杏苏散

杏苏肺燥为小寒，枳桔苓草夏陈前；
生姜大枣通营卫，鼻塞咽干咳稀痰。

2. 桑杏汤

桑杏秋来热未消，浙贝沙参梨皮熬；
栀子豆豉透郁热，右脉数大肺太娇。

［附］翘荷汤

翘荷燥气化火炎，甘草桔梗栀皮全；
绿豆用衣清中散，耳鸣目赤痛在咽。

3. 清燥救肺汤

救肺汤中参草麻，石膏胶杏麦枇杷；
经霜收下干桑叶，解郁滋干效可夸。

[附] 沙参麦冬汤

沙参麦冬饮豆桑，玉竹甘花共合方；
秋燥耗伤肺胃液，苔光干咳此堪尝。

第二节　滋阴润燥剂

1. 增液汤

增液汤中参地冬，鲜乌或入润肠通；
阳明温病涸津液，若非重用不为功。

2. 养阴清肺汤

养阴清肺是妙方，玄参草芍冬地黄；
薄荷贝母丹皮入，时疫白喉急煎尝。

3. 麦门冬汤

火逆原来气上冲，一升半夏七升冬；
参甘二两粳三合，枣十二枚是正宗。

4. 益胃汤

益胃沙参麦门冬，生地玉竹冰糖冲；
阳明温病攻下后，阴伤凉润补中通。

5. 玉液汤

玉液黄芪葛根冲，一两山药守中宫；
鸡金知味花粉入，气升成云雨融融。

[附] 琼玉膏

琼玉膏中生地黄，参苓白蜜炼膏尝；
肺枯干咳虚劳病，金水相滋效倍彰。

第二十二章　祛湿剂

第一节　燥湿和胃剂

1. 平胃散

[附] 不换金正气散、柴平汤

局方平胃朴陈皮，苍术甘草姜枣齐；
风寒冷湿与瘴疠，土困敦阜平之宜；
藿香半夏金不换，挥霍缭乱起病急；
平胃再合小柴胡，寒热少阳湿困脾。

2. 藿香正气散

藿香正气陈芷苏，甘桔茯苓厚朴术；
夏曲大腹加姜枣，山岚瘴疟并能除。

[附] 六和汤

六和汤用参半砂，杏术草藿与木瓜；
赤苓厚朴加扁豆，湿伤脾胃效无加。

第二节　清热祛湿剂

1. 茵陈蒿汤

[附] 茵陈四逆汤、栀子柏皮汤

茵陈蒿汤治疸黄，阴阳寒热细推详；
阳黄大黄栀子入，阴黄附子草炮姜；
二便通利热毒蕴，仲景柏皮栀子汤。

2. 八正散

八正木通与车前，萹蓄大黄滑石研；
草梢瞿麦兼栀子，煎加灯草痛淋蠲。

[附] 五淋散

五淋散用草栀仁，归芍茯苓亦共珍；
气化原由阴以育，调行水道妙通神。

3. 三仁汤

三仁杏蔻薏苡仁，朴夏白通滑竹伦；
水用甘澜扬百遍，湿温初起法堪遵。

[附] 藿朴夏苓汤

藿朴夏苓有三仁，泽猪豆豉亦与伦；
湿温水停风寒似，利水通阳不在温。

[附] 黄芩滑石汤

黄芩滑石蔻通草，苓皮腹皮猪苓饶；
暑温湿温热势重，汗出水蓄热难消。

4. 甘露消毒丹

甘露消毒蔻藿香，茵陈滑石木通菖；
芩翘贝母射干薄，暑疫湿温为末尝。

5. 连朴饮

连朴饮内用豆豉，菖蒲半夏芦根栀；
霍乱吐利湿热蕴，胸中郁热胃中湿。

6. 当归拈痛汤

当归拈痛羌防参，猪泽茵陈升葛芩；
二术苦参知母草，疮疡湿热痛风斟。

[附] 宣痹汤

宣痹蚕沙赤豆皮，杏仁滑石翘防己；
半夏山栀薏苡仁，湿热痹证恰初起。

7. 二妙散

[附] 三妙丸、四妙丸

二妙散中苍柏煎，若云三妙膝须添；
痿痹足疾堪多服，湿热全除病自痊；
四妙苡仁更渗湿，肝肾不足筋骨软。

第三节 利水渗湿剂

1. 五苓散

猪术茯苓十八铢，泽宜一两六铢符；
桂枝半两磨调服，暖水频吞汗出苏。

[附] 四苓散

除却桂枝名四苓，便溏因水水来除。

[附] 茵陈五苓散

瘅病传来两解方，茵陈末入五苓尝；
五苓五分专行水，十分茵陈却退黄。

[附] 胃苓汤

平胃五苓合成方，湿困水停遂成殃。

2. 猪苓汤

泽胶猪茯滑相连，咳呕心烦渴不眠；
煮好去滓胶后入，育阴利水法兼全。

3. 防己黄芪汤

防己黄芪一两分，七钱半术一枣均；
半两甘草微火炒，四片生姜汗涔涔。

[附] 防己茯苓汤

四肢聂聂动无休，皮水情形以此求；
己桂芪三草二两，茯苓六两砥中流。

4. 五皮散

五皮散用五般皮，陈茯姜桑大腹奇；
或用五加易桑白，脾虚腹胀此方宜。

第四节 温化寒湿剂

1. 苓桂术甘汤

病因吐下气冲胸，起则头眩身振从；
茯四桂三术草二，温中降逆效从容。

[附] 甘草干姜茯苓白术汤

腰冷溶溶坐水泉，腹中如带五千钱，
术甘二两姜苓四，寒湿同驱岂偶然？

2. 真武汤

生姜芍茯数皆三，二两白术一附探；
便短咳频兼腹痛，驱寒镇水与君谈。

[附] 附子汤

生附二枚附子汤，术宜四两主斯方；
芍苓三两人参二，背冷脉沉身痛详。

3. 实脾散

实脾苓术与木瓜，甘草木香大腹加；
草果附姜兼厚朴，虚寒阴水效堪夸。

4. 萆薢分清饮

杨氏萆薢分清饮，菖蒲乌药益智仁；
盐汤吞下引入肾，膏淋白浊寒湿因。

[附] 程氏萆薢分清饮

程氏也有同名方，黄柏茯苓白术菖；
莲子丹参及车前，淋浊须把湿热攘。

第五节 祛风胜湿剂

1. 羌活胜湿汤

羌活胜湿羌独芎，甘蔓藁本与防风；
湿气在表头腰重，发汗升阳有异功；
风能胜湿升能降，不与行水渗湿同；
若除独活芎蔓草，除湿升麻苍术充。

[附] 蠲痹汤

蠲痹汤治风湿痹，羌防归芍并黄芪；
姜黄甘草姜煎服，风邪袭表气萎靡。

2. 独活寄生汤

［附］三痹汤

独活寄生艽防辛，芎归地芍桂苓均；
杜仲牛膝人参草，冷风顽痹屈能伸；
若去寄生加芪续，汤名三痹古方珍。

3. 鸡鸣散

鸡鸣散是绝奇方，苏叶茱萸桔梗姜；
瓜橘槟榔煎冷服，肿浮脚气效彰彰。

第二十三章　祛痰剂

第一节　燥湿化痰剂

1. 二陈汤

［附］导痰汤、涤痰汤、金水六君煎

二陈汤用半夏陈，益以茯苓甘草臣；
利气调中兼去湿，生姜乌梅作为引；
导痰汤内加星枳，胶结顽痰莫能存；
涤痰人参蒲竹茹，中风窍闭神昏昏；
熟地当归金水名，六君调肺固肾根。

2. 温胆汤

温胆汤方本二陈，竹茹枳实合和匀；
不眠惊悸虚烦呕，日暖风和木气伸。

［附］十味温胆汤

十味温胆苓枳参，橘皮草味地枣仁；
益气化痰姜半枣，远志宁心可安神。

3. 茯苓丸

指迷最切茯苓丸，风化芒硝分外看；
枳半合成四味药，停痰伏饮胜灵丹。

第二节　清热化痰剂

1. 清气化痰丸

清气化痰杏瓜蒌，茯苓枳芩胆星投；
陈夏姜汁为糊丸，气顺火降咳嗽瘳。

［附］清金降火汤

清金降火二陈忙，枳桔贝母蒌杏尝；
石膏黄芩前胡入，肺胃火旺咳痰黄。

2. 小陷胸汤

按而始痛病犹轻，脉络凝邪心下成；
夏取半升连一两，栝蒌整个要先烹。

［附］柴胡陷胸汤

柴胡陷胸小柴胡，更把参草枣剔除；
加入枳桔连瓜蒌，寒热消退胸闷舒。

3. 滚痰丸

隐公遗下滚痰方，礞石黄芩及大黄；
少佐沉香为引导，顽痰怪症力能匡。

第三节　润燥化痰剂

贝母瓜蒌散

贝母瓜蒌花粉研，陈皮桔梗茯苓添；
呛咳咽干痰难咳，燥伤娇肺气不宣。

［附］二母散

知母贝母二母散，燥热伤肺阴不全。

第四节　温化寒痰剂

1. 苓甘五味姜辛汤

苓甘五味姜辛汤，四苓两三辛草姜；
半升五味收肺气，却因寒饮肺来伤。

［附］冷哮丸

冷哮辛草冬麻黄，川乌牙皂南星尝；
椒矾夏曲紫菀杏，风寒顽痰满胸膛。

2. 三子养亲汤

三子养亲祛痰方，芥苏莱菔共煎汤；
大便实硬加熟蜜，冬寒更可加生姜。

第五节　治风化痰剂

1. 止嗽散

止嗽散桔草白前，紫菀荆陈百部研；

微寒入肺忌凉涩，初起姜汤送病痊。

2. 半夏白术天麻汤

半夏白术天麻汤，苓草橘红枣生姜；
风虚内作肝木盛，湿土生痰阻清阳。

3. 定痫丸

定痫二茯贝天麻，丹麦陈远蒲姜夏；
胆星蝎蚕珀竹沥，姜汁甘草和朱砂；
镇心祛痰又开窍，平肝熄风制痫发。

第二十四章　消积剂

第一节　消食滞剂

1. 保和丸

[附] 大安丸

保和神曲与山楂，苓夏陈翘菔子加；
曲糊为丸麦汤下，亦可方中用麦芽；
大安丸内加白术，消中兼补效堪夸。

2. 枳实导滞丸

枳实导滞首大黄，芩连曲术茯苓襄；
泽泻蒸饼糊丸服，湿热积滞力能攘；
若还后重兼气滞，木香导滞加槟榔。

[附] 木香槟榔丸

木香槟榔青陈皮，枳柏黄连莪术齐；
大黄牵牛加香附，热滞泻痢皆相宜。

3. 健脾丸

健脾参术苓草陈，肉蔻香连和砂仁；
楂肉山药曲麦炒，消补兼施不伤正。

[附] 资生丸

资生丸内四君名，扁莲苡桔山药行；
连泽芡楂麦砂蔻，藿橘益气安胎灵。

4. 枳术丸

枳术丸是消补方，荷叶烧饭升脾阳。

[附] 曲蘖枳术丸

若加麦芽与神曲，消食化滞力更强。

[附] 橘半枳术丸

枳术丸加橘半夏，健脾祛痰两兼长。

[附] 香砂枳术丸

香砂枳术理气滞，消食开胃气芳香。

5. 枳实消痞丸

枳实消痞四君全，麦芽夏曲朴姜连；
蒸饼糊丸消积满，清热破结补虚痊。

6. 葛花解酲汤

葛花解酲香砂仁，二苓参术蔻青陈；
神曲干姜兼泽泻，温中利湿酒伤珍。

第二节　消结石剂

1. 硝石矾石散

身黄额黑足如烘，腹胀便溏晡热丛；
等分矾硝和麦汁，女劳疸病夺天工。

[附] 消石散

消石散是圣惠方，一两消石一乳香；
三十蜀葵煎汤下，石阻茎中痛难当。

2. 胆道排石汤

胆道排石首大黄，茵陈郁金枳木香；
重用金钱六十克，二便分消邪难藏。

[附] 胆宁片

胆宁虎杖郁锦纹，青陈山楂白茅根；
土壅木郁胁痛作，假道阳明无处寻。

3. 石韦散

石韦通草术芍葵，瞿麦滑石炙草归；
虽有王命不能留，多饮水浆马上催。

[附] 三金汤

三金沙草鸡内金，石韦冬葵瞿麦存；
湿热凝结成石硬，水道不通沥淋淋。

第三节　消瘿瘤剂

1. 海藻玉壶汤

海藻玉壶带昆布，青陈二皮翘贝母；
独活甘草夏归芎，消瘿散结效可睹。

[附] 消瘿五海饮

消瘿五海藻带昆，海蛤螵蛸棱莪辛；
木香香附桔梗入，猪靥七个瘿瘤循。

2. 内消瘰疬丸

内消瘰疬薄翘蔹，枳桔夏枯藻贝玄；
大黄花粉归地草，海粉硝石和青盐；
痰火凝结瘿瘤病，为丸性缓消痞坚。

[附] 消瘰丸

消瘰牡蛎贝玄参，痰核渐成火凝因。

第四节 消癥积剂

1. 鳖甲煎丸

鳖甲煎丸疟母方，䗪虫鼠妇及蜣螂；
蜂窠石韦人参射，桂朴紫薇丹芍姜；
瞿麦柴芩胶半夏，桃仁葶苈和硝黄；
疟缠日久胁下硬，癥消积化保安康。

[附] 化积丸

化积棱莪海浮石，阿魏雄黄五灵脂；
苏槟瓦楞香附入，诸积属血攻已迟。

2. 桂枝茯苓丸

癥痼未除恐害胎 ，胎安癥去悟新裁；
桂苓丹芍桃同等，气血阴阳本末该。

3. 犀黄丸

犀黄丸内用麝香，乳香没药与牛黄；
乳岩横痃或瘰疬，正气未虚均可尝。

[附] 醒消丸

醒消乳没麝雄黄，专为大痈红肿尝；
每服三钱陈酒化，醉眠取汗是良方。

[附] 蟾酥丸

蟾酥寒水石字添，麝朱胆枯乳没研；
轻粉铜绿雄蜗牛，疔疽恶疮均能痊。

4. 小金丹

小金专主治阴疽，鳖麝乌龙灵乳储；
墨炭胶香归没药，阴疮流注乳癌除。

[附] 乳癖消片

乳癖消片藻昆布，鹿角赤芍红漏芦；
公英连翘天花粉，三七玄参牡丹枯；
木香血藤阴与阳，癖积痈结痛在乳。

第二十五章 驱虫剂

1. 乌梅丸

六两柏参桂附辛，黄连十六厥阴遵；
归椒四两梅三百，十两干姜记要真。

[附] 理中安蛔汤

理中加减可安蛔，参术苓姜和椒梅；
腹痛便溏因虫扰，辛酸伏蛔蛔自摧。

[附] 连梅安蛔汤

连梅安蛔蜀椒柏，更有槟榔雷丸协；
蛔扰烦躁兼厥逆，总因肝胃实热结。

2. 肥儿丸

肥儿丸内有使君，豆蔻香连曲麦槟；
猪胆为丸热汤下，疳虫食积并除根。

3. 布袋丸

布袋丸内有四君，芜荑芦荟共调匀；
夜明砂与使君子，消疳去虫法可循。

4. 化虫丸

化虫丸中鹤虱君，槟榔白矾苦楝群；
铅粉糊丸米饮下，肠胃诸虫永绝氛。

5. 伐木丸

伐木方中有绿矾，苍术酒曲醋糊丸，
泻肝益脾消黄肿，钩虫为患效可观。

第二十六章 涌吐剂

1. 瓜蒂散

病在胸中气分乖，咽喉息碍痞难排；
平行瓜豆还调豉，寸脉微浮涌吐佳。

[附] 三圣散

三圣散中有藜芦，瓜蒂防风齑汁入；

胸中浊痰尽可祛，食物中毒一涌出。

2. 救急稀涎散

稀涎皂角与白矾，急救可祛膈上痰；
中风昏迷属闭证，功能开窍又通关。

3. 盐汤探吐方

盐汤探吐《千金方》，干霍乱证宜急尝；
宿食停脘气机阻，欲吐不吐气不彰。

第二十七章 治疡剂

第一节 治外疡剂

1. 仙方活命饮

真人活命金银花，防芷归陈草芍加；
贝母天花兼乳没，穿山角刺酒煎嘉；
一切痈疽能溃散，溃后忌服用毋差；
大黄便实可加使，铁器酸物勿沾牙。

[附] 五味消毒饮

五味消毒疗诸疔，银花野菊蒲公英；
紫花地丁天葵子，煎加酒服效非轻。

四妙勇安汤

四妙勇安用当归，玄参银花甘草随；
清热解毒兼活血，脉管炎证此方魁。

2. 牛蒡解肌汤

牛蒡解肌丹栀翘，荆薄斛玄夏枯草；
疏风清热又散肿，颈毒痰毒牙痛消。

3. 透脓散

透脓散治毒成脓，芪归山甲皂刺芎。

[附] 托里透脓汤

托里透脓参芪芷，归术山甲与皂刺；
青皮甘草加升麻，痈疽脓陷宜服之。

4. 内补黄芪汤

内补黄芪地芍冬，参苓远志加川芎；
当归甘草官桂并，力补痈疽善后功。

5. 阳和汤

阳和汤法解寒凝，外现虚寒色属阴；
熟地鹿胶姜炭桂，麻黄白芥草相承。

第二节 治内痈剂

1. 苇茎汤

胸中甲错肺痈成，烦满咳痰数实呈；
苡瓣半升桃五十，方中先煮二升茎。

2. 大黄牡丹汤

肿居少腹大肠痈，黄四牡丹一两从；
瓜子半升桃五十，芒硝三合泄肠脓。

3. 薏苡附子败酱散

气血凝痈阻外肤，腹皮虽急按之濡；
附宜二分苡仁十，败酱还须五分驱。

参考文献

1. 许济群．方剂学［M］．上海：上海科学技术出版社，1985.
2. 傅衍魁，尤荣辑．医方发挥［M］．辽宁：辽宁科学技术出版社，1984.
3. 邓中甲．方剂学［M］．北京：中国中医药出版社，2006.
4. 李飞．方剂学［M］．2版．北京：人民卫生出版社，2011.
5. 陈德兴，文小平．方剂学［M］．北京：清华大学出版社，2013.
6. 贾波，王均宁．方剂学［M］．3版．上海：上海科学技术出版社，2018.
7. 李冀，连建伟．方剂学［M］．4版．北京：中国中医药出版社，2016.
8. 于华芸，平静．方剂学随堂笔记与习题［M］．北京：中国中医药科技出版社，2020.
9. 全世建．方剂学［M］．4版．北京：人民卫生出版社，2021.
10. 季旭明，全世建，许霞．方剂学［M］．4版．北京：科学出版社，2022.